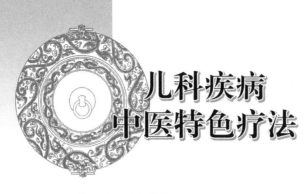

儿科疾病中医特色疗法

主　审　汪受传

主　编　万力生

副主编　袁　斌　李佳曦　陈争光

编　委　万力生　王爱华　朱莹莹　李佳曦

　　　　陈争光　张　诚　张奕星　武　青

　　　　袁　斌　赵欣欣

U0387933

人民卫生出版社

·北　京·

图书在版编目（CIP）数据

儿科疾病中医特色疗法 / 万力生主编 . -- 北京：人民卫生出版社，2024. 11. -- ISBN 978-7-117-37232-9

Ⅰ. R272

中国国家版本馆 CIP 数据核字第 2024Q0G637 号

人卫智网	www.ipmph.com	医学教育、学术、考试、健康，购书智慧智能综合服务平台
人卫官网	www.pmph.com	人卫官方资讯发布平台

儿科疾病中医特色疗法

Erke Jibing Zhongyi Tese Liaofa

主　　编：万力生
出版发行：人民卫生出版社（中继线 010-59780011）
地　　址：北京市朝阳区潘家园南里 19 号
邮　　编：100021
E - mail：pmph @ pmph.com
购书热线：010-59787592　010-59787584　010-65264830
印　　刷：三河市尚艺印装有限公司
经　　销：新华书店
开　　本：710×1000　1/16　印张：28
字　　数：517 千字
版　　次：2024 年 11 月第 1 版
印　　次：2025 年 2 月第 1 次印刷
标准书号：ISBN 978-7-117-37232-9
定　　价：78.00 元

打击盗版举报电话：**010-59787491**　E-mail：WQ @ pmph.com
质量问题联系电话：**010-59787234**　E-mail：zhiliang @ pmph.com
数字融合服务电话：**4001118166**　E-mail：zengzhi @ pmph.com

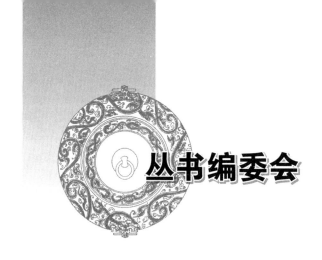

丛书编委会

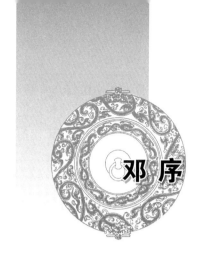

邓 序

　　近半个世纪来,随着医学科学的飞跃发展,中医药事业在各个领域均有了长足的进步,各种行之有效的(包括传统的以及近年各地不断总结的)特色治疗方法愈来愈受到人们的关注,逐渐成为了我国医疗卫生体系中的重要组成部分。鹏城深圳是我国近年来发展最为迅速的地方,昔日的边陲小镇如今已是国际知名的现代化大都市,是对外改革开放的重要窗口。在短暂的三十余年的发展历程中,这里的政治、经济、文化、科技事业取得了举世瞩目的成就,中医药事业亦伴随着时代的发展而不断涌现出可喜的成果,同样走在了全省乃至全国的先进行列。之所以如此,是因为这里的一大批中青年中医药专家学者为了中医事业,刻苦钻研业务,勤奋工作学习。他们在繁忙的临床之余,认真做好科研、教学工作,乃至著书立说。诸如《内科疑难病中医治疗学》《现代肾脏病学》等大型中医专著相继出版发行,为中医药事业的发展不断添砖加瓦,实是值得称道。

　　我的学生,广东省名中医、深圳市中医院院长李顺民教授为牵头人,并组织全国各地知名中医药专家集体编著的《临床常见病中医特色疗法》系列丛书乃是众多专著中的一部缩影。综观各个分册所撰内容,充分体现了"详于治疗方法,略于基础理论"组稿原则;所选内容以体现中医特色治疗方法为主,如各种行之有效的古今经方效方,外治法中之针灸、推拿、敷贴、灌肠疗法等。凡具中医特色,均被详细收录。其间既有全国各地已被中医学界公认的临床防治各科疾病的有效成果,亦有广东以及深圳地方特色的治疗经验;辨证论治是中医治疗疾病的精髓,本套丛书虽然是以介绍临床各科疾病的中医特色治疗方法,但所选特色疗法处处体现了中医辨证论治法则,颇有独到之处。

　　长江后浪推前浪,深圳中医药事业的良性发展,不但是各级政府高度关注的结果,更离不开一代代中医人的勤奋努力。我深为这些年来全国各地一批又一批的中青年中医学者迅速成长而感到自豪;我深为深圳市中医学界的学子们的辛勤劳动并结出丰硕的成果而激励;我尤其为中医事业后继有人而备感欣慰;我相信,这套由人民卫生出版社出版的《临床常见病中医特色疗法》系列丛书的出版发行,将会成为一部对临床、教学、科研有着重要参考价值的好书。适逢书稿陆续付梓之际,特谨致数语,乐为之序。并推荐给关爱中医药事业的朋友们参考借鉴!

国医大师 邓铁涛

2013 年 9 月 25 日于广州中医药大学

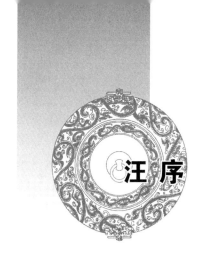

汪序

《史记·扁鹊仓公列传》曰："人之所病，病疾多；而医之所病，病道少。"验之于儿科，此尤著也。历来认为临床诸科，儿科最难，乃因小儿言不足信，脉不足凭，神识未开，惧服药打针，而中医特色疗法操作简单、使用方便、价格低廉、效果显著、易于为患儿接受，因此在中医儿科临床有着特殊价值。纵观历代医家，如张仲景、孙思邈、钱乙、李时珍、万密斋、夏禹铸、陈复正等对中医特色疗法都推崇备至，但由于种种原因，这些特色疗法一直没能得到应有的继承和发扬。今读万力生博士主编的《儿科疾病中医特色疗法》，将古今治疗儿科常见病的特色疗法汇集出版，实为弘扬中医药特色疗法的一大贡献。

万力生教授是我众多博士生中才华出众的一位，他精研岐黄，博学强记，精于临床，笔耕不辍，尤钟情于中医特色疗法，如针灸、推拿、拔罐、药物外治等均能娴熟于心、灵活应用于儿科临床。在不少医院逐渐放弃中医特色疗法的大环境下，深圳市儿童医院中医科在万博士的带领下，大力开展中医特色疗法，病人盈门，疗效喜人，日门诊量数以百计，来自海内外的患儿家长们赞誉有加，令我感到十分欣慰。孔子云："后生可畏也，焉知来者之不如今也？"余笃信。

《儿科疾病中医特色疗法》以人体系统为纲，临床常见疾病为目，传承了先贤之学，吸取了现代研究成果，广闻博采，选萃择优，熔儿科临床实用中医特色疗法于一炉。该书的概述、病因病机、临床表现、辅助检查、诊断与鉴别诊断、西医治疗均建立在搜集与分析目前国内外中西医儿科最新研究进展的基础之上，且经作者的临床实践所验证，目的在于更好地指导临床，深刻认识和准确诊疗儿科常见疾病；中医辨证论治、特色专方、中成药、针灸疗法及其他特色疗法等内容更是集中医特色疗法之精华，使读者易于师其法，揽其要，以中医药理论指导特色疗法的应用,以取得更佳的治疗效果。

是书融汇古今,普惠众生,因而乐为之序,推荐给同行和中医爱好者。

世界中医药学会联合会儿科专业委员会会长

全国先进工作者、全国模范教师、国家级教学名师、全国名中医　汪受传教授

南京中医药大学博士生导师

2024 年 1 月于南京

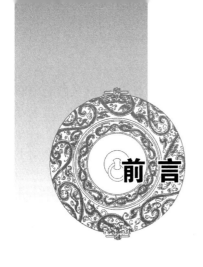

前　言

　　中医特色疗法在我国有着悠久的历史,是中医药学经过长期实践发展而逐渐建立起来的特色疗法。可以说,它在人类抗击病魔中发挥了不可磨灭的作用。到了近代,由于西方医学快速发展,抗生素等化学药物使许多急症和感染疾病得到及时控制和有效医治,挽救了无数人的生命,对人类健康做出了卓越的贡献,但与此同时,其不足之处日渐显现。由于长期滥用,大量耐药菌的出现、药源性疾病及非器质性病变的发病率不断升高,正在给人类带来灾难,超级细菌的出现,让人类再次陷入绝望,并且化学药物及现行用药方式(如静脉滴注)存在弊端,因此被冷落的传统中医疗法,重新焕发其闪光点。目前,采用天然药物和自然疗法替代部分化学药品,已成为国际医药发展的普遍动向和趋势。

　　近年来,随着经济的发展和人们认识的提高,中医特色疗法得到了广大患者的认可。现代中医儿科专家学者对此进行了诸多的研究,并取得丰硕成果,积累丰富经验,但这些研究成果和临床经验多散见于各种医籍和期刊之中,有鉴于此,我们组织编写了《儿科疾病中医特色疗法》。该书在编写过程中,始终坚持既要保持和发扬中医传统特色,也要反映当代儿科最新研究进展的原则,力求使该书中医特色突出,也包含西医学理论和诊疗方法,将辨证与辨病有机融合为一体,成为系统、完善、科学的中医儿科特色疗法专著。

　　全书内容基本涵盖了儿科常见病证,按系统分为新生儿疾病、呼吸系统疾病、消化系统疾病、心血管系统疾病、泌尿系统疾病、血液系统疾病、内分泌及遗传性疾病、结缔组织病、神经系统及肌肉疾病、营养性疾病、传染性疾病和急症。每个病种按概述、病因病机、临床表现、辅助检查、诊断与鉴别诊断、治疗、特色疗法述评、主要参考文献等体例编写,其中重点撰写了治疗部分中医特色专方、中成药、针灸疗法、推拿疗法、拔罐疗法、穴位注射、耳压疗法、中药雾化、中药灌肠等传统疗法和特色疗法述评。其中,特色疗法述评主要阐述目前中医和中西医结合对该疾病治疗最具疗效的治疗手段,并分析其利弊,指明未来治疗该疾病的研究方向。

深圳市儿童医院中医科无疑是中医特色疗法的受益者,目前是国家中西医协同"旗舰"建设科室、广东省中医儿科重点专科,广东省"十三五"重点专科(中医儿科),深圳市中医重点专科(中医儿科),中国中西医结合学会儿科专业委员会外治学组组长单位,中华中医药学会小儿推拿外治专业委员会副主任委员单位,深圳市中医适宜技术培训基地,深圳市中医药学会小儿推拿外治专业委员会主任委员挂靠单位,开展了二十余项中医特色疗法用于治疗小儿疾患,疗效显著,深受患儿及其家长的好评。目前开展的中医特色疗法项目有:小儿推拿、针刺、皮内针、耳针、埋线、穴位注射、手指点穴、放血、拔罐、敷贴、拔罐、艾灸、雷火灸、热罨包、灌肠、天灸、外洗、熏洗、刮痧、蝶腭神经节针刺术、啄治疗法、平衡火罐、隔物灸等。正是这二十余项中医儿科治病法宝变成中医科发展的有力武器,每年吸引着十多万家长领着患病儿童前来就诊。中医特色疗法是现代中医儿科史上传统与现代相结合,中西医方法相结合的典范。目前中医特色疗法已成为中医儿科的金字招牌,正所谓艺多不压身,中医儿科工作者都应当尽最大努力多学几项简、便、验、廉的特色疗法,这样才能在医院、科室得到发展的同时,使自己的医技也得到升华。

然而,本书给出的中西医用药剂量,是根据患儿特定年龄所制定,临床应用时应根据患儿年龄、个体差异和病证特点进行调整。

由于编者时间和能力有限,书中难免有不足之处,敬请各位同道不吝指正。

深圳市儿童医院　万力生教授
2024 年 1 月

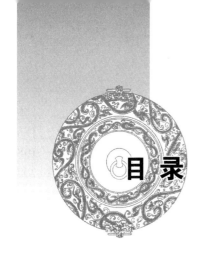

目 录

目　录

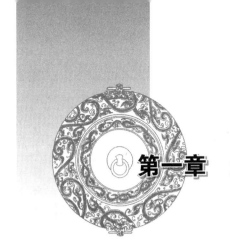

第一章　新生儿疾病

第一节　新生儿黄疸

新生儿黄疸是指新生儿期由于胆红素在体内积累引起的血中胆红素升高,出现皮肤、巩膜及黏膜黄染的临床现象。可分为生理性与病理性两类。生理性黄疸足月儿大多在生后 2~3 天出现,4~5 天达高峰,5~7 天消退,最迟不超过 2 周;早产儿黄疸多数在生后 3~5 天出现,5~7 天达高峰,7~9 天消退,最长可延迟到 3~4 周,除有轻微食欲不振外,一般无其他临床症状。若生后 24 小时内即出现黄疸,3 周后仍不消退,甚或持续加深,或消退后复现,均为病理性黄疸。足月儿血清总胆红素超过 205.2μmol/L(12mg/dl),早产儿超过 256.5μmol/L(15mg/dl)称高胆红素血症,为病理性黄疸。足月儿间接胆红素超过 307.8μmol/L(18mg/dl)可引起核黄疸(胆红素脑病),损害中枢神经系统,遗留后遗症。本病发病率高达 34.94%。引起后果严重的胆红素脑病即核黄疸,据统计 50%~70% 死于急性期。幸存者 70%~90% 有神经系统后遗症。

本病中医认为与胎禀因素有关,故称"胎黄"或"胎疸"。近 20 年来,本病采用以中医为主的中西医结合治疗方法,已在各地取得了显著的疗效,并对各种不同原因引起的胎黄进行了系统的临床观察与研究,在应用中药治疗与预防病理性黄疸方面均取得重要的进展。

【病因病机】

一、中　医

新生儿病理性黄疸发生的原因,主要为胎禀湿蕴,病变脏腑在肝胆、脾胃。其发病机制主要为胎中禀受脾胃湿热、寒湿内蕴,或日久气滞血瘀,以致肝失疏泄、胆汁外溢,形成黄疸。

1. 湿热郁蒸 孕母内蕴湿热之毒,遗于胎儿,如《幼科铁镜·辨胎黄》所言:"胎黄,由娠母感受湿热,传于胞胎,故儿生下,面目通身皆如黄金色。"患儿感受其母湿热邪毒,郁阻于脾胃,熏蒸于肝胆,气机不畅,肝胆疏泄失常而发生黄疸,其黄疸鲜明如橘皮。热毒炽盛者,黄疸可迅速加深而易转为变证。

2. 寒湿阻滞 若小儿先天禀赋不足,脾阳虚弱,湿浊内生,或为湿邪所侵,湿从寒化,可致寒湿阻滞。如《临证指南医案·疸》所言:"阴黄之作,湿从寒水,脾阳不能化热,胆液为湿所阻,渍于脾,浸淫肌肉,溢于皮肤,色如熏黄。"寒湿内阻,脾不化湿,外溢皮肤,黄疸色泽晦黯。

3. 气滞血瘀 若小儿禀赋异常,脉络阻滞,或湿热、寒湿蕴结日久,肝经气血郁阻,可致气滞血瘀而发黄。如《张氏医通·黄疸》所说:"诸黄虽多湿热,然经脉久病,不无瘀血阻滞也。"此因气机不畅,络脉瘀积,肝胆疏泄失常而致,故黄色晦黯,伴肚腹胀满,右胁下痞块等症。

胎黄重症可产生变证。如湿热化火,邪陷厥阴,可出现神昏、抽搐之险象,此为胎黄动风证;若正不胜邪,气阳虚衰,可致阳气暴脱,则成胎黄虚脱证。

二、西 医

(一)病因

多数新生儿黄疸的发病诱因不清楚。部分病例可因新生儿有脐炎、肺炎、支气管炎、上呼吸道炎、脓疱疮、腹泻等感染诱发的溶血和黄疸,也可因给新生儿哺乳的母亲正在服用氧化剂药物,或新生儿穿着有樟脑丸气味的衣服,而发生溶血和黄疸。以下因素可能与患葡萄糖-6-磷酸脱氢酶(glucose-6-phosphate dehydrogenase,G6PD)缺乏的婴儿易发生新生儿黄疸有关:①血糖较低;②产生酶的功能还较差;③新生儿排泄胆红素的生理功能还不够健全。

(二)发病机制

1. 红细胞破坏太多太快。母、子血型不合引起的溶血性黄疸就属于这一类,新生儿生后 24 小时内就出现黄疸,而且进展很快,皮肤呈现金黄色。当血浆胆红素水平 >342μmol/L(20mg/dl),胆红素就可能进入脑细胞,干扰脑细胞的正常活动和功能,引起核黄疸,威胁新生儿的生命。

2. 肝细胞摄取、结合和排泄胆红素发生障碍。由于肝细胞炎症损伤或肝细胞内缺少某种酶,或某些酶活力低,就不能很好排泄胆红素,如患新生儿肝炎或败血症等。

3. 胆管阻塞,胆红素不能排泄到小肠,使胆汁淤积在肝细胞或胆道内而引起黄疸。如新生儿胆道闭锁、胆汁黏稠等。

【临床表现】

1. **溶血性黄疸**　生后 24 小时即出现黄疸,第 1 周内黄疸很快加剧,并伴贫血,肝脾肿大,重者出现水肿,并发心力衰竭,直至引起核黄疸。常见于新生儿溶血病、先天性葡萄糖 -6- 磷酸脱氢酶缺乏、早产儿注射大剂量维生素 K、母亲临产前服用磺胺类药物、先天性疟疾等,均可早期出现溶血性黄疸,维生素 E 缺乏可导致早产儿后期溶血性黄疸。

2. **阻塞性黄疸**　黄疸持续不退,大便呈灰白色陶土样,食欲不振,出生体重偏低,肝脏肿大等。以先天性胆道闭锁、胆汁淤积综合征等多见。

3. **肝细胞性黄疸**　起病缓慢,常在生后 1~3 周出现,大便颜色变浅,初期可有厌食、体重不增等表现。肝脏轻、中度增大,实验室检查见结合胆红素与非结合胆红素均升高,多由乙型肝炎病毒、单纯疱疹病毒、柯萨奇等病毒感染所致。

4. **母乳性黄疸**　这是一种特殊类型的病理性黄疸。少数母乳喂养的新生儿,其黄疸程度超过正常生理性黄疸,原因还不十分明了。其黄疸特点是:在生理性黄疸高峰后黄疸继续加重,胆红素可达 10~30mg/dl,如继续哺乳,黄疸在高水平状态下继续一段时间后才缓慢下降,如停止哺乳 48 小时,胆红素明显下降达 50%,若再次哺乳,胆红素又上升。

【辅助检查】

1. **血常规**　红细胞及血红蛋白下降,网织红细胞和有核红细胞增多。

2. **新生儿血型测定**　怀疑溶血性黄疸时检查血型,新生儿溶血病是指母、婴血型不合引起的同族免疫性溶血病,主要包括 Rh 血型不合溶血症和 ABO 血型不合溶血症。该病仅发生在胎儿及新生儿早期,其中 ABO 血型不合溶血病最常见,约占 85%,而 Rh 血型不合溶血病约占 15%。

3. **肝功能**　足月新生儿血清胆红素 >205.2μmol/L,早产儿血直接胆红素 >256.5μmol/L,结合胆红素及未结合胆红素均升高者,即应考虑病理性黄疸。出生 7~10 天后生理性黄疸应消退,如胆红素 >34.2μmol/L 时即为病理性黄疸。

【诊断与鉴别诊断】

一、诊 断 标 准

1. **生理性黄疸**　①多在生后 2~3 天出现;②血清胆红素峰值:足月儿

<205μmol/L（12mg/dl）；早产儿 <256μmol/L（15mg/dl）；③足月儿生后 10~14 天，早产儿延至 3~4 周可消退；④不伴随其他症状；⑤以未结合胆红素为主，结合胆红素不超过 25.6μmol/L（1.5mg/dl）。

2. 病理性黄疸 ①黄疸出现时间早：常在 24 小时内出现；②黄疸程度重或黄疸进展快：血清胆红素峰值超过上述生理性黄疸的胆红素峰值，或每日上升超过 85μmol/L（5mg/dl）；③黄疸持续时间长：超过上述生理性黄疸时限或黄疸退而复现；④常伴随其他症状；⑤结合胆红素浓度超过 25.6μmol/L（1.5mg/dl）。

3. 高胆红素血症早期诊断 新生儿血清总胆红素超过以下标准时，应按高胆红素血症及早进行防治。①足月儿：脐血 >51.3μmol/L（3mg/dl），24 小时内 >102.6μmol/L（6mg/dl），48 小时内 >153.9μmol/L（9mg/dl），72 小时及以上 >205.2/μmol/L（12mg/dl）；②早产儿：24 小时 >136.8/μmol/L（8mg/dl），48 小时 >205.2μmol/L（12mg/dl），72 小时及以上 >256.5/μmol/L（15mg/dl）。

4. 新生儿母子血型不合溶血病的诊断 ①病史：患儿母亲既往有不明原因的流产、早产、死胎、死产史；或患儿的兄、姐在新生儿期有死亡史或明确有新生儿溶血病史者，均有助于诊断。②临床表现：轻型与生理性黄疸近似或稍重；重型主要表现为重度黄疸、胎儿水肿。严重贫血、肝脾肿大，甚至出现心力衰竭及核黄疸。③血型鉴定：若母为 Rh 阴性，子为 Rh 阳性，要考虑 Rh 血型不合；若母子均为 Rh 阳性，还应进一步排除 E、C 等母子血型不合。若母为 O 型，子为 A 或 B 型，应考虑 ABO 血型不合，若子为 O 型，可排除 ABO 溶血病。④血型特异性免疫抗体检查：为确诊本病的依据。可取患儿红细胞作直接抗人球蛋白试验（阳性时，说明红细胞已被致敏），红细胞抗体释放试验及血清中游离抗体测定试验。前两项试验阳性，即可确诊，后一项试验阳性，表明小儿体内有免疫性抗体存在，但并不一定说明红细胞被致敏，故不能依据此阳性而确诊。

二、鉴 别 诊 断

首先鉴别其为生理性黄疸或病理性黄疸。病理性黄疸中再区别其为溶血性黄疸、阻塞性黄疸、肝细胞性黄疸或感染性黄疸，还应及早发现胆红素脑病。

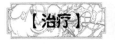【治疗】

一、一 般 措 施

1. 密切观察皮肤颜色的变化，及时了解黄疸的出现时间及消退时间。
2. 注意观察患儿的全身证候，有无精神萎靡、嗜睡、吸吮困难、惊惕不安、两目直视、四肢强直或抽搐,以便对重症患儿及早发现和治疗。

3. 注意保护新生儿脐部、臀部和皮肤,避免损伤,防止感染。

4. 保证患儿足够营养,保持大便通畅,减少肠肝循环。

二、中 医 治 疗

生理性黄疸一般不需治疗,若黄疸虽轻而诊断未能肯定者,可用单味茵陈蒿煎服。病理性黄疸的治疗,以利湿退黄为基本法则。阳黄治以清热利湿退黄,阴黄治以温中化湿退黄,气滞血瘀证以化瘀消积为主。

(一)辨证论治

1. 常证

(1)湿热郁蒸

主症:面目皮肤发黄,色泽鲜明如橘皮,小便深黄,哭闹不安,不欲吮乳,呕吐腹胀,大便秘结,或有发热,舌质红,苔黄腻。

治法:清热利湿退黄。

方药:茵陈蒿汤加减。茵陈蒿 6g,栀子 3g,大黄(后下)1.5g,泽泻 3g,车前子(包煎)3g,黄芩 3g,金钱草 3g。诸药合用,功可清热利湿退黄。若大便通利,减少大黄用量。热重加虎杖 3g,黄连 1.5g,湿重加猪苓 3g,茯苓 3g,滑石 3g;呕吐加姜半夏 3g,竹茹 3g;纳呆加炒麦芽 3g,砂仁 3g;腹胀加厚朴 3g,枳实 3g。(以 1 月龄患儿为例)

(2)寒湿阻滞

主症:面目皮肤发黄,色泽晦黯,日久难退,精神萎靡,四肢欠温,不思进食,大便溏薄色灰白,小便短少,舌质淡,苔白腻。

治法:温中化湿退黄。

方药:茵陈理中汤加减。茵陈蒿 6g,干姜 1.5g,党参 3g,白术 3g,甘草 3g,薏苡仁 3g,茯苓 3g。诸药合用,功可温中化湿退黄。若肢冷寒盛加桂枝 3g,制附片(先煎)3g;若腹胀、呕吐加陈皮 3g,姜半夏 3g,生姜 3g;若食少纳呆加焦神曲 3g,炒麦芽 3g,砂仁 3g;若大便稀溏加苍术 3g,山药 6g,煨益智仁 3g;若面目晦黯,舌质紫黯加川芎 3g,红花 1.5g,丹参 3g。(以 1 月龄患儿为例)

(3)瘀积发黄

主症:面目皮肤发黄,颜色逐渐加深,晦黯无华,甚则色呈墨绿,右胁下痞块质硬,肚腹膨胀,青筋显露,或见瘀斑、衄血,唇色黯红,舌质紫,可见瘀点。

治法:理气化瘀消积。

方药:血府逐瘀汤加减。柴胡 3g,郁金 3g,川芎 3g,桃仁 3g,红花 1.5g,赤芍 3g,丹参 3g,当归 3g,生地 3g。诸药合用,功可理气化瘀消积。若大便干结,色泽灰白,加大黄 3g,玄明粉 3g;若肚腹膨胀加枳实 3g,莪术 1.5g;若皮肤瘀斑,便血,加牡丹皮 3g,赤芍 3g,槐花炭 3g;胁下痞块质硬加穿山甲(研末冲服)3g,水蛭 3g。(以 1 月龄患儿为例)

2. 变证

(1)胎黄动风

主症:黄疸迅速加重,嗜睡、尖叫、昏迷,两目凝视、口角抽动或全身抽搐,舌质红,苔黄腻。

治法:平肝熄风,清热退黄。

方药:羚角钩藤汤合茵陈蒿汤加减。羚羊角粉(另吞服)0.3g,钩藤 6g,天麻 3g,茵陈 6g,生大黄 3g,车前子 6g,石决明 6g,川牛膝 6g,僵蚕 3g,栀子 6g,黄芩 6g。(以 1 月龄患儿为例)

(2)胎黄虚脱

主症:黄疸迅速加重,面色苍黄、浮肿,气促,不吃不哭,四肢厥冷,胸腹欠温,脉微欲绝。

治法:大补元气,温阳固脱。

方药:参附汤合生脉散加减。人参 6g,制附子(先煎)3g,干姜 3g,五味子 6g,麦冬 6g,茵陈 6g,金钱草 6g。(以 1 月龄患儿为例)

(二)特色专方

1. 茵陈玉米须汤 茵陈、玉米须、车前草、田基黄、大叶蛇总管、钩藤、蝉蜕。水煎,分多次服,每日 1 剂。本方是江育仁教授经验方,用于湿热郁蒸型。

2. 茵陈车前草汤 茵陈、车前草、半边莲。水煎代茶,每日 1 剂。本方是朱大年教授经验方,用于湿热郁蒸型。

3. 白茅根汤 白茅根、龙胆草、丹参、板蓝根。水煎,分多次服,每日 1 剂。本方选自曹旭《儿科证治》,用于湿热郁蒸型。

4. 茵陈四苓汤 茵陈、茯苓、白术、泽泻、猪苓、甘草。水煎服,每日 1 剂。本方选自赖天松《临床方剂手册》,用于寒湿阻滞型。

5. 行气活血汤 葛根、草河车、白芷、郁金、枳壳、生甘草、红花、泽兰、赤芍、白芍、五味子。水煎服,每日 1 剂。本方是关幼波经验方,用于瘀积发黄型。

(三)中成药

1. 茵栀黄注射液 含茵陈、栀子、黄芩苷、金银花提取物。每次 5~20ml,加等量 10% 葡萄糖注射液,静脉滴注,1 日 1~2 次。用于湿热郁蒸型。

2. 茵栀黄口服液 由茵陈、栀子、黄芩苷、金银花组成。口服,1 次 10ml,1 日 3 次。用于湿热郁蒸型。

3. 清肝利胆口服液 茵陈、金银花、栀子、厚朴、防己。口服,1 次 20~30ml,1 日 2 次,10 日为 1 疗程。用于湿热郁蒸型。

4. **茵陈五苓丸**　由茵陈、泽泻、茯苓、猪苓、白术(炒)、肉桂组成,每 20 粒重 1g。每次 3g,煎水喂服,1 日 1~2 次。用于湿热郁蒸型。

5. **紫雪丹**　由石膏、北寒水石、滑石、磁石、玄参、木香、沉香、升麻、甘草、丁香、芒硝(制)、硝石(精制)、水牛角浓缩粉、羚羊角、人工麝香、朱砂组成,每次 0.1~0.2g,温开水调服,1 日 1 次。用于胎黄动风型。

(四)针灸疗法

胆红素脑病后遗症患儿可配合针刺疗法,1 日 1 次,补法为主,捻转提插后不留针。3 个月为 1 个疗程,取穴如下:

智力低下:百会、风池、四神聪、通里。

上肢瘫痪:肩髃、曲池、外关、合谷。

下肢瘫痪:环跳、足三里、解溪、昆仑。

语言障碍:哑门、廉泉、涌泉、神门。

肘关节拘急:手三里、支正。

指关节屈伸不利:合谷透后溪。

手足抽动:大椎、间使、手三里、阳陵泉。

(五)其他特色疗法

1. **小儿推拿疗法**　胆红素脑病后遗症见肢体瘫痪,肌肉萎缩者,可用推拿疗法,每日或隔日 1 次。方法:在瘫痪肢体上以㨰法来回㨰 5~10 分钟,按揉松弛关节 3~5 分钟,局部可用搓法搓热,并在相应的脊柱部位搓㨰 5~10 分钟。

2. **敷脐法**　茵陈、栀子、大黄、芒硝各 30g,杏仁 6g,常山、鳖甲、巴豆霜各 12g,淡豆豉 60g。将上药加水共煎汤去渣,用纱布蘸药液热敷脐部,每次 15 分钟,每日 3~4 次,3 日为 1 疗程。用于湿热郁蒸型和瘀积发黄型。

3. **药浴疗法**　大黄、栀子、黄柏、芒硝各 10g。共煎取汁 1 000ml,擦洗患儿全身,1 日 2 次,3 日 1 疗程。用于湿热郁蒸型。

4. **灌肠疗法**　茵陈、栀子、大黄、甘草各 10g,煎汤,浓煎取汁 40ml,每次 20ml 保留灌肠,每日 1 次。

三、西 医 治 疗

(一)病因治疗

应用酶诱导剂苯巴比妥每日 4~8mg/kg,尼可刹米每日 10~15mg/kg,必要时 30 分钟可重复使用 1 次,若两者合用可提高疗效;肾上腺皮质激素能活跃肝细胞的酶系统,增加葡萄糖醛酸与胆红素的结合力,抑制免疫性溶血过程,泼尼松每次 2.5mg,每日 3 次,口服,或地塞米松每日 0.4mg/kg;丙种球蛋白能抑制溶血,减少胆红素的产生,0.4g/kg,静注。

（二）对症治疗

1. 减少游离未结合胆红素 输注白蛋白或血浆，白蛋白可与胆红素结合，以减少未结合胆红素的游离。按 1g/kg，加 10% 葡萄糖静滴，或用血浆每次 20~30ml 静滴。口服或静滴葡萄糖，可促进葡萄糖醛酸的合成，减少代谢性酸中毒和低血糖的发生。

2. 光疗 血胆红素 >205μmol/L 即可采用光疗。一般照射蓝光灯时间为 24~48 小时。当黄疸明显减退，皮肤颜色接近正常时，即应停止。直接胆红素 >68μmol/L 时不要应用光疗，以免发生青铜症。无电源地区，阳光也可作为治疗光源。

（三）换血指征

主要用于重症母婴血型不合溶血病，有下列情况者：①生前诊断基本明确，生后脐血胆红素 >68.4μmol/L，血红蛋白 <120g/L，伴有明显贫血、水肿、肝脾肿大或心力衰竭者。②血清胆红素 ≥342μmol/L；ABO 溶血病病儿或其他病因所致高胆红素血症而病儿情况良好，血清胆红素 ≥427μmol/L 者。③不论胆红素浓度高低，凡有核黄疸症状及体征者。④早产儿（有缺氧、酸中毒及低血浆白蛋白者）以及前一胎病情严重者，适当放宽换血指征。

【特色疗法述评】

1. 近年来，中医药治疗新生儿黄疸具有显著的优势，中医治疗新生儿黄疸方式多样，从单纯中医（中药汤剂、中成药制剂、中药浴、中医推拿、针刺）和中西医结合（中药汤剂口服联合西医、中成药口服联合西医、中药外洗联合西医、中药直肠给药联合西医、按摩 + 口服联合西医、按摩 + 灌肠联合西医），体现了其自身的优势，临床可根据患儿的具体情况选用合适的治疗方法。通过中医药治疗可加快新生儿黄疸患儿血清胆红素水平下降速度，从而缩短治疗时间，且能有效降低胆红素水平，提高疗效，还可以减少并发症、后遗症的发生。大多患儿经早期干预和治疗后不需住院，减轻了患儿家庭的经济负担。

2. 新生儿黄疸的中医治法，从《金匮要略》之"黄家所得，从湿得之"中得到启发，探讨张仲景时代对黄疸的认识与现代认识的差异并阐明自己的观点。针对仲景提出的这一重要原理我们可以推断出湿邪困脾在黄疸中的致病作用。但后世尤其是新中国成立后提出黄疸的病因病机是湿热郁于肝胆，胆汁外溢而发病，很少继续用湿热困脾来解释黄疸的。如果属于湿热困脾，治疗当清热利湿运脾，如果属于湿热蕴结肝胆，那么治疗当清热利胆退黄。该问题如何解决实际并不重要，因为不管采取哪种治疗方法，以茵陈蒿汤为主方是不变的。

3. 胎黄的药效学研究主要是探讨单味药及治疗胎黄的主要方剂的药理作用。据药理学研究,茵陈、山栀、大黄、龙胆草、金钱草、黄芩、黄连、姜黄、玉米须、熊胆等均有比较明显的促进胆汁分泌和排泄的作用。当归、白芍、白术、黄芪、龙胆草、山栀、蒲公英、茵陈、柴胡、赤芍、垂盆草、五味子等药有一定的保肝作用。现代药理研究证实,茵陈有促进胆汁分泌和促进胆汁排泄的作用,能降低血中胆红素,对金黄色葡萄球菌、痢疾杆菌等有抑制作用,并有较强的解热作用。栀子清化湿热,有降低血中胆红素、广谱抑菌及解热作用。大黄泻下积热,行瘀和血,能松弛奥狄氏括约肌,收缩胆囊,而增加胆汁的流量。大黄有抑制血中抗 A、抗 B 抗体的作用,同时对葡萄球菌、痢疾杆菌、铜绿假单胞菌及某些真菌均有抑制作用。黄芩清热解毒,也有促进胆汁分泌、广谱抑菌及解热作用。这些药物的作用均有利于黄疸的消退和肝功能的恢复。

【主要参考文献】

1. 唐卉,李慕军,杨晓娅,等 . 脐血胆红素早期预测新生儿病理性黄疸的价值[J]. 广西医学,2001,23(8):729-730.

2. 王海红,罗世杰 . 退黄颗粒治疗新生儿母乳性黄疸 104 例临床观察[J]. 山西中医,2009,25(10):15-16.

3. 李芳,和杏花 . 中药泡浴配合中药汤剂治疗新生儿病理性黄疸[J]. 光明中医,2012,21(2):288.

4. 张凤玲,韩霞,谢红雁,等 . 中药温水游泳配合抚触治疗新生儿黄疸 120 例[J]. 中国中西医结合杂志,2011,31(6):851-853.

5. 芦玲 . 抚触配合中医穴位按摩治疗新生儿黄疸 40 例[J]. 中医杂志,2009,50(6):561.

6. 刘虎 . 自拟茵陈茯苓汤治疗新生儿母乳性黄疸临床研究[J]. 甘肃中医,2011,24(2):30-31.

7. 达春水,高宏,马梅芳 . 黄疸茵陈口服液辅助治疗新生儿黄疸 93 例临床观察[J]. 中医药导报,2012,18(6):46-47.

8. 王利民,武秀娟,何克茜,等 . 退黄洗液辅助治疗新生儿黄疸的疗效观察[J]. 广西医学,2009,31(11):1594-1596.

9. 吴怀楚,吴曙粤 . 新生儿退黄外洗液早期干预治疗新生儿黄疸的临床效果分析[J]. 中国当代医药,2012,19(15):92-93.

10. 吴曙粤,王艳宁,王利民,等 . 3 种治疗方案干预治疗新生儿黄疸的成本—效果分析[J]. 中国药房,2008,19(35):2721-2723.

11. 李桂兰 . 中药结肠透析治疗新生儿黄疸 400 例疗效观察[J]. 中国医学创新,2012,20(9):60-61.

12. 张丹.按摩联合灌肠治疗早产儿黄疸的效果[J].实用医药杂志,2011,28(10):886-887.

13. 吴肖妮,费健丽,陈祺雅.中西医治疗新生儿黄疸的研究进展[J].中医儿科杂志,2013,9(3):52-55.

第二节　新生儿硬肿症

新生儿硬肿症系指新生儿期由多种原因引起的局部甚至全身皮肤和皮下脂肪变硬,伴有水肿、低体温的临床综合征。单纯由寒冷引起者又称新生儿寒冷损伤综合征,重症多合并多器官功能损害。本病常在寒冷的冬春季节多见,若由于早产或感染所引起,夏季亦可发病,不同季节发生的硬肿症,临床证候有所不同。硬肿症多发生在生后7~10天的新生儿,以胎怯儿多见。新生儿由于受寒、早产、感染、窒息等原因都可引起发病。国内尤其是北方发病率较高,据报道占同期新生儿住院病例的6.7%~15.7%。本病病死率,国外高达61%~75%,而国内采用中西医结合综合疗法治疗,病死率为40%左右。因此积极预防和治疗本病对于降低新生儿病死率具有重要意义。

本病据其临床表现可归属于"胎寒""五硬""血瘀"范畴。现代中医学对本病的研究不断深入。归纳硬肿症的病机主要为阳气虚衰、寒凝血涩,进一步又认识到"血瘀"在硬肿症病机中的重要性,采用口服、药浴、药物外敷、激光穴位照射等多种治疗方法,大大提高了本病的治疗效果,降低了病死率。对中药治疗的药效机制也有了较深入的研究。

【病因病机】

一、中　医

初生小儿本为稚阴稚阳之体,尤其胎怯儿先天禀赋不足,阳气虚弱,则成为本病发病的内因。小儿初生,若护养保暖不当,复感寒邪,或感受他病,气血运行失常,成为发病之外因。亦有部分患儿由于感受温热之邪而发病。本病的病变脏腑在脾肾,阳气虚衰、寒凝血涩是本病的主要病机。

1. **感受寒邪**　《诸病源候论·胎寒候》指出:"小儿在胎时,其母将养取冷过度,冷气入胞,伤儿肠胃。"寒为阴邪,最易伤人阳气。先天禀赋不足之小儿,或先天中寒,或后天感寒,寒邪直中脏腑,伤脾肾之阳;或者生后感受他病,阳气受损,致虚寒内生。寒凝则气滞,气滞则血凝血瘀,产生肌肤硬肿。同时,脾阳不振,水湿不化,则见水肿;寒侵腠理,肺气失宣,肌肤失调,皮肤硬肿加重。

2. **肾阳虚衰**　由于先天禀赋不足,阳气虚弱,或寒邪直中脏腑,脾肾阳气损伤。阳气虚衰,不能温煦肌肤,营于四末,故身冷肢厥。阳虚则内寒,寒凝则气滞血瘀,致肌肤僵硬,肤色紫黯。严重者血络瘀滞,血不循经而外溢。阳气虚极,正气不支,直致阳气衰亡,可见气息微弱,全身冰冷,脉微欲绝之危症。

另有少数患儿因感受温热之邪,毒热蕴结,耗气伤津,阴液不足,血脉不充,血受煎熬,运行涩滞,气血流行不畅,亦可致肌肤硬肿。此即如《医林改错·膈下逐瘀汤所治之症目》所云:"血受寒则凝结成块,血受热则煎熬成块。"

二、西　医

新生儿尤其是早产儿,体温调节功能较差,体表面积相对较大,皮肤薄,血管较多,易于散热。皮下脂肪少,缺少使饱和脂肪酸变为不饱和脂肪酸的酶,饱和脂肪酸含量高,在外部因素,如寒冷季节、窒息、感染、摄入量不足等影响下,体温低下时极易凝固而变硬。低体温时心率减慢,血黏度增高,容易发生微循环障碍,导致少尿、无尿。低体温时呼吸减慢,可发生呼吸暂停,易发生呼吸性酸中毒,肺毛细血管因缺氧、酸中毒渗透性增加,可导致肺水肿和肺出血。低体温时糖消耗增加,易发生低血糖,又由于摄入量不足,产生代谢性酸中毒。低体温时血细胞比容与血黏稠度增高、血小板减少、凝血酶原时间延长、纤溶活性增加可引起凝血障碍,诱发弥散性血管内凝血(DIC)。低体温时脑血流量下降,逐渐出现感觉、运动障碍、瞳孔散大、昏迷、体温低至18~20℃时,脑电波消失。

【临床表现】

可归纳为"五低二多"、五大特点、四个严重征象、五个垂危征兆。

1. **"五低二多"**　①低气温的季节或地区;②低出生体重儿;③低日龄组的新生儿;④低生活能力的婴儿;⑤低热量供给的婴儿;⑥多病的新生儿;⑦患儿母亲多病。

2. **五大特点**　表现为冷、硬、肿、休克征、弥散性血管内凝血。

3. **四个严重征象**　表现为不吃、不哭、不动、不升(指体温)等"四不症"。

4. **五个垂危征兆**　以肺出血最常见。其次为呼吸衰竭,心动过缓和/或心律不齐,肾衰竭及中毒性肠麻痹。这5项虽然是新生儿期各种严重疾病晚期的共同垂危征兆。但在本症时,前3项更为突出。

【辅助检查】

1. **血常规**　末梢血白细胞总数无明显变化,合并感染时白细胞总数及中性粒细胞可有不同程度的增高或降低。若中性粒细胞明显增高或减少者,提示预后不良。

2. **DIC 筛选试验**　对危重硬肿症拟诊 DIC 者应作以下 6 项检查　①血小板计数:常呈进行性下降,约 2/3 患儿血小板计数 $<100 \times 10^9/L$。②凝血酶原时间:重症者凝血酶原时间延长,生后日龄在 4 天内者≥20s,日龄在第 5 天及以上者≥15s。③白陶土部分凝血活酶时间 >45s。④血浆凝血酶时间:新生儿正常值 19~44s(年长儿 16.3s),比同日龄对照组 >3s 有诊断意义。⑤纤维蛋白原 <1.17g/L(117mg/dl),<1.16g/L(160mg/dl)有参考价值。⑥ 3P 试验(血浆鱼精蛋白副凝试验):生后 1 天正常新生儿的 65% 纤溶活力增强,可有纤维蛋白降解产物(FDP),故 3P 试验可以阳性,24 小时后仍阳性则不正常,但 DIC 晚期 3P 试验可转为阴性。

3. **血气分析**　由于缺氧和酸中毒,血 pH 值下降。PaO_2 降低,$PaCO_2$ 增高。

4. **血糖**　常降低。

5. **超微量红细胞电泳时间测定**　由于血液黏稠度增加,红细胞电泳时间延长。

6. **心电图改变**　部分病例可有心电图改变,表现为 Q-T 间期延长、低血压、T 波低平或 S-T 段下降。

【诊断与鉴别诊断】

一、诊 断 标 准

硬肿症的诊断包括:临床诊断依据,皮肤硬肿范围的诊断,皮下脂肪韧度的诊断分度,病情诊断分度,危重硬肿症的诊断标准。

1. **临床诊断依据**　①发病时处于寒冷季节、环境温度过低、分娩时保温不当等明显寒冷损害因素。②早产儿,低出生体重儿,生活能力低下,机体产热少,易发生硬肿症。③有窒息、缺氧、产伤、感染性或非感染性疾病,并伴有热量供给不足,夏季水分提供不足。④母亲患病等各种围产期保健不良因素,一种或数种同时存在。遇有体温不升、反应低下、吮乳差、哭声低弱的患儿,必须仔细检查皮肤及皮下脂肪,当有硬化或硬肿并能排除新生儿皮下脂肪坏死时,即可作出诊断。

2. 病情分度

新生儿硬肿症诊断分度评分标准

评分	体温（℃）		硬肿范围（%）	器官功能改变
	肛温	腋—肛温差		
0	≥35 正或负值		<20	无明显改变
1	<35+0 或正值		20~50	明显功能低下
4	<35+ 负值		>50	功能衰竭
	<30 正或负值			

注：①体温、硬肿范围和器官功能改变分别评分,总分为 0 分者属轻度,1~3 分为中度,4 分以上为重度。②体温检测:肛温在直肠内距肛门约 3cm 测,持续 4 分钟以上;腋温将上臂紧贴胸部测 8~10 分钟。③硬肿范围计算:头颈部 20%,双上肢 18%,前胸及腹部 14%,背部及腰骶部 14%,臀部 8%,双下肢 26%。④器官功能低下,包括不吃、不哭、反应低下、心率慢或心电图及血生化异常;器官功能衰竭指休克、心力衰竭、弥散性血管内凝血、肺出血、肾衰竭等。⑤无条件测肛温时,腋温 <35℃为 1 分,<30℃为 4 分。

3. 皮肤硬肿范围诊断　皮肤硬肿范围大小分为轻、中、重三度。

轻度　硬肿范围小于 30%。

中度　硬肿范围在 30%~50%。

重度　硬肿范围大于 50%。

4. 硬肿症及皮下脂肪硬度诊断分度

Ⅰ度　皮下脂肪稍硬,肤色轻度发红。

Ⅱ度　水肿较明显,皮下脂肪弹性基本消失,肤色稍黯红。

Ⅲ度　水肿明显,皮下脂肪弹性消失,似橡皮样坚硬,肤色黯红。

5. 危重硬肿症诊断标准　依据原卫生部妇幼司儿童急救项目办公室所拟订的"危重病例评分法试行方案"规定的以下两项指标:①肛温在 30℃以下,硬肿Ⅱ度以上,不论范围大小。②肛温在 33℃以下,硬肿Ⅱ度以上,范围超过 60%。凡符合上述两项之一者,即可诊断为危重硬肿症。

二、鉴别诊断

本病主要与新生儿水肿、新生儿皮下坏疽、新生儿皮下脂肪坏死相鉴别。

【治疗】

一、一般措施

1. 冬季出生的新生儿要做好保暖,调节产房内温度为 20℃左右,尤其注意早产儿及低体重儿的保暖工作。

2. 出生后 1 周内的新生儿,应经常检查皮肤及皮下脂肪的软硬情况。加强消毒隔离,防止或减少新生儿感染的发生。

二、中 医 治 疗

(一) 辨证论治

1. 寒凝血涩

主症:全身欠温,四肢发凉,反应尚可,哭声较低,肌肤硬肿,难以捏起,硬肿多局限于臀、小腿、臂、面颊等部位,色黯红、青紫,或红肿如冻伤,指纹紫滞。

治法:温经散寒,活血通络。

方药:当归四逆汤加减。当归 3g,红花 1.5g,川芎 3g,桃仁 3g,丹参 3g,白芍 3g,桂枝 3g,细辛 1g。诸药合用,功可温经散寒,活血通络。硬肿甚加郁金 3g,鸡血藤 3g;虚甚加人参 3g,黄芪 3g;寒甚加制附子(先煎)3g,干姜 1.5g。(以 7 日龄患儿为例)

2. 阳气虚衰

主症:全身冰冷,僵卧少动,反应极差,气息微弱,哭声低怯,吸吮困难,面色苍白,肌肤板硬而肿,范围波及全身,皮肤黯红,尿少或无,唇舌色淡,指纹淡红不显。

治法:益气温阳,通经活血。

方药:参附汤加味。人参(另煎)3g,黄芪 3g,制附子(先煎)3g,巴戟天 3g,桂枝 3g,丹参 3g,当归 3g。诸药合用,功可益气温阳,通经活血。肾阳衰加鹿茸(另吞服)0.3g;口吐白沫,呼吸不匀加僵蚕 3g,石菖蒲 3g,胆南星 3g;血瘀明显者加桃仁 3g,红花 1.5g,赤芍 3g;小便不利加茯苓 3g,猪苓 3g,生姜皮 3g。(以 7 日龄患儿为例)

(二) 特色专方

1. **温阳益气汤** 黄芪 10g,红参、鹿角片、羌活、桂枝、当归、炙甘草各 5g,麻黄 3g,细辛 2g。浓煎,分多次服,每日 1 剂。本方出自赖天松《临床方剂手册》,用于寒凝血涩型。

2. **新生儿硬肿症方** 红花、丹参、川芎、赤芍、威灵仙、荆芥、防风、茯苓、大腹皮、地骨皮、枸杞子、山茱萸各 5g,甘草 3g。浓煎分服,每日 1 剂。本方选自田凤鸣验方,用于寒凝血涩型。

3. **加味真武汤** 熟附子、茯苓、白术各 4g,肉桂 3g,白芍 2g,生姜 1 片。浓煎,分多次服,每日 1 剂。本方选自赖天松《临床方剂手册》,用于阳气虚衰型。

（三）中成药

1. **复方丹参注射液**　含丹参、降香提取物。每次 2ml,加入 10% 葡萄糖注射液 20ml 中静滴。1 日 1 次,7~15 日为 1 个疗程。用于各种证型。

2. **盐酸川芎嗪注射液**　含盐酸川芎嗪。每日 6~10mg/kg,最大不超过 20mg,加入 10% 葡萄糖注射液 80~100ml 中,静脉滴注。1 日 1 次,10 日为 1 个疗程。用于各种证型。

3. **生脉注射液**　含红参、麦冬、五味子。每次 5ml,加入 10% 葡萄糖注射液 50ml 中,静脉滴注,1 日 1 次。用于气阴亏虚证。

4. **复方丹参片**　由丹参、三七、冰片组成。口服,每次 1 片,每日 3 次。用于寒凝血涩型。

5. **生脉饮**　由红参、麦冬、五味子组成。口服,每次 5ml,每日 3 次。用于阳气虚衰型。

6. **参茸片**　由人参、鹿茸组成。口服,每次 1~2 片,每日 2 次。用于阳气虚衰型。

（四）针灸疗法

1. **温灸**　局部用艾条温灸。

2. **针刺**　关元、气海、足三里。针后加灸。

（五）其他特色疗法

1. **小儿推拿疗法**　万花油推拿法:万花油含红花、独活、三棱等 20 味药,功效为消肿散瘀、舒筋活络。抚法、摩法、搓法可理气和中,舒筋活血,散寒化瘀,兴奋皮肤末梢神经,扩张毛细血管,使血液向周身回流,改善皮肤温度。其中,双下肢硬肿明显者用抚、摩法;整个双下肢似硬橡皮状伴有水肿者用抚、搓两法。

2. **外敷法**

（1）生葱 30g,生姜 30g,淡豆豉 30g。捣碎混匀,酒炒,热敷于局部。用于寒凝血涩型。

（2）当归15g,红花15g,川芎15g,赤芍15g,透骨草15g,丁香9g,川乌7.5g,草乌 7.5g,乳香 7.5g,没药 7.5g,肉桂 6g。研末,加羊毛脂 100g,凡士林 900g,拌匀成膏。油膏均匀涂于纱布上,加温后,敷于患处。每日 1 次。用于阳气虚衰型。

（3）熟附子 2g,黄芪 3g,肉桂、丁香各 7g,草乌 5g,川乌、乳香、没药各 6g,当归、丹参、红芪、川芎、地锦草各 13g,共研成细末,与凡士林配成 12% 油膏备用,使用前加温,油膏厚度 0.2~0.3cm,敷于硬肿处,外用纱布包裹,敷药前需做局部按摩,每次 3~6 分钟,每日换药 1~2 次,直至痊愈。

（4）维生素 E、复方丹参、云南白药复合治疗法　将口服型维生素 E 1 粒,云南白药胶囊 3 粒加复方丹参 2ml 盛于小药杯内调成糊状,药物充分调匀,清洁皮肤,涂于硬肿部位,配合按摩。

（5）维生素 E 与正红花油交替治疗　正红花油适量,局部涂抹,每天 2 次,上述两药交替应用,局部涂抹药物后,进行抚触按摩,每次 10 分钟,正红花油活血化瘀,具有加快血流、改善血液循环、改善血管壁通透性、纠正微循环障碍、抗血栓形成和溶解血栓作用,配合维生素 E 使药物经皮肤快速吸收而发挥作用。

3. **药浴疗法**　肉桂 6g,丁香 9g,川草乌 7.5g,乳香 7g,没药 7g,当归 15g,红花 15g,川芎 15g,透骨草 15g,以温阳散寒,活血理气,舒筋化络为主。操作方法:将中药煎水 5 000ml 药浴并配合按摩每日 2 次,每次半小时,药温保持在 38~40℃,使新生儿体温（腋温）保持在 36.8~37.8℃之间,最高不超过 38.8℃,4~5 天为 1 个疗程,在药浴治疗期间同时治疗原发病。

三、西 医 治 疗

（一）病因治疗

1. **控制感染**　根据感染细菌的情况,给予青霉素、氨苄西林、先锋霉素等,对肾脏有毒副作用的药物应慎用。

2. **复温**　轻~中度患儿,体温 >30℃产热良好（腋—肛温差为正值）,立即放入适中环境温度,减少失热,升高体温。可将患儿置入预热至 30℃的暖箱内,箱温在 30~34℃范围,在 6~12 小时内恢复正常体温。农村、基层单位可因地制宜用热水袋、热炕、电热毯包裹或贴身取暖复温等方法。重症患儿,体温 <30℃或产热衰竭（腋—肛温差为负值）,先以高于患儿体温 1~2℃的暖箱开始复温,每小时提高箱温 0.5~1℃（不超过 34℃）,于 12~24 小时内恢复正常体温。亦可酌情采用远红外线辐射台或恒温水浴法复温。

3. **热量及液体供给**　热量开始每日 210kJ/kg（50kcal/kg）,并迅速增至 418~502kJ/kg（100~120kcal/kg）。早产儿或伴产热衰竭患儿可再适当增加,在低温时因糖耐量低下,代谢抑制,须严格控制葡萄糖输入速度,宜维持在 6~8mg/min,以防止血糖过高,但有低血糖时可提高输入糖量。复温后糖耐量恢复应适当增加输入糖量至 8~10mg/（kg·min）。如热量不足也可根据需要,添加静滴脂肪乳剂。每日液体入量可按 1ml/kcal 给予,重症伴有尿少,无尿或明显心肾功能损害者,应严格限制输液速度和液量。

（二）对症治疗

1. **纠正休克,改善微循环**　①扩充血容量,可给 2∶1 液 15~10ml/kg（有明显酸中毒者用 1.4% 碳酸氢钠等量代替）在 1 小时内静滴,继用 1/3 或 1/4 张液,按每日 70~90ml/kg 给予。②纠正酸中毒可给 5% 碳酸钠每次 3~5ml/kg,

或根据血气结果计算补充。③血管活性药物的应用：多巴胺 5~10mg/ 次，加入 10% 葡萄糖内静滴，速度 5~10μg/（kg·min）；酚妥拉明（单用或与多巴胺合用）0.3~0.5mg/kg，每 4 小时 1 次；山莨菪碱（654-2）每次 0.5~1mg/kg，15~20 分钟 1 次；丹参 4ml/d，加 10% 葡萄糖 20ml，静滴，1 次 / 天。

2. 弥散性血管内凝血治疗 高凝状态可立即使用肝素，首剂 1mg/kg，6 小时后按 0.5~1mg/kg 给予。若病情好转，改为每 8 小时 1 次，逐渐停用。给第 2 次肝素后应予新鲜全血或血浆每次 20~25ml；潘生丁有抑制血小板凝集，降低血黏稠度之作用，1~2mg/（kg·d），加入葡萄糖液中静滴，注意不应与其他药物混合，以免发生沉淀。

3. 肾上腺皮质激素 有促进机体代谢，增加糖原异生和分解的作用。一般用于重症患儿，氢化可的松每日 5~8mg/kg 静滴 3~5 日，有感染者加强抗感染治疗。

【特色疗法述评】

1. 西医常规治疗的基础上联用中药，结果发现西医联用中药的临床疗效明显高于单纯西医常规治疗，提示中西医结合治疗新生儿硬肿症的方式疗效佳。中药外敷可改善微循环，促进棕色脂肪产生热反应增加，并能活血化瘀消肿。配合血管活性药可调整体液的重新分配和增加心脏泵血功能，用西医常规治疗加中药外敷及静滴血管活性药如山莨菪碱（654-2）、复方丹参注射液等的治疗方法越来越被广泛采用，并取得了比较好的疗效。研究发现中药外敷油膏中丁香、肉桂、川乌温经助阳、散寒止痛，红花、川芎、赤芍、当归、透骨草、没药、乳香活血化瘀，具有疏通营血、改善微循环、增加血流量、改善毛细血管通透性等作用，而且新生儿对其的皮肤渗透吸收作用也较强，中西医结合收到了良好的疗效。这些结果都说明了中西医结合法治疗新生儿硬肿症患者疗效佳，建议临床进一步推广。

2. 中医学者对本病的发病机制有重新的认识：①脾肾阳虚：先天禀赋不足，命门火衰，元阳不振，阳气虚弱，不能温煦肌肉，充实皮肤，血运无力，则血脉郁滞。②寒湿困脾：湿困脾土，健运失司，湿聚成痰，痰饮内伏，上阻于肺，肺气失于肃降，水湿下走大肠。③寒凝血瘀：阳虚则阴盛，阴盛则寒凝，寒凝则气滞血瘀，血凝则瘀阻，新血不得归经。④热毒蕴邪：气滞血瘀，新生儿为稚阳稚阴之体，遇感染发热，很易伤阴，阴津枯耗，则肌肤硬肿紫红。

3. 近年来外敷药品名目繁多，但制剂大都以中药粉末配加凡士林、羊毛脂等基质混合而成，药物仍以生药原态存在，有效成分未被提取出，药物不是以分子形式存在，难以穿透表皮，经皮肤吸收至毛细血管网的有效成分微乎其微,治疗效果不佳。针对新生儿硬肿症的病理特点及新生儿的生理特点,以经皮渗透的方式,采用中药归红油膏外用涂搓治疗新生儿硬肿究其效果显著的原因,归红油膏除本身具有明显的行气补血、温阳散寒、活血通络功能之外,还与其特殊的给药途径、给药方式、药物剂型等密切相关。药物通过皮肤吸收,使有效成分经由皮肤毛细血管网吸收进入人体血液并达到有效血药浓度,且随血液循环至组织器官或病变部位,达到防治疾病的目的。归红油膏由口服制剂发展而来,是当归、红花、川芎、丹参、肉桂、细辛、生姜等药物经过筛选粉碎,添加植物油浸泡煎煮,提纯浓缩,精制而成的油膏类外用制剂。一方面由于经过煎煮加工提取了药物有效成分,弃除了药物寄宿体,使得药物质地更加细腻,颗粒质量和结构更小,有效浓度更高,更适宜通过皮肤渗透和吸收。另一方面由于其为油膏制剂,能长时间地紧贴于皮肤,药物不仅作用直接,起效快,而且药效恒稳,吸收好。同时油类制剂具有保湿、润泽之功,可以增强皮肤的水合作用,从而促进皮肤对药物的渗透和吸收。

【主要参考文献】

1. 陈敬,李巍薇,陈燕.中医对新生儿硬肿的认识[J].吉林中医药,1996(2):1.

2. 胡莉玲,胡胜根.归红油膏治疗新生儿硬肿症给药方式探析[J].甘肃中医学院学报,2012,29(2):13-15.

3. 苏保玲.中西医结合治疗新生儿硬肿症临床分析[J].中国优生与遗传杂志,2005,13(2):97.

4. 王书举,付朝阳,马丽静,等.参麦注射液、多巴胺佐治新生儿硬肿症并多器官功能衰竭50多例分析[J].新生儿科杂志,2004,19(5):220-221.

5. 罗勇.中西医结合治疗新生儿硬肿症的效果评价[J].中国医药导报,2009,6(32):58.

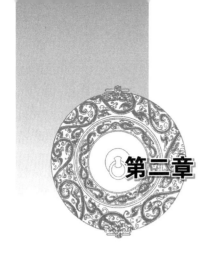

第二章 呼吸系统疾病

第一节 急性上呼吸道感染

急性上呼吸道感染是指由病毒或细菌等病原体感染所致的疾病,主要侵犯鼻、鼻咽和咽部。临床主要特征:发热,恶风寒,鼻塞,流涕,喷嚏,咳嗽,头痛,全身酸痛。鼻咽感染常可出现并发症,涉及邻近器官如喉、气管、肺、口腔、鼻窦、中耳、眼以及颈淋巴结等邻近器官,如炎症向下蔓延则可引起气管炎、支气管炎或肺炎。本病全年都可发生,以冬春季发病率最高。在幼儿期发病最多,每人每年常有数次,学龄儿童即渐减少。可呈流行或散发,传染期在轻症只限于最初几天,重症则较长,继发细菌感染后则更延长。

根据本病的临床表现,一般将其归类于中医学"感冒"范畴。近年来,中医药治疗病毒性疾病逐步体现出独特的优势,特别是中药复方多靶点作用,整体调节机体免疫,以达到祛邪不伤正的目的。大量临床研究表明,辨证运用中药治疗上呼吸道病毒感染能够缩短退热时间,减轻症状,缩短病程。

【病因病机】

一、中 医

小儿感冒发生的原因,以感受风邪为主,常兼杂寒、热、暑、湿、燥等,亦有感受时邪疫毒所致者。在气候变化,冷热失常,沐浴着凉,调护不当时容易发生本病。

感冒的病变部位主要在肺,可累及肝脾。病机关键为肺卫失宣。肺主皮毛,司腠理开阖,开窍于鼻,外邪自口鼻或皮毛而入,客于肺卫,致表卫调节失司,卫阳受遏,肺气失宣,因而出现发热、恶风寒、鼻塞流涕、喷嚏、咳嗽等症。

1. **感受风寒** 小儿脏腑娇嫩,形气未充,腠理疏薄,表卫不固,冷暖不能自调,易受外邪侵袭而发病。风寒之邪,由口鼻或皮毛而入,束于肌表,郁于腠理,寒主收引,致使肌肤闭郁,卫阳不得宣发,导致恶寒、发热、无汗;寒邪束肺,肺气失宣,气道不利,则致鼻塞,流涕,咳嗽;寒邪郁于太阳经脉,经脉拘急收引,气血凝滞不通则致头痛、身痛、肢节酸痛等症。

2. **感受风热** 风热之邪,侵犯肺咽。邪在卫表,卫气不畅则导致发热较重,恶风、微有汗出;风邪上扰则头痛;热邪客于肺卫,肺气失宣,则致鼻塞、流涕、喷嚏、咳嗽;咽喉为肺胃门户,风热上乘咽喉,则致咽喉肿痛等症。小儿发病之后易于传变,即使是外感风寒,正邪相争,寒易化热,或表寒未解,已入内化热,也可形成寒热夹杂之证。

3. **感受暑湿** 夏令冒暑,长夏多湿,暑为阳邪,暑多夹湿,暑湿之邪束表困脾,而致暑邪感冒。暑邪外袭,卫表失宣,则致发热,无汗;暑邪郁遏清阳不升,则致头晕或头痛;湿邪遏于肌表,则身重困倦;湿邪困于中焦,阻碍气机,脾胃升降失司,则致胸闷、泛恶、食欲不振,甚至呕吐、泄泻。

4. **感受时邪** 外感时疫之邪,犯于肺胃二经。疫邪性烈,易于传变,故起病急骤;邪犯肺卫,郁于肌表,则初起发热、恶寒、肌肉酸痛;疫火上熏,则目赤咽红;邪毒犯胃,胃气上逆,则见恶心、呕吐等症。

由于小儿肺脏娇嫩,感邪之后,失于宣肃,气机不利,津液不得敷布而内生痰液,痰壅气道,则咳嗽加剧,喉间痰鸣,此为感冒夹痰;小儿脾常不足,感邪之后,脾运失司,稍有饮食不节,致乳食停滞,阻滞中焦,则脘腹胀满,不思乳食,或伴呕吐、泄泻,此为感冒夹滞;小儿神气怯弱,肝气未盛,感邪之后,热扰肝经,易致心神不宁,睡卧不实,惊惕抽风,此为感冒夹惊。

二、西　医

(一) 病因

1. **病原体** 以病毒为主,可占原发上呼吸道感染的 90% 以上。支原体和细菌较少见。病毒感染后,上呼吸道黏膜失去抵抗力,细菌可乘虚而入,并发混合感染。

2. **易发因素**

(1) 解剖、生理特点的原因,导致防御能力差。

(2) 处于长发育阶段全身及局部免疫功能低下。

(3) 疾病影响:①先天性疾病:常见的如兔唇、腭裂、先心病及免疫缺陷病等。②急性传染病:如麻疹、水痘、猩红热以及流行性腮腺炎等。此外肺结核变为常见诱因。③营养性疾病:如营养不良、贫血、佝偻病以及小儿腹泻等。

(4) 环境因素:卫生习惯及生活条件不良:如住处拥挤、通风不良、阴暗潮湿、阳光不足、家长吸烟、护理不周以及患儿平日缺乏锻炼防御功能更低下。

气候骤变,如寒冷易引起鼻部黏膜舒缩功能紊乱,易于诱发上呼吸道感染。

(二)发病机制

小儿由于防御功能不完善,易患呼吸道感染。呼吸道黏液腺分泌不足,纤毛运动差,因而物理性的非免疫防御功能就较成人为差,分泌型 IgA 生成不足使气道易受微生物侵袭。通过含有病毒的飞沫、雾滴,或经污染的用具进行传播。常于机体抵抗力降低时,如受寒、劳累、淋雨等情况,原已存在或由外界侵入的病毒和 / 或细菌,迅速生长繁殖,导致感染。此外,由于支气管高反应性的存在,致使部分婴幼儿因呼吸道感染等因素而诱发呼吸道变态反应性疾病。

【临床表现】

(一)临床表现

上呼吸道感染其基本症状为发热及上呼吸道卡他症状,而其症状表现轻重与年龄及感染程度有关。

1. 不同年龄小儿上呼吸道感染的临床特点

(1)3 个月以下婴儿:发热轻微或无发热。因鼻阻及鼻阻所致的症状较突出。如哭闹不安、张口呼吸、吸吮困难、拒奶,有时伴有呕吐及腹泻。

(2)婴幼患儿表现:①全身症状较重,病初突然高热 39.5~40℃,持续 1~2 天,个别达数日,部分患高热同时伴有惊厥。②一般鼻塞、流涕、咳嗽或咽痛等症状较重。③常伴有拒食、呕吐、腹泻或便秘等消化道症状。④体检除发现咽部充血外无其他异常体征。

(3)3 岁以上患儿表现:多不发热或低热,个别亦有高热,伴畏寒、头痛、全身酸困、食欲减退,一般上呼吸道的其他症状明显,鼻塞、流涕、喷嚏,声音嘶哑及咽炎等。部分患儿可合并脐周及右下腹疼痛,这种腹痛可能与肠蠕动增强、肠系膜淋巴结炎及肠蛔虫骚动等有关。

2. 两种特殊类型的上呼吸道感染

(1)咽结合膜热:为腺病毒感染。多在春夏季发病,可在托儿所及幼儿园造成流行,其临床特点,以 2~3 岁幼儿多见。常有高热,热型不定,咽痛,单侧或双侧眼睑红肿及眼结合膜充血,两侧轻重不等(无化脓)。耳后,双侧颈及颌下淋巴结肿大,咽充血,偶有腹泻。病程 3~5 天,亦有长达 7 天,偶有延至 2~3 周者。

(2)疱疹性咽峡炎:主要病原体为柯萨奇 A 族病毒,近年来证实柯萨奇 B 族病毒及 ECHO 病毒 9、7 型亦可引起本病。临床特点:多见于婴幼儿高热,婴儿流涎增多,吞咽不适,表现为拒奶、烦躁、爱哭闹。幼儿可诉咽痛,咽部有特征性病变,初为散在性红疹,旋即变为疱疹,直径 2~4mm,破溃后成为黄白色浅溃疡,周围有红晕,数目多少不定,主要分布于咽腭弓、软腭、扁桃体及腭垂上。发热在 2~4 天后下降,溃疡一般持续 4~10 天。实验室检查,白细胞偏低,早期中性粒细胞稍增高。合并细菌感染白细胞总数及中性粒细胞均可增高。

(二)并发症

上呼吸道感染若不及时治疗,炎症可波及其他器官发生相应症状,全身症状亦会加重。常见的并发症可有鼻窦炎、中耳炎、眼结膜炎、颈淋巴结炎及咽后(或侧)壁脓肿。少数并有细菌感染时对体弱儿尚可引起全身及其他部位的并发症,如败血症、脑膜炎以及急性肾小球肾炎、风湿热等变态反应性疾病。

【辅助检查】

1. **血常规** 白细胞计数分类对区分病毒或细菌感染有一定意义。前者白细胞计数正常或偏低,后者白细胞总数大多增高。本病多为病毒感染,一般白细胞偏低或在正常范围,但在早期白细胞和中性粒细胞百分数较高;细菌感染时白细胞总数多增高,严重病例也可减少,但中性粒细胞百分数仍增高。

2. **病毒和病毒抗原的测定** 视需要可用免疫荧光法、酶联免疫吸附检测法、血清学诊断法和、病毒分离和鉴定,以判断病毒的类型,区别病毒和细菌感染。细菌培养判断细菌类型和药敏试验。

3. **心肌酶谱** 上呼吸道感染合并高热及反复上呼吸道感染患儿心肌细胞有不同程度的损伤,常规检测其心肌血清酶谱对早期发现亚临床心肌炎有重要价值。

4. **心电图** 必要时做心电图检查,以明确有无心肌损害。

5. **X线检查** 做胸部 X 线检查,明确有无并发支气管炎或肺炎等。

【诊断与鉴别诊断】

一、诊断标准

根据病史、流行情况、症状和体征,结合血常规和胸部 X 线检查可作出临床诊断。通过细菌培养和病毒分离,或病毒血清学检查,一般可确定病因诊断。

二、鉴别诊断

1. **西医** 主要与早期应与麻疹、百日咳、猩红热、流行性感冒、脊髓灰质炎等急性传染病早期作鉴别;有高热惊厥者须与中枢性神经系统感染鉴别;有腹痛者须与阑尾炎鉴别;有消化道症状者须与胃肠疾病作鉴别。

2. **中医** 主要与急喉喑、温病早期、肺炎喘嗽相鉴别。

 【治疗】

一、一 般 措 施

增强机体抵抗力,防止病原体入侵是预防上呼吸道感染的关键。主要措施是:

1. **积极锻炼** 利用自然因素锻炼体格十分重要,如经常开窗睡眠、户外活动和体育运动等,都是积极的方法,只要持之以恒,就能增强体质,防止上呼吸道感染。

2. **讲卫生,避免发病诱因** 衣服穿得过多或过少、室温过高或过低、天气骤变、环境污染和被动吸烟等,都是上呼吸道感染的诱因,应注意防范。

3. **避免交叉感染** 接触病儿后要洗手,必要时穿隔离衣,隔离不但保护邻近小儿,又可减少病儿发生并发症,在一般托幼机构及医院中可以执行,在家庭中成人患者避免与健康儿接触。病房要实行通风换气,保持适宜的温度,消毒出院病人的床铺及常备清洁空床,以便随时接收新病人。如有条件,可用紫外线照射病室与污染地区进行消毒,以免病原播散。

4. **药物预防** 中药黄芪颗粒,每次 4g,每日 2 次,连服 2 个月;中药玉屏风散,每次 5g,每日 3 次,连服 2 个月。可增强体弱儿童的免疫力,降低反复呼吸道感染的发病率。

5. **注射疫苗** 应用减毒病毒疫苗,由鼻腔内滴注或雾化吸入,可以激发鼻腔和上呼吸道黏膜表现分泌型 IgA 抗体的产生,从而增强呼吸道对感染的防御能力。

6. **食醋熏蒸** 每立方米空间用食醋 3~5ml,加水 1~2 倍,加热,任其蒸干为止。熏蒸时关闭门窗,连用 3~5 日。用于感冒流行期预防发病。

二、中 医 治 疗

本病治疗采用中西医结合治疗,初期以中医中药治疗为主,感染重时可加用抗感染治疗及对症处理。

(一)辨证论治

1. **主证**

(1)风寒感冒

主症:发热,恶寒,无汗,头痛,鼻流清涕,喷嚏,咳嗽,咽部未红肿,舌淡红,苔薄白,脉浮紧或指纹浮红。

治法:辛温解表。

方药:荆防败毒散加减。荆芥10g,防风10g,羌活10g,独活10g,柴胡10g,薄荷(后下)5g,枳壳5g,茯苓10g,桔梗5g,前胡5g,生姜3g,甘草6g。诸药合用,共奏辛温解表之功。如表寒重者,加麻黄5g。头痛甚者,加白芷5g。咳嗽剧者,加杏仁5g。(以5岁为例)

(2)风热感冒

主症:发热重,恶风,有汗或少汗,头痛,鼻塞,鼻流浊涕,喷嚏,咳嗽,痰稠色白或黄,咽红肿痛,口干渴,舌质红,苔薄黄,脉浮数或指纹浮紫。

治法:辛凉解表。

方药:银翘散加减。金银花10g,连翘10g,淡豆豉10g,牛蒡子10g,荆芥5g,薄荷(后下)5g,桔梗5g,淡竹叶10g,芦根12g,甘草6g。诸药合用,共奏辛凉解表之功。如高热者,加生石膏20~30g,黄芩10g。头痛甚者,加桑叶10g,钩藤10g。咽喉肿痛者,加马勃5g,玄参10g。高热便秘加生大黄3g,全瓜蒌10g。(以5岁为例)

(3)暑邪感冒

主症:发热,无汗或汗出热不解,头晕、头痛,鼻塞,身重困倦,胸闷,泛恶,口渴心烦,食欲不振,或有呕吐、泄泻,小便短黄,舌质红,苔黄腻,脉数或指纹紫滞。

治法:清暑解表。

方药:新加香薷饮加减。香薷5g,厚朴5g,扁豆花10g,金银花10g,连翘10g,荷叶10g,佩兰5g。诸药合用,共奏清暑解表之功。湿重者,加苍术5g,法半夏5g。小便短赤者,加滑石15g,淡竹叶10g。不思饮食者,加麦芽15g,布渣叶10g。(以5岁为例)

(4)时邪感冒

主症:起病急骤,全身症状重。高热,恶寒,无汗或汗出热不解,头痛,心烦,目赤咽红,肌肉酸痛,腹痛,或有恶心、呕吐,舌质红,舌苔黄,脉数。

治法:清热解毒。

方药:银翘散合普济消毒饮。金银花10g,连翘10g,荆芥10g,羌活10g,栀子5g,黄芩5g,大青叶10g,桔梗10g,牛蒡子10g,薄荷(后下)5g。诸药合用,共奏清热解毒之功。如高热加柴胡10g,葛根10g;恶心、呕吐加竹茹10g,黄连3g。(以5岁为例)

2. 兼证

(1)夹痰

主症:感冒兼见咳嗽较剧,痰多,喉间痰鸣。

治法:辛温解表,宣肺化痰;辛凉解表,清肺化痰。

方药:在疏风解表的基础上,风寒夹痰证加用三拗汤、二陈汤,常用炙麻黄5g,杏仁5g,半夏5g,陈皮5g,宣肺化痰。风热夹痰证加用桑菊饮,常用桑叶10g,菊花10g,瓜蒌皮10g,浙贝母10g,清肺化痰。(以5岁为例)

(2)夹滞

主症:感冒兼见脘腹胀满,不思饮食,呕吐酸腐,口气秽浊,大便酸臭,或腹痛泄泻,或大便秘结,小便短黄,舌苔厚腻,脉滑。

治法:解表兼以消食导滞。

方药:在疏风解表的基础上,加用保和丸加减。常加用焦山楂10g,神曲10g,鸡内金10g,消食化积;莱菔子5g,枳壳5g,导滞消积。若大便秘结,小便短黄,壮热口渴,加大黄5g,枳实10g,通腑泄热,表里双解。

(3)夹惊

主证:感冒兼见惊惕哭闹,睡卧不宁,甚至骤然抽风,舌质红,脉浮弦。

治法:解表兼以清热镇惊。

方药:在疏风解表的基础上,加用镇惊丸加减。常加用钩藤15g,僵蚕10g,蝉蜕5g,清热镇惊。另服小儿回春丹或小儿金丹片。

(二)特色专方

1. 葱姜红糖汤 葱白头(连须)3~7个,生姜3~5片,浓煎后加红糖适量,热服取汗。本方选自江育仁《中医儿科学》,用于风寒感冒。

2. 清解汤 柴胡12g,黄芩15g,青蒿15g,薄荷(后下)5g,荆芥10g,淡竹叶10g,芦根15g,生石膏30g,前胡10g,北杏仁10g,枇杷叶10g,甘草6g。水煎服,每日1~2剂。本方是肖旭腾经验方,用于风热感冒。

3. 清暑解热方 石膏(先煎)30g,知母12g,金银花10g,黄芩10g,葛根15g,大豆黄卷10g,香薷10g,桑叶10g,菊花10g,六一散(滑石、甘草)10g。水煎服,每日1剂,小儿减量。本方选自赖天松《临床方剂手册》,用于暑邪感冒。

(三)中成药

1. 小儿豉翘清热颗粒 由连翘、淡豆豉、薄荷、荆芥、栀子(炒)、大黄、赤芍、青蒿、槟榔、厚朴、黄芩、半夏、柴胡、甘草组成。每袋2g,开水冲服,每服:6月~1岁,1~2g;1~3岁,2~3g;4~6岁,3~4g;7~9岁,4~5g;10岁以上6g,1日3次。用于风热感冒和感冒夹滞证。

2. 小儿感冒颗粒 由广藿香、菊花、连翘、大青叶、板蓝根、地黄、地骨皮、白薇、薄荷、石膏组成。每袋12g,温开水冲服,每服:<1岁,6g;1~3岁,6~12g;4~7岁,12~18g;8~12岁,24g。1日2次。婴儿应在医师指导下服用。用于风热感冒。

3. 小儿清热宁颗粒 由羚羊角粉、人工牛黄、金银花、黄芩、柴胡、板蓝根、水牛角浓缩粉、冰片组成。每袋 4g,开水冲服,1~2 岁,4g,1 日 2 次;3~5 岁,4g,1 日 3 次;6~14 岁,8g,1 日 2~3 次。用于风热感冒。

4. **藿香正气口服液** 由苍术、陈皮、姜制厚朴、白芷、茯苓、大腹皮、生半夏、甘草浸膏、广藿香油、紫苏叶油组成。每支 10ml,成人剂量:口服,每服10ml,1 日 2 次,用时摇匀。小儿应在医师指导下服用。用于暑邪感冒。

5. **清开灵颗粒** 由胆酸、珍珠母、猪去氧胆酸、栀子、水牛角、板蓝根、黄芩苷、金银花组成。每袋 3g,成人剂量:开水冲服,每服 3~6g,1 日 2~3 次。儿童酌减或遵医嘱。用于时邪感冒和感冒夹惊。

6. **午时茶颗粒** 由苍术、柴胡、羌活、防风、白芷、川芎、广藿香、前胡、连翘、陈皮、焦山楂、枳实、炒麦芽、甘草、炒神曲、桔梗、紫苏叶、厚朴、红茶组成。每袋 6g,成人剂量:开水冲服,每服 6g,1 日 1~2 次。小儿应在医师指导下服用。用于风寒感冒夹滞证。

7. **清热化滞颗粒** 由酒炒大黄、焦槟榔、大青叶、北寒水石、焦山楂、薄荷、化橘红、草豆蔻、广藿香、前胡组成。每袋 2.5g,开水冲服,每服:1~3 岁,2.5g;4~7 岁,5g;>8 岁,7.5g,1 日 3 次。用于风热感冒夹滞证。

8. **小儿消炎栓** 由金银花,连翘,黄芩按 1∶2∶1 比例制成栓剂,每次直肠给药 1 粒(1.5g),1 日 2 次。功效:清热解毒,轻宣风热。用于病毒或细菌感染引起的风热感冒。

9. **抗病毒口服液** 由板蓝根、石膏、芦根、生地黄、郁金、知母、石菖蒲、广藿香、连翘组成,每次服 10ml,1 日 2~3 次。功效:清热祛湿,凉血解毒。用于风热感冒及时邪感冒。

10. **炎琥宁注射液** 含穿心莲提取物,每支 80mg。临用前,加灭菌注射用水适量使溶解。成人剂量:肌内注射,1 次 40~80mg,1 日 1~2 次;静脉滴注,1 日 0.16~0.4g,1 日 1~2 次给药,用 5% 葡萄糖注射液或 5% 葡萄糖氯化钠注射液稀释后滴注。儿童酌减或遵医嘱。用于风热感冒、时邪感冒和暑邪感冒。

11. **热毒宁注射液** 由青蒿、金银花、栀子组成。每支 10ml,3~5 岁,最大剂量不超过 10ml,以 5% 葡萄糖注射液或 0.9% 氯化钠注射液 50~100ml 稀释后静脉滴注,滴速为每分钟 30~40 滴;6~10 岁,每次 10ml,以 5% 葡萄糖注射液或 0.9% 氯化钠注射液 100~200ml 稀释后静脉滴注,滴速为每分钟 30~60 滴;11~13 岁,每次 15ml,以 5% 葡萄糖注射液或 0.9% 氯化钠注射液 200~250ml稀释后静脉滴注,滴速为每分钟 30~60 滴;14~17 岁,每次 20ml,以 5% 葡萄糖注射液或 0.9% 氯化钠注射液 250ml 稀释后静脉滴注,滴速为每分钟 30~60滴。以上均 1 日 1 次。本品使用后需用 5% 葡萄糖注射液或 0.9% 氯化钠注射液冲洗输液管后,方可使用第 2 种药物。用于风热感冒、时邪感冒和暑邪感冒。

（四）针灸疗法

1. **针法**　取大椎、曲池、外关、合谷。头痛加太阳,咽喉痛加少商。用泻法,每日 1~2 次。用于风热感冒。

2. **灸法**　取大椎、风门、肺俞。用艾炷 1~2 壮,依次灸治,每穴 5~10 分钟,以表面皮肤潮热为宜,每日 1~2 次。用于风寒感冒。

（五）其他特色疗法

1. **小儿推拿疗法**

（1）外感发热

1）外感风寒

推拿处方　开天门 50 次,推坎宫 50 次,揉太阳 50 次,揉耳后高骨 50 次,推上三关 300 次,揉二扇门 300 次,清天河水 300 次,拿风池 3 次。

2）外感风热

推拿处方　开天门 50 次,推坎宫 50 次,揉太阳 50 次,揉耳后高骨 50 次,清肺经 300 次,退六腑 300 次,揉大椎 50 次,推脊 300 次。

（2）食积发热

推拿处方　顺运内八卦 50 次,清脾胃 300 次,退六腑 300 次,清大肠 300 次,揉膊阳池 50 次,推下七节骨 100 次。

（3）阴虚发热

推拿处方　补脾经 300 次,揉二马 50 次,清天河水 300 次,水底捞月 30 次,推涌泉 50 次。

2. **艾灸疗法**

（1）主穴:风池、大椎、曲池、合谷、尺泽。

（2）配穴:风寒加风门、肺俞、列缺;气虚加足三里;身痛加大杼;腹痛腹泻加神阙。

（3）操作:悬灸法或隔姜灸法,每次选取 3~4 穴,每穴每次灸 15~20 分钟,以灸后穴位局部皮肤潮红为度。每日 1 次,至痊愈。

提示:在感冒流行季节,可按上述方法预防性治疗 1 周。

3. **灌肠疗法**　银花、生石膏、板蓝根、黄芩、连翘、知母。随证加减:高热抽风加白僵蚕、蝉蜕、钩藤,咽痛加桔梗,呕吐加藿香、半夏、陈皮、竹茹,食积去石膏加鸡内金、枳实。用法:上药水煎取汁 100ml,药温 37℃,分 2 次直肠滴入并保留 30 分钟,每日 1 剂。药物剂量随年龄不同而异,3 日为 1 个疗程。

4. **外治法**

（1）白芷、炒防风各 3g,共研为细末,再加冰片 1g,调匀研细,装瓶备用。使用时将少许药末用薄棉或纱布裹之,塞入鼻孔中。用于风寒感冒。

（2）鲜地龙数条,白糖适量。将地龙洗净,放入碗内,撒些白糖使其渗液,再加适量的白面或绿豆面,共捣成稠膏,纱布包裹,敷神阙、百会穴。用于外感高热。

5. 药浴疗法

（1）羌活 30g,独活 30g,细辛 15g,防风 30g,苏叶 30g,白芷 30g,桂枝 20g,葱白 30g,淡豆豉 30g。煎水 3 000ml,候温沐浴,1 日 1~2 次。用于风寒感冒。

（2）金银花 30g,连翘 30g,柴胡 30g,桑叶 30g,大青叶 30g,薄荷 20g,蝉蜕 30g,栀子 30g。煎水 3 000ml,候温沐浴,1 日 1~2 次。用于风热感冒。

（3）香薷 30g,金银花 50g,连翘 50g,柴胡 30g,防风 30g,淡豆豉 30g,扁豆花 30g,生石膏 50g,鸡苏散 50g,板蓝根 50g。煎水 3 000ml,候温沐浴,1 日 1~2 次。用于暑邪感冒。

6. 拔罐疗法 在大椎、肺俞穴拔罐,1 日 1 次。用于风寒感冒。注意:小儿皮肤娇嫩,留罐时间不宜太长,防止皮肤烫伤。

三、西 医 治 疗

（一）病因治疗

1. 抗病毒治疗 病毒感染者用 1% 利巴韦林滴鼻,或用利巴韦林 10~15mg/（kg·d）口服、肌注或静注。

2. 抗生素的适应证 病毒感染一般不宜应用抗生素。对年龄较小（婴幼儿）,体温较高（肛温 39.5~40℃以上）,且白细胞总数增高,伴有核左移,或炎症向邻近器官蔓延,引起化脓性中耳炎、化脓性扁桃体炎、鼻窦炎颈淋巴结炎者,可选用青霉素 40 万 ~80 万 U/ 日,分 2 次肌内注射。

（二）对症治疗

1. 退热 高热可用物理降温,如头部冷敷、30% 酒精擦浴。或对乙酰氨基酚（扑热息痛）作为解热的首选药,10~15mg/（kg·次）,口服,4~6 小时 1 次,每日可用 2~3 次。幼儿 1 次最大剂量不超过 250mg。安乃近 5~10mg/（kg·次）,口服或肌注;阿司匹林作为解热药不推荐给婴幼儿。小于 2 个月的婴儿原则上不予解热药,以免退热掩盖病情,延误诊断和治疗。

2. 镇静 有高热惊厥者用苯巴比妥（鲁米那）4~6mg/（kg·次）,肌注。6 个月内婴儿慎用地西泮,因偶可引起呼吸暂停。

3. 解除鼻塞 先清除鼻腔分泌物后用 0.5% 的麻黄碱滴鼻,一般在睡前或进食前进行,1 天内次数不要超过 4~6 次,且持续时间最好不超过 3 天。婴儿忌用油剂滴鼻,以防吸入肺部引起类脂性肺炎。

4. 消除咽肿 咽峡部疱疹、溃疡者,可用双料喉风散喷咽喉部或超声雾化吸入或咽喉片含化。注意不可将粉末制剂吹入小婴儿咽部,以防发生剧烈呛咳。

【特色疗法述评】

1. 急性上呼吸道感染 90% 以上由病毒引起,但治疗疾病要具体病人具体分析,切不可依据细菌或病毒感染的概率大小来开药,也不能采用所谓"西医诊断,中西药治疗"的"错位"理论。要经过望体态,看舌质的红、淡,舌苔的黄、白、厚、薄,而知寒热;听声音的嘶哑、鼻音的轻重,闻呼吸时排出的气味,问病史,再查看口腔、咽部和扁桃体病理生理的改变,慎重判断出究竟是细菌还是病毒感染;最后切脉而知虚实;只有按不同个体的病情,做出病因学的诊断后,才能合理应用抗生素,从而更加突出中医标本兼治的理论。西医学认为:在治病过程中使免疫反应过激的措施,会造成机体组织的免疫损伤;而使免疫反应过低,又可造成病原微生物等的逃逸。中医的八纲辨证强调了整体功能平衡的重要性,中药治疗能从整体上调节机体的免疫应答,中西医结合合理使用抗生素更有利于患者的病情向好的方向发展。

2. 急性上呼吸道感染,采用中西医结合治疗非常普遍。单独使用中医或西医进行诊治都不太理想,有时中医体征明显,有时西医体征明显,有时表现出来的临床症状用中药治疗方便,如体内发热,头重如裹,胸满闷,渴不欲饮,苔厚黄腻等夏季暑湿感冒的证候,西医则无好的方法,用中药藿香正气水则效果较好;有时表现出来的临床症状用西药比较快捷,如发烧时服西药如布洛芬,退烧较快。对于体质虚弱之人服西药或中成药疗效不太理想者必须单独开汤剂进行标本兼顾治疗等。鉴于此,在治疗中,若中西医在临床上能相互结合进行诊断,再结合血常规检查、胸部 X 射线透视等,则能大大提高确诊病情;用药相互参合,哪个快捷、哪个更能针对病情用哪个,或者中西药联合应用,则能大大提高疗效,缩短疗程,起到事半功倍的作用。

3. 急性上呼吸道感染在研究中应更注重"地域、气象、体质"等几个方面,加强对"邪毒、疫邪"等病因的诠释。由于中药复方作用靶点多,病毒免疫的多态性,在治法研究方面集中调控病毒感染后炎性因子及免疫病理改变或许可成为深入研究中医药治疗上呼吸道病毒感染的新突破口。

【主要参考文献】

1. 石佑恩 . 病原微生物学[M]. 北京:人民卫生出版社,2002.

2. 武忠弼 . 病理学[M].4 版 . 北京:人民卫生出版社,2000.

3. 刘叶 . 急性上呼吸道病毒感染的中医证治研究进展[J]. 新中医,2007,39(9):101-102.

4. 胥志才,杨锁成,刘美华.感冒的临床中西医结合诊治及中西药相互参合应用体会[J].光明中医,2007,22(10):17-19.

第二节 急性支气管炎

急性支气管炎又称急性气管支气管炎,为气管及支气管的感染性炎症。本病在婴幼儿时期发病较多、较重,常并发或继发于呼吸道其他部位的感染,并可为麻疹、百日咳和其他急性传染病的一种临床表现。本病一年四季均可发生,尤以冬春季节或气候冷热突变时最为多见。病原体可以是病毒、细菌、肺炎支原体或其合并感染。

本病相当于中医学"咳嗽"。近年来,在临床方面从中医传统的辨证论治到辨病治疗及病与证相结合的治疗方面均有涉及,在方药运用上,由古方加减到自拟验方的推陈出新,以及在辨证基础上结合胸部 X 线和肺功能的检测与辨病相结合,大大提高了疗效。

【病因病机】

一、中　医

小儿咳嗽发生的原因,主要为感受外邪,其中又以感受风邪为主。《活幼心书·咳嗽》指出:"咳嗽者,固有数类,但分寒热虚实,随证疏解,初中时未有不因感冒而伤于肺。"指出了咳嗽的病因多由外感引起。此外,肺脾虚弱则是本病的主要内因。

咳嗽的病变部位在肺,常涉及于脾,病理机制为肺失宣肃。肺为娇脏,其性清宣肃降,上连咽喉,开窍于鼻,外合皮毛,主一身之气,司呼吸。外邪从口鼻或皮毛而入,邪侵于肺,肺气不宣,清肃失职而发生咳嗽。小儿脾常不足,脾虚生痰,上贮于肺,或咳嗽日久不愈,耗伤正气,可转为内伤咳嗽。

1. **感受外邪**　主要为感受风邪。风邪致病,首犯肺卫,肺为邪侵,壅阻肺络,气机不宣,清肃失司,肺气上逆,则致咳嗽。风为百病之长,其他外邪又多随风而侵袭人体。若风夹寒邪,风寒束肺,肺气失宣,则见咳嗽频作,咽痒声重,痰白清稀;若风夹热邪,风热犯肺,肺失清肃,则致咳嗽不爽,痰黄黏稠。

2. **痰热蕴肺**　小儿肺脾虚弱,气不化津,痰易滋生。若素有食积内热,或心肝火热,或外感邪热稽留,炼液成痰,痰热相结,阻于气道,肺失清肃,则致咳嗽痰多,痰稠色黄,不易咯出。

3. 痰湿蕴肺　小儿脾常不足,易为乳食、生冷所伤,则使脾失健运,水湿不能化生津液、水谷不能化生精微,酿为痰浊,上贮于肺。肺脏娇嫩,不能敷布津液,化液成痰,痰阻气道,肺失宣降,气机不畅,则致咳嗽痰多,痰色白而稀。

4. 肺气亏虚　小儿禀赋不足素体虚弱者,或外感咳嗽经久不愈耗伤正气后,致使肺气亏虚,脾气虚弱,运化失司,气不布津,痰液内生,蕴于肺络,则致久咳不止,咳嗽无力,痰白清稀。

5. 肺阴亏虚　小儿肺脏嫩弱,若遇外感咳嗽,日久不愈,正虚邪恋,热伤肺津,阴津受损,阴虚生内热,热伤肺络,或阴虚生燥,而致久咳不止,干咳无痰,声音嘶哑。

小儿咳嗽病因虽多,但其发病机制则一,皆为肺脏受累,肺失宣肃而成。外感咳嗽病起于肺,内伤咳嗽可因肺病迁延,或他脏先病,累及于肺所致。

二、西　　医

(一)病因

主要为感染。病原是病毒、肺炎支原体或细菌,或为其合并感染。免疫功能低下或特异素质,如营养不良、佝偻病、变态反应以及慢性鼻炎、咽炎等皆可为本病的诱因。

(二)发病机制

小儿时期鼻、咽喉、气管及支气管的管腔狭窄,软骨柔软,缺乏弹力组织,黏膜柔弱、纤细且富有血管,黏液腺分泌不足而较干燥等生理解剖特点和免疫功能差等,使小儿时期易发生呼吸道感染。发生气管、支气管炎时,黏膜充血是早期改变,接着出现脱屑水肿,黏膜下层白细胞浸润,黏稠或黏液脓性分泌物产生,支气管纤毛、巨噬细胞和淋巴管的防御功能障碍,细菌得以侵犯正常时无菌的支气管,继而细胞碎片以及黏液脓性分泌物积聚。咳嗽对于排出支气管分泌物是必需的,支气管壁水肿,分泌物潴留以及某些病人的支气管平滑肌痉挛,可致气道阻塞。

【临床表现】

一、症　　状

发病可急可缓,大多先有上呼吸道感染症状,如咳嗽、发热等。体温可高可低,但多为低热,少数可达38~39℃,可持续数天或持续2~3周。病初为单声干咳或咳出少量黏液痰,以后随病情发展,咳嗽加剧,分泌物逐渐增多,痰呈黏液脓性。婴幼儿不会咳痰,多经咽部吞下。经过3~10日后痰量减少,咳嗽逐渐消失。年长儿全身症状较轻,可有头痛、疲乏、食欲不振。婴幼儿除上述症状外,还可出现呕吐、腹泻等消化道症状。

二、体　征

呼吸稍增快,早期两肺呼吸音粗糙,可闻干性啰音。以后因分泌物增多而出现粗、中湿啰音,啰音不固定,常在体位改变或咳嗽后减少甚至消失。

1. **支气管炎的特殊类型**　即喘息性支气管炎,是婴幼儿时期有哮喘表现的支气管炎。年龄多见于 2 岁以下,虚胖,往往有湿疹或其他过敏病史。多发生在寒冷季节。一般起病急,先有上呼吸道感染表现,继之出现呼气性呼吸困难,喘息明显,呼气延长,有显著的三凹征及鼻翼煽动、发绀。体温一般低热或中度发热,肺部叩诊鼓音,听诊两肺布满哮鸣音及中湿啰音。哮喘表现随感染控制而缓解。本病有反复发作倾向,随年龄增长,发病次数可逐渐减少,程度减轻,甚至消失。少数反复发作多次后可发展为支气管哮喘。

2. **症状加重及缓解因素**

加重因素:寒冷的刺激可降低支气管黏膜局部的抵抗力,加重支气管炎病情。

缓解因素:保暖,多喂水,给予清淡、营养充分、均衡易消化吸收的半流质或流质饮食,除拍背外,还应帮助翻身,每 1~2 小时 1 次,使患儿保持半卧位,有利痰液排出。

3. **并发症**　在营养不良、免疫功能低下、佝偻病等患儿,易并发肺炎、中耳炎、喉炎、鼻旁窦炎等。

【辅助检查】

1. **血常规**　周围血白细胞数正常或稍高,由细菌引起或合并细菌感染时可明显升高。

2. **X 线检查**　肺部纹理增粗或肺门阴影增深。

【诊断与鉴别诊断】

一、诊 断 标 准

(1)发病急,常于上呼吸道感染后出现刺激性干咳,或有少量黏液痰,伴胸骨后不适感或钝痛,有细菌感染时可有黏液脓性痰。支气管痉挛时有气喘,全身症状有轻度畏寒、发烧,体温 38℃左右。

（2）肺部体征阴性或两肺呼吸音粗糙，或可闻散在的干、湿啰音。

（3）血白细胞数大多正常，细菌感染时增高。

（4）胸部 X 线检查正常，或有肺纹理增粗。

（5）病程一般为自限性，全身症状 3~5 天消退，咳嗽咳痰症状有时可延续 2~3 周才消失。

（6）应排除百日咳、肺炎、支气管肺炎、肺结核等。

二、鉴 别 诊 断

1. **西医** 主要与支气管肺炎、支气管哮喘、毛细支气管炎、支气管异物、肺结核相鉴别。

2. **中医** 主要与顿咳、肺炎喘嗽、肺痨相鉴别。

【治疗】

一、一 般 措 施

1. 平时要注意锻炼身体，提高御"邪"能力，避免外感，以防加重病情。

2. 加强生活调理，饮食清淡易消化，保证睡眠，居室环境要安静，空气要清新。

3. 尽量不到公共场所，少与咳嗽患者接触。

二、中 医 治 疗

（一）辨证论治

1. 外感咳嗽

（1）风寒咳嗽

主症：咳嗽频作、声重，咽痒，痰白清稀，鼻塞流涕，恶寒无汗，发热头痛，全身酸痛，舌苔薄白，脉浮紧或指纹浮红。

治法：疏风散寒，宣肺止咳。

方药：金沸草散加减。金沸草 5g，前胡 10g，荆芥 10g，细辛 2g，生姜 5g，半夏 5g。寒邪较重加炙麻黄 5g；咳重加杏仁 5g，桔梗 10g，枇杷叶 10g；痰多加陈皮 5g，茯苓 10g。风寒夹热证，方用杏苏散加大青叶、黄芩清肺热。（以 5 岁患儿为例）

（2）风热咳嗽

主症：咳嗽不爽，痰黄黏稠，不易咯出，口渴咽痛，鼻流浊涕，伴有发热恶风，头痛，微汗出，舌质红，苔薄黄，脉浮数或指纹浮紫。

治法:疏风解热,宣肺止咳。

方药:桑菊饮加减。桑叶 10g,菊花 10g,薄荷(后下)5g,连翘 10g,大青叶 10g,杏仁 5g,桔梗 10g,芦根 12g,甘草 6g。肺热重加金银花 10g,黄芩 5g;咽红肿痛加土牛膝根 10g,玄参 10g;咳重加枇杷叶 10g,前胡 10g;痰多加浙贝母 10g,瓜蒌皮 10g。风热夹湿证,加薏苡仁 12g,半夏 5g,茯苓 10g。(以 5 岁为例)

2. 内伤咳嗽

(1)痰热咳嗽

主症:咳嗽痰多,色黄黏稠,难以咯出,甚则喉间痰鸣,发热口渴,烦躁不宁,尿少色黄,大便干结,舌质红,苔黄腻,脉滑数或指纹紫。

治法:清肺化痰止咳。

方药:清金化痰汤。桑白皮 10g,前胡 10g,款冬花 10g,黄芩 5g,栀子 5g,鱼腥草 15g,桔梗 10g,浙贝母 10g,陈皮 5g,麦冬 10g,甘草 6g。痰多色黄,黏稠难咯加瓜蒌皮 10g,胆南星 10g,葶苈子 10g;咳重,胸胁疼痛加郁金 10g,青皮 10g;心烦口渴加石膏 12g,竹叶 10g;大便秘结加瓜蒌仁 10g,制大黄 5g。(以 5 岁患儿为例)

(2)痰湿咳嗽

主症:咳嗽重浊,痰多壅盛,色白而稀,喉间痰声辘辘,胸闷纳呆,神乏困倦,舌淡红,苔白腻,脉滑。

治法:燥湿化痰止咳。

方药:三拗汤合二陈汤。炙麻黄 5g,杏仁 5g,白前 10g,陈皮 5g,半夏 5g,茯苓 10g,甘草 6g。痰涎壅盛加苏子 10g,莱菔子 10g,白芥子 5g;湿盛加苍术 10g,厚朴 5g;咳嗽重加款冬花 10g,百部 10g,枇杷叶 10g;纳呆者加焦神曲 10g,麦芽 10g,焦山楂 10g。(以 5 岁为例)

(3)气虚咳嗽

主症:咳而无力,痰白清稀,面色苍白,气短懒言,语声低微,自汗畏寒,舌淡嫩,边有齿痕,脉细无力。

治法:健脾补肺,益气化痰。

方药:六君子汤加减。党参 10g,白术 10g,茯苓 12g,陈皮 5g,半夏 5g,百部 10g,炙紫菀 10g,甘草 6g。气虚重加黄芪 12g,黄精 10g;咳重痰多加杏仁 5g,川贝母 5g,炙枇杷叶 10g;食少纳呆加焦山楂 10g,焦神曲 10g。(以 5 岁为例)

(4)阴虚咳嗽

主症:干咳无痰,或痰少而黏,或痰中带血,不易咯出,口渴咽干,喉痒,声音嘶哑,午后潮热或手足心热,舌红,少苔,脉细数。

治法:养阴润肺,兼清余热。

方药:沙参麦冬汤加减。南沙参 10g,麦门冬 10g,生地 10g,玉竹 10g,天花粉 5g,甘草 6g,桑白皮 10g,炙冬花 10g,炙枇杷叶 10g。阴虚重加地骨皮 10g,石斛 10g,阿胶 10g;咳嗽重加炙紫菀 10g,川贝母 5g,炙枇杷叶 10g;咳重痰中带血加仙鹤草 10g,茅根 12g,藕节炭 10g。(以 5 岁为例)

（二）特色专方

1. **辛宣止咳蠲痰汤**　由炙麻黄、北杏仁、苏梗、桔梗、前胡、僵蚕、法半夏、甘草组成,水煎服,每日 1 剂。本方系林季文老中医经验方。用于治疗小儿风寒咳嗽。

2. **荆防柴芩加减汤**　由荆芥、防风、黄芩、柴胡、半夏、桔梗、前胡、枳壳、陈皮、茯苓组成。水煎服,每日 1 剂。本方系张成秀老中医经验方。用于治疗小儿风寒咳嗽。

3. **桑菊加味饮**　由桑叶、菊花、杏仁、连翘、薄荷、桔梗、芦根、黄芩、紫菀、百部、前胡、射干、蝉蜕、厚朴组成。本方系熊磊教授经验方。用于治疗风热咳嗽。

4. **支咳 2 号**　由麻黄、杏仁、前胡、桔梗、桑白皮、瓜蒌皮、炒黄芩、川贝母、甘草组成。本方系李家凤老中医经验方。用于治疗风热咳嗽。

5. **清肺化痰汤**　由荆芥、紫苏、炙麻绒、桔梗、炙旋覆花、橘络、川黄连、黄芩、炙冬花、炙百部、炙前根、知母、石膏、炒二芽、木通、车前草组成。本方系王静安名老中医经验方。用于治疗痰热咳嗽。

（三）中成药

1. **小儿宣肺止咳颗粒**　由麻黄、竹叶、防风、西南黄芩、桔梗、芥子、苦杏仁、葶苈子、马兰、黄芪、山药、山楂、甘草组成。每次服:<1 岁 1/3 袋(每袋 8g),1~3 岁 2/3 袋,4~7 岁 1 袋,8~14 岁 1.5 袋,1 天 3 次。用于风寒咳嗽,痰热咳嗽。

2. **急支糖浆**　由鱼腥草、金荞麦、四季青、麻黄、紫菀、前胡、枳壳、甘草组成。每次服 5~10ml,1 日 3 次。用于风热咳嗽。

3. **蛇胆川贝液**　由蛇胆汁、平贝母组成。每次服 10ml,1 日 2~3 次。用于风热咳嗽。

4. **羚羊清肺散**　由羚羊角粉、赤芍、板蓝根、金银花、知母、天花粉、琥珀、甘草、朱砂、石膏、冰片组成。每次服 1~2g,1 日 3 次。用于痰热咳嗽。

5. **半夏露**　由生半夏、枇杷叶、远志(泡)、款冬花、桔梗、麻黄、陈皮、甘草组成。每次服 5~10ml,1 日 2~3 次。用于痰湿咳嗽。

6. **罗汉果止咳糖浆**　由罗汉果、枇杷叶、桑白皮、白前、百部、桔梗、薄荷油组成。每次服 5~10ml,1 日 2~3 次。用于阴虚咳嗽。

（四）针灸疗法

针刺取穴　①天突、内关、曲池、丰隆。②肺俞、尺泽、太白、太冲。每日取 1 组,两组交替使用,每日 1 次,10~15 次为 1 个疗程,中等刺激,或针后加灸。

用于气虚咳嗽。

（五）其他特色疗法

1. 小儿推拿疗法

（1）风寒咳嗽　推拿处方：揉外劳宫 300 次，掐揉二扇门（掐 5 次、揉 300 次），推上三关 300 次，逆运内八卦 200 次，揉天突 100 次，分推膻中 100 次，揉乳旁、揉乳根、揉风门、揉肺俞各 1 分钟，分推肩胛骨 100 次。

（2）风热咳嗽　推拿处方：清肺经 300 次，清天河水 300 次，退下六腑 300 次，逆运内八卦 200 次，揉天突 100 次，分推膻中 100 次，揉乳旁、揉乳根、推天柱骨、揉风门、揉肺俞各 1 分钟，分推肩胛骨 100 次。

（3）痰热咳嗽　推拿处方：清肺经 300 次，调脾经 300 次，逆运内八卦 200 次，揉掌小横纹、推揉膻中、揉乳根、揉乳旁、揉肺俞各 1 分钟，清大肠 300 次，退六腑 300 次，推脊柱 100 次，按弦走搓摩 100 次。

（4）痰湿咳嗽　推拿处方：清肺经 300 次，补脾经 300 次，逆运内八卦 200 次，揉掌小横纹、推揉膻中、揉乳根、揉乳旁、揉肺俞各 1 分钟，摩腹 5 分钟，按弦走搓摩 100 次，揉丰隆 100 次。

（5）阴虚咳嗽　推拿处方：清肺经 300 次，补脾经 300 次，逆运内八卦 200 次，揉掌小横纹、揉天突、推揉膻中、揉乳根、揉乳旁、揉肺俞各 1 分钟，揉二人上马 50 次，水底捞月 30 次。

（6）气虚咳嗽　推拿处方：补肺经 300 次，补脾经 300 次，运内八卦 300 次，揉掌小横纹、推揉膻中、揉乳根、揉乳旁、揉肺俞、揉脾俞、揉足三里各 1 分钟。

2. 外治法

（1）丁香、肉桂各 3g，共为末。温水调敷肺俞穴，固定。每日换 1 次。用于气虚咳嗽。

（2）石膏 6g，枳实 10g，瓜蒌 12g，明矾、冰片各 3g。将上述药材研成细末混合均匀，加凡士林调为糊状，外敷患儿双足心涌泉穴，每日 1 换，连敷 5~7 日。此法可清热宣肺，化痰止咳。

（3）吴茱萸 10g，法半夏 6g，研成细末，加醋适量调为糊状，外敷双足心涌泉穴，并用棉布包好，24 小时 1 换，连敷 3~5 次，伴喉间痰鸣者，可加风化硝 10g，其效尤佳。此法可化痰止咳。

（4）枯矾、皂荚各 3 份，牵牛子、杏仁、栀子各 2 份，共研细末，装瓶备用。使用时每次取药末适量，取葱白 1~3 根捣烂，加蛋清少许，与上述药末调为稀糊状，外敷肚脐孔处，用布覆盖并用胶布贴好，每日换药 1 次，连续 7~10 日。此法可止咳化痰。

（5）紫苏、防风、半夏、茯苓各 4 份，陈皮 3 份，甘草、杏仁各 2 份，白芥子 1 份，共研细末，装瓶备用。使用时每次取药末适量，用清水少许调为稀糊状，外敷于肚脐孔处,用布覆盖并用胶布贴好,每日换药1次,连续5~7天。此法可疏风散寒,宣肺止咳。

3. 药浴疗法

(1) 将生姜30g放入药罐中,加清水适量,浸泡5~10分钟后,水煎取汁,放入盆中,待温时足浴,每次1剂,每日2~3次,每次10~30分钟,连续2~3日。此法可温肺散寒。

(2) 麻黄、杏仁、甘草各5g,大力子15g,石膏30g。将上述药材如上法足浴,每次15~30分钟,每日2~3次,每日1剂,连续3~5日。此法可清热宣肺,止咳化痰,适用于肺热咳嗽。

4. 拔罐疗法

(1) 风寒咳嗽　选穴:肺俞、身柱、风门、外关。拔罐方法:采用单纯拔罐法。留罐15分钟,每日1次。

(2) 风热咳嗽　选穴:大椎、风门、肺俞、曲池。拔罐方法:大椎、曲池采用刺络拔罐法,用梅花针以轻度手法叩刺穴位,以出血点较多为度,然后拔罐,出血量以较多血点冒出皮肤为准,然后取掉罐具。风门、肺俞用单纯拔罐法,留罐10分钟,每日1次。

三、西 医 治 疗

(一) 病因治疗

抗生素的应用一般不选用广谱抗生素。对婴幼儿、体质较弱,或有发热、血白细胞计数增高的病儿,可选用青霉素、头孢类抗生素、复方新诺明等;若考虑病原为肺炎支原体时,可用红霉素或阿奇霉素。如无明确细菌感染,可用利巴韦林(病毒唑)或双黄连雾化吸入或静滴。

(二) 对症治疗

1. 化痰止咳　轻微咳嗽不用止咳药,以免影响排痰。咳嗽剧烈、痰液黏稠时,可行雾化吸入或蒸汽吸入(注意防止烫伤),酌情服用溴己新(必嗽平)等化痰药物。咳嗽频繁影响小儿睡眠时可给予适量镇静剂,但应避免用药过量抑制咳嗽反射。异丙嗪可使痰液干燥而不易排出,痰多时尽量少用。

2. 平喘　喘息症状明显者,可选用氨茶碱口服,沙丁胺醇(舒喘灵)口服或雾化吸入。喘息较重的病儿可加用泼尼松1mg/(kg·d),1~3日。

【特色疗法述评】

1. 中西医结合较单纯西医治疗小儿急性支气管炎有更好的疗效。由于抗生素的不合理应用导致耐药菌株增多,且不良反应发生率较高、不能耐受等不良因素逐年增多,使本病的治疗受到很大限制,而且对于病原未明确者,盲目应用抗生素会导致耐药菌的产生、二重感染等严重后果。而中医学在治疗感染性疾病方面有较大优势,能明显加大抗菌范围,提高临床疗效,对某些特定感染的治疗能达到标本兼治的目的,治疗效果甚佳。

2. 小儿肺炎支原体感染性咳嗽,与外感六淫之邪后引起的阳热亢盛、津液耗损有关。小儿为纯阳之体,生机蓬勃,发育旺盛,感邪之后化热迅速,极易出现阳热亢盛、津液耗损之象。因此,临证应高度重视泄热存阴,所谓"留得一分阴液,便有一分生机",阴液的存亡关系到疾病的预后善恶。故对肺炎支原体感染后早期,尤其是伴有发热者,治疗原则应以清肺泄热、甘寒养阴之法为主;后期多为邪热内伏,气阴亏虚,痰瘀互阻,治疗应以益气养阴、清透虚热为主,兼以活血化瘀,使阴复则足以制水,邪去则其热自退,标本兼顾,共奏养阴透热之功。小儿肺炎支原体感染性咳嗽,病程较长,症状反复,缠绵难愈,临床长期使用抗生素,易造成肠胃功能损伤,不良反应较大。运用中医辨证治疗小儿肺炎支原体感染性咳嗽,临床疗效满意,凸显独特疗效。

3. 发生慢性咳嗽的年龄段以 3 岁以上最多,其证型以风邪久恋、痰热咳嗽多见;在体质类型上,不均衡质较均衡质更易发生慢性咳嗽,其中以肺脾质阳多阴少型为多;发生慢性咳嗽的年龄与证型、年龄与体质、证型与体质具有相关性。体质是决定证候类型的重要因素之一。辨治小儿慢性咳嗽,应根据不同年龄段,结合其体质特点施治及调理。

【主要参考文献】

1. 唐立,潘晓平,周艳. 中西医结合治疗小儿急性支气管炎的 Meta 分析[J]. 现代预防医学, 2009,36(2):203-205.

2. 覃骊兰,熊尤龙. 急性支气管炎的中医药治疗进展[J]. 广西中医学院学报,2010,13(4): 63-64.

3. 许志荣. 谈中医治疗小儿肺炎支原体感染性咳嗽[J]. 中医儿科杂志,2013,9(2):27-28.

4. 唐彦,何平,王艳芬,等. 昆明地区小儿慢性咳嗽中医证型与体质关系探讨[J]. 中国中医药信息杂志,2011,18(9):21-22.

第三节 肺 炎

肺炎是小儿的常见疾病,临床以发热、咳嗽、气急、鼻煽为主要症状,多见于婴幼儿,一年四季均可发病,而以冬春季节气候变化时发病率尤高。多发于上呼吸道感染之后,也可继发于麻疹、百日咳等疾病。体质虚弱和营养不良小儿患本病后,病程较长,病情亦重,易合并心功能衰竭等症。

本病相当于中医学"肺炎喘嗽"。现代对小儿肺炎的研究范围广泛。病原诊断近十年来有了不小的进展,对于不同病原所致肺炎的辨证论治规律的研究也日益增多,使间质性肺炎、呼吸道合胞病毒肺炎、支原体肺炎、喘憋性肺炎等的辨证论治与辨病论治相结合的研究,中医及中西医结合治疗各型肺炎的研究也进一步深入。并已证明,许多中药单味及复方制剂在体外均能改善功能,有些药物具有双向调节作用,可逆转 T 细胞亚群比例失调,促进自然杀伤细胞功能,抑制组胺等炎性介质的释放,降低气道反应性,在临床上治疗肺炎取得显著效果。

【病因病机】

一、中　医

小儿肺炎喘嗽发生的原因,主要有外因和内因两大类。外因责之于感受风邪,或由其他疾病传变而来,小儿寒温失调,风邪外袭而为病,风邪多夹热或夹寒为患,其中以风热为多见。内因责之于小儿形气未充,肺脏娇嫩,卫外不固,如先天禀赋不足,或后天喂养失宜,久病不愈,病后失调,则致正气虚弱,腠理不密,而易为外邪所中。

肺炎喘嗽的病变部位主要在肺,病机关键为肺气郁闭,痰热是其病理产物。肺脏为娇脏,性喜清肃,外合皮毛,开窍于鼻。外感风邪,外邪由口鼻或皮毛而入,侵犯肺卫,致肺气郁闭,宣降失司,清肃之令不行,闭郁不宣,化热炼津,炼液成痰,阻于气道,肃降无权,从而出现咳嗽、气促、痰壅、鼻煽、发热等肺气闭塞的证候,发为肺炎喘嗽。小儿肺炎喘嗽常累及脾,亦可内窜心肝。

1. **风寒闭肺**　肺主皮毛,风寒之邪外侵,由皮毛而入,寒邪束肺,肺气郁闭,失于宣降,其气上逆,则致呛咳气急;卫阳为寒邪所遏,阳气不得敷布全身,则见恶寒发热而无汗;肺气郁闭,水液输化无权,凝而为痰,则见痰涎色白而清稀。

2. **风热闭肺**　风热之邪侵袭,由皮毛或口鼻而入,热邪闭肺,肺气郁阻,失于宣肃,则致发热咳嗽;邪闭肺络,水道通调失职,水液输化无权,留滞肺络,凝聚为痰,或温热之邪,灼伤肺津,炼液为痰,痰阻气道,壅盛于肺,则见咳嗽剧烈,喉间痰鸣,气促鼻煽。本证也可由外感风寒之证转化而来。

3. **痰热闭肺**　邪热闭阻于肺,肺气失于宣发肃降,肺津因之熏灼凝聚,熬炼成痰。痰热相结,壅阻于肺,则致发热咳嗽,气促鼻煽,喉间痰鸣;痰堵胸宇,胃失和降,则胸闷胀满,泛吐痰涎;热毒壅盛,则见面赤口渴;气滞血瘀,血流不畅,则致口唇发绀。

4. 毒热闭肺 邪气炽盛,毒热内闭肺气,或痰热炽盛化火,熏灼肺金,则致高热持续,咳嗽剧烈,气促喘憋,烦躁口渴,面赤唇红,小便短黄,大便干结;毒热耗灼阴津,津不上承,清窍不利,则见涕泪俱无,鼻孔干燥如煤烟。

5. 阴虚肺热 小儿肺脏娇嫩,邪伤肺卫,正虚邪恋,久热久咳,耗伤肺阴,余邪留恋不去,则致低热盗汗,舌苔黄,脉细数;肺阴亏损,则见干咳、无痰,舌红乏津。

6. 肺脾气虚 体质虚弱儿或伴有其他疾病者,感受外邪后易累及脾,且病情迁延不愈。病程中肺气耗伤太过,正虚未复,余邪留连,则发热起伏不定;肺为气之主,肺虚气无所主,则致咳嗽无力;肺气虚弱,营卫失和,卫表失固,则动辄汗出;脾主运化,脾虚运化不健,痰湿内生,则致喉中痰鸣,食欲不振,大便溏;肺脾气虚,气血生化乏源,则见面色无华,神乏无力,舌淡苔薄,脉细无力。

由于小儿肺脏娇嫩,或素体虚弱,感邪之后,肺为邪闭,气机不利。气为血之帅,气郁则血滞,心血运行不畅,可致心失所养,心气不足,心阳不能运行敷布全身,则致面色苍白,口唇青紫,四肢厥冷;肝为藏血之脏,右胁为肝脏之位,血滞则瘀阻,故右胁下出现痞块;脉通于心,心阳不能通脉运血,则脉微弱而数,此为心阳虚衰之变证。小儿感受风温之邪,易化热化火,若邪热内陷心包,则致壮热,烦躁,神志不清;邪入肝经,化火动风,则致两目窜视,口噤项强,邪热伤阴,故舌质红绛,此为邪陷厥阴之变证。

二、西　医

(一) 病因

最常见的病原体为病毒(呼吸道合胞病毒多见)、细菌(肺炎双球菌多见)、支原体。按病理形态的改变可分为一般支气管肺炎和间质性支气管肺炎两类。一般支气管肺炎多由细菌引起,而间质性肺炎多由病毒引起。

(二) 发病机制

病原体多由呼吸道入侵。婴幼儿气管、支气管管腔狭窄,黏液分泌少,纤毛运动差,肺血管丰富,易于充血,间质发育旺盛,肺泡数少,肺含气量少,易为黏液所阻塞等。婴幼儿免疫功能不完善也是容易发生肺炎的因素。婴幼儿常表现为支气管肺炎,而年长儿由于局限感染的能力增强,往往发生大叶性肺炎。

【临床表现】

1. 支气管肺炎

（1）症状：

呼吸系统：多先有上呼吸道感染。主要症状为发热、咳嗽（早期为刺激性干咳，后有咳痰），气促、呼吸困难。

其他系统：拒食、呕吐、腹泻、烦躁或嗜睡。

（2）体征：

呼吸系统：呼吸增快，呼吸困难，严重者呼气时呻吟，鼻翼煽动、三凹征、口周或指甲青紫。可闻及中小湿啰音，管状呼吸音。

循环系统：重症肺炎患儿出现脉快而细，心率每达 160~200 次 / 分钟，心音低钝，肝脏明显增大，同时伴有面色苍白、唇发绀等充血性心力衰竭的征象。心力衰竭表现为：呼吸频率忽然增快 60 次 / 分钟；心率忽然增快 180 次 / 分钟；忽然烦躁；心音低钝，奔马律；肝脏迅速增大；尿少或无尿。可有四肢发凉、口周灰白、脉微弱、血压下降等休克征象。

消化系统：重者时腹胀致膈肌上升，压迫胸部而加重呼吸困难。严重者中毒性肠麻痹的体征。

神经系统：患儿烦躁、嗜睡交替出现，甚至有惊厥、昏迷等中毒性及缺氧性脑病征象。

2. 大叶性肺炎

（1）症状：起病急骤，有寒战高热等毒血症症状；呼吸道症状有咳嗽，咳出具有特征性的铁锈色痰；胸痛一般位于病变部位，但如为下叶肺炎可放射至肩部或上腹部。部分病例可有消化道症状。严重感染时可发生周围循环衰竭，称为休克型（或中毒性）肺炎。

（2）体征：早期体征不明显，或仅有呼吸音减弱和胸膜摩擦音，实变期可有典型体征如叩诊呈浊音，语颤增强和支气管呼吸音，消散期出现湿性啰音。

3. 症状加重及缓解因素

加重因素：室内空气不清新、干燥，未给予富含维生素、高蛋白易消化饮食，未及时清理鼻、咽、喉部分泌物及痰液，未重视氧疗，未及时发现和诊治并存疾病。

缓解因素：及时就诊、改善营养状况、特别保护有先天性心脏病肺炎患儿与患儿的心脏功能、提高基层医院的小儿急救水平。

4. 并发症

（1）脓胸：常由葡萄球菌或 G- 杆菌引起。

（2）脓气胸：肺边缘的脓肿破裂就进入胸腔并与肺泡或小支气管相通所致。

（3）肺大疱：多由金黄色葡萄球菌引起，由于细支气管管腔因炎症肿胀、狭窄，渗出物黏稠，形成活瓣阻塞，空气能入而不易出，导致肺泡扩大、破裂而形成肺大疱，体积大者可引起急性呼吸困难。

（4）还可能有肺脓肿、化脓性心包炎、败血症等。

【辅助检查】

1. **血常规**　细菌性肺炎时白细胞总数增高为（15~20）×10^9/L，重症金黄色葡萄球菌肺炎和流感杆菌肺炎，有时白细胞总数反而减低。病毒性肺炎的白细胞数正常或减少，淋巴数比例增加，中性粒细胞数无增高。

2. **C- 反应蛋白试验**　在细菌性感染、败血症等此值上升，升高与感染的严重程度成正比。病毒及支原体感染时不增高。

3. **痰培养及药物敏感试验**　通过痰培养，可检查出致病菌的种类，从而选择适当的药物进行治疗。

4. **肺炎支原体（MP）DNA 检测**　早期患儿可用聚合酶链式反应（PCR）法检测患儿痰等分泌物及肺组织中 MP-16SRDNA 或 P1 黏附蛋白基因，亦可从痰、鼻分泌物咽拭子中分离培养出 MP。

5. **血清 MP 抗体检测**　血清抗体可通过补体结合试验、间接红细胞凝集试验酶联免疫吸附试验、间接免疫荧光试验等方法测定，或通过检测抗原得到早期诊断冷凝集试验 >1：40 可作为临床诊断的参考。

6. **胸部 X 线检查**　通过 X 线胸片可直接反映患儿肺部病变情况，是诊断肺炎的重要依据，并且可通过 X 线所示，区别是何种类型肺炎。如支气管肺炎，多表现为非特异性小斑片状肺实质浸润阴影；大叶肺炎为大片阴影均匀而致密，占全肺叶或一个节段。

【诊断与鉴别诊断】

一、诊　断　标　准

1. **支气管肺炎**

（1）起病多急骤，有发热、咳嗽、呼吸急促、喘憋等症状，小婴儿常伴拒奶、呕吐、腹泻等。

（2）重症病儿呼吸急促，呼吸频率增快超过40次/分钟；可出现点头呼吸、三凹征、口周、指甲青紫。两肺可闻及中、细湿啰音。若有病灶融合扩大,可闻及管状呼吸音,叩诊可呈浊音。

（3）合并心衰时患儿脸色苍白或发绀,烦躁不安,呼吸困难加重,呼吸频率超过 60 次 / 分钟,有浮肿、心音低钝、心率突然增快,超过 160~180 次 / 分钟（除外体温因素）或出现奔马律及肝脏短时间内迅速增大。

（4）细菌感染引起者白细胞总数及中性粒细胞增高;病毒感染引起者降低或正常。

（5）肺部 X 线摄片或透视见肺纹理增粗,有点状、斑片状阴影,或大片融合病灶。

2. 大叶性肺炎

（1）急性发病,发热、咳嗽、胸痛,肺局部叩诊浊音,呼吸音减弱,或胸部呼吸运动一侧减弱,语颤增强。

（2）胸部 X 线摄片或透视有节段或大片阴影。

（3）白细胞总数及中性粒细胞增多。

3. 几种常见不同病原体所致支气管肺炎的特点

（1）金黄色葡萄球菌肺炎

1）多见于新生儿及婴幼儿,且常为原发的金葡菌肺部感染。年长儿则多继发于金葡菌性败血症。

2）起病急,病情笃重,发展快。一般先有数天的上呼吸道感染症状,然后突起高热,多呈弛张热型。咳嗽,痰呈黏液脓性,不易咳出。呼吸困难,缺氧明显,可见鼻翼煽动,青紫及三凹征。中毒症状显著。可出现面色苍白、发灰、皮肤发花、肢端冰凉、心音低钝、心率快、血压下降等休克表现。肺部体征出现早,早期即有呼吸音减弱和中细湿啰音。病变进展迅速,极易发展成肺脓肿、脓胸、脓气胸、肺大疱等。皮肤可出现红色丘疹、猩红热样或荨麻疹样皮疹。

3）血白细胞总数及中性粒细胞增高,有核左移现象。少数病例白细胞明显降低,但中性粒细胞百分比仍高。

4）X 线检查早期可见肺纹理增粗或小片状浸润影,病变发展很快,可在数小时内出现脓胸、脓气胸、肺大疱等相应的征象。

（2）呼吸道合胞病毒肺炎

1）由呼吸道合胞病毒引起,多见于 3 岁以下的婴幼儿,尤以 6 个月以内的婴儿多见。

2）起病急骤,常在上呼吸道感染以后 2~3 天出现持续性干咳,突然喘憋,呼吸明显加快,每分钟可达 60~80 次,偶可超过 100 次。呼气延长伴呼气呻吟。呼吸困难、鼻翼煽动、口周青紫及三凹征明显,心率增快。发热不高,一般不超过 38℃,热程短,仅持续 1~4 天,甚至可不发热。肺部叩诊呈过清音。呼吸音减弱,当毛细支气管接近完全梗阻时,呼吸音微弱甚至听不清。喘憋发作时往往听不到啰音。喘憋稍有缓解时可听到哮鸣音及中细湿啰音。由于过度换气引起不显性失水量增加和液体摄入量不足,患儿可出现明显的脱水征。因喘憋、呼吸困难,出现低氧血症及高碳酸血症,易致呼吸性酸中毒。

3)血白细胞总数一般在$(5\sim15)\times10^9$/L 之间,多数在 10×10^9/L 以下。中性粒细胞多在 70% 以下。

4)X 线呈全肺梗阻性肺气肿,肺纹理增粗,间质性肺炎、肺气肿。也可有小点片状淡薄阴影。

（3）腺病毒肺炎

1）腺病毒肺炎:由腺病毒引起,我国以 3,7 型腺病毒为婴幼儿肺炎的主要病原,多见于 6 个月至 2 岁的小儿,病死率高。

2）起病急骤,往往 1~2 日内突然发热达 39℃,多为稽留热,偶呈不规则高热。热程较长,不受抗生素影响,轻症 7~10 日开始退热,重症可持续 2~3 周,神经系统症状明显。不论病情轻重,早期即有嗜睡、精神萎靡、烦躁不安,重者可出现昏睡或昏迷,甚至反复惊厥、颈项强直等中毒性脑病或脑炎的表现。多数起病时即有频发的阵咳,有白色黏稠痰,不易咳出。发病 4~6 日后出现呼吸困难,面色苍白或发灰,且逐渐加重,表现为喘憋、青紫、鼻翼煽动及三凹征。肺部体征早期不明显,一般在发热 4~5 日后才听到少许湿性啰音,并逐渐增多。病变融合后可出现肺实变体征。病程中常合并胸膜反应和少量胸腔积液,无继发感染者渗出液为草黄色,不混浊,有继发感染时则有混浊,患儿易发生中毒性心肌炎,心力衰竭。半数以上的病例有腹泻、呕吐、腹胀。少数有中毒性肝炎、肝脾肿大。

3）血白细胞数早期大都正常或减少,少数病例可在 10×10^9/L 以上,分类以淋巴细胞为主。

4）X 线肺部改变较肺部体征出现早,呈现大小不等的片状阴影,分布较广,可互相融合成大病灶,以肺下野及右肺多见,亦可见肺气肿。病灶吸收缓慢,2~4 周才完全吸收,少数病例可有胸膜改变。

（4）肺炎支原体肺炎

1）由肺炎支原体引起,多见于 5~15 岁的儿童,但近年来婴幼儿感染的报道日渐增多,可散发流行。

2）发病缓慢,病初可有全身不适、乏力、头痛、低热或中度发热,热程 1~2 周。以刺激性干咳为突出表现,初为干咳,后转为顽固性剧咳,有时似百日咳样咳嗽,咯出黏液稠痰,甚至带血丝。咳嗽持续时间长,可达 1~4 周,常伴有胸痛。婴幼儿以喘憋症状较突出,有时不易与呼吸道合胞病毒肺炎区别。肺部体征较轻,有 1/3 左右病例在整个病程中无任何阳性体征。一般可在肺局部听到少许干湿啰音,呼吸音减弱。部分病例可并发胸膜炎,胸腔积液多为浆液性,偶为血性。

3)白细胞计数正常或偏高,中性粒细胞增多。红细胞沉降率增快。血清冷凝集试验阳性对诊断有帮助。

4)X线检查有以下4种改变:①以肺门阴影增浓较突出;②支气管肺炎改变,以右肺中下野为多;③间质性肺炎改变,呈网状或条索状由肺门向中外带放射,周围有小片薄影或粟粒状阴影;④部分病例出现大片阴影,密度不均匀,呈节段状分布。少数为大叶性阴影,多在下叶。往往一处旧病灶吸收,另处新病灶又出现。

二、鉴 别 诊 断

1. **西医**　主要与支气管炎、急性粟粒型肺结核、干酪性肺炎、支气管异物、毛细支气管炎相鉴别。

2. **中医**　主要与咳嗽、喘证相鉴别。

【治疗】

一、一 般 措 施

1. 注意休息,经常变换体位,保持呼吸道通畅,保持室内空气新鲜。

2. 饮食清淡易消化,加强体育锻炼,增强体质。

3. 气候冷暖不调时,随时增减衣服,感冒流行期间勿去公共场所,防止感受外邪。

二、中 医 治 疗

（一）辨证论治

1. 常证

（1）风寒闭肺

主症:恶寒发热,无汗,呛咳不爽,呼吸气急,痰白而稀,口不渴,咽不红,舌质不红,舌苔薄白或白腻,脉浮紧,指纹浮红。

治法:辛温宣肺,化痰止咳。

方药:华盖散加减。炙麻黄 5g,杏仁 5g,苏子 10g,陈皮 5g,荆芥 5g,淡豆豉 10g,桔梗 10g。恶寒身痛重者加桂枝 10g,白芷 10g;痰多,苔白腻者加法半夏 5g,莱菔子 10g。如寒邪外束,内有郁热,证见呛咳痰白,发热口渴,面赤心烦,苔白,脉数者,则宜用大青龙汤表里双解。(以 5 岁为例)

（2）风热闭肺

主症：初起证稍轻，见发热恶风，咳嗽气急，痰多，痰稠黏或黄，口渴咽红，舌红，苔薄白或黄，脉浮数。重证则见高热烦躁，咳嗽微喘，气急鼻煽，喉中痰鸣，面色红赤，便干尿黄，舌红苔黄，脉滑数，指纹紫滞。

治法：辛凉宣肺，清热化痰。

方药：银翘散合麻杏石甘汤加减。炙麻黄5g，杏仁5g，生石膏（先煎）24g，甘草6g，金银花10g，连翘10g，薄荷（后下）5g，桑叶10g，桔梗10g，前胡10g。发热，头痛，咽痛，加牛蒡子10g，蝉蜕5g，板蓝根12g；咳嗽剧烈，痰多者，加瓜蒌皮10g，浙贝母10g，天竺黄10g；热重者，加黄芩5g，栀子5g，鱼腥草15g。（以5岁为例）

（3）痰热闭肺

主症：发热烦躁，咳嗽喘促，呼吸困难，气急鼻煽，喉间痰鸣，口唇紫绀，面赤口渴，胸闷胀满，泛吐痰涎，舌质红，舌苔黄，脉象弦滑。

治法：清热涤痰，开肺定喘。

方药：五虎汤合葶苈大枣泻肺汤。炙麻黄5g，杏仁5g，生石膏（先煎）24g，前胡10g，黄芩5g，鱼腥草15g，甘草6g，桑白皮10g，葶苈子10g，苏子10g。热甚者加栀子5g，虎杖15g；热盛便秘，痰壅喘急加生大黄5g，或用牛黄夺命散涤痰泻火；痰盛者加浙贝母10g，天竺黄10g，鲜竹沥15g；喘促而面唇青紫者，加紫丹参10g，赤芍10g活血化瘀。（以5岁为例）

（4）毒热闭肺

主症：高热持续，咳嗽剧烈，气急鼻煽，甚至喘憋，涕泪俱无，鼻孔干燥如烟煤，面赤唇红，烦躁口渴，溲赤便秘，舌红而干，舌苔黄腻，脉滑数。

治法：清热解毒，泻肺开闭。

方药：黄连解毒汤合三拗汤加减。炙麻黄5g，杏仁5g，枳壳10g，黄连3g，黄芩5g，栀子5g，生石膏（先煎）24g，知母10g，生甘草6g。热毒重加虎杖15g，蒲公英10g，败酱草10g；便秘腹胀加生大黄5g，玄明粉3g；口干鼻燥，涕泪俱无，加生地12g，玄参10g，麦冬10g；咳重加前胡10g，款冬花10g；烦躁不宁加白芍10g，钩藤15g。（以5岁为例）

（5）阴虚肺热

主症：病程较长，低热盗汗，干咳无痰，面色潮红，舌质红乏津，舌苔花剥、苔少或无苔，脉细数。

治法：养阴清肺，润肺止咳。

方药：沙参麦冬汤加减。南沙参12g，麦冬12g，玉竹10g，天花粉10g，桑白皮10g，炙冬花10g，扁豆10g，甘草10g。余邪留恋，低热反复者，加地骨皮10g，知母10g，黄芩5g，鳖甲10g；久咳者，加百部10g，百合10g，枇杷叶10g，

诃子 5g;汗多加煅龙骨(先煎)15g,煅牡蛎(先煎)15g,酸枣仁 12g,五味子 5g。(以 5 岁为例)

(6)肺脾气虚

主症:低热起伏不定,面白少华,动则汗出,咳嗽无力,纳差便溏,神疲乏力,舌质偏淡,舌苔薄白,脉细无力。

治法:补肺健脾,益气化痰。

方药:人参五味子汤加减。党参 15g,茯苓 10g,炒白术 10g,炙甘草 6g,五味子 5g,百部 10g,陈皮 5g。咳嗽多痰去五味子,加半夏 5g,陈皮 5g,杏仁 5g;咳嗽重者加紫菀 10g,款冬花 10g;虚汗多,动则汗出,加黄芪 15g,煅龙骨、煅牡蛎(先煎)各 15g;若是汗出不温加桂枝、白芍各 10g;大便不实加怀山药 12g,炒扁豆 10g;纳差加焦山楂 10g,焦神曲 10g。(以 5 岁为例)

2. 变证

(1)心阳虚衰

主症:骤然面色苍白,口唇紫绀,呼吸困难或呼吸浅促,额汗不温,四肢厥冷,虚烦不安或神萎淡漠,右胁下出现痞块并渐增大,舌质略紫,苔薄白,脉细弱而数,指纹青紫,可达命关。

治法:温补心阳,救逆固脱。

方药:参附龙牡救逆汤加减。熟附子(先煎)5g,人参(另炖)5g,煅龙骨、煅牡蛎(先煎)各 15g,白芍 10g,炙甘草 6g。气阳虚衰者亦可用独参汤或参附汤少量频服以救急,还可用参附注射液静脉滴注。若气阴两竭,可加用生脉注射液静脉滴注,以益气养阴救逆。若出现面色苍白而青,唇舌发紫,右胁下痞块等血瘀较著者,可酌加红花、丹参各 10g。(以 5 岁为例)

(2)邪陷厥阴

主症:壮热烦躁,神昏谵语,四肢抽搐,口噤项强,双目上视,舌质红绛,指纹青紫,可达命关,或透关射甲。

治法:平肝熄风,清心开窍。

方药:羚角钩藤汤合牛黄清心丸加减。羚羊角(另吞服)0.3g,鲜生地黄 15g,白芍 10g,茯苓 9g,钩藤 10g,郁金 10g,黄连 3g,黄芩 5g,栀子 5g,炙甘草 6g。另服牛黄清心丸。(以 5 岁为例)昏迷痰多者,加菖蒲 10g,胆南星 10g,竹沥 15g;高热神昏抽搐,可选加紫雪丹、安宫牛黄丸、至宝丹等成药。

(二)特色专方

1. 麻杏二三汤 麻黄 3~5g,杏仁 10g,法半夏 10g,莱菔子 10g,化橘红 12g,茯苓 12g,炙甘草 3g,白芥子 3~5g。水煎,每日 1 剂,分 2 次服,儿童量酌减。本方是焦树德经验方,用于风寒闭肺。

2. 肺炎合剂 银杏 10g,青黛 3g,地骨皮 10g,车前子、甘草各 10g,陈皮

5g。水煎,每日1剂,分3次服。本方选自江育仁《中医儿科学》,用于风热闭肺证。

3. **肺炎 I 号** 炙麻黄、甘草、知母、荆芥穗各5g,杏仁、黄芩、金银花、连翘、鱼腥草、板蓝根各10g,生石膏15g,水煎服,每日1~2剂。本方选自江育仁《中医儿科学》,用于痰热闭肺。

4. **清肺养阴止咳汤** 冬桑叶10g,薄荷(后下)5g,桔梗5g,甘草6g,杏仁10g,黑山栀10g,淡豆豉10g,生地黄10g,百合15g,枇杷叶10g。每日1剂,水煎,取鸡蛋黄1个,用热药汁冲入拌匀后服。本方选自李浩澎《难证奇方妙用》,用于阴虚肺热证。

5. **三子六君汤** 党参15g,白术10g,茯苓10g,法半夏5g,甘草6g,苏子10g,白芥子5g,莱菔子10g,橘红5g,陈皮5g。水煎服,每日1剂。本方是肖旭腾验方,用于肺脾气虚证。

6. **参附龙牡救逆汤** 人参(另炖)6~10g,熟附子5g,白芍10g,生龙骨15g,生牡蛎15g,炙甘草10g。水煎,频频喂服。本方选自梁颂名等《中医方药学》,用于心阳虚衰证。

7. **定惊散** 灯心草1.5g,薄荷3g,钩藤3g,朱砂1.5g,全蝎3g,各药共研为细末。3岁以下每次服0.2g,3~5岁每次服0.3g,每日服3次。本方选自李浩澎《难证奇方妙用》用于邪陷心肝证。

(三)中成药

1. **小青龙合剂** 由炙麻黄、桂枝、白芍、干姜、细辛、甘草(蜜炙)、法半夏、五味子组成。口服,每次5~10ml,每日3次。用于风寒闭肺。

2. **小儿肺热咳喘冲剂** 由麻黄、苦杏仁、生石膏、甘草、金银花、连翘、知母、黄芩、板蓝根、麦冬、鱼腥草组成。口服,3岁以下每次1袋,每日3次;3~7岁每次1袋,每日4次,7岁以上每次2袋,每日3次。用于风热闭肺证。

3. **牛黄清肺散** 由牛黄、茯苓、川贝母、白前、沉香、黄芩、胆南星、水牛角浓缩粉、百部(制)、清半夏、石膏、冰片组成。口服,2~5岁每次1g,2岁以下用量酌减,每日2次,温开水或糖水调服。用于痰热闭肺证。

4. **川贝雪梨糖浆** 由梨清膏、川贝母、麦冬、百合、款冬花组成。口服,每次5~10ml,每日3次。用于阴虚肺热证。

5. **陈夏六君子丸** 由党参、白术(土炒)、茯苓、陈皮、半夏(制)、炙甘草组成。口服,大蜜丸每次1/2~1丸,小蜜丸每次6~10g,水蜜丸每次3~5g,每日2~3次。用于肺脾气虚证。

6. **生脉饮** 由人参、麦冬、五味子组成。口服,每次5~10ml,每日3次。用于心阳虚衰。

7. **紫雪丹** 由石膏、寒水石、磁石、滑石、犀角(用水牛角代)、羚羊角、木香、沉香、元参、升麻、甘草、丁香、朴硝、硝石、麝香、朱砂等 16 味药物组成。口服，每次 1/2~1 瓶，每日 1~2 次。用于邪陷心肝证。

（四）针灸疗法

主穴：尺泽、孔最、列缺、合谷、肺俞、足三里。配穴：少商、丰隆、曲池、中脘，用于痰热闭肺证；气海、关元、百会，用于阳气虚脱证。

（五）其他特色疗法

1. **灌肠疗法**　炙麻黄、杏仁、厚朴、黄芩、桑白皮、半夏、银花各 10g，生石膏 30g。上药煎取 100ml，每次 30~50ml，直肠滴入，每日 2 次。用于风热闭肺证。

2. **外治法**

（1）天花粉、黄柏、乳香、没药、樟脑、大黄、生天南星、白芷各等分，共研细末。以温食醋调和成膏状，置于纱布上，贴在胸部两侧中府、屋翳穴，1 日 1~2 次。用于支气管肺炎。

（2）肉桂 12g，丁香 15g，制川乌 15g，制草乌 15g，乳香 15g，没药 15g，当归 30g，红花 30g，赤芍 30g，川芎 30g，透骨草 30g，制成 10% 油膏。敷背部湿性啰音显著处。1 日 1 次，5~7 日为 1 个疗程。用于肺部湿性啰音持续不消者。

3. **拔罐疗法**

（1）痰热郁肺　选穴：曲池、鱼际、肺俞、丰隆。拔罐方法：采用刺络法，用梅花针在鱼际、肺俞、曲池穴轻叩刺，以皮肤发红或微出血为度，再拔罐，留罐 10 分钟。丰隆穴采用留罐法，留罐 10 分钟，每日 1 次，10 次为 1 个疗程。

（2）风热犯肺　选穴：背部膀胱经内侧循行线、大椎、身柱。拔罐方法：先在膀胱经内侧循行线上涂抹万花油，采用走罐法，以皮肤出现较密集的瘀点为度，大椎、身柱穴采用留罐法，每次留罐 10~15 分钟，每日 1 次，10 次为 1 疗程。

（3）肺炎后期湿性啰音久不消失　选穴：取穴肩胛双侧下部。拔罐方法：拔火罐。每次 5~10 分钟，1 日 1 次，5 日为 1 个疗程。

三、西 医 治 疗

（一）病因治疗

1. **细菌感染**　细菌感染或在病毒感染基础上合并细菌感染，采用抗生素治疗。使用原则：①根据病原菌选择敏感药物；②早期治疗；③联合用药；④选用渗入下呼吸道浓度高的药物；⑤足量、足疗程；⑥重症宜经静脉给药。WHO 推荐 4 种第一线抗生素，即复方新诺明、青霉素、氨苄西林和羟氨苄西林，其中青霉素为首选药；复方新诺明不能用于新生儿。我国卫生部对轻症肺炎推荐使用头孢氨苄。肺炎支原体、衣原体肺炎选用大环内酯类抗生素，如红霉素、吉他霉素、罗红霉素、阿奇霉素、交沙霉素等。用药时间应持续至体温正常后

5~7 天,临床症状基本消失后 3 天。支原体肺炎至少用药 2~3 周。葡萄球菌肺炎疗程宜长,一般于体温正常后继续用药 2 周,总疗程 6 周。

2. **病毒感染**　目前无理想的抗病毒药,临床常用药物:三氮唑核苷(病毒唑)对合胞病毒、腺病毒有效;干扰素抑制病毒在细胞内复制,早期使用疗效好;聚肌胞为干扰素诱生剂,能增加机体抗病毒能力;乳清液为产后 5~7 天初乳制成的乳清液雾化剂,超声雾化吸入对病毒肺炎有效;左旋咪唑能增强单核细胞的吞噬功能,从而间接起到抗病毒的作用。

（二）对症治疗

1. **氧疗**　凡具有低氧血症者,有呼吸困难、喘憋、口唇发绀、面色苍灰等时应立即给氧。多采取鼻前庭给氧,氧流量为 0.5~1L/min;氧浓度不超过 40%;氧气宜湿化,以免损伤气道纤毛上皮细胞和痰液变黏稠。显著缺氧者可用面罩给氧,氧流量为 2~4L/min,氧浓度为 50%~60%。若出现呼吸衰竭,则应使用人工呼吸器。

2. **保持呼吸道通畅**　包括使用祛痰剂,常用复方甘草合剂;雾化吸入 α-糜蛋白酶,可裂解痰液中的黏蛋白;喘憋严重者选用支气管解痉剂;保证液体摄入量,有利于痰液排出。

3. **腹胀的治疗**　低钾血症引起者及时补钾;若中毒性肠麻痹,应禁食、胃肠减压、皮下注射新斯的明,亦可联用酚妥拉明或阿拉明。

（三）糖皮质激素的应用

糖皮质激素可减少炎性渗出物,解除支气管痉挛,改善血管通透性,降低颅内压,改善微循环。适应证:①中毒症状明显;②严重喘憋;③伴有脑水肿、中毒性脑病、感染性休克、呼吸衰竭等;④胸膜有渗出者。常用地塞米松,每次 2~5mg,每日 2~3 次,疗程 3~5 天。

（四）并发症的治疗

对并存佝偻病、营养不良者应给予相应疾病的治疗。对并发脓胸、脓气胸者应及时抽脓、抽气。对年龄小,中毒症状重,或脓液黏稠,经反复穿刺抽脓不畅者,或张力性气胸宜考虑胸腔闭式引流。

（五）肺炎合并心力衰竭的治疗

除给氧、祛痰、止咳、镇静等一般处理外,还主要用强心剂,首选西地兰或毒毛旋花子苷 K 或地高辛。西地兰剂量为每次 0.01~0.015mg/kg,静脉推注或加入点滴小壶中,必要时 2~3 小时重复给 1 次,以后改为地高辛洋地黄化。不严重的病例,一开始即可应用地高辛,口服剂量为:<2 岁 0.04~0.06mg/kg,>2 岁 0.03~0.04mg/kg。首次用总量的 2/5,以后每 6~8 小时给 1/5 量;末次给药 12 小时后开始用维持量,维持量每日为总量的 1/5,分 2 次服。静脉注射为口服量的 3/4。危急者选用毒毛旋花子苷 K 时可先用饱和量的 2/3,必要时 2~4 小时后重复使用首剂的半量。必要时可并用利尿剂及血管扩张剂。注射钙剂,宜6~8 小时后方可给洋地黄类药物。

【特色疗法述评】

1. 小儿肺炎发病迅速,病情较严重,尤其重症肺炎伴有合并症的患儿服药困难,加之中药煎剂取药缓而不利于抢救,因此研究中药针剂静脉给药,是提高小儿肺炎中医药治疗效果的关键一环。常用中药针剂有:穿琥宁注射液、莪术油葡萄糖注射液、鱼腥草注射液、双黄连粉针剂、清开灵注射液。

2. 小儿支原体肺炎急性期中医证型分布特点 发病季节对小儿支原体肺炎急性期中医辨证分型影响比较大,风热闭肺证及痰热闭肺证均在春冬季最多,而发病年龄、性别、白细胞总数、中性粒细胞比值、CRP 值及免疫球蛋白 IgM、IgA、IgG、CD_3^+、CD_4^+、CD_8^+、CD_4^+/CD_8^+ 与支原体肺炎患儿的中医证型分布不存在相关性,不能作为肺炎支原体患儿中医辨证分型的宏观指标。

3. 由于抗生素耐药等多种原因,少数肺炎支原体肺炎(MPP)患儿治疗困难或迁延不愈,成为难治性肺炎支原体肺炎(RMPP)。采用中西医结合方法治疗是一种较好的选择。中医药治疗 MP 感染的机制:①清热解毒、抑菌祛邪。蛭丹化瘀口服液与抗生素联用时,抑菌效果可增加 1 倍。中药对 MPP 产生疗效的基本作用除了抑菌作用外,还在于对机体寒热虚实的调理,对肺气痰浊的宣排,对气滞血瘀的疏畅,对免疫功能的调节,从而达到扶正祛邪的目的。②清肺化痰、改善呼吸功能。研究表明,复方中药通窍洗剂能改善鼻纤毛运动功能,对恢复病理状态黏膜的正常结构和功能有促进作用。③活血化瘀、改善微循环。MPP 的基本病理改变既有肺组织的充血、瘀血、炎性渗出和水肿,也有血浆内皮素升高,抗凝血酶Ⅲ活性下降,血管内皮细胞损伤和血栓形成。④扶正抗炎、免疫调节。MP 感染可致细胞和体液免疫功能紊乱,引起免疫性炎性反应,而中药具有解毒抗炎、调节免疫功能的作用。由红花、丹参、赤芍、川芎、当归 5 味中药组成的血必净注射液与抗生素联合治疗脓毒症和多器官功能障碍综合征,可以对多个炎症靶点产生抑制效应,在分子层面上阐释了药效的物质基础;体现了中药多成分、多途径、多环节、多靶点和菌(细菌)、毒(内毒素)、炎(炎性介质)并治的特色和优势。痰热清注射液治疗可使 MPP 患儿血清 IL-6 及 IL-8 水平明显降低,也能降低慢性阻塞性肺疾病急性加重期患者的 CRP、IL-8 和 IL-17 水平,促进肺部炎症的恢复。

4. 小儿病毒性肺炎西医利巴韦林、阿昔洛韦、更昔洛韦治疗疗效不确切,且该类药有骨髓造血抑制的毒副作用的可能性,该病属于中医肺炎喘嗽范畴,中医辨证治疗可参考卫气营血辨证。研究发现,小儿病毒性肺炎以痰热闭肺证为多见，并且痰热闭肺证病情重于风热闭肺证，由于小儿肺气不足，易感外邪，外邪入里化热，灼津炼液成痰，痰热互结，壅于气道，肺失宣肃，痰生气逆，故见气喘、咳痰诸症，麻黄性能宣肃肺气，止咳平喘，生石膏、金银花、白花蛇舌草清热解毒，百部、葶苈子清肺化痰，痰祛则肺气畅，全方共奏宣肃肺气、清热解毒、化痰泄浊之效。中医药辨证治疗具有扶正、祛邪的药理作用，既治标又治本，具有双重效应，可减少合并症及并发症的发生。现代研究发现，麻黄、杏仁、金银花、白花蛇舌草、百部、葶苈子等中药除具有直接杀死病毒的作用外，还能抑制病毒的快速复制，并减轻病毒侵袭带来的各种病理损害，增进机体免疫功能，促进疾病的恢复。

【主要参考文献】

1. 陈小风，吴淑莲，李丽华. 小儿支原体肺炎急性期中医证型分布特点及其与免疫功能的关系[J]. 中国现代医生，2011，49（7）：1-2，28.

2. 辛德莉，刘玉华，侯安存，等. 蛭丹化瘀口服液体外抑制病原微生物的实验研究[J]. 北京中医，2004，23（1）：45-46.

3. 孙艳平，焦晓黎，吴秉纯. 8味中药提取物体外抗肺炎支原体的试验研究[J]. 陕西中医，2008，29（6）：727-728.

4. 陈燕，滕宝霞，刘玉玲. 止咳祛痰糖浆镇咳、祛痰及平喘的药效学研究[J]. 中国实验方剂学杂志，2007，13（2）：20.

5. 唐月英，张琮，陈宇，等. 鼻内镜手术后中药"通窍洗剂"术腔冲洗疗效观察[J]. 中国中西医结合耳鼻咽喉科杂志，2006，14（3）：157-159.

6. 陈珺，汤军，徐志瑛. 祛痰散瘀软坚中药对肺纤维化大鼠肺组织病理形态学及 HYP 含量的影响[J]. 浙江中医药大学学报，2009，33（1）：33-35.

7. 肖春，丁慧娟，冯林春，等. 凉血解毒活血汤预防放射性肺炎的随机对照试验[J]. 中西医结合学报，2010，8（7）：624-628.

8. 刘晓红，侯安存，辛德莉，等. 蛭丹化瘀口服液对支原体感染小鼠肺炎的影响[J]. 中国中西医结合杂志，2003，23（6）：441-444.

9. 侯安存. 肺炎支原体肺炎与血瘀证[J]. 现代中西医结合杂志，2010，19（33）：4369-4371.

10. 马世堂，刘培勋，龙伟，等. 血必净抗炎作用药效物质基础和多靶点作用效应[J]. 物理化学学报，2009，25（10）：2080-2086.

11. 王绪玲，廖培元，蒋光霞，等. 痰热清注射液对肺炎支原体性肺炎患儿血清 IL-6 及 IL-8 的影响及意义[J]. 中国实用医刊，2008，35（5）：82-83.

12. 冯志军，滕伟. 痰热清注射液对 COPD 急性加重期患者血清 C- 反应蛋白（CRP）、IL-8 和 IL-17 表达的影响[J]. 中外医疗，2010，29（19）：83-84.

13. 汪受传,韩新民,任现志,等.小儿病毒性肺炎的中医药治疗与疗效评价方法分析[J].世界中西医结合杂志,2007,2(1):312-341.

14. 郭小燕,钟成梁,胡思源.小儿咳喘灵泡腾片治疗小儿咳嗽风热犯肺证(急性支气管炎)临床研究[J].中国中医药信息杂志,2006,13(6):152-161.

第四节　支气管哮喘

支气管哮喘是由嗜酸性粒细胞、肥大细胞和T淋巴细胞等多种炎性细胞参与的气道慢性炎症。这种炎症使易感者对各种激发因子具有气道高反应性,并可引起气道缩窄,表现为反复发作性的喘息、呼吸困难、胸闷或咳嗽等症状,常在夜间和/或清晨发作、加剧,常常出现广泛多变的可逆性气流受限,多数患者可自行缓解或经治疗缓解。各个年龄都可发生,婴幼儿及学龄前期最为多见。

本病相当于中医的"哮证"。目前有条件的单位,对哮喘的诊断进行中西医双重诊断,辨证与辨病相结合,既注重症状、体征等宏观表现,又利用现代检测设备进行微观、定量的检查,从而使诊断和疗效标准更客观化。

【病因病机】

一、中　医

哮喘的病因既有外因,也有内因。内因责之于肺、脾、肾三脏功能不足,痰饮留伏,此为哮喘之宿根。外因责之于感受外邪,接触异物、异味以及嗜食咸酸等,其中以感受外邪触发最为多见。其病机则为"内有壅塞之气,外有非时之感,膈有胶固之痰",三者相合,闭拒气道,搏击有声,发为哮喘。哮喘患儿,本为肺脾肾三脏不足,痰饮留伏之体质,反复发作,又常导致肺之气阴耗伤、脾之气阳受损,肾之阴阳亏虚,因而形成缓解期肺脾气虚、脾肾阳虚、肺肾阴虚的病机特点。内因不解,外因屡犯,所谓风有动静、痰有鼓息,导致哮喘时作时止、反复发作。哮喘发作期以邪实为主,缓解期以正虚为主,但亦有发作期、缓解期不明,发作迁延,虚实夹杂的复杂证候。

1. **寒性哮喘**　本证多由外感风寒诱发,外寒内饮为其基本病因。小儿外感风寒之邪,内伤生冷,或素体阳虚,寒痰内伏,易引动伏邪壅阻肺气,宣降失职,气道受阻,则咳嗽气喘,痰稀有沫;痰浊留伏于肺,气道受其阻遏,因而痰气相搏,则呼吸急迫,喉间可闻哮鸣声;痰邪内郁,阳气不能宣畅,故面色晦滞,四肢不温。

2. **热性哮喘** 本证多为外感风热,引动伏痰,痰热相结,阻于气道而发作。小儿素体阳盛,感受热邪,或因肥甘积滞,热自内生,痰因热动。痰热交阻,壅盛于肺,肺气不利,肃降失司,故咳嗽喘促,喉间可闻哮鸣声;气实有余,故胸闷膈满,呼气延长;肺气上逆,腑气不通,故大便干燥;肺胃热甚,故发热面红,渴喜冷饮;肺失通调,热蒸津液,故小便黄赤。

3. **外寒内热** 本证之外寒多由外感风寒所致;内热常因外邪入里化热和素蕴之痰饮郁遏而化热,或常为平素体内有热邪蕴积,被外邪引动而诱发。外感风寒重,则见气急,喉间哮鸣,恶寒怕冷,鼻塞流清涕;若表寒未解,邪已入里化热时,则见喘促,喉间哮鸣,发热,口渴引饮,咳痰黏稠色黄,大便秘结。

4. **肺实肾虚** 本证多因先天禀赋不足或久病不愈,痰饮壅肺未消,肾阳虚衰已现,正虚邪恋,虚实夹杂。上盛肺实,则见喘促胸满,喉间痰吼;下虚肾亏,则见喘息无力,动则尤甚,畏寒肢冷。

5. **肺脾气虚** 本证的基本病机是肺气虚而卫表不固,脾气虚而运化失健。肺主表,卫表不固则多汗,易感冒;肺主一身之气,肺虚则气短,咳嗽无力;脾主运化,脾虚运化失健则食欲不振,大便溏,失于充养则形瘦。

6. **脾肾阳虚** 本证由脾肾两脏阳气虚衰,运化失司,摄纳无权所致。小儿脾常不足,寒痰伤及脾,脾阳虚弱,运化失司,则致腹胀纳差,大便溏薄;寒痰伤及肾,肾阳虚不能运化敷布全身,则致面色苍白,形寒肢冷,脚软无力,动则气短;肾气不固,则遗尿或夜尿增多。

7. **肺肾阴虚** 本证由久病不愈肺气耗散,痰热耗灼肺肾二阴所致。肺娇易病,久病痰热耗灼肺阴,余邪留恋不去,则致咳嗽时作,喘促乏力,气短,干咳少痰;肾虚易损,久病痰热耗灼肾阴,虚火内生,则致形瘦,夜尿多,或大便秘结。阴虚生内热,则致面色潮红,夜间盗汗,手足心热。

二、西 医

(一)病因

1. 哮喘与多基因遗传有关,同时受遗传因素和环境因素的双重影响。

2. 环境因素中主要包括某些激发因素:

(1)特异和非特异性吸入物,如:尘螨、花粉、真菌、动物毛屑、二氧化硫。

(2)感染,如:细菌、病毒、原虫、寄生虫等。

(3)食物,如:鱼、虾、蛋类、牛奶等。

(4)药物,如:普萘洛尔(心得安)、阿司匹林等。

(5)其他:气候变化、运动、妊娠等。

(二)发病机制

1. **免疫学机制** 外源性哮喘,Ⅰ型变态反应,为变应原导致有特异性体质的人体浆细胞产生致敏的抗体 IgE,人体再接触变应原后,经速发型哮喘反应引起哮喘发作。

2. **气道炎症**　气道慢性炎症被认为是哮喘的本质,这种炎症反应是由多种炎症细胞、炎症介质和细胞因子参与的相互作用的结果。

3. **气道高反应性(AHR)**　是哮喘发生、发展的另一个重要因素,目前普遍认为气道炎症是导致气道高反应性的重要机制之一,表现为气道对各种刺激因子出现过强或过早的收缩反应。

4. **神经机制**　神经因素也被认为是哮喘发病的重要环节,哮喘与 β- 肾上腺素受体功能低下和迷走神经功能亢进有关。

【临床表现】

一、症　　状

咳嗽、喘鸣反复,常在夜间发作或加剧,吐白色泡沫痰,年长儿常突然发作,婴幼儿常为上呼吸道感染后诱发。

二、体　　征

体检可见呼气性呼吸困难、喘鸣,严重者伴紫绀、出汗,甚至神志不清,肺部听诊闻哮鸣音,部分伴湿啰音,严重者呼吸音减低,哮鸣音消失,并出现危重征象:呈现紫绀、心力衰竭及神志改变。

【辅助检查】

1. **嗜酸性粒细胞计数**　大多数过敏性鼻炎及哮喘患儿血中嗜酸性粒细胞计数超过 300×10^6/L($300/mm^3$)。痰液中也可发现有嗜酸性粒细胞增多和库斯曼氏螺旋体和夏科氏结晶。

2. **血常规**　红细胞、血红蛋白、白细胞总数及中性粒细胞一般均正常,但应用 β 受体兴奋剂后白细胞总数可以增加。若合并细菌感染,两者均增加。

3. **胸部 X 线检查**　缓解期大多正常,在发作期多数病儿可呈单纯过度充气或伴有肺门血管阴影增加;有合并感染时,可出现肺部浸润,以及发生其他并发症时可有不同象,但胸部 X 线有助于排除其他原因引起的哮喘。

4. **皮肤变应原检查**　皮肤试验是用致敏原在皮肤上所作的诱发试验,一般在上臂伸侧进行。主要有斑贴试验、划痕试验、皮内试验、吸入性过敏原和食入性过敏原筛查的组合检测 4 种方法。

5. 肺功能检查 近年来国内外学者推荐用微型峰流速仪来测量最大呼气流速（PEFR）以随时监测哮喘患儿病情变化。

6. 血气分析 血气分析是测量哮喘病情的重要实验室检查，特别对合并低氧血症和高碳酸血症的严重病例，可用来指导治疗。有学者依据血气结果，将哮喘发作分为轻、中、重 3 度。

【诊断与鉴别诊断】

一、诊 断 标 准

中华医学会儿科学分会呼吸学组于 2008 年修订了我国《儿童支气管哮喘诊断与防治指南》。

1. 儿童哮喘诊断标准

（1）反复发作喘息、咳嗽、气促、胸闷，多与接触变应原、冷空气、物理或化学性刺激、呼吸道感染以及运动等有关，常在夜间和 / 或清晨发作或加剧。

（2）发作时在双肺可闻及散在或弥漫性、以呼气相为主的哮鸣音，呼气相延长。

（3）上述症状和体征经抗哮喘治疗有效或自行缓解。

（4）除外其他疾病所引起的喘息、咳嗽、气促和胸闷。

（5）临床表现不典型者（如无明显喘息或哮鸣音），应至少具备以下 1 项：

1）支气管激发试验或运动激发试验阳性。

2）证实存在可逆性气流受限：①支气管舒张试验阳性：吸入速效 β_2 受体激动剂后 15 分钟 FEV_1 增加 ≥12%；②抗哮喘治疗有效：使用支气管舒张剂和口服（或吸入）糖皮质激素治疗 1~2 周后 FEV1 增加 ≥12%。

3）PEF 每日变异率（连续监测 1~2 周）≥20%。

符合第 1~4 条或第 4、5 条者，可以诊断为哮喘。

2. 咳嗽变异性哮喘诊断标准

（1）咳嗽持续 >4 周，常在夜间和 / 或清晨发作或加剧，以干咳为主。

（2）临床上无感染征象，或经较长时间抗生素治疗无效。

（3）抗哮喘药物诊断性治疗有效。

（4）排除其他原因引起的慢性咳嗽。

（5）支气管激发试验阳性和 / 或 PEF 每日变异率（连续监测 1~2 周）≥20%。

（6）个人或一级、二级亲属有特应性疾病史，或变应原测试阳性。

以上 1~4 项为诊断的基本条件。

3. 3 岁以内喘息儿童发展为持续性哮喘的危险预测指数 在过去 1 年中

喘息≥4次,具有1项主要危险因素或2项次要危险因素。

主要危险因素包括:①父母有哮喘病史;②经医师诊断为特应性皮炎;③有吸入变应原致敏的依据。

次要危险因素包括:①有食物变应原致敏的依据;②外周血嗜酸性粒细胞≥4%;③与感冒无关的喘息。

如哮喘预测指数阳性,建议按哮喘规范治疗。

4. 哮喘持续状态

哮喘发作时出现严重吸气困难,端坐呼吸,呼吸频率开始变慢,肺部呼吸音及喘鸣音减低甚至消失,紫绀严重,供氧不见改善,说话困难,大汗淋漓,肢端发冷,心率速,脉细速、弱,甚至神志不清,在合理应用拟交感神经药物和茶碱类药物,超过24~48小时不能缓解,呈一种持续性的严重哮喘状态,结合有反复发作史者。亦可因呼吸衰竭或周围循环障碍,体力衰竭而致死。

有个人过敏史或家庭过敏史,气道呈高反应性,变应原皮试阳性等可作辅助诊断。

二、鉴 别 诊 断

1. **西医**　主要与毛细支气管炎、喘息性支气管炎、支气管扩张症、支气管异物、嗜酸性粒细胞增多症相鉴别。

2. **中医**　主要与肺炎喘嗽相鉴别。

【治疗】

一、一 般 措 施

1. 重视预防,避免各种诱发因素,适当进行体格锻炼,增强体质。

2. 注意气候影响,做好防寒保暖工作,冬季外出应戴口罩。尤其气候转变或换季时,要预防感冒诱发哮喘。有外感病证要及时治疗。

3. 发病季节,防止活动过度和情绪激动,以免诱发哮喘。

4. 吸氧,保持呼吸道通畅,患儿保持半卧位可减轻呼吸困难。

二、中 医 治 疗

(一)辨证论治

1. 发作期

（1）寒性哮喘

主症:咳嗽,气喘,喉间有哮鸣音,痰多白沫,形寒肢冷,鼻流清涕,面色淡白,恶寒无汗,舌淡红,苔白滑,脉浮滑。

治法:温肺散寒,化痰定喘。

方药:射干麻黄汤加减。炙麻黄5g,射干10g,半夏5g,紫菀10g,冬花10g,杏仁5g,白前10g,干姜3g,五味子5g,甘草3g,细辛2g。咳甚加旋覆花10g;哮吼甚加僵蚕10g,地龙10g。(以5岁为例)

(2)热性哮喘

主症:咳嗽,喘息,声高息涌,喉间哮吼痰鸣,咳痰稠黄,胸膈满闷,身热,面赤,口干,咽红,尿黄,便秘,舌质红,苔黄,脉滑数。

治法:清肺涤痰,止咳平喘。

方药:麻杏石甘汤合苏葶丸加减。炙麻黄5g,石膏(先煎)20g,苏子5g,葶苈子5g,杏仁5g,半夏5g,冬花10g,桑白皮10g,黄芩5g,射干10g,瓜蒌皮10g。喘急者加地龙10g;痰多者,加胆南星10g,竹沥10g;咳甚者,加炙百部10g;热重者选加栀子5g,虎杖15g,鱼腥草15g;咽喉红肿者选加蚤休10g,山豆根5g,板蓝根15g;便秘者,加瓜蒌仁10g,枳实10g,大黄5g。若表证不著,喘息咳嗽,痰鸣,痰色微黄,可选用定喘汤加减,方中银杏与麻黄相伍,有很好的敛肺平喘作用,是为主药。(以5岁为例)

(3)外寒内热

主症:喘促气急,咳嗽痰鸣,鼻塞喷嚏,流清涕,或恶寒发热,咳痰黏稠色黄,口渴,大便干结,尿黄,舌红,苔白,脉滑数或浮紧。

治法:解表清里,定喘止咳。

方药:大青龙汤加减。炙麻黄5g,桂枝5g,杏仁5g,白芍10g,紫菀10g,黄芩5g,半夏5g,葶苈子5g,苏子5g,射干10g,石膏(先煎)20g,生姜5g,大枣3枚。热重者,加栀子5g,鱼腥草15g;咳喘哮吼甚者,加射干10g,桑白皮10g;痰热明显者,加黛蛤散10g,竹沥10g。(以5岁为例)

(4)肺实肾虚

主症:病程较长,哮喘持续不已,喘促胸满,动则喘甚,面色欠华,畏寒肢冷,神疲纳呆,小便清长,常伴咳嗽痰多,喉中痰吼,舌淡苔薄腻,脉细弱。

治法:泻肺补肾,标本兼顾。

方药:偏于上盛者用苏子降气汤加减。苏子10g,杏仁5g,前胡10g,半夏5g,厚朴5g,陈皮5g,肉桂10g,当归10g,紫菀10g,款冬花10g,五味子5g。

偏于下虚者用都气丸合射干麻黄汤加减。山茱萸12g,熟地12g,补骨脂10g,怀山药12g,茯苓10g,款冬花10g,紫菀10g,半夏5g,细辛2g,五味子5g,麻黄5g,射干10g。

动则气短难续,加胡桃肉10g,紫石英15g,诃子5g;畏寒肢冷,加附片(久煎)10g,淫羊藿10g;畏寒腹满者,加川椒3g,厚朴5g;痰多色白,屡吐不绝者,

加白果 10g,竹茹 10g;发热咳痰黄稠,加黄芩 10g,冬瓜子 10g,金荞麦 10g。(以5 岁为例)

2. 缓解期

（1）肺脾气虚

主症:多反复感冒,气短自汗,咳嗽无力,神疲懒言,形瘦纳差,面白少华,便溏,舌质淡,苔薄白,脉细软。

治法:健脾益气,补肺固表。

方药:人参五味子汤合玉屏风散加减。人参 5g,五味子 5g,茯苓 10g,白术 10g,黄芪 12g,防风 5g。汗出甚加煅龙骨(先煎)15g,煅牡蛎(先煎)15g;痰多加半夏 5g,桔梗 10g,僵蚕 10g;纳谷不香加焦神曲 10g,谷芽 10g,焦山楂 10g;腹胀加木香 10g,枳壳 10g,槟榔 10g;便溏加怀山药 10g,炒扁豆 10g。(以5 岁为例)

（2）脾肾阳虚

主症:动则喘促咳嗽,气短心悸,面色苍白,形寒肢冷,脚软无力,腹胀纳差,大便溏泄,舌质淡,苔薄白,脉细弱。

治法:健脾温肾,固摄纳气。

方药:金匮肾气丸加减。附子(久煎)10g,肉桂 10g,山茱萸 12g,熟地黄 12g,怀山药 12g,茯苓 10g,丹皮 10g,泽泻 10g,胡桃肉 10g,五味子 5g,银杏 5g。虚喘明显加蛤蚧 5g,冬虫夏草 5g;咳甚加款冬花 10g,紫菀 10g;夜尿多者,加益智仁 10g,菟丝子 10g,补骨脂 10g。(以5 岁为例)

（3）肺肾阴虚

主症:咳嗽时作,喘促乏力,咳痰不爽,面色潮红,夜间盗汗,消瘦气短,手足心热,夜尿多,舌质红,苔花剥,脉细数。

治法:养阴清热,补益肺肾。

方药:麦味地黄丸加减。麦门冬 10g,百合 10g,五味子 5g,山茱萸 12g,熟地黄 12g,枸杞子 10g,怀山药 12g,丹皮 10g,茯苓 10g。盗汗甚加知母 5g,黄柏 5g;呛咳不爽加百部 10g,北沙参 12g;潮热加鳖甲 10g,青蒿 15g。(以5 岁为例)

（二）特色专方

1. 通络平喘汤

由麻黄 6g,苦杏仁 9g,生甘草 3g,炙苏子 12g,僵蚕 10g,半夏 10g,黄芩 6g,紫菀 6g,百部 9g,广地龙 12g,炙款冬 10g,茯苓 15g,陈皮 5g,橘络 5g,辛夷 10g,蝉衣 9g 组成。本方是中医儿科名家王霞芳教授经验方。用于外感风寒,痰热内盛者。

2. 九宝汤

由麻黄 3g,桂枝 3g,杏仁 3g,甘草 3g,桑白皮 3g,大腹皮 3g,厚朴 3g,陈皮 3g,苏叶 3g,薄荷 3g,乌梅 3g,生姜 3 片组成。寒包热者,加黄芩、连翘、鱼腥草,或加大桑白皮用量;鼻炎者加苍耳子、辛夷、鹅不食草等;痰稠者加胆南星、川贝母、竹沥;痰多而稀者加制天南星、法半夏。本方是湖北省名老中医任国顺经验方。用于外感风寒而作哮喘者。

3. **二黄二子汤** 由炙麻黄 2g,生大黄(后下)10g,苏子 10g,浙贝母 10g,杏仁 10g,葶苈子 15g(布包),橘红 5g 组成。日 1 剂水煎分次频服。本方是秦亮老中医经验方。主治小儿热哮。

4. **平喘汤** 由炙麻黄 7.5g,地龙 10g,细辛 3g,川贝母 10g,车前子 10g,蚤休 2.5g,僵蚕 7.5g 组成,水煎服。6 岁以下每 1 剂汤药煎成 80ml,1 天分 4~5 次服用。6 岁以上每剂煎成 100ml 分 3~4 次服用。本方是赵延霞老中医经验方。用于哮喘实证。

5. **苏地止哮汤** 由苏子 5g,地龙 5g,前胡 5g,侧柏叶 5g,刘寄奴 5g,苦参 2.5g,降香 2.5g 组成。发热加柴胡、黄芩各 5g;咳嗽重加白屈菜 5g 或贝母 5g;哮重加石韦 5g;乳食少者加佛手 5g,麦芽 5g;便干加枳实 5g,番泻叶 1~2g,小便赤加车前子 5g,水煎服。本方是王烈名老中医经验方。用于哮喘实证。

6. **祛风解痉汤** 由麻黄 5g,半夏 5g,陈皮 10g,射干 5g,杏仁 10g,桔梗 10g,款冬花 10g,防风 10g,五味子 5g,僵蚕 5g,地龙 5g,甘草 3g 组成。7 天为 1 个疗程。本方是深圳市儿童医院万力生教授经验方。用于治疗寒性哮喘。

7. **益气化痰汤** 由黄芪 5g,党参 5g,茯苓 5g,半夏 5g,白芥子 5g,橘红 5g,木蝴蝶 5g,玉竹 5g,海浮石 5g 组成。咳重加白屈菜 5g 或百部 5g;气喘加款冬花 5g,白前 5g;多汗加太子参 5g,便稀加白术 5g,水煎服。本方是王烈名老中医经验方。用于哮喘虚证。

8. **麻杏射甘桑葶汤** 由炙麻黄、杏仁各 6g,甘草 3g,炙桑皮、葶苈子、射干各 9g 组成。有风寒表证的可加防风,前胡;风热表证的加牛蒡子、贝母;偏痰热的加黄芩,蒌仁泥、枳实、黛蛤散;偏痰湿的加苏子、苍术、茯苓、陈皮;具有阴虚症状加沙参,川贝、紫菀、冬花;并阳虚的酌加党参,黄芪、山药。每日 1 剂,小煎 2 次,留取药汁 200~300ml,分早晚餐后各服 100~150ml。本方是陈寿香名老中医经验方。具有宣肺化痰,平喘止咳之作用。

9. **健脾补肺活血汤** 由太子参、茯苓、白术、白芍、黄芪、当归、丹参各 10g,莱菔子、陈皮、法半夏各 5g,蝉蜕 6g,甘草 3g 组成。每日 1 剂,水煎服,连服 3 个月。反复感冒,多汗,舌质淡、苔薄白,脉细缓者,加防风 8g、煅龙骨、煅牡蛎各 30g;纳差,大便稀溏,舌质淡、苔白腻者,加薏苡仁、神曲各 10g,干姜 6g;盗汗,低热,舌尖红、苔少,脉细数者,加百合、地骨皮各 10g;形寒肢冷、脚软无力者,加山萸肉、补骨脂各 10g。本方是西安儿童医院刘侠、刘双英经验方。用于儿童哮喘缓解期者。

10. **固本防哮丸** 由人参、紫河车、黄芪、山萸肉、浙贝母、半夏、当归、桃仁、补骨脂、茯苓、陈皮、神曲各 100g,蛤蚧 2 对。用法:上药研末。炼蜜为梧桐子大小之丸,每次口服 3g,每日 2 次,连服 3 个月为 1 疗程,宜连服 2~3 个疗程。本方是中医儿科名家卞国本教授经验方。用于儿童支气管哮喘缓解期。

（三）中成药

1. 小青龙口服液　由炙麻黄、桂枝、白芍、干姜、细辛、制半夏、五味子、炙甘草组成。每次服 10ml,1 日 2 次。用于寒性哮喘。

2. 哮喘颗粒　由黄芩、牡丹皮、桂枝、甘草等组成。每次服 10g,1 日 2 次,开水冲服。用于热性哮喘。

3. 桂龙咳喘宁胶囊　由桂枝、龙骨、白芍、生姜、大枣、炙甘草、牡蛎、黄连、半夏(法)、瓜蒌皮、苦杏仁(炒)组成。每次服 2 粒,1 日 3 次。用于寒热错杂,肾气不足者。

（四）针灸疗法

发作期　取定喘、天突、内关。咳嗽痰多者,加膻中、丰隆。

缓解期　取大椎、肺俞、足三里、肾俞、关元、脾俞。

每次取 3~4 穴,轻刺加灸,隔日 1 次。在好发季节前作预防性治疗。

（五）其他特色疗法

1. 小儿推拿疗法

（1）发作期

1）寒喘:推拿处方:清肺经 300 次,逆运内八卦 200 次,揉外劳宫 300 次,推上三关 300 次,揉天突、推揉膻中各 1 分钟,按弦走搓摩 100 次,揉大椎、揉定喘(以中指定大椎,食、无名两指分别置于左右定喘穴三指揉)各 50 次,分推肩胛骨 100 次,擦肺俞(以热为度),拿肩井 3 次。

2）热喘:推拿处方:清肺经 300 次,清天河水 300 次,逆运内八卦 200 次,揉天突、推揉膻中各 1 分钟,按弦走搓摩 100 次,揉大椎、揉定喘(以中指定大椎,食、无名两指分别置于左右定喘穴三指揉)各 50 次,分推肩胛骨 100 次,擦肺俞(以热为度),推脊 300 次,揉丰隆 100 次。

3）虚喘:推拿处方举例:补肺经 300 次,补肾经 500 次,揉天突、推揉膻中各 1 分钟,按弦走搓摩 100 次,揉大椎、揉定喘(以中指定大椎,食、无名两指分别置于左右定喘穴三指揉)各 50 次,揉丹田 3 分钟,分推肩胛骨 100 次,擦肺俞(以热为度),按揉足三里 30 次。

（2）缓解期

推拿处方:补肺经 500 次,补脾经 500 次,补肾经 500 次,揉天突、揉丹田、揉肺俞、揉脾俞、揉肾俞各 1 分钟,按揉足三里 50 次。

偏于肺脾气虚者,取独穴补脾 10 分钟。

偏于肾不纳气者,取独穴揉二马 10 分钟。

2. 穴位注射　黄芪、丹参穴位注射　穴位:肺俞、厥阴俞、心俞、督俞、膈俞,并且于第 3~5 胸椎旁可触及条索状、成团块状特异反应物,此处皮肤触之发紧,发凉,局部刺激非常敏感,用 5ml 空针抽取黄芪、丹参注射液等朝脊柱方向进针回抽无血,将药物注射到反应物及其周围。

3. 天灸疗法

(1)选用白芥子、细辛、皂荚、延胡索等,将上述药物共研细末。

(2)新鲜老生姜去皮后磨碎,再用纱布包裹过滤绞汁,用密闭容器保存在 4~8℃低温下。

(3)临床应用时,把药末、姜汁按照 1:1 比例(如:10g 药末用 10ml 姜汁)调和,质地干湿适中,将调好的药物制成 $1 \times 1 \times 1cm^3$ 大小的药饼,并准备 $5mm^2$ 胶布,将药饼固定于穴位上。

(4)于每年夏季三伏、冬季三九天辨证选取 4~6 个穴位进行贴敷,根据患者的耐受程度的不同,成人一般贴药 2~3 小时,儿童贴药 1~2 小时,每年贴两个季节,连续 3 年为 1 疗程,敷贴时以皮肤有烧灼感为度。对预防复发有理想的效果。

4. 拔罐疗法

(1)寒性哮喘:选穴:定喘、风门、肺俞、膻中。拔罐方法:火罐法。留罐 10 分钟。各穴以皮肤出现瘀血为度,若不慎起疱,起罐后不挑破水疱,用消毒纱布敷盖固定即可,待水疱自行吸收结痂。每日 1 次,10 次为 1 疗程。

(2)热性哮喘:选穴:大椎、风门、肺俞、丰隆。拔罐方法:采用刺络拔罐法,用梅花针在各穴用轻叩刺,待微出血为度,再拔罐,留罐 10 分钟,以局部有少量血点冒出皮肤为度。隔日 1 次,10 次为 1 疗程。

(3)脾肺虚弱:选穴:背部足太阳膀胱经循行线上脾俞穴到大肠俞穴,大椎、肺俞、肾俞。拔罐方法:先采用走罐法,膀胱经从脾俞穴到大肠俞穴上涂抹万花油,用大号玻璃罐来回走罐,待皮肤出现红色瘀点为度,接着采用留罐法,将罐具留在大椎、肺俞、脾俞、肾俞等穴位。每日 1 次,每次留罐 10 分钟,10 次为 1 疗程,2 个疗程间隔 5 天。

三、西 医 治 疗

(一)病因治疗

避免接触过敏原,积极治疗和清除感染灶,祛除各种诱发因素如吸烟、冰冷饮料、水果,预防气候突变等。

(二)急性发作的治疗

1. 控制感染 怀疑有感染时,可根据病情或病原学检查选用 1~2 种抗生素。

2. 控制哮喘药物 主要为糖皮质激素、β 受体激动剂、氨茶碱、抗胆碱药、白三烯受体调节剂。

（三）咳嗽变异性哮喘的治疗

可用沙丁胺醇和酮替芬。沙丁胺醇每次 0.1mg/kg，每日 3 次，在咳嗽消失后继续服用半个月停药。酮替芬，幼儿 0.5mg/ 次，儿童 1mg/ 次，口服，每日 2 次，疗程一般为半年。也可用美普清，1.25μg/（kg·d），口服，每日 1 次。

（四）哮喘持续状态的治疗

1. **立即氧气吸入**　浓度以 40% 为宜。最好以氧气为驱动将沙丁胺醇溶液稀释后雾化吸入。0.5% 沙丁胺醇溶液，1~4 岁 0.25ml，4~8 岁 0.5ml，8~12 岁 0.75ml，12 岁以上 1.0ml，加生理盐水至 2ml，初为 1~2 小时 1 次，好转后 6 小时 1 次。

2. **糖皮质激素**　早期、足量、短程、静脉使用。静滴氢化可的松 5~10mg/（kg·次），或地塞米松 0.25~0.75mg/（kg·次），6~8 小时 1 次。症状缓解后逐渐减量或改为口服。

3. **氨茶碱**　首剂 5~6mg/kg，静滴，30 分钟内滴完，继后以 0.8~1mg/（kg·h）维持 3 小时，或 6~8 小时重复 1 次。注意在使用大剂量 β$_2$ 受体激动剂后再用氨茶碱不但不能增加扩张支气管的效果，反而会增加副作用的发生。

4. **沙丁胺醇溶液**　2.5~5μg/（kg·次），加入 250ml 葡萄糖溶液中静滴，每分钟 1ml，30 分钟左右症状好转后减慢滴速，维持 4~6 小时，8 小时后可重复应用。该药用于雾化吸入或静滴氨茶碱后病情无好转的病儿。

5. **控制感染**　感染是儿童哮喘持续状态的常见诱因，且痰液潴留也易继发细菌感染，应选择两种抗生素联用。

6. **补液、纠正酸中毒**　一般可给予 1/3 张含钠溶液，补液量按 80~100ml/（kg·24h）计算，再根据病情调整。明显的代谢性酸中毒可应用碳酸氢钠溶液纠正。注意同时纠正低钾、低钠血症。

7. **机械通气**　出现呼吸困难明显，双肺呼吸音减低甚至听不到哮鸣音，意识障碍，血气分析提示明显的低氧血症，二氧化碳分压大于 8.6kPa，应给予气管插管机械通气治疗。

（五）缓解期治疗

主要以脱敏疗法、抗炎、提高机体免疫力为主。

【特色疗法述评】

1. 西医对已确诊的哮喘患儿有完整的防治措施，长期吸入糖皮质激素是目前西医控制哮喘气道慢性炎症的最佳治疗方法，患儿对治疗的依从性直接影响治疗效果。虽然辅助吸入装置给婴幼儿哮喘吸入治疗提供了更好的条件和机会,但婴幼儿哮喘借助辅助吸入装置后,对吸入治疗的依从性仍只有10%,给防治工作带来困难。长期以来,中医辨证治疗哮喘(包括咳嗽变异性哮喘)取得满意疗效。对婴幼儿哮喘的防治,中药不但可弥补吸入疗法的不足,还能调理体质,起免疫调节剂作用,经临床观察疗效可靠。

2. 参照西医学客观的分期、分度标准,以西医学治疗哮喘的方案为框架,将中医治法融入其中,使中西医治疗哮喘的方案优化组合,互相取长补短,减少西药用量、缩短疗程及减轻西药副作用,提高临床疗效,形成儿童支气管哮喘的中西医结合阶梯式治疗方案,最终达到并维持控制哮喘的目标。哮喘可分为3期:急性发作期、慢性持续期和临床缓解期,急性发作期病情重,来势急,以西医治疗为主,可辅以中医药治疗围。缓解期主要以中医治疗为主。

3. 对近年来咳嗽变异性哮喘(CVA)的发病率呈逐年上升趋势,CVA占慢性咳嗽病因的25%~33.3%。由于50%~80%的CVA儿童可发展为典型哮喘(CA),因此,CVA被视为哮喘病的前驱表现,CVA的早期诊断和早期治疗对预防哮喘病是非常重要的。在CVA诊治过程中我们认为患儿的体质决定了CVA的易罹性和证型,我们对CVA患儿中医体质调查显示,CVA患儿特禀质兼有气虚质其病机,应从"咳嗽"辨证;CVA患儿特禀质兼有痰湿质其病机,应从"哮喘"辨证。

(1)从"咳嗽"辨证:我们认为在整个CVA病程中风邪始终存在,"风邪阻肺络",与中医"久病入络"及CVA的发作特性较符合。患儿常常咽喉气道一有痒感,咳嗽即发,呈阵发性、突发性、反复性,与"痒则为风"、风邪"善行而数变""风盛则挛急"的特性相符,从而确定风邪是CVA发生、发展和演变过程中的主要致病因素,而在"哮喘"中为主要因素的"痰饮"反而不是主要的,这也是决定了CVA初期从"咳嗽"论治而不是从"哮喘"论治的原因。

1)风动气逆:六淫之中,以风邪与CVA关系最密切。CVA患儿早期为外感风邪,客于鼻咽,初起常有鼻痒、鼻塞、流涕、咽痒等外感症状。风邪犯肺,可致气道不利,肺气宣降失常,上逆而咳嗽。风邪若未及时祛除,易化燥伤津,使气道失于濡润,而见干咳少痰、咽干口燥、喉痒,这与哮喘以痰为主导有根本性区别。

2)痰阻气逆:痰有有形之痰与无形之痰之分,CVA虽痰少难咯,仍不可排除痰阻于肺络。其形成原因可为过食辛辣或恣食寒凉,小儿尤其可能过食冷饮。CVA患儿先天禀赋不足,后天肺卫不固,宿痰内伏于肺,风邪郁而化热,触发伏痰所致,这也是区别于一般外感咳嗽的关键所在。滥用抗生素以及大剂量寒凉甜腻之品,使肺气应宣反闭,应降反逆。

CVA早期风邪始终存在,由于风为阳邪,久必化燥,燥盛津伤,气道失于濡养,则干咳、喉痒反复难愈,若素体阴虚,则津亏更甚,治疗上以祛风宣肺,缓急解痉,止咳利咽,滋阴润肺为主。但祛风的同时,扶正化痰应贯穿于整个治疗始终。中药疗效与西医相似且副作用小,复发率低且易巩固。不用担心疗程长及久服抗生素而产生的副作用及耐药性等问题。

(2)从"哮喘"辨证:CVA 患儿经及时正确地诊断和治疗后,症状可完全缓解,但是有 1/2~1/3 患儿发展为典型哮喘。我们发现 CVA 后期从咳嗽论治疗效不佳,从"哮证"辨证论治比按"咳嗽"治疗效果好。CVA 虽然没有哮鸣音的症状,但咳嗽原因与哮喘相似,都因气道狭窄而阻塞,只是还未达到喘息的程度,但"久咳痰郁终成哮",咳久不愈可发展为哮喘,从而提出"哮咳"之名。

1)痰湿阻滞:小儿肺脾肾不足,水液代谢障碍,津液停聚而痰浊内伏,或外感风邪,饮食失节,情志失调或劳累过度,使痰随气升,气因痰阻,肺失宣降而咳,称之为"咳期"。

2)瘀血阻滞:CVA 表现为顽固性咳嗽,持续时间长,反复发作,或失治误治,或滥用抗生素使伏痰成瘀;病久肺脾气虚无力鼓动血流,易致血瘀;与中医"久病入络""久病必瘀"的演变过程相符。出现咳嗽加剧、唇舌青紫、气短胸闷等,若持续得不到正确治疗则易演变为哮喘。故治疗 CVA 过程后期应注重活血化瘀。

CVA 后期,肺、脾、肾虚是内因,外邪侵袭是外因,痰是内外因共同作用的病理产物,标实本虚是该病的总病机,因此,平喘、化痰、化瘀的同时扶正应贯穿于整个治疗中。

(3)体质决定 CVA 的转归:疾病的转归虽然受外邪、正气、体质等多方面的因素影响,我们认为中医体质才是决定疾病转归的关键因素,尤其对于 CVA 而言。我们临床中发现,不同中医体质 CVA 患儿转变为转化为典型哮喘概率有明显的差异,其中尤以痰湿质、血瘀质 CVA 患儿转化率最高。诚然,今后需要开展这方面的大样本、多中心的调查研究,有望成为中医治愈 CVA 和防止其演变的突破口。

总之,西医对本病的治疗,主要是立足于控制症状,减少复发,治疗手段以内治为主。在控制症状方面,常用的治疗药物主要有糖皮质激素、β_2 受体激动剂、茶碱、抗胆碱能药物,以及抗变态反应治疗药物,如白三烯调节剂、非皮质激素类抗炎药(色甘酸钠等)、抗组胺药(酮替酚、氯雷他定等)、免疫调节剂,对于迅速控制急性发作症状具有显著疗效,但也有一定的副作用。在预防和减少复发方面,糖皮质激素虽然具有一定作用,但长期使用,副作用极大;其他治疗包括接特异性脱敏与非特性脱敏。但特异性脱敏的应用受到多种因素限制,难以满足临床应用需要;非特异性脱敏尚不令人满意。中医认为本病急发作期以邪实为主,缓解期以正虚为主,或虚实夹杂,因此在治疗原则方面,强调急则治标,缓则治本。中医治标有一定疗效但不如西医,在治本方面,中医强调以补益肺脾肾虚为主,可以增强患者内分泌功能与免疫功能,改善局部微循环障碍,具有较西医更好的优势,对于预防其病程久延与反复发作,具有很好的疗效,为西医所不及。根据上述中西医对本病的各自优势,近些年来,很多临床专家主张采用中西医结合治疗方案,即:急性期,以西医为主,中药为辅,以迅速控制症状;在缓解期,以中医治疗为主,比如中医药治疗以调理阴阳与激素配合使用,既发挥中医固本治疗的优势,又直接发挥皮质激素的长效作用,同时能防止激素的副作用的产生。

【主要参考文献】

1. 陈慧 . 三拗汤加减治疗小儿寒饮停肺型哮喘临床观察[J]. 天津中医药,2006,23(1):29-30.

2. 沈敏 . 平喘抗炎胶囊治疗支气管哮喘疗效观察[J]. 中国中医药信息杂志,2004,11(9):814-815.

3. 纪树国,于红,曲守伟,等 . 四皮饮胶囊平喘止咳疗效观察[J]. 山东中医药大学学报,2003,27(2):112-114.

4. 马婷 . 平喘合剂治疗小儿哮喘发作期的临床研究[J]. 山东中医药大学学报,2004,28(2):121-125.

5. 史锁芳,曹世宏,郝月琴,等 . 平哮合剂治疗支气管哮喘发作期的临床研究[J]. 中国中医药科技,2005,12(1):6-8.

6. 马国教 . 活血平喘胶囊治疗支气管哮喘疗效观察[J]. 中国中医急症,2006,15(12):1321-1322.

7. 高兴亮 . 自拟平喘汤治疗急性发作期支气管哮喘临床分析[J]. 医药产业资讯,2006,3(8):38-39.

8. 张涤 . 小青龙汤治疗小儿支气管哮喘急性发作期疗效观察[J]. 中国中医药信息杂志,2005,12(4):74-75.

9. 李战,吴敏,陈燕萍,等 . 辛苍汤治疗儿童支气管哮喘的临床研究[J]. 上海中医药杂志,2006,40(12):46-48.

10. 中华医学会儿科学分会呼吸学组、《中华儿科杂志》编辑委员会 . 儿童支气管哮喘诊断与防治指南[J]. 中华儿科杂志,2008,46(10):745-751.

11. 张永明,林江涛 . 咳嗽变异性哮喘诊断和治疗新认识[J]. 中华结核和呼吸杂志,2012,35(1):62-64.

12. 李明华 . 哮喘病学:咳嗽变异性哮喘[M]. 北京:人民卫生出版社,2012.

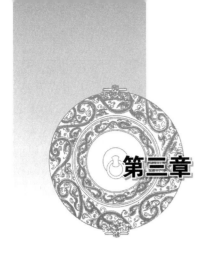

第三章 消化系统疾病

第一节 慢 性 胃 炎

慢性胃炎是由于不同原因引起的胃黏膜或胃壁慢性炎性病变,多与幽门螺杆菌感染有关。临床常表现腹痛、厌食、恶心、呕吐、嗳气等症状,偶可引起上消化道出血。诊断及分类主要根据胃镜下表现和病理组织学检查。

慢性胃炎属中医的"胃脘痛""胃痞"等范畴。现代对胃痛的研究范围广泛,对小儿胃痛的研究也日益增多。在临床研究方面,随着诊断技术的提高,对不同疾病引起的胃痛辨证论治规律的研究,以及微观辨证的研究均逐渐增多,使辨证论治的认识层次在结合辨病方面得到深化,并有许多总结报道,多种疗法也有介绍,这些临床研究成果提高了小儿胃痛的疗效。

【病因病机】

一、中 医

1. **饮食不节** 《虞博医传》曰:"致病之由,多由纵恣口腹,喜好辛酸,恣饮热酒煎拨,复餐寒、凉、生、冷;朝餮暮饮,日积月累,自郁成痰,痰火煎熬,血亦妄行,痰血相杂,妨碍升降,故胃脘疼痛,吞酸嗳气,嘈杂恶心。"进餐的过饥或过饱,过食辛辣、生冷、油腻等刺激之食物,饮食不按时等,不但影响脾胃的运化吸收,且这些因素的本身亦耗劫人体的津液阴精,损伤脾胃之气。

2. **气候变化** "寒气客于肠胃,厥逆上出,故痛而呕",指的是受寒邪所袭能促成胃病的发作。中医学的基本观点之一就是"天人合一",意思就是说人生活在自然界为了顺其自然界的各种因素的影响,人体会做出一系列相应的变化,一旦外界不良因素过于强大,那么就可能出现人体功能随之失调的现象。中医学把能致病的自然因素归纳为"风、寒、暑、湿、燥、火"六淫,这些因素侵袭人体脾胃后均能产生脾胃运化失调的一系列症状。临床上可以看到，胃病的发作与感冒、受寒邪侵袭有关。据有关统计也可发现，胃病的发病率随着气候的变化而变化，本病在冬季及秋末寒冷季节呈多发。

3. **情志因素** 中医认为，"脾主思""思则伤脾"。中医早在两千多年以前就认识到人的精神状态与消化功能关系甚大。如果忧思恼怒、久郁不解，则伤及于肝。一旦肝木之气过于亢奋，那么脾胃之气必将受到严重的影响而发病。而最能引起肝气亢奋的就是人的精神情志，如果长期的忧思、恼怒不解等不良情绪，超过了人体的本身调节功能，就可以使肝木克伤脾土，导致脾胃运化失常，出现胃脘痞满作胀、腹痛肠鸣、大便或干或溏等。胃痛经久不愈，则能伤及脾胃之阳，造成虚寒之症，如不思饮食、肢冷、清瘦等。若迁延不愈，肝郁化火犯胃，灼伤胃之脉络，络破血出，表现为呕血或排黑便。

4. **体质因素** "阳虚之体，素多痰湿"，临床上所见的溃疡病也是阳虚体质较多，阴虚体质较少。由于素体脾阳虚寒，运化无权，脏病及腑，胃气失其和降，则胃脘作痛。此外，外在因素如过食生冷、外感风寒，过于劳倦等之所以能诱发本病，皆与平素体质虚弱，特别是脾胃虚弱有密切关系。

二、西 医

1. **幽门螺杆菌（Hp）** 在儿童中原发性胃炎，Hp 感染率高达 40%，慢性活动性胃炎高达 90% 以上，而正常胃黏膜几乎很难检出 Hp。感染 Hp 后，胃部病理形态改变主要是胃窦黏膜小结节，小颗粒隆起，组织学显示淋巴细胞增多，淋巴滤泡形成，用药物将 Hp 清除后，胃黏膜炎症明显改善。因此 Hp 是慢性胃炎的一个重要病因。

2. **化学性药物** 小儿时期经常感冒和发热，反复使用非甾体类药物，如阿司匹林、吲哚美辛等，使黏膜内源性保护物质前列腺素 E2 减少，胃黏膜屏障功能降低，而致胃黏膜损伤。

3. **不合理的饮食习惯** 食物过冷、过热、过酸、过辣、过咸或经常暴饮暴食、饮食无规律等，均可引起胃黏膜慢性炎症，食物中缺乏蛋白质、B 族维生素也使慢性胃炎的易患性增加。

4. **细菌、病毒和 / 或其毒素** 鼻腔、口咽部的慢性感染病灶，如扁桃体炎、鼻窦炎等细菌或其毒素吞入胃内，长期慢性刺激可引起慢性胃黏膜炎症；有报道 40% 的慢性扁桃体炎患者其胃内有卡他性改变。急性胃炎之后胃黏膜损伤经久不愈，反复发作，亦可发展为慢性胃炎。

5. **十二指肠液反流** 幽门括约肌功能失调时，使十二指肠液反流入胃增加。十二指肠液中含有胆汁、肠液和胰液。胆盐可减低胃黏膜屏障对氢离子的通透性，并使胃窦部 G 细胞释放胃泌素，增加胃酸分泌，氢离子通过损伤的黏膜屏障并弥散进入胃黏膜,引起炎症变化、血管扩张、炎性渗出增多,使慢性胃炎持续存在。

【临床表现】

一、症　　状

反复发作、无规律的腹痛,疼痛常出现于进食过程中或餐后,多数位于上腹部、脐周,部分患儿部位不固定,轻者为间歇性隐痛或钝痛,严重者为剧烈绞痛。常伴有食欲不振、呃逆、反酸、恶心、呕吐、腹胀,胃黏膜糜烂出血者伴呕血、黑便。

二、体　　征

无明显特殊体征,部分患儿可表现面色苍黄、舌苔厚腻、上腹部或脐周轻压痛。

【辅助检查】

1. **胃镜检查**　胃镜检查对慢性胃炎的诊断分型具有较高价值,它不但能够确定病变的性质,还能确定病变的类型、范围及严重程度。在胃镜直视下取黏膜活检并结合病理报告,则诊断更为准确。纤维胃镜镜身柔软,便于操作,病人检查时痛苦少,危险性小,没有盲区,为胃部疾病的诊断提供了极其有利的条件,是当今检查胃部疾病的最重要的方法之一。

2. **病理组织检查**　是诊断胃炎的可靠依据。可见上皮细胞变性、小凹上皮细胞增生、固有膜炎症细胞浸润、腺体萎缩。炎症细胞主要是淋巴细胞、浆细胞。

3. **病原学检查**　Hp 检查可呈阳性。

4. **X 线钡餐造影**　难有阳性发现。

【诊断与鉴别诊断】

一、诊　断　标　准

根据病史、临床表现、胃镜和病理学检查,基本可确诊。其中,胃镜是最有价值、安全、可靠的检查方法。

1. **黏液斑** 黏液增多牢固附着于黏膜,以水冲后黏膜表面发红或糜烂剥脱。

2. **充血** 与邻区比较,黏膜明显呈斑块状或弥漫性变红区域。

3. **水肿** 黏膜肿胀、稍苍白、反光强、胃小凹明显,黏膜脆弱,易出血。

4. **微小结节形成** 又称胃窦小结节或淋巴细胞样小结节增生,胃壁平坦时,与周围黏膜相比,增生处胃黏膜呈微细或粗颗粒状或结节状。

5. **糜烂** 局限或大片发生,伴有新鲜或陈旧出血点;当糜烂位于黏膜层时称平坦性糜烂;高于黏膜面时称隆起型糜烂,隆起呈小丘疹状或疣状,顶部有脐样凹陷。

6. **花斑** 红白相间,以红为主。

7. **出血斑点** 胃黏膜出现散在小点状或小片状新鲜或陈旧出血。

以上 1~5 项符合一项即可诊断,6、7 两项应结合病理诊断。此外,如发现幽门口收缩不良、反流增多、胆汁反流,常提示胃炎存在,应注意观察之。

合并幽门螺杆菌(Hp)感染的诊断标准:

1. 细菌培养阳性。

2. 组织切片染色见到大量典型细菌。

3. 组织切片见到少量细菌及尿素酶试验、^{13}C- 尿素呼气试验、血清学 Hp-IgG、Hp 核酸任意两项阳性。

4. 两周内服用抗生素者,上述检查可呈假阴性。

二、鉴 别 诊 断

本病主要与消化性溃疡,反流性食管炎、胃穿孔或阑尾炎相鉴别。

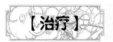

一、一 般 措 施

饮食治疗的原则是维持患儿营养摄入,以保证其正常生长发育,预防营养失调。根据患儿的年龄、生活习惯安排易于消化的食物,少量多餐,避免刺激性食物、饮料等。

二、中 医 治 疗

(一)辨证论治

1. **寒凝气滞**

主症:胃痛暴作,疼痛剧烈,以绞痛为主,畏寒喜暖,得温痛减,遇寒痛甚,口不渴,喜热饮,舌质淡,苔白,指纹淡红,脉弦紧或弦迟。

治法:温胃散寒,行气止痛。

方药:良附丸加味。高良姜5g,香附5g,干姜3g,吴茱萸3g,陈皮5g。气滞较甚者,加广木香5g;表寒重,加苏叶5g,防风5g;兼夹积滞,证见脘腹胀满,加枳实5g,神曲5g。(以5岁患儿为例)

2. 肝胃不和

主症:胃脘胀痛,攻窜不定,连及胁肋,嗳气痛减,情志不畅则加重,喜叹息,苔薄白,脉弦。

治法:疏肝和胃。

方药:柴胡疏肝散加减。炒柴胡10g,炒白芍10g,炒枳壳10g,香附5g,陈皮10g,延胡索10g,川楝子10g,佛手10g,苏梗10g,甘草5g。如急躁易怒,口苦,泛酸,苔黄,加黄连3g,吴茱萸5g,象贝母5g;嗳气较著,加代赭石10g,柿蒂10g;气滞血瘀,舌有瘀点瘀斑,加莪术10g,炙五灵脂10g。(以5岁患儿为例)

3. 脾胃湿热

主症:胃脘灼热胀痛,脘腹痞闷,不思饮食,口苦口黏,渴不欲饮,大便不爽,舌质红,苔黄腻,脉弦滑。

治法:清热化湿。

方药:平胃散加减。黄芩5g,黄连3g,苍术10g,厚朴5g,陈皮10g,薏苡仁10g,藿香5g,砂仁(后下)5g,冬瓜子10g,蒲公英10g,生甘草5g。如有恶心呕吐,加竹茹10g,炙枇杷叶10g;食欲不振加白豆蔻10g,神曲10g;脘腹痞满,舌苔垢腻,加石菖蒲10g,槟榔10g;兼有脾胃虚弱,神疲乏力,加白术10g,茯苓10g。(以5岁患儿为例)

4. 脾胃虚弱

主症:胃脘隐痛,喜温喜按,纳呆少食,食后胃脘痞满,口淡不渴,大便溏薄,神疲乏力,舌质淡,边有齿印,脉沉细等。

治法:益气健脾。

方药:六君子汤加减。党参10g,太子参10g,炒白术10g,茯苓10g,法半夏10g,陈皮10g,薏苡仁10g,山药10g,炒枳壳10g,炙甘草10g。如脾胃虚寒,畏寒肢冷,取黄芪建中汤加减,或在前方基础上加黄芪10g,桂枝10g,干姜5g;脾虚不运,食后饱胀,加炒麦芽10g,炒谷芽10g,神曲10g;气虚下陷,腹部坠胀,加升麻10g,柴胡10g;久痛入络,气虚血瘀,加丹参10g,红花10g;气血两虚,加炒当归10g,炒白芍10g。(以5岁患儿为例)

5. 胃阴亏虚

主症:胃脘隐痛或灼痛,饥不欲食,口干不欲饮,大便干燥,手足心热,舌红少津,有裂纹,苔花剥或无苔,脉细数等。

治法:养阴益胃。

方药:益胃汤加减。麦冬 10g,玉竹 10g,北沙参 10g,生地 10g,石斛 10g,百合 10g,炒白芍 10g,佛手 10g,炙甘草 5g。如气阴两虚,疲劳乏力,加太子参 10g,山药 10g;肝阴不足,脘痛连胁,加枸杞子 10g,川楝子 10g;不思纳谷,食后脘胀,加炙鸡内金 10g,炒谷芽 10g;阴虚络滞,脘痛如刺,加桃仁 10g,当归 10g。(以 5 岁患儿为例)

6. 胃络瘀血

主症:胃脘刺痛,痛有定处,拒按,日久不愈,或有吐血、黑便史,舌质黯红或紫黯,或有瘀斑,脉弦涩等。

治法:活血化瘀。

方药:丹参饮合失笑散加减。丹参 10g,炙五灵脂 10g,桃仁 10g,红花 10g,赤芍 10g,炒当归 10g,川芎 10g,檀香 5g,佛手 10g。如属病程日久,气虚血瘀,加黄芪 10g,党参 10g;阴虚络涩,血行不畅,加麦冬 10g,玉竹 10g;血瘀气滞,疼痛较剧,加延胡索 10g,郁金 10g;络损血溢,吐血、黑便,去破瘀活血之品,加白及 10g,仙鹤草 10g。(以 5 岁患儿为例)

(二) 特色专方

1. 盛循卿经验方 由柴胡、枳壳、苏梗、郁金各 9g,白芍、川楝子各 12g,蒲公英、无花果各 15g,甘草、鸡内金、青皮、陈皮各 6g 组成。用法:每日 1 剂,水煎分 3 次服。国家级名老中医盛循卿经验方。用于慢性浅表性胃炎,中医辨证属肝经郁热、肝胃不和型。

2. 施至乐经验方 由高良姜 6g,制香附 9g,姜半夏 9g,川厚朴 6g,苏梗 9g,茯苓 12g,生姜 3 片组成。饱胀、纳呆者,加六神曲 9g,枳实 9g,炙鸡内金 9g。本方是上海名老中医施至乐经验方,用于胃痛寒症,胃部喜暖喜按之患者。

3. 参附黄蒲汤 由党参、蒲公英各 15g,制附片(先煎)5g,炒大黄、炒山药、炒白术、延胡索、乌贼骨各 10g,炒香附、神曲各 6g,广木香、陈皮、甘草各 5g 组成。每日 1 剂,水煎,分 2 次口服,10 剂为 1 个疗程,口服 3 个疗程。用于治疗脾胃虚寒证胃痛。

4. 益气温胃汤 由党参 10g,黄芪 15g,白术 10g,山药 10g,扁豆 10g,白芍 10g,陈皮 6g,茯苓 10g,砂仁 5g,干姜 5g,炙甘草 5g 组成。寒象明显加良姜 6g,肉桂 3g,甚者加附片 5g,吴茱萸 5g,川椒 3g;泛酸加海螵蛸 6g,煅瓦楞子 6g。用于慢性胃炎气虚脾失健运,胃阳不足,脾胃虚寒者。

5. 益阴养胃汤 由沙参 10g,麦冬 10g,玉竹 15g,生地 10g,白芍 10g,甘草 5g,石斛 5g,川楝子 5g,半夏 3g 组成。口渴甚加天花粉 10g;胃脘灼热加白花蛇舌草 10g,蒲公英 10g;低酸者酌加乌梅 5g,木瓜 5g,山楂 5g;大便艰涩加瓜蒌 5g,决明子 5g;便秘加郁李仁 5g,麻仁 5g;食少加谷芽 10g,绿梅花 5g。用于慢性胃炎证属肝脾阴伤,胃阴亏虚者。

6. **清热和胃汤**　由黄芩 5g,连翘 5g,败酱草 10g,黄连 3g,白花蛇舌草 10g,白芍 10g,蒲公英 15g 组成。吞酸加吴茱萸 3g,海螵蛸 10g,煅瓦楞子 10g。用于慢性胃炎证属中焦郁热,邪热犯胃者。

7. **疏肝安胃汤**　由柴明 10g,白芍 10g,香附 6g,元胡 6g,川楝子 6g,乌药 6g,苏梗 10g,炙甘草 6g 组成。痛甚加九香虫 6g,丹参 6g;胀剧加枳壳 6g,佛手 6g;嗳气加旋覆花 10g,佛手 10g;吞酸加左金丸。用于慢性胃炎证属肝失疏泄,木郁犯胃者。

8. **化瘀理胃汤**　由丹参 15g,檀香 5g,砂仁 5g,五灵脂 5g,蒲黄 5g,香附 5g,元胡 5g,川楝子 5g,台乌 5g 组成。若夹郁热加白花蛇舌草 10g,蒲公英 15g;若兼气虚加党参 10g,白术 10g。用于慢性胃炎证属肝脾气滞血瘀。

9. **苦辛调胃汤**　由半夏 5g,黄连 3g,黄芩 3g,吴茱萸 5g,干姜 5g,党参 10g,甘草 5g 组成。偏寒者加良姜 5g,川椒 3g;偏热盛者加山栀 5g。用于慢性胃炎证属虚实寒热并见者。

10. **化湿醒胃汤**　由藿香 5g,佩兰 5g,薏苡仁 15g,白蔻仁 5g,苍术 5g,厚朴 5g,茯苓 10g,菖蒲 10g 组成。偏寒湿加半夏 5g,陈皮 5g,干姜 5g;偏湿热加黄芩 5g,黄连 3g。用于慢性胃炎证属湿阻中焦,困遏脾胃者。

11. **消食开胃汤**　由苍术 10g,厚朴 5g,焦山楂 5g,神曲 5g,麦芽 10g,法半夏 5g,茯苓 10g,陈皮 5g,生姜 5g 组成。食阻气滞作胀加鸡内金 5g,砂仁 5g;甚则大便不通,腹痛胀满者加枳实 5g,大黄 3g;呕恶痞满者加藿香 5g,木香 5g;油腻肉积所伤者,重用焦山楂;米食所伤者以神曲、麦芽为主;面食伤者以莱菔子为主。用于慢性胃炎证属饮食积滞者。

（三）中成药

1. 寒凝气滞

（1）良附丸:由高良姜、醋香附组成。每次 3~6g,1 日 2 次,温开水送服。7 岁以上儿童服 1/2 成人量,3~7 岁儿童服 1/3 成人量。

（2）胃气痛片:由乌药、郁金、香附（制）、青皮、乳香（制）、没药（制）、五灵脂姜、八角茴香、白芍（炒）、木香、丁香、肉桂组成。每次 5 片,1 日 2 次,早晚或痛时温开水送服。

（3）十香止痛丸:由香附、延胡索、五灵脂、厚朴、乌药、香橼、熟大黄、檀香、炒乳香、降香、木香、蒲黄、沉香、零陵香、排草、砂仁组成。成人每次服 1 丸,1 日 2 次,温开水送服。7 岁以上儿童服成人量的 1/2,3~7 岁儿童服成人量的 1/3。

2. 肝胃不和

（1）香砂平胃丸:由苍术、陈皮、厚朴（姜制）、木香、砂仁、甘草组成。成人每次服 9g,1 日 3 次,温开水送服。7 岁以上儿童每次服 6g,3~7 岁儿童每次服 3g。

（2）木香顺气丸：由木香、砂仁、香附（醋制）、槟榔、甘草、陈皮、厚朴（制）、枳壳（炒）、苍术（炒）、青皮（炒）组成。大蜜丸成人每次 1 丸,1 日 2 次；或水丸剂每次 6~9g,1 日 2~3 次,温开水送服。7 岁以上儿童服成人量的 1/2。

（3）舒肝和胃丸：由香附（醋制）、白芍、佛手、木香、郁金、柴胡、白术（炒）、陈皮、广藿香、槟榔（炒焦）等 13 味组成。每次 1 丸,1 日 3 次,饭后温开水送服。7 岁以上儿童服成人量的 1/2,3~7 岁儿童服成人量的 1/3。

（4）气滞胃痛冲剂：由柴胡、延胡索（炙）、枳壳、香附（炙）、炙甘草组成。每次 1 袋,1 日 2~3 次,开水冲化服。

3. 肝胃郁热

（1）左金丸：由黄连、吴茱萸组成。每次 3~6g,1 日 2 次,温开水送服。

（2）加味左金丸：由黄连（姜炙）、吴茱萸（甘草炙）、黄芩、柴胡、木香、香附（醋制）、郁金、白芍、青皮（醋制）、枳壳（去瓤麸炒）、陈皮、延胡索（醋制）、当归、甘草组成。每次 6g,1 日 2~3 次,温开水送服。7 岁以上儿童服成人量的 1/2,3~7 岁儿童服成人量的 1/3。

（3）胃益胶囊：由佛手、砂仁、黄柏、川楝子、延胡索、焦山楂组成。每次 6 粒,1 日 3 次,温开水送服。

4. 脾胃虚寒

（1）理中丸：由党参、白术（土炒）、炙甘草、炮姜组成。蜜丸剂每次 1 丸,或水丸剂每次 5~9,1 日 2 次,温开水送服。

（2）附子理中丸：由肉桂、附片、党参、白术（炒）、炮姜、炙甘草组成。大蜜丸每次 1 丸,或水蜜丸每次 6g,或浓缩丸每次 8~12 丸,均为 1 日 2~3 次,空腹温开水送服。小儿用量酌减。

（3）虚寒胃痛冲剂：由黄芪（炙）、甘草（炙）、桂枝、党参、白芍、高良姜、大枣、干姜组成。每次 1~2 袋,1 日 2 次,开水冲服。小儿用量酌减。

（4）温胃舒冲剂：由党参、附子（制）、黄芪（炙）、肉桂、山药、肉苁蓉（制）、白术（炒）、山楂（炒）、乌梅、砂仁、陈皮、补骨脂组成。每次 1 袋,1 日 2 次,开水冲服。3 个月为 1 疗程。

5. 胃阴亏虚

玉竹冲剂：由玉竹组成。每次 1 袋,1 日 2 次,开水冲服。

6. 胃络瘀血

元胡止痛片：由延胡索（醋制）、白芷组成。每次 4~6g,1 日 2 次,温开水送服。

（四）针灸疗法

1. **寒凝气滞**　选穴：中脘,内关,足三里,上巨虚,阳陵泉,合谷,太冲。针刺手法以泻法为主。

2. **肝胃不和**　选穴：中脘，内关，足三里，阳陵泉，合谷，太冲。针刺手法以泄泻法为主，重在泻肝气以和胃气。对于足三里选为佐助之穴，采用补脾以扶助胃气。以上腧穴可以交替针刺。

3. **脾胃气虚**　选穴：中脘、内关、足三里、脾俞、胃俞。针刺手法以补益为主。以上腧穴可以交替针刺。

4. **脾胃虚寒**　选穴：足三里，血海，关元，天枢，里内庭、脾俞、章门。针刺手法以补益为主。以上腧穴可以交替针刺。

5. **肝胃郁热**　选穴：选内关、中脘、足三里、阴陵泉、上巨虚、太冲、内庭等穴，针刺用泻法。以上腧穴可以交替针刺。

6. **胃阴不足**　选穴：选脾、胃、中脘、内关、足三里、三阴交、太溪等穴，针刺用补法。以上腧穴可以交替针刺。

临床可根据具体情况，选用多功能艾灸仪等治疗。

（五）其他特色疗法

1. 小儿推拿疗法

（1）寒凝气滞　推拿处方：补脾经300次，揉外劳宫300次，推三关300次，掐揉一窝风50次，摩腹5分钟，揉脐3分钟，拿肚角5次。

（2）脾胃虚寒　推拿处方：补脾经300次，补肾经300次，揉外劳宫300次，推三关300次，揉中脘1分钟，揉脐3分钟，按揉足三里50次。

（3）脾胃湿热　推拿处方：清脾胃300次，清大肠300次，退下六腑300次，摩腹5分钟，揉脐3分钟，推下七节骨100次，拿肚角5次。

（4）胃络瘀血　推拿处方：清脾经300次，清肝经300次，按弦搓摩50次，摩腹5分钟，揉脐3分钟，拿肚角5次。

2. 艾灸疗法

（1）主穴：中脘、内关、足三里、脾俞、胃俞。

（2）配穴：饮食停滞配梁门；肝气犯胃配太冲；气滞血瘀配膈俞、公孙；胃阴不足、虚火上炎配内庭；虚寒甚配气海、关元。

（3）操作：悬灸法，每次选取2~4穴，每穴每次灸15~20分钟，以灸后穴位局部皮肤潮红为度，每日1次，10次为1疗程。

3. 中药穴位贴敷

（1）中医辨证穴位贴敷：分为寒、热两个证型，在治疗过程中均可以取中脘、上脘、胃俞、脾俞、足三里5穴进行中药穴位贴敷。

寒证：吴茱萸、小茴香、细辛、冰片。

热证：黄连、黄芩、乳香、没药、冰片。

使用方法：根据辨证论治，分别选用上述各组药物，加适量凡士林调成糊状,置于无菌纺纱中,贴敷于穴位,胶布固定。

(2)中成药穴位贴敷:可选用缓痛贴、胃痛贴、元胡止痛贴、暖脐膏等取中脘、上脘、胃俞、脾俞、足三里5穴进行中药穴位贴敷。

三、西 医 治 疗

1. 抗Hp治疗1~2周

适应证:幽门螺杆菌阳性的慢性胃炎有胃黏膜萎缩、糜烂或有消化不良症状者,建议根除幽门螺杆菌。治疗方法:①质子泵抑制剂(兰索拉唑、泮托拉唑、雷贝拉唑等常用量),12小时1次。②阿莫西林1.0g,1日2次。③克拉霉素0.5g,1日2次。或左氧氟沙星0.2g,1日2次。质子泵抑制剂也可改用胶体铋剂。

2. 黏膜保护剂 硫糖铝(胃溃宁):10~25mg/(kg·d),分3次口服,饭前2小时服用。

3. 解痉剂 复方颠茄片:5岁以上半片,口服,1日3次。

4. 助消化药 ①乳酶生:饭前服用。6个月至2岁的儿童每次服用0.1~0.2g,2~5岁儿童每次服用0.2~0.5g,5岁以上儿童每次服用0.3~0.6g。②多酶片:口服,每次1~2片,1日3次,饭前吞服;胃蛋白酶合剂溶液:2岁以下2.5ml/次,2岁以上3~5ml/次,1日3次,饭时或饭前服用。

5. 胃肠动力药 多潘拉酮(吗丁啉):0.3mg/(kg·次),3次/天,饭前服用。

【特色疗法述评】

1. 在儿童慢性胃炎中,合并有Hp感染的胃窦黏膜炎症程度明显较未感染者重,Hp感染与未感染在引起胃窦黏膜炎症活动性、萎缩和淋巴滤泡形成的发生率上有显著性差异。由于Hp感染是慢性活动性胃炎的主要病因,有症状的Hp感染儿童应予根除Hp治疗。中医认为脾胃虚弱是Hp相关性胃炎发病之本,气滞、血瘀、郁热、湿阻为发病之标,因而治疗上多遵循扶正祛邪的治则,健脾益气配合行气、活血、清热、化湿之品。

2. 许多学者指出,根治Hp感染失败主要是由于Hp对各种抗生素的耐药。因此,中西医结合方法受到大量学者的重视,以寻求治疗上的新突破。在治疗慢性胃病Hp阳性中,不宜骤用补益,以免闭门留寇,难以根除,应当采用循序渐进,分阶段治疗疗效显著,而且治疗后,患者的复发率低,同时引发的副作用较小,整个治疗过程遵循循序渐进原则,对患者机体逐步渗透,中药中的各味药,都对Hp有杀菌作用,可以很好地促进Hp转阴,并消除炎症,这对于患者的身体承受力有所保证。此外,中药西药联合用药,降低胃肠道副反应发生率,从而提高临床用药的依从性,保证治疗方案的顺利实施。中西医结合疗法是治疗小儿消化性溃疡的有效方法,值得推广运用,其作用机制,有待进一步研究。

3. 猴头菌颗粒系猴头菌发酵后提取物,药理研究显示,猴头菌颗粒一方面通过双向调节作用提高机体的非特异免疫和特异免疫功能,维持机体正常免疫状态,杀灭 Hp;猴头多糖、天然维生素 C、微量元素硒具有较强的抗氧化作用,可清除 Hp 感染所产生的氧自由基,减少乳酸脱氢酶释放,对氧自由基导致的胃黏膜上皮细胞脂质过氧化具有明显的修复作用,减轻局部损害,促进炎性反应消退;此外,猴头多糖、多肽可正向调节胃肠道的蠕动功能,从而改善消化功能;猴头菌颗粒可显著改善胃肠黏膜血液循环及营养状态,促进胃黏膜上皮细胞再生、修复。研究证实,猴头菌颗粒对酒精性胃炎和吲哚美辛急性溃疡、幽门结扎溃疡和醋酸法慢性胃溃疡均有保护和治疗作用,可有效、迅速缓解腹痛、腹胀等症状,联合用药较单独用药治疗效果更好。猴头菌颗粒联合法莫替丁、克拉霉素联合用药,可显著提高 Hp 根除率及溃疡愈合率,且溃疡愈合后不易复发,远期疗效较好,临床疗效较理想,且不良反应轻、少,患儿依从性好,值得应用。

【主要参考文献】

1. 邵彩虹,朱启铭,张冰峰,等.小儿幽门螺杆菌感染伴消化性溃疡药物治疗研究[J].中国实用儿科杂志,2001,16(8):464-466.

2. 姜葵,张建中,潘国宗.幽门螺杆菌对甲硝唑耐药机制的探讨[J].中华消化杂志,2000,20(6):368.

3. 徐艺,叶柏,单兆伟,等.中草药单味与复方对幽门螺杆菌抑菌作用研究[J].中国中西医结合脾胃杂志,2000,8(5):292-293.

4. 周曾芬,崔蓉,张永生,等.大蒜、大黄对幽门螺杆菌抑菌作用的实验研究[J].中华实用医学,2000,2(6):1-3.

5. 刘波,李雪驼,徐和利,等.5种中药制剂杀灭幽门螺杆菌的实验研究[J].中国新药杂志,2002,11(6):457-459.

6. 乜之英.猴头菌提取物颗粒治疗儿童功能性消化不良的作用机理探讨[J].临床消化病杂志,2008,20(5):283-284.

7. 邓璟.猴头菌颗粒、奥美拉唑、阿莫西林、呋喃唑酮联合治疗消化性溃疡的临床研究[J].国际医药卫生导报,2006,12(7):57-58.

8. 陈敏,田汉文.猴头菌提取物颗粒治疗溃疡性结肠炎的研究[J].现代中西医结合杂志,2008,17(29):4529-4531.

9. 张显涛,沈洪,刘亚军,等.中医药治疗幽门螺杆菌相关性胃炎研究进展[J].辽宁中医药大学学报,2013,15(5):85-87.

10. 沈洪,单兆伟.幽门螺杆菌感染相关胃病证治规律的探讨[J].中国中西医结合消化杂志,1994(4):6-8.

11. 张运红.中医分阶段治疗慢性胃炎Hp阳性的临床观察[J].中外医学研究,2012,10(24):102.

第二节 婴幼儿腹泻

　　婴幼儿腹泻(腹泻病)是一组多病原、多因素引起的以大便次数增多和大便性状改变为特点的临床综合征,主要表现为稀水便和水、电解质紊乱。6个月~2岁发病率高,1岁以内约占半数。急性腹泻可导致脱水,而持续腹泻可引起消化吸收障碍、营养不良、生长发育落后及免疫功能低下。腹泻病是5岁以下儿童发病和死亡的主要原因之一。

　　本病据其临床表现可归属于"泄泻"范畴。现代对小儿腹泻的研究范围广泛。在临床研究方面,随着腹泻病原学的发展,对于不同类型腹泻辨证规律的研究也日益增多,使轮状病毒肠炎、空肠弯曲菌肠炎等的辨证论治在结合辨病方面得到深化,以多种疗法治疗小儿腹泻也有很多报道,这些研究成果增加了小儿腹泻的治疗手段,提高了疗效。

【病因病机】

一、中　医

　　小儿泄泻发生的原因,以感受外邪、伤于饮食、脾胃虚弱为多见。其主要病变在脾胃。因胃主受纳腐熟水谷,脾主运化水湿和水谷精微,若脾胃受病,则饮食入胃之后,水谷不化,精微不布,清浊不分,合污而下,致成泄泻。故《幼幼集成·泄泻证治》说:"夫泄泻之本,无不由于脾胃。盖胃为水谷之海,而脾主运化,使脾健胃和,则水谷腐化而为气血以行荣卫。若饮食失节,寒温不调,以致脾胃受伤,则水反为湿,谷反为滞,精华之气不能输化,乃致合污下降,而泄泻作矣。"

　　1. 感受外邪　小儿脏腑柔嫩,肌肤薄弱,冷暖不知自调,易为外邪侵袭而发病。外感风、寒、暑、热诸邪常与湿邪相合而致泻,盖因脾喜燥而恶湿,湿困脾阳,运化失职,湿盛则濡泻,故前人有"无湿不成泻""湿多成五泻"之说。由于时令气候不同,长夏多湿,故外感泄泻以夏秋多见,其中又以湿热泻最常见,风寒致泻则四季均有。

2. **伤于饮食**　小儿脾常不足,运化力弱,饮食不知自节,若调护失宜,乳哺不当,饮食失节或不洁,过食生冷瓜果或难以消化之食物,皆能损伤脾胃,发生泄泻。如《素问·痹论》所说:"饮食自倍,肠胃乃伤。"小儿易为食伤,发生伤食泻,在其他各种泄泻证候中亦常兼见伤食证候。

3. **脾胃虚弱**　小儿素体脾虚,或久病迁延不愈,脾胃虚弱,胃弱则腐熟无能,脾虚则运化失职,因而水反为湿,谷反为滞,不能分清别浊,水湿水谷合污而下,而成脾虚泄泻。亦有暴泻实证,失治误治,迁延不愈,如风寒、湿热外邪虽解而脾胃损伤,转成脾虚泄泻者。

4. **脾肾阳虚**　脾虚致泻者,一般先耗脾气,继伤脾阳,日久则脾损及肾,造成脾肾阳虚。阳气不足,脾失温煦,阴寒内盛,水谷不化,并走肠间,而致澄澈清冷,洞泄而下的脾肾阳虚泻。

病机为脾胃运化失常,清浊相干,并走大肠。

病变脏腑在脾胃:无论是外感、食伤、还是正虚,其共同的病理变化,都是脾主运化的功能失常。脾胃升降失司,精华糟粕不分,清浊合污下流,是形成泄泻的基本机制。

病理因素为湿滞:外感暑热或风寒,皆夹湿;乳食内停酿生湿浊;脾胃虚弱湿自内生。脾喜燥恶湿,湿困中焦,运化失司,下泄作泻。

由于小儿稚阳未充、稚阴未长,患泄泻后较成人更易于损阴伤阳发生变证。重症泄泻患儿,泻下过度,易于伤阴耗气,出现气阴两伤,甚至阴伤及阳,导致阴竭阳脱的危重变证。若久泻不止,脾气虚弱,肝旺而生内风,可成慢惊风;脾虚失运,生化乏源,气血不足以荣养脏腑肌肤,久则可致疳证。

二、西　　医

(一)病因

1. **感染因素**　肠道内感染(以轮状病毒和致病性大肠埃希菌最常见);肠道外感染(如:肺炎)。

2. **非感染因素**　主要是饮食不当和气候变化等。

(二)发病机制

1. **感染性腹泻**

(1)病原体侵入消化道,可致肠黏膜发生充血、水肿、炎症细胞浸润、溃疡和渗出等病变,使食物的消化、吸收发生障碍,未消化的食物被细菌分解(腐败、发酵),其产物造成肠蠕动亢进及肠腔内渗透压升高引起腹泻。

(2)病原体产生毒素,使小肠液分泌增加,超过结肠的吸收能力导致腹泻。

（3）腹泻后丢失大量的水和电解质,引起脱水、酸中毒及电解质紊乱。

2. **非感染性腹泻**　非感染性腹泻为消化系统功能紊乱所致。饮食不当后,食物不能被充分消化吸收而积滞于小肠上部,使肠腔内局部酸度减低、细菌上移和繁殖,使食物发酵和腐败,分解产生的短链有机酸使肠腔内渗透压增高,并与腐败性毒性产物一同刺激肠壁而使肠蠕动增加而引起腹泻。毒性产物被吸收进入血循环后,可出现不同程度的中毒症状。

【临床表现】

一、症　　状

腹泻可轻可重,轻者1日数次,大便呈糊状或稀水样。重者1日十余次或几十次,大便呈蛋花汤样或黄水便,1次量多。大多数有哭闹,腹部可闻肠鸣,排便呈喷射状。部分病例可有持续腹痛,排黏液便甚或脓血便,伴里急后重。严重病例常伴频繁呕吐,有厌食、发热、烦躁、萎靡等中毒症状,有不同程度脱水、电解质紊乱和酸中毒等。

二、体　　征

可见眼窝、囟门凹陷、皮肤弹性下降等脱水体征,代谢性酸中毒时可见口唇樱红、呼吸深大等。

【辅助检查】

1. **血常规**　细菌感染白细胞增多。
2. **大便常规及培养**　因致病原而异,细菌性肠炎可获阳性结果。
3. **病毒检查**　如用免疫酶联反应(ELISA)或PCR检测大便轮状病毒,或用电镜观察大便轮状病毒。
4. **血液生化检查**　血电解质(钠、钾、氯、钙、镁)、血气分析等。

【诊断与鉴别诊断】

一、诊　断　标　准

根据病史、体格检查和大便性状易于作出临床诊断。按照腹泻的病期和症状的轻重,进行分期、分型诊断;并判断有无脱水及脱水的程度与性质、酸中毒和电解质紊乱,注意寻找病因,如喂养不当、肠道内外感染等。

(1)诊断依据:①大便性状有改变,呈稀便、水样便、黏液便或脓血便;②大便次数比平时增多。

(2)根据病程分为:①急性腹泻:病程在2周以内;②迁延性腹泻:病程在2周至2个月;③慢性腹泻:病程在2个月以上。

(3)根据病情分为:①轻型:无脱水、无中毒症状;②中型:轻至中度脱水或有轻度中毒症状;③重型:重度脱水或有明显中毒症状(烦躁、精神萎靡、面色苍白、高热或体温不升、白细胞计数明显升高)。

(4)病因学诊断:

1)感染性腹泻:①急性肠炎可根据大便性状、粪便镜检、流行季节及发病年龄估计最可能的病原,以作为用药的参考。流行性腹泻水样便多为轮状病毒或产毒性细菌感染,尤其是2岁以下婴幼儿,发生在秋冬季节,以轮状病毒肠炎可能性较大;发生在夏季,以ETEC肠炎可能性大。如粪便为黏液或脓血便,应考虑侵袭性细菌感染,如EIEC肠炎、空肠弯曲菌肠炎或沙门菌肠炎等。②有条件者应进行细菌、病毒及寄生虫等病原学检查。大便镜检有较多白细胞者可做大便细菌培养;疑为病毒性肠炎者可取急性期(发病3天以内)大便滤液或离心上清液染色后用电镜或免疫电镜检查;还可用免疫学的方法(如ELISA、固相放射免疫法等)检测粪便中病毒抗原、血清中特异性抗体。病毒RNA凝胶电泳,可直接从粪便中提取RNA,按特征性RNA图谱进行轮状病毒电泳分型,有长型和短型之分。各种病原肠道感染患儿的血清学检查虽对临床帮助不大,但对流行病学调查和回顾性诊断颇有意义。病原明确后可按病原学进行诊断,如致病性大肠杆菌肠炎、空肠弯曲菌肠炎、轮状病毒肠炎等。

2)非感染性腹泻:根据病史、症状及检查分析可诊断为生理性腹泻、症状性腹泻、过敏性腹泻等。

(5)脱水的评估:根据临床表现、血气分析测定,判断脱水程度、性质、电解质紊乱及酸中毒的情况。

二、鉴 别 诊 断

1. **西医** 主要与细菌性痢疾、婴幼儿急性出血坏死性肠炎、阿米巴痢疾、生理性腹泻相鉴别。

2. **中医** 主要与痢疾相鉴别。

【治疗】

一、一般措施

1. 注意饮食卫生，食品应新鲜、清洁，不吃变质食品，不要暴饮暴食。饭前、便后要洗手，乳具、食具要卫生。

2. 提倡母乳喂养，不宜在夏季及小儿有病时断奶，遵照添加辅食的原则，注意科学喂养。

3. 避免长期滥用广谱抗生素，以防止难治性肠道菌群失调所致的腹泻。

4. 加强户外活动，注意气候变化，防止感受外邪，避免腹部受凉。

二、中医治疗

（一）辨证论治

1. 常证

（1）湿热泻

主症：大便水样，或如蛋花汤样，泻下急迫，量多次频，气味秽臭，或见少许黏液，腹痛时作，食欲不振，或伴呕恶，神疲乏力，或发热烦闹，口渴，小便短黄，舌质红，苔黄腻，脉滑数，指纹紫。

治法：清肠解热，化湿止泻。

方药：葛根黄芩黄连汤加味。葛根 10g，黄芩 5g，黄连 3g，地锦草 5g，大豆黄卷 10g，甘草 6g。热重泻频加鸡苏散 10g，辣蓼 10g，马鞭草 10g；发热口渴加生石膏 10g，芦根 10g；湿重水泻加车前子 10g，苍术 10g；泛恶苔腻加藿香 5g，佩兰 5g；呕吐加竹茹 10g，法半夏 5g；腹痛加木香 5g；纳差加焦山楂 10g，焦神曲 10g。（以 5 岁为例）

（2）风寒泻

主症：大便清稀，夹有泡沫，臭气不甚，肠鸣腹痛，或伴恶寒发热，鼻流清涕，咳嗽，舌质淡，苔薄白，脉浮紧，指纹淡红。

治法：疏风散寒，化湿和中。

方药：藿香正气散加减。藿香 5g，苏叶 10g，白芷 10g，生姜 5g，法半夏 5g，陈皮 5g，苍术 10g，茯苓 10g，甘草 6g，大枣 3 枚。大便质稀色淡，泡沫多，加防风炭 10g；腹痛甚，里寒重，加干姜 5g，砂仁（后下）5g，木香 5g；腹胀苔腻，加大腹皮 5g，厚朴 5g；夹有食滞者，去甘草、大枣，加焦山楂 10g，鸡内金 10g；小便短少加泽泻 10g，车前子 10g；恶寒鼻塞声重加荆芥 10g，防风 10g。（以 5 岁为例）

（3）伤食泻

主症：大便稀溏，夹有乳凝块或食物残渣，气味酸臭，或如败卵，脘腹胀满，便前腹痛，泻后痛减，腹痛拒按，嗳气酸馊，或有呕吐，不思乳食，夜卧不安，舌苔厚腻，或微黄，脉滑实，指纹滞。

治法：运脾和胃，消食化滞。

方药：保和丸加减。焦山楂10g，焦神曲10g，鸡内金10g，陈皮5g，法半夏5g，茯苓10g，连翘10g。腹痛加木香5g，槟榔10g；腹胀加厚朴5g，莱菔子10g；呕吐加藿香5g，生姜5g。（以5岁为例）

（4）脾虚泻

主症：大便稀溏，色淡不臭，多于食后作泻，时轻时重，面色萎黄，形体消瘦，神疲倦怠，舌淡苔白，脉缓弱，指纹淡。

治法：健脾益气，助运止泻。

方药：参苓白术散加减。党参10g，白术10g，茯苓10g，甘草6g，山药10g，莲子肉10g，扁豆10g，薏苡仁15g，砂仁（后下）5g，桔梗10g。胃纳呆滞，舌苔腻，加藿香5g，苍术10g，陈皮5g，焦山楂10g；腹胀不舒加木香5g，乌药10g；腹冷舌淡，大便夹不消化物，加炮姜5g；久泻不止，内无积滞者，加煨益智仁10g，肉豆蔻10g，石榴皮10g。（以5岁为例）

（5）脾肾阳虚泻

主症：久泻不止，大便清稀，澄澈清冷，完谷不化，或见脱肛，形寒肢冷，面色㿠白，精神萎靡，睡时露睛，舌淡苔白，脉细弱，指纹色淡。

治法：温补脾肾，固涩止泻。

方药：附子理中汤合四神丸加减。党参10g，白术10g，甘草6g，干姜5g，吴茱萸3g，制附子10g，补骨脂10g，肉豆蔻10g。脱肛加炙黄芪10g，升麻10g；久泻滑脱不禁加诃子5g，石榴皮10g，赤石脂10g。（以5岁为例）

小儿泄泻虽然可分风寒、伤食、湿热、脾虚、脾肾阳虚等不同证型，然各型之间常相互交织。风寒、脾虚泻易夹食，伤食泻又多外感风寒，湿热泻多伤暑，因此，治疗时要分清主次，相互兼顾。（以5岁为例）

2. 变证

（1）气阴两伤

主症：泻下过度，质稀如水，精神萎靡或心烦不安，目眶及囟门凹陷，皮肤干燥或枯瘪，啼哭无泪，口渴引饮，小便短少，甚至无尿，唇红而干，舌红少津，苔少或无苔，脉细数。

治法：健脾益气，酸甘敛阴。

方药：人参乌梅汤加减。人参10g，炙甘草6g，乌梅10g，木瓜5g，莲子10g，山药10g。泻下不止加山楂炭10g，诃子5g，赤石脂10g；口渴引饮加石

斛 10g,玉竹 10g,天花粉 10g,芦根 10g;大便热臭加黄连 3g,辣蓼 5g。(以 5 岁为例)

（2）阴竭阳脱

主症:泻下不止,次频量多,精神萎靡,表情淡漠,面色青灰或苍白,哭声微弱,啼哭无泪,尿少或无,四肢厥冷,舌淡无津,脉沉细欲绝。

治法:挽阴回阳,救逆固脱。

方药:生脉散合参附龙牡救逆汤加减。人参 10g,麦冬 10g,五味子 5g,白芍 10g,炙甘草 6g,制附子 10g,龙骨 15g,牡蛎 15g。诸药合用,功可挽阴回阳,救逆固脱。(以 5 岁为例)

（二）特色专方

1. 仙桔汤 由仙鹤草 30g,桔梗 6g,乌梅炭 4g,白槿花 9g,炒白术 9g,广木香 5g,生白芍 9g,炒槟榔 10g,甘草 4g 组成。水煎 2 次,分 2 次服,日 1 剂。本方是国医大师朱良春经验方,用于久泻患者。

2. 清理肠道汤 由黄芩 12g,赤白芍各 15g,丹皮 12g,桃仁 12g,生薏仁 30g,冬瓜子 30g,马齿苋 30g,败酱草 30g 组成,水煎 2 次,分 2 次温服,与吃饭隔 1 小时以上,饭前饭后均可。本方是印会河经验方,用于湿热型泄泻。

3. 乌梅败酱方 由乌梅 12~15g,败酱草 12g,黄连 4~6g,木香(后下)9g,当归 10g,炒白芍 12~15g,炒枳实 10g,太子参 12g,炒白术 10g,茯苓 15g,葛根 12g,炙甘草 6g 组成。水煎 2 次,分 2 次温服,日 1 剂。本方是路志正经验方,用于久泻湿热型。

4. 加味痛泻四逆散 由陈皮 9g,防风 6g,炒白术 20g,赤芍 15g,白芍 15g,木香 9g,柴胡 6g,炒枳实 12g,合欢皮 30g,白头翁 12g,甘草 6g 组成,水煎 2 次,分 2 次温服,日 1 剂。本方是祝德军经验方,用于肝气乘脾型泄泻。

（三）中成药

1. 葛根芩连微丸 由葛根、黄芩、黄连、炙甘草组成。每服 1~2g,1 日 3~4次。用于湿热泻。

2. 藿香正气液 由广藿香、紫苏叶、白芷、白术(炒)、陈皮、半夏(姜制)、厚朴(姜制)、茯苓、桔梗、甘草、大腹皮、大枣、生姜组成。每服 5~10ml,1 日 3次。用于风寒泻。

3. 纯阳正气丸 由广藿香、半夏(制)、青木香、陈皮、丁香、肉桂、苍术、白术、茯苓、朱砂、硝石(精制)、硼砂、雄黄、金礞石(煅)、麝香、冰片组成。每服 2~3g,1 日 3~4 次。用于中寒泄泻,腹冷呕吐。

4. 健脾八珍糕 由党参(炒)、白术(炒)、茯苓、山药(炒)、薏苡仁(炒)、莲子、芡实(炒)、白扁豆(炒)、陈皮组成。每次 2 块,开水调成糊状吃,1 日 2~3 次。用于脾虚泻。

5. **附子理中丸**　由肉桂、附片、党参、白术(炒)、炮姜、炙甘草组成。每服2~3g,1日3~4次。用于脾肾阳虚泻。

(四)针灸疗法

1. **针法**　取足三里、中脘、天枢、脾俞。发热加曲池,呕吐加内关、上脘,腹胀加下脘,伤食加刺四缝,水样便多加水分。实证用泻法,虚证用补法,每日1~2次。

2. **灸法**

(1)主穴:天枢、足三里。

(2)配穴:胃脘胀痛者加中脘、内关;湿盛者加上巨虚、阴陵泉;脾胃虚弱者加脾俞、公孙、气海;命火虚弱者加命门、肾俞、关元、神阙;肝木乘脾者加脾俞、太冲。

(3)操作:悬灸法,每次选取2~4穴,每穴每次灸15~20分钟,以灸后穴位局部皮肤潮红为度,每日1次,10次为1疗程。

(五)其他特色疗法

1. **小儿推拿疗法**

(1)风寒型:推拿处方:补脾经300次,补大肠300次,推上三关300次,揉外劳宫100次,摩腹(逆时针方向)8分钟,揉脐、揉天枢各1分钟(用食、中、无名三指分别安置于脐、左右天枢做三指揉),揉足三里1分钟,揉龟尾300次,推上七节骨300次。

(2)湿热型:推拿处方:清脾胃300次,清大肠300次,清小肠300次,退下六腑300次,揉天枢1分钟,揉龟尾300次,推上七节骨300次。

(3)伤食型:推拿处方:清脾胃300次,清大肠300次,揉板门300次,顺运内八卦200次,揉中脘1分钟,摩腹(顺时针方向)8分钟,揉天枢各1分钟,揉龟尾300次,推上七节骨300次。

(4)脾虚型:推拿处方:补脾经300次,补大肠300次,推上三关300次,摩腹(逆时针方向)8分钟,揉脐、揉天枢各1分钟,捏脊5遍,揉龟尾300次,推上七节骨300次,揉足三里2分钟。

2. **穴位注射**

(1)中重度小儿腹泻:维生素B_1足三里穴位注射方法:①足三里穴位定位:犊鼻穴(髌骨下缘,髌韧带外侧凹陷中)下3寸,胫骨前外一横指外。②取5ml注射器抽吸维生素B_1 100mg,取患儿双侧足三里穴常规消毒,将针头迅速刺入皮下,根据患儿肥胖程度决定进针深浅,待手下沉紧感时抽吸无回血后注入药液,按体重0.1mg/kg分双足三里注射,隔日治疗1次。

(2)小儿秋季腹泻:山莨菪碱穴位注射。穴位:双侧足三里穴或外踝垂直线与足白线交点,消毒后用4、5号针头,进针0.5~1cm,回抽无血后注射

0.3~0.5mg/kg,每天 1 次,双足交替注射。

3. 外治法

(1) 丁香 2g,吴茱萸 30g,胡椒 30 粒,共研细末。每次 1~3g,醋调成糊状,敷贴脐部,每日 1 次。用于风寒泻、脾虚泻。

(2) 鬼针草 30g,加水适量。煎煮后倒入盆内,先熏蒸、后浸泡双足,每日 2~4 次,连用 3~5 日。用于小儿各种泄泻。

4. 灌肠疗法

(1) 湿热型:灌肠方:①黄连、黄芩、白术、炒白芍、车前子各 3g。②蒲公英、白花蛇舌草、地锦草、大蓟、小蓟各 30g,地榆 15g。③白头翁 6g,黄连 1.5g,黄柏、秦皮各 3g。

(2) 食积型:灌肠方:神曲、焦山楂各 15g,煨诃子 4g,石榴皮 20g。

(3) 脾肾阳虚型:灌肠方:熟附子、炮姜、党参、炒白术、白扁豆、炒故纸、肉蔻、诃子各 3g,吴茱萸、五味子各 2g,焦山楂 5g。

操作方法:选用上方煎取药汁 0~50ml,待温用。根据婴幼儿体质采用 1~3 号橡胶导尿管,镊子 1 把,50ml 注射器 1 副,2 号方盘 1 个,消毒备用。灌肠选择小儿排便 10 分钟后进行,灌肠时患儿取左侧卧位或俯卧位,将导尿管一头涂上甘油放入肛门 5~8cm,用注射器抽取药液 30~60ml(温度在 20℃左右),按导尿管后徐徐注入肛门,保留 30 分钟以上,每日上、下午各灌肠 1 次。

三、西 医 治 疗

1. 液体疗法

(1) 口服补液盐(ORS):用于预防脱水及纠正中度及以下脱水。无脱水患儿可口服米汤加盐溶液(500ml 米汤 +1.75g 细盐,1/3 张溶液)、糖盐水(500ml 白开水 +10g 白糖 +1.75g 细盐,但腹泻儿多有双糖酶缺乏对蔗糖耐受不好)、ORS 盐(主要用于治疗脱水,2/3 张,预防脱水时另加 1/3 量白开水),用量为 20~40ml/kg,4 小时内服完,然后随时口服,能喝多少喝多少。用 ORS 液纠正脱水时,补给累积损失量轻度脱水约 50ml/kg,中度脱水 80~100ml/kg,或 75ml/kg,于 4 小时内补足。以后随时口服,能喝多少喝多少。6 个月以下配方奶喂养的儿童,应用标准 ORS 时,应额外给予 100~200ml 白开水。对于继续损失量,补充原则为丢失多少补充多少,可给予低张 ORS 或等量稀释 ORS 液。婴儿每腹泻 1 次,服 ORS 液 10ml/kg,或 6 个月以下 50ml/ 次,1 岁 100ml/ 次,2~3 岁 150ml/ 次。

(2) 静脉补液:适用于重度脱水、吐泻严重或腹胀的患儿。一旦患儿能喝水,应尽量改用口服 ORS 液。

补液总量(定量) 治疗第一个 24 小时的补液量应包括:累积损失量、继续丢失量和生理需要量,依脱水程度补充,轻度脱水 90~120ml/kg,中度脱水 120~150ml/kg,重度脱水 150~180ml/kg。

液体组成(定性)　第 1 天补液内容:等渗电解质溶液(包括钠离子及钾离子)和非电解质溶液(葡萄糖液)全日容量比例根据脱水性质决定:等渗性脱水宜为 1:1(相当于 1/2 张力电解质液);低渗性脱水用 2:1(相当于 2/3 张力电解质液);高渗性脱水时,应根据高渗的严重程度,使二者的比例为 1:1 至 1:2(总浓度相当于 1/3 张力电解质液),避免血清钠浓度降低过快,引起相对性水中毒。对病情较轻、肾功能较好的患儿或条件不具备时,电解质液可单用生理盐水。但酸中毒明显时应用 2:1 液作为含钠液。有低钾血症者,在输液排尿后,在以上液体余量中加氯化钾 0.3% 滴入。

补液的步骤及速度(定速)　原则是将所需液体按含钠浓度,先浓后淡、先快后慢地输入。对重度脱水有明显周围循环障碍者应先快速扩容,20ml/kg 等张含钠液(2:1 液)30~60 分钟内快速输入,然后再将含钠液浓度逐渐降低,将全部液体在 24 小时内输完(高渗脱水在 48 小时输完),一般速度为 8~10ml/(kg·h),高渗性脱水按 5~8ml/(kg·h)。低渗性脱水为防止脑细胞迅速缩小,应避免输高渗性液体。

脱水纠正后,第二日主要补充继续损失量和生理需要量,可改为口服补液。

(3)钾的补充:腹泻病人一般采用氯化钾 200~300mg/(kg·d),分 3~4 次口服,或配成 0.15%~0.2% 浓度的液体由静脉均匀输入,速度切忌过快,并需待有尿后方才能静脉给钾。

(4)钙和镁的补充:在补液过程中,如患儿兴奋性过高或出现惊厥、抽搐,可将 10% 葡萄糖酸钙 10ml 稀释 1 倍,静脉滴入,必要时可重复。能口服时可给 10% 氯化钙 5~10ml/ 次,每日 3~4 次。脱水重、久泻及有低镁症状者,可测定血镁浓度,并用 25% 硫酸镁 0.2~0.4ml/(kg·次)静滴,每日 1 次,症状消失后停用。

(5)严重酸中毒的处理:一般酸中毒经上述输液治疗,肾功能恢复后,多可纠正。酸中毒严重者依血气分析结果计算补给量,根据剩余碱进行计算:

$$|剩余碱|×0.3×体重(kg)=应补碱性溶液的摩尔数$$

具体补充可按 1 摩尔数相当于 5% 碳酸氢钠溶液 1.7ml,或相当于 11.2% 乳酸氢钠溶液 1ml 计算。在无化验条件或尚未知二氧化碳结合力的测定结果时,可按 5% 碳酸氢钠溶液 3~5ml/(kg·次)或 11.2% 乳酸氢钠溶液 2~3ml/(kg·次)计算给予,必要时可于 2~4 小时后重复应用。

2. **控制肠道感染**　合理应用抗生素,避免滥用。

(1)致病性大肠杆菌及侵袭型大肠杆菌:首选氨基糖苷类口服,如庆大霉素(1万~2万 U/kg·d)、多黏菌素[5万~10万 U/(kg·d)]或新霉素[50~100mg/(kg·d)]。也可采用喹诺酮类如环丙沙星等。

(2)鼠伤寒沙门菌感染:对常用抗生素耐药率高,最好根据药敏感试验选用抗生素,药敏结果未出前,可选用环丙沙星,重症选用三代头孢菌素如头孢噻肟 100~150mg/(kg·d)静滴。

(3)菌群紊乱之后继之金黄色葡萄球菌、铜绿假单胞菌或变形杆菌感染:发现有早期菌群紊乱情况时,应及时停原用抗生素,给口服乳酶生 0.3~0.9g,每日3次。并加服复合维生素B、维生素C和叶酸,可在数日内纠正肠道菌群紊乱,症状也随之好转。如好转不明显且大便涂片大肠杆菌明显减少时,可用正常婴儿大便 5~10g,以生理盐水混成混悬液,每日1次,直肠保留灌肠,可较快恢复。有金黄色葡萄球菌感染者,可选用红霉素、新青霉素、庆大霉素、万古霉素或先锋霉素Ⅵ治疗;有铜绿假单胞菌感染时选用多黏菌素B、羧苄青霉素或庆大霉素;有变形杆菌感染时选用氨苄西林、卡那霉素或头孢霉素治疗。

(4)空肠弯曲菌感染:红霉素为首选药物,剂量 25~50mg/(kg·d),分3~4次口服。对庆大霉素、磺胺药、诺氟沙星亦敏感。

(5)耶氏菌感染:对庆大霉素、磺胺药、诺氟沙星均敏感。

(6)真菌感染:口服制霉菌素,剂量 12.5万~50万U,每日2~4次。同时停用原来应用的抗生素。如肠道吸收功能受损明显,宜选用注射药物氟康唑,剂量为 3~6mg/(kg·d),静滴。

(7)轮状病毒感染:用α干扰素 10U/次,每日2次肌内注射,连续3~5天治疗秋季腹泻有显著疗效。

3. 对症治疗

(1)止泻 感染性腹泻极期不宜用止泻药,可适当用肠黏膜表面活性吸附剂,如活性炭、思密达;也可用微生态疗法,如培菲康等双歧杆菌和乳酸杆菌制剂。

(2)腹胀 如系低钾所致,应予补钾;肠胀气可用针刺足三里,肌注新斯的明(每次 0.05~0.1mg/岁)和/或加肛管排气。

(3)呕吐 暂时禁食。氯丙嗪肌注每次 0.5~1mg/kg,甲氧氯普胺(灭吐灵)每次 0.15~0.3mg/kg 肌注,因有致锥体外系症状副作用,婴幼儿慎用或不用。

(4)补充微量元素与维生素 补充锌,铁,维生素 PP、A、C、B$_1$,叶酸,维生素 B$_{12}$等。WHO 强调,对急性腹泻患儿,每天补充含元素锌制剂 20mg(6个月以下 10mg),服用 10~14 天,有助于缩短腹泻,减轻腹泻严重程度,并可在随后的2~3个月预防腹泻的再次发生。

【特色疗法述评】

1. 随着医药水平的发展和提高,中西医药在治疗小儿腹泻上都发挥着极大的作用。大部分依赖抗生素治疗小儿腹泻的局面转变为中西医结合治疗甚至单纯依靠中医药治疗。中西医结合治疗小儿腹泻,能够达到中医和西医治疗的优势互补,达到扬长避短的效果。对急性水样便腹泻,中医称"湿热泻",所用葛根芩连汤中有抗病毒与抗菌作用,且有解热止泻作用。因而退热止泻作用较好。对于迁延与慢性腹泻,此时病原作用多数已消除,主要是小肠功能尚未恢复正常,以致腹泻不止。中医称"脾胃虚寒泻",采用中药"温中健脾,固涩止泻"的方法,具有独特的疗效。

2. 对腹泻病的认识上:西医把腹泻病分为感染性腹泻与非感染性腹泻,若感染性腹泻,长期使用抗生素,可造成细菌耐药性、菌群失调等问题,若为非感染性腹泻,西医治疗讲究调理紊乱的肠道功能并预防并发症,而中医讲究辨证论治,可探寻无形之邪,祛邪扶正,治疗效果较好。较之西医被动等待患儿肠道功能恢复,较为有优势。在人文关怀上西医治疗补液相对较多,痛苦大,中医治疗可减少补液量,予中药外治法如中药外敷、推拿等应用。中医外治法具有标本兼治、优势互补的作用,采用穴位贴敷、推拿捏脊、中药经皮治疗、生物电共振治疗等中医外治疗法,可以减少患儿服药痛苦,具有简便易行的特点。

3. 抗生素相关性腹泻(AAD)是指应用抗生素后发生的、与抗生素有关的腹泻,即伴随着抗生素的使用而发生的无法用其他原因解释的腹泻。对于AAD,西医治疗主要是停用抗生素或改用敏感窄谱抗生素;直接或间接应用益生菌以达到纠正菌群失调也已经成为了共识。止泻药因涉及病因待诊等问题,应用受到了一定限制。目前西医学对 AAD 尚无疗效确切的治疗方法,而中医药治疗 AAD 有着独特的优势和科学实用价值,已取得较好疗效。尤其是中医复方多层次、多环节、多靶点的整体调理和个体化用药,使中医治愈 AAD、加快病人一般情况恢复成为可能,引起医学界的高度重视。抗生素在中医属"苦寒泻火"之品,易耗伤脾胃阳气而致脾胃虚损,不能运化水津,则水谷不分,津液糟粕并趋一窍而下。病理性质主要为虚实夹杂,其基本病机为脾病与湿盛。AAD 的中医治疗,有中药单味药、中成药、中药复方汤剂等形式。实验研究已经证实,中药单味药具有促进菌群生长和调整菌群失调的作用。AAD 的治疗提出 4 个原则:一是健脾,脾虚则水谷不分,与湿邪并趋于下,致泄利无度,《黄帝内经》曰"虚者补之",故凡治泄泻,须先健中焦脾胃,使水邪不泛滥,如四君子汤;二是温中,积虚必寒,而少火生气,火为土母,火衰则不能腐熟水谷,故遵《黄帝内经》"寒者温之"之训,脾虚者必投温补,如理中汤;三是分利,脾虚湿盛,当通利小便、淡渗湿邪,"利小便而实大便",如五苓散;四是固涩,注泄日久,虽投温补,未竟全功,当遵"滑者涩之"之法,选药如马齿苋、赤石脂等。

4. 把握治疗小儿腹泻病的"扶正"与"祛邪"。脾虚是泄泻的重要内因。《景岳全书·泄泻》谓:"泄泻之本,无不由于脾胃。"肝、肾等引起的泄泻,也多在脾虚基础上发生。因此,扶正必健脾。而实邪又以湿、寒、热、食积、气滞等为主。而湿胜是导致泄泻的重要因素,所谓"湿胜则濡泄","湿多成五泄","无湿不成泄"。因此,祛除湿邪是祛邪的首要任务。湿除则利于脾胃、大小肠功能恢复,止泻,并防复发。

【主要参考文献】

1. 李云虎,韩旭. 辨证治疗抗生素相关性腹泻验案 3 则[J]. 江苏中医药,2010,42(6):43-44.

2. 严玉莲,欧阳和木. 参苓白术散对预防老年抗生素相关性腹泻的作用观察[J]. 中医研究,2007,20(12):32.

3. 张志明. 加味实脾饮治疗抗生素相关性腹泻 90 例临床观察[J]. 卫生职业教育,2009,27(15):138-139.

4. 何成诗. 加味胃关煎治疗抗生素相关性腹泻脾肾阳虚证的临床研究[J]. 湖南中医药大学学报,2009,29(9):36.

5. 周育平. 李春生教授治疗抗生素相关性腹泻经验[J]. 名医精粹,2003,2(12):49.

6. 承小敏. 加味香连丸方治疗抗生素相关性腹泻 32 例[J]. 中医药导报,2010,16(9):41-42.

7. 王燕,冯爱萍. 乌梅汤治疗老年住院患者抗生素相关性腹泻 30 例[J]. 中医杂志,2004,45(3):204.

8. 李春颖. 七味白术散加味治疗抗生素相关性腹泻疗效观察[J]. 中日友好医院学报,2010,24(5):292-293.

9. 孙乐,刘冬梅. 抗生素相关性腹泻中西医研究进展[J]. 光明中医,2012,27(4):841-842.

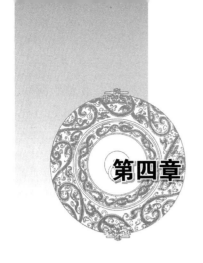

第四章 心血管系统疾病

第一节 病毒性心肌炎

病毒性心肌炎是由病毒感染引起局限性或弥漫性心肌炎性病变为主的疾病,有时病变亦可累及心包膜或心内膜。临床以心悸,胸闷,神疲乏力,面色苍白,气短,肢冷,多汗为特征。本病发病年龄以3~10岁小儿为多。儿童期的发病率尚不确切。国外资料显示在意外事故死亡的年轻人尸体解剖中检出率为4%~5%。近年来,由于病毒感染增多,病毒性心肌炎的发病率有逐渐升高的趋势,已成为小儿常见的心脏疾病,尤其多见于婴幼儿。本病临床表现轻重不一,预后大多良好;若治疗不及时,可影响小儿正常的生长发育,甚则发生心力衰竭及心源性休克。

中医学中无特定的病名与本病相对应,临床据其病位、病性以及主症进行诊断。若系急性感染起病者,可从温病论治;若以心律失常为主者,可归于心悸、怔忡范畴;若以胸闷、胸痛为主者,可按胸痹论治;若合并心功能不全者,又与心水相仿。此外,还与汗证、虚劳、猝死相关。近年来,随着中医药对本病研究的逐渐深入,特别是在对本病治疗规律的探讨以及辨病与辨证相结合方面,增加了本病的治疗手段,提高了治疗效果,中医药在治疗本病方面具有广阔的前景和明显的优势。

【病因病机】

一、中 医

本病以外感风热、湿热邪毒为发病主因,瘀血、湿浊为病变过程中的病理产物,疾病耗气伤阴为主要病理变化,病程中或邪实正虚,或以虚为主,或虚中夹实,病机演变多端,要随证辨识,特别要警惕心阳暴脱变证的发生。

1. **外感因素**　小儿脏腑娇嫩,形气未充,卫外功能不固,运化能力薄弱,最易感受邪毒致生本病。邪毒侵入多通过两种途径:一是从鼻咽而受,卫表而入,先犯于肺,继侵心脉,其病邪以风热邪毒为主;二是由口鼻而入,侵犯肠胃,蕴湿生热,阻滞心脉,其病邪以湿热邪毒为多,两者皆可损伤心之气血阴阳。心之气阴虚损,则运血无力,心脉瘀阻,从而失去心主血脉的功能而致病。

2. **正虚因素**　若小儿先天禀赋不足,或后天失于调养,或大病、热病后气阴两虚,心脉虚损,均为小儿发生本病的内在因素。一旦感受邪毒,侵入血脉,先损心"用",继损心"体",从而导致本病的发生与发展。

二、西　　医

1. **病因**　引起本病的常见病毒有柯萨奇病毒(B 组和 A 组)、埃可病毒、脊髓灰质炎病毒、腺病毒、传染性肝炎病毒、流感和副流感病毒、麻疹病毒、单纯疱疹病毒以及流行性腮腺炎病毒等。

2. **发病机制**　本病的发病机制目前不完全清楚。但随着分子病毒学和分子免疫学的发展,揭示出病毒性心肌炎发病机制涉及病毒对被感染的心肌细胞的直接损害和病毒触发人体自身免疫反应引起的心肌损害。

【临床表现】

一、症　　状

临床症状轻重不一,取决于年龄和感染的急性或慢性过程,预后大多良好。部分患者起病隐匿,有乏力、活动受限、心悸、胸痛等症状,少数重症患者可发生心力衰竭并发严重心律失常、心源性休克,甚至猝死。部分患儿呈慢性进程,演变为扩张性心肌病。新生儿患病时病情进展快,常见高热、反应低下、呼吸困难和发绀,常有神经、肝脏和肺的并发症。

二、体　　征

心脏有轻度扩大,伴心动过速、心音低钝及奔马律,可导致心力衰竭及昏厥等。反复心力衰竭者,心脏明显扩大,肺部出现湿啰音以及肝、脾大,呼吸急促和发绀,重症患者可突然发生心源性休克,脉搏细弱,血压下降。

【辅助检查】

一、心 电 图

可见严重心律失常:包括各种期前收缩,室上性和室性心动过速,房颤和室颤,Ⅱ度或Ⅲ度房室传导阻滞。心肌受累明显时可见 T 波降低、ST-T 段改变,但是心电图缺乏特异性,强调动态观察的重要性。

二、血生化指标

1. **磷酸激酶(CPK)** 血清肌酸磷酸激酶在早期多有升高,其中以来自心肌的同工酶(CK-MB)为主。血清乳酸脱氢酶(SLDH)同工酶增高对心肌炎早期诊断有提示意义。

2. **心肌肌钙蛋白** 近年来通过随访观察发现心肌肌钙蛋白(cTnI 或 cTnT)的变化对心肌炎诊断的特异性较强。

三、超声心动图检查

超声心动图可显示心房、心室的扩大,心室收缩功能受损,探查有无心包积液以及瓣膜功能失常。

四、病毒学检查

疾病早期可从咽拭子、咽冲洗液、粪便、血液中分离出病毒,但需要结合血清抗体测定才更有意义。恢复期血清抗体滴度比急性期有 4 倍以上增高、病程早期血中特异性 IgM 抗体滴度在 1:128 以上。利用聚合酶链反应或病毒核酸探针原位杂交自血液或心肌组织中查到病毒核酸可作为某一型病毒存在的依据。

五、心肌活体组织检查

心肌活检仍被认为是诊断的金标准,但由于取样部分的局限性,阳性率仍然不高。

【诊断与鉴别诊断】

一、诊 断 标 准

参照《中国儿童病毒性心肌炎诊断标准(1999 年修订)》。

1. 临床诊断依据

（1）心功能不全、心源性休克或心脑综合征。

（2）心脏扩大。X 线、超声心动图检查具有表现之一。

（3）心电图改变：Ⅰ、Ⅱ、avF、V_5 导联中 2 个或 2 个以上 ST-T 改变持续 4 天以上，及其他严重心律失常。

（4）CK-MB 升高，心肌肌钙蛋白（cTnI 或 cTnT）阳性。

2. 病原学诊断依据

（1）确诊指标：心内膜、心肌、心包（活检、病理）或心包穿刺液检查分离到病毒，或用病毒核酸探针查到病毒核酸，或特异性病毒抗体阳性。

（2）参考依据：粪便、咽拭子或血液中分离到病毒，且恢复期血清同型抗体滴度较第一份血清升高或降低 4 倍以上；病程早期患儿血中特异性 IgM 抗体阳性；用病毒核酸探针自患儿血中查到病毒核酸。

（3）确诊依据：①具备临床诊断依据 2 项，可临床诊断为心肌炎。发病同时或发病前 1~3 周有病毒感染的证据者支持诊断。②同时具备病原学确诊依据之一，可确诊为病毒性心肌炎。具备病原学参考依据之一，可临床诊断为病毒性心肌炎。③凡不具备确诊依据，疑似病毒性心肌炎，应给予必要的治疗或随诊，并根据病情变化，确诊或除外心肌炎。④应除外风湿性心肌炎、中毒性心肌炎、先天性心脏病、结缔组织病以及代谢性疾病的心肌损害、甲状腺功能亢进症、原发性心肌病、原发性心内膜弹力纤维增生症、先天性房室传导阻滞、心脏自主神经功能异常、β 受体功能亢进及药物引起的心电图改变。

3. 分期

（1）急性期：新发病，症状及检查阳性发现明显且多变，一般病程在半年以内。

（2）恢复期：临床症状和心电图改变等逐渐好转，但尚未痊愈，病程一般在 6 个月以上。

（3）迁延期：临床症状反复出现，客观检查指标迁延不愈，病程多在 1 年以上。

（4）慢性期：进行性心脏增大，反复心力衰竭或心律失常，病情时轻时重，病程在 1 年以上者。

二、鉴 别 诊 断

1. 西医 本病应与 β 受体功能亢进症、急性风湿性全心炎、功能性良性早搏、先天性房室传导阻滞、药物性心肌炎、结缔组织病以及代谢性疾病所致的心肌损害、急性传染病引起的心肌损害、暴发性心肌炎、原发性心内膜弹力纤维增生症等相鉴别。

2. **中医**　本病应与心悸、胸痹、心水等相鉴别。

【治疗】

一、一 般 措 施

1. **休息**　急性期宜卧床休息,待症状缓解、心电图改变基本恢复或好转,逐渐增加活动量,一般需要休息 1~2 个月。有心力衰竭者需要严格卧床休息,待心功能好转,心影缩小后逐渐增加活动量,一般需休息 6 个月或更长时间。

2. 平素要注意锻炼,增强体质,预防呼吸道或肠道病毒感染,防止对本病发生的诱发因素,密切观察病情,避免病情进一步发展。

二、中 医 治 疗

由于本病临床表现不一,证候错综复杂,辨证论治亦较为复杂。可据临床表现辨别心阴心阳、心气心血、各司其属,作为辨证的基本点,同时注意辨病和辨证相结合。治疗总以扶正祛邪,清热解毒、活血化瘀,温振心阳、养心固本为基本原则。

(一)辨证论治

1. **急性期**

(1)**风热侵心**

主症:发热、恶风、咳嗽、鼻塞、流涕、头痛、咽痛、全身不适。婴幼儿可有哭闹不安、面色㿠白、气短、乏力、多汗;较大儿童可述心悸、胸闷、心前区痛。舌红、苔薄、脉浮数无力或促结代。

治法:清热解毒,护心复脉。

方药:银翘散加减。金银花 10g,连翘 10g,淡竹叶 10g,荆芥 10g,牛蒡子 10g,薄荷(后下)6g,板蓝根 10g,玄参 10g,半枝莲 10g,苦参 6g,太子参 6g,甘草 3g。胸闷较著者,加瓜蒌皮 6g,郁金 10g;咳甚者,加前胡 10g;咽红肿痛者,加桔梗 6g,鲜芦根 15g;汗多者,加煅牡蛎(先煎)20g;早搏频作者,加苦参 6g;热毒甚者,可用竹叶石膏汤或清营汤加减。本证若邪犯中焦,以胃肠道症状为主时,方用藿朴夏苓汤或藿连汤、葛根芩连汤加减,佐以厚朴、苦参、山楂、丹参等理气化瘀之味。(以 6 岁为例)

(2)**湿热侵心**

主症:常见寒热起伏,全身酸痛,恶心、呕吐、腹痛、腹泻,伴有心慌、胸闷、憋气、乏力、苔腻、脉濡。

治法:清热利湿,解毒透邪,顾护心脉。

方药:葛根黄芩黄连汤加减。葛根 10g,黄芩 10g,黄连 3g,法半夏 10g,木香 3g,板蓝根 10g,莲子心 10g,竹叶 10g。胸闷气憋者,加薤白 10g,枳壳 6g;心烦者,加栀子 6g,茯苓 10g;早搏频作者,加苦参 6g;若以盗汗为主者,用当归六黄汤加减,清热之中兼以扶正固表。本证若兼有风热表证者,邪客肺卫,以呼吸道症状为主时,可用银翘散加减,酌加玄参、麦冬、牡丹皮、赤芍等养阴凉血之品。(以 6 岁为例)

(3)心阳虚脱

主症:起病急骤,多在邪毒侵心症状的基础上,突然面色青灰,口唇青紫,心悸不安,心胸憋闷,呼吸困难,冷汗淋漓,四肢不温,脉微欲绝,或舌紫黯,有瘀斑。

治法:温阳益气,强心复脉,救逆固脱。

方药:参附龙牡救逆汤加减。人参 15g,附子(先煎)10g,煅龙骨(先煎)20g,煅牡蛎(先煎)20g,五味子 10g,白芍 10g,甘草 3g。浮肿尿少者,加五加皮 10g,万年青 10g;血瘀明显者,加参三七(另冲服)3g、丹参 10g,桂枝 6g;也可频频灌服独参汤、参附汤。本证在抢救时须中西医结合救治。(以 6 岁为例)

急性期关系着本病的预后,应特别重视此阶段的辨治,及时清肃肺胃之邪,解毒护心,使患儿迅速进入恢复期。

2. 恢复期

(1)气阴两虚

主症:心悸,怔忡,气短,胸闷,乏力、多汗,掌心灼热,面色㿠白,舌红或淡红,舌体胖或有齿印,苔薄或花剥,脉细数无力或结代,指纹淡。

治法:补益气阴,养心复脉。

方药:生脉散合炙甘草汤加减。人参 10g,麦冬 10g,五味子 10g,炙甘草 20g,桂枝 10g,生地黄 15g,阿胶(烊化)10g,火麻仁 10g,炒白芍 10g,丹参 10g,大枣 10 枚,生姜 3 片。阳热有余者,去生姜、大枣;五心烦热者,去桂枝、生姜、大枣,加玉竹 10g,白薇 10g;夜寐不宁者,加酸枣仁 10g,柏子仁 10g;早搏、怔忡心悸者,加苦参 6g,万年青 10g,甘松 10g,鹿衔草 10g;便秘常可诱发或加重心律不齐,故大便稍干时,应重用火麻仁 15g,加瓜蒌仁 10g,柏子仁 10g,桑椹 10g。此外,汗多不仅耗伤津液,而且耗散正气,加重气阳两伤,延久不复,故若寐中汗出、淋漓不止,可按"汗证"论治。本证若气阴受损而毒热留恋不尽者,治疗上应顾及已伤之气阴外,可酌加连翘、大青叶以清热毒,牡丹皮、赤芍以活血通络;气虚偏重者加黄芪;阴伤为主时加川石斛、玉竹。(以 6 岁为例)

(2)心脾两虚

主症:面色少华,心悸不安,气短胸闷,倦怠乏力,夜寐不安,恶寒肢冷,自汗便溏,纳差厌食,舌淡,苔白而润,脉缓或有结代。

治法:调理脾胃,益气复脉。

方药:四君子汤合桂枝加龙骨牡蛎汤加减。党参10g,白术10g,茯苓10g,桂枝6g,炒白芍10g,生龙骨(先煎)20g,生牡蛎(先煎)20g,当归10g,黄精10g,仙鹤草10g,炙甘草6g,大枣10枚。体虚多汗者,加黄芪15g,浮小麦15g;心悸、脉结代者,加甘松10g,万年青10g;血瘀者,加丹参10g,降香6g,苏木6g;夜寐不宁者,加琥珀粉(冲服)2g、磁石(先煎)20g、酸枣仁10g;血虚明显者,用归脾汤、人参养荣汤补益心脾气血,脾胃阴虚者,宜养胃汤加减。(以6岁为例)

3. 迁延期

(1)痰热痹阻

主症:低热起伏,咳嗽,气粗,痰稠难咯,胸中烦闷,心悸,反复感冒,病情迁延不已,时轻时重,舌红、苔黄腻,脉滑数或结代。

治法:清肺化痰,通痹复脉。

方药:栀子豉汤合半夏泻心汤加减。黄芩10g,黄连3g,法半夏10g,淡干姜6g,茯苓10g,远志10g,瓜蒌皮6g,郁金10g,栀子10g,豆豉10g,淡竹叶10g,莱菔子6g,炙枇杷叶15g。胸闷憋气者,加薤白10g,沉香(冲服)2g,丹参10g;大便秘结者,加制大黄10g;咽喉肿痛者,加土牛膝10g,板蓝根10g,蝉蜕6g,白花蛇舌草10g;早搏频繁者,加苦参6g,万年青10g。(以6岁为例)

(2)气虚血滞

主症:乏力,心悸,胸闷气短,头晕,心前区刺痛,胸痛掣背,舌青黯或绛,舌边有瘀点瘀斑,脉结代。

治法:益气活血,调心复脉。

方药:血府逐瘀汤合生脉散加减。当归10g,生地黄10g,桃仁10g,红花6g,桔梗6g,枳壳6g,赤芍10g,丹参10g,参三七3g(冲服),人参10g,麦冬10g,五味子10g,炙甘草3g。胸闷痛甚者,加郁金10g,玄胡10g,制乳香10g,制没药10g,血竭6g;腹胀肝脾肿大者,加川楝子10g,郁金10g,降香6g,莪术6g;咽红、有滤泡增生者,加玄参10g,蚤休12g,浙贝母6g。本证尚可酌加生黄芪、桂枝、姜黄,以益气通阳化瘀,多用于心律缓慢者。若以心肌供血不足及心脏扩大为主症时,可酌用生山楂、姜黄、降香等治疗。此证病程已久,药需长服方能获效。(以6岁为例)

迁延期患儿病程已久,病情复杂,营卫气血化生不足,热毒、痰湿、瘀血留滞,使病情反复不愈或加重。因此,从整体上加以调节,以避免病情反复,有利于正气的恢复和机体抗病能力的提高。

4. 慢性期

（1）心肾阴虚

主症：心悸阵作，胸闷胸痛，烦躁易怒，失眠多梦，五心烦热，盗汗，舌尖红，苔薄黄或舌红少苔，脉细数或结代。

治法：滋阴清热，益心补肾。

方药：知柏地黄丸合天王补心丹加减。知母10g，黄柏10g，生地黄15g，牡丹皮10g，麦冬10g，五味子10g，龙眼肉10g，莲子肉10g，天冬10g，枣仁12g，柏子仁10g，首乌藤15g。口苦苔黄者，加黄连3g；午后低热者，加地骨皮10g；胸痛较甚者，加瓜蒌皮10g；失眠、惊悸者，加生龙齿（先煎）20g。（以6岁为例）

（2）心脾阳虚

主症：心悸，怔忡，气短，乏力，纳少，便溏，下肢微肿，面黄形瘦，反复感冒，舌淡或黯、苔白，脉沉缓或有结代。可反复出现心力衰竭。

治法：健脾利水，宁心定悸。

方药：苓桂术甘汤加味。茯苓10g，桂枝6g，白术10g，党参10g，陈皮6g，椒目10g，丹参10g，炙甘草3g。瘀血明显者，酌加郁金10g，赤芍10g，当归10g；阳虚明显者，加附子（先煎）10g、仙灵脾10g；食积有滞者，可加鸡内金10g，焦神曲10g。（以6岁为例）

（3）心肾阳虚

主症：心悸，怔忡，气短，动则尤剧，精神萎靡，四肢不温，浮肿，面色㿠白，小便清频，舌体胖，色黯或淡，脉沉无力或结代。各项检查长期明显异常。

治法：温阳利水，益气宁心。

方药：真武汤加味。熟附子（先煎）15g，茯苓10g，赤芍10g，白术10g，桂枝6g，生姜3片，人参10g，丹参10g，泽兰10g，泽泻10g，炙甘草6g。气虚甚者，加黄芪20g；浮肿甚者，加车前子（包煎）10g、防己10g；气短不能平卧者，加葶苈子（包煎）10g；若表里俱寒者，可并用麻黄附子细辛汤，但不宜久用。（以6岁为例）

（二）特色专方

1. 五参柏仁汤　由人参3g，丹参10g，沙参10g，玄参8g，苦参6g，炒柏仁10g，麦冬10g，五味子6g，炙甘草6g组成。水煎服，每日1剂。用于气阴亏虚者。

2. 石膏滑石汤　由石膏20g，滑石10g，知母9g，淡竹叶12g，青蒿10g，白薇12g，金银花12g，连翘10g，大豆黄卷9g，桂枝12g组成。水煎服，每日1剂，分服。本方是中医著名专家董建华经验方。用于风热犯心者。

3. 解毒宁心复脉汤　由沙参20g，龙骨20g，牡蛎20g，丹参10g，麦冬10g，苦参6g，金银花12g，连翘10g，薄荷9g，木通9g，栀子3g，黄连3g，浮小麦30g

组成。水煎服,每日 1 剂。用于风热犯心,气阴不足者。

4. **三参汤**　由西洋参 10g,苦参 10g,丹参 10g,麦门冬 6g,五味子 6g,黄芪 12g,赤芍药 9g 组成。每日 1 剂,水煎取汁,分 2~3 次服用。用于气阴亏虚,瘀阻心络者。

5. **整律合剂**　由党参 20g,丹参 20g,苦参 15g,炙甘草 10g,柏子仁 10g,常山 5g 组成。每日 1 剂,水煎,分 3 次服。用于气虚血滞者。

6. **清热解毒饮**　由银花 30g,贯众 10g,穿心莲 30g,板蓝根 30g 组成。煎水代茶饮,每日 1 剂。用于本病的预防和急性期的治疗。

7. **四君子汤加味**　由党参 15g,白术 9g,茯苓 9g,五味子 9g,莲子肉 9g,炙甘草 6g 组成。水煎服,每日 1 剂,分 3 次服。用于心气不足者。

8. **柴琥清心饮**　由柴胡 20g,黄芩 15g,人参 12.5g,半夏 15g,炙甘草 7.5g,瓜蒌 15g,连翘 15g,琥珀 5g 组成。若病情辗转难愈,则气郁日久,化热伤阴,气阴俱虚,加黄芪、麦冬。头煎加水 200ml,浸泡 30 分钟,煎开后以文火煎煮 20 分钟,二煎加水 100ml,煎开后文火煮 10 分钟,两煎混合。每日 1 剂,分 3 次服。<5 岁每次 25ml,5~10 岁每次 50ml,>10 岁每次 75ml。用于病毒性心肌炎之少阳三焦枢机不利。

(三) 中成药

1. **银翘解毒丸**　由金银花、连翘、薄荷、荆芥、淡豆豉、牛蒡子(炒)、桔梗、淡竹叶、甘草组成。用芦根汤或温开水送服,每服:1~3 岁 1/3 丸、3~6 岁 1/2 丸、6 岁以上 1 丸,1 日 2~3 次。用于风热犯心证。

2. **甘露消毒丸**　由滑石、茵陈、石菖蒲、木通、射干、豆蔻、连翘、黄芩、川贝母、藿香、薄荷组成。口服,每服:3~7 岁 2~3g、7 岁以上 3~5g,1 日 2 次。用于湿热侵心证。

3. **生脉饮口服液**　由人参、麦冬、五味子组成。口服,每服 5~10ml,1 日 2 次。用于气阴两虚证。

4. **黄芪生脉饮**　由黄芪、党参、麦冬、五味子组成。口服,每服 5~10ml,1 日 3 次。用于气阴两虚证。

5. **归脾丸**　由党参、白术炒、炙黄芪、炙甘草、茯苓、远志制、酸枣仁(炒)、龙眼肉、当归、木香、大枣(去核)组成。口服,浓缩丸每服:1 岁以下 3~4 丸、1~3 岁 4~5 丸、4~7 岁 6~7 丸、7 岁以上 8~10 丸,1 日 3 次。用于心脾两虚证。

6. **丹参片**　由丹参组成。口服,每服 3~4 片,1 日 3 次。可用于本病各证型。

7. **生脉注射液**　由红参、麦冬、五味子组成。静脉滴注,每次 5ml,加入 10% 葡萄糖注射液 50ml 中,1 日 1 次。用于气阴两虚证。

8. **丹参注射液**　主要成分为丹参。静脉滴注,1 次 4~10ml,用 5% 葡萄糖注射液 100~250ml 稀释后使用,1 日 1 次。用于心血瘀阻证。

9. **参附注射液** 主要成分为红参、附片。静脉缓慢滴注 1~2ml/(kg·d),用 5%~10% 葡萄糖注射液 250ml 稀释后使用。婴幼儿建议按照 1∶5 的稀释倍数使用。用于心阳虚弱,阳气欲脱者。

(四)针灸治疗

1. **主穴** 取心俞、巨阙、间使、神门、血海,配穴取大陵、膏肓、丰隆、内关。用补法,得气后留针 30 分钟,隔日 1 次。

2. **常用穴位** 内关、列缺、合谷、心俞、神门、足三里、三阴交、阴陵泉,交替使用,平补平泻,留针 15 分钟,7 日为 1 疗程。用于配合较好的学龄儿童,出现脉结代,脉律不整者。

3. **常用穴** 心俞、阴郄、内关、神门。配穴:膏肓俞、足三里、太渊、通里。每次取常用穴、配穴各 2 个,轮流使用。穴位常规消毒,用 1.5 寸长 30 号毫针,背俞穴针尖斜向脊柱,深 0.5 寸,不宜过深,手法以补法或平补平泻为主,不留针。四肢穴位,中强刺激,平补平泻。视患儿配合情况不留针或留针 15~30 分钟,每日或隔日 1 次,10 次为 1 疗程。

(五)其他特色疗法

1. **刮痧疗法** 取穴:心俞、膈俞、膻中、曲泽、神门、大陵、内关。先将上述穴位处涂以甘油以润滑患儿皮肤,用汤匙或其他光滑物品以 45° 角斜度平面朝下,顺次刮拭,用力均匀、适中。当被刮穴位皮肤出痧后(轻者皮肤出现潮红,重者出现紫红色痧点),再刮拭其他部位。每日 1 次,5 次为 1 疗程,穴位可交替使用。注意事项:在刮痧穴位时,可成片刮痧,不必拘泥于穴位一点。

2. **直肠给药** 据中医辨证分型,气血两虚型以益气养血复脉为法,方以炙甘草汤加味;气虚痰阻型以益气养血,豁痰通阻为法,方以炙甘草汤合枳实薤白桂枝汤加减。使用方法:将上方煎取 200ml 药液,稍温,装入 250ml 空盐水瓶内,连接一次性输液器,输液器末端连接细导尿管,患儿取侧卧位,臀部稍高,将导尿管插入直肠深部,以每分钟 35~40 滴速度缓慢点滴。用药前应嘱患儿排便 1 次,并将药液温度控制在 40℃左右,每日 2 次。

3. **穴位注射** 取内关、神门、心俞、厥阴俞,用丹参注射液注入,每次 2~3 穴,每穴注射 1ml,每日 1 次,10 日为 1 疗程。用于病毒性心肌炎各证型。

4. **耳压疗法** 取心、交感、神门、皮质下,隔日 1 次。或用王不留行籽压穴,用胶布固定,每日按压 2~3 次。10 次为 1 疗程,每疗程间隔 3 日。用于病毒性心肌炎各证型。

5. **耳针疗法** 取心、交感、神门、皮质下、小肠。每次取双侧上述耳穴,耳郭局部常规消毒,用 0.5 寸长 28~30 号毫针,快速刺入耳穴,顺时针方向轻轻捻转数次,轻刺激,留针 1 小时,每 10 分钟捻针 1 次,隔日针刺 1 次,10 次为 1

疗程,每疗程间隔 3 日。用于病毒性心肌炎各证型。

6. **推拿疗法**　①按穴位:取内关、足三里、神门、脾俞、心俞、中府、丰隆、阳陵泉、膈俞、太冲等穴,用拇指深推穴位,一紧一松地点按,由轻至重。每穴 1~2 分钟,每日 1 次,7 次为 1 疗程。②按腰脊:患儿取俯卧位,操作者用双手掌部横擦左侧腰背部,反复 10~20 次,再直擦背部督脉区域,以透热为度。用于病毒性心肌炎各证型。

7. **拔罐疗法**　穴位取心俞、脾俞、厥阴俞、肺俞、肾俞等。患儿取俯卧位,用中或小口径的玻璃火罐,使穴位处吸至皮肤潮红为度,每日或隔日拔罐 1 次,7 次为 1 疗程。若患儿皮肤有感染,当禁用,对于年龄小不配合的患儿,可以闪罐,不留罐。用于病毒性心肌炎各证型。

三、西 医 治 疗

1. **病因治疗**　若患儿仍处于病毒血症阶段,可选用抗病毒治疗。

2. **改善心肌营养**　1,6 二磷酸果糖能够改善心肌能量代谢,促进受损细胞的修复,常用剂量为 100~250mg/kg,静脉滴注,疗程 10~14 天。同时可选用大剂量维生素 C、泛醌(CoQ10)、维生素 E、维生素 B。

3. **免疫调节**　大剂量丙种球蛋白通过免疫调节减轻心肌细胞的损伤,剂量 2g/kg,2~3 天内静脉注射。

4. **糖皮质激素**　通常不主张使用。对于重型病人合并心源性休克、致死性心律失常(Ⅲ度房室传导阻滞、室性心动过速)、心肌活体组织检查证实慢性自身免疫性心肌炎症反应者应足量、早期使用,可用氢化可的松 10mg/(kg·d)。

5. **抗心衰治疗**　可根据病情联合使用利尿剂、洋地黄、血管活性药物,应特别注意用洋地黄时饱和量应较常规剂量减少,并注意补钾,以避免洋地黄中毒。

6. **抗心律失常**　治疗参照"心律失常"节。

【特色疗法述评】

1. 目前,西医学对病毒性心肌炎的治疗研究,主要包括:限制运动、抗病毒治疗、心衰治疗、调节免疫。在动物实验研究中发现,急性心肌炎后大量活动会导致病毒复制增加,缩短存活期。目前国际许多指南中也特别强调休息对病毒性心肌炎治疗的重要性。

2. 中医药对病毒性心肌炎的辨证论治研究　在临床实践的基础上,从中医学基础理论出发,认识病毒性心肌炎的发生发展,总结病毒性心肌炎辨证论治规律。有学者以辨病为指导思想,按照病毒性心肌炎的发生发展经过进行分期论治,初期外感温热或湿热邪毒,治疗以祛邪为主;中期表现为气阴两虚、气滞血瘀以及痰湿内阻,治以扶正祛邪;后期阴阳两虚,重在调补气血。也有学者从脏腑辨证对病毒性心肌炎进行治疗的,崔氏从心肾关系入手,认为补肾在病毒性心肌炎中有着重要作用;徐氏据病毒性心肌炎的发病季节和临床表现,采用温病学中风温、春温的治疗原则,从肺论治。也有学者,对病毒性心肌炎的辨证论治采用六经辨证和卫气营血辨证。

目前,中医药对病毒性心肌炎的认识逐步深入,但是临床上中医学者据其临床经验进行辨证论治,主观性较大,缺乏较为统一的认识,病毒性心肌炎的辨证论治标准化是目前亟待解决的重要问题。

3. 中医药对病毒性心肌炎的治疗研究　主要包括①临床研究:目前许多中医学者据其临床经验整理了治疗该病的有效方剂,进行了一系列的研究。但是该类研究的设计缺乏科学性,研究病例数较少,缺乏多中心大样本的支持,其研究成果的可信度值得怀疑。②实验研究:中医药对病毒性心肌炎的实验研究主要着眼点在单味中药或中药复方的抗病毒效应和促进心肌修复方面。目前,研究发现,单味中药,如黄芪、丹参、苦参、虎杖、红景天等在治疗病毒性心肌炎方面有重要作用。其中,黄芪有钙拮抗作用,可减少病毒感染所致的心肌内钙流量且能显著抑制 CVB3 核酸复制,同时可以调节 T 细胞免疫,减轻心肌炎性细胞浸润和缩小心肌坏死面积。中药复方的实验研究主要从抗病毒、营养心肌、抗氧化、调节免疫入手。目前研究发现,炙甘草汤合生脉散加减能够明显减轻感染病毒后心肌病变,改善心肌细胞活性,明显降低心肌细胞释放酶的活性,减轻超微结构病变;清心饮(由生晒参、麦冬、丹参、瓜蒌皮、金银花、黄连组成)对感染 CVB3 的心肌细胞的 CVB3-RNA 的复制有抑制作用。③中药注射剂:目前临床常用的中药注射剂包括参麦注射液、黄芪注射液、黄芪扶正注射液、葛根素注射液、丹参注射液、生脉注射液、参附注射液等。参麦注射液具有免疫调节,提高心肌细胞耐氧能力,降低心肌耗氧量,保护和修复心肌细胞,抗心律失常;葛根素注射液能扩张血管,特别是扩张冠状动脉,改善缺血区血流,减轻心脏负荷和减慢心率,降低心肌耗氧量,且无负性肌力作用,降低血液黏稠度,改善微循环,抗自由基等作用。

【主要参考文献】

1. 江育仁,张奇文.实用中医儿科学[M].上海:上海科学技术出版社,2005.
2. 张奇文.中国当代名医验方选编:儿科分册[M].北京:中国中医药出版社,2011.
3. 汪受传,韩新民.儿科疾病中医治疗全书[M].广州:广东科技出版社,2000.
4. 胡亚美,江载芳.诸福堂实用儿科学[M].7版.北京:人民卫生出版社,2002.

5. 魏美华,王如高,王召伦.中药直肠点滴治疗小儿病毒性心肌炎80例疗效观察[J].甘肃中医,1999,12(3):19.

6. 王树红,王青.刘弼臣从肺论治小儿病毒性心肌炎经验介绍[J].新中医,2007,39(9):15-16.

7. 高新彦,罗世杰.古今名医儿科医案赏析[M].北京:人民军医出版社,2008.

8. 郭棋,彭天庆,杨英珍,等.黄芪对柯萨奇B3病毒感染培养的大鼠心肌细胞钙离子内流及该病毒RNA复制的影响[J].中国中西医结合杂志,1995,15(8):483-485.

9. 郑善子,申成华,朴花子,等.生脉散复方制剂对体外感染柯萨奇B3病毒的大鼠心肌细胞的影响[J].时珍国医国药,2007(6):27-28.

第二节　心律失常

心律失常是指任何原因使心脏激动的形成、频率或传导发生异常,又称心律紊乱。心律失常包括窦性心律失常、异常心律和传导阻滞3部分。临床常见心律失常包括:窦性心动过速、窦性心动过缓、窦性心律不齐、过早搏动、阵发性心动过速、心房颤动、房室传导阻滞。近年来,由于心电图检查的广泛应用,诊断技术的改进,心脏监护的推广以及心内手术的发展,小儿心律失常的发病率及诊断率均有明显增高。大多数心律失常并无生命危险,如单纯房性、室性早搏可存在正常儿童中,有些心律失常则可以对生命的威胁,主要危险是产生严重心动过缓或心动过速可导致心搏出量的降低,并可能引起晕厥或猝死。

中医学中无特定的病名与本病相对应,但由于心律失常有心悸、胸闷、心慌、气短,甚则昏厥等,脉可见数、疾、促、结、代、迟等,因此该病隶属于心悸、怔忡、昏厥、胸痹等。近年来,在中西医结合治疗该病方面取得了巨大的成绩,采用西医抗心律失常药物治疗急重症心律失常具有明显优势,但中医药在辅助治疗急性心律失常以及治疗慢性心律失常方面具有显著优势,中西医结合治疗心律失常明显提高了该病的治愈率和降低了病死率。

【病因病机】

一、中　医

本病的致病因素分为外邪入侵和脏腑内伤两方面。心脏的搏动全赖气血的濡养而推动,若外感六淫,风寒湿热搏于心脉,内舍于心,心气受阻,导致血瘀气滞,脉络不通,心阳痹阻,气血流通不畅;若邪从热化,热入心经,耗伤营阴而形成心阴虚损。内热炽盛,可导致脉速疾,或促、代等。内伤所致者多因先天禀赋不足,心阳虚弱,脏腑虚损,日久心失血养,心阳不足,气滞血瘀,阴阳失调,脉气不能正常衔接,传导异常,使搏动失其常度而见数、结、代、促、迟诸脉。甚则元阳衰微,心气大伤,脉率时快时慢,时强时弱,时有时无,而呈厥脱之变。

1. **气血两虚** 先天禀赋不足,气血虚弱,复感外邪,耗伤心血,累及心脉,发为本病。

2. **阴虚火旺** 素体阴虚或外感热毒耗伤阴液,心阴亏耗,心火偏亢,心神不宁而发病。

3. **心肾阳虚** 脏腑虚损日久或素体阳虚,血脉鼓动无力,寒凝水停,心脉阻滞,脉涩不行,则可致本病发生厥脱之变。

4. **心血瘀阻** 病久脏腑虚损,气阳不足,血行无力,气滞血瘀,心脉瘀阻,脉气不相顺接而发病。

5. **邪热侵心** 外感热病后期,邪热未清,内舍于心,致心脉痹阻,气血耗伤,发为本病。

6. **痰火扰心** 热毒内盛,灼津成痰,痰火胶结,阻于经脉,内扰心神,发为心悸怔忡。

二、西 医

1. **病因** 心律失常的病因分为生理性因素和病理性因素两大类。

(1)生理性因素:运动、情绪激动、进食、体位变化、睡眠、吸烟、饮酒或咖啡、冷热刺激等。

(2)病理性因素:①心血管疾病:包括各种功能性或器质性心脏疾病,如先天性心脏病、风湿性心脏病、病毒性心肌炎等。②内分泌疾病:如甲状腺功能亢进症或减退症、垂体功能减退症、嗜铬细胞瘤等。③代谢异常:如发热、低血糖、恶病质等。④药物影响:如洋地黄类、拟交感或副交感神经药物、交感或副交感神经阻滞剂、抗心律失常药物、扩张血管药物、抗精神病药物等。⑤毒物或药物中毒:如重金属(铅、汞)中毒、食物中毒、乌头碱中毒等。⑥电解质紊乱:如低血钾、高血钾、低血镁等。⑦麻醉、手术或心导管检查。⑧物理因素:如电击、溺水、冷冻、中暑等。

2. **发病机制**

(1)激动形成失常 可分为窦性心律失常和异位心律。窦性心律失常包括窦性心动过速、窦性心动过缓、窦性心律不齐、游走心率及窦性静止。异位心律指激动发自窦房结以外的异位起搏点。如窦房结自律性降低或激动传导受阻,次级起搏点发出激动,防止心脏停搏,常为被动异位心律,发生1~2次者称为逸搏,3次以上者为逸搏心律。如次级起搏点的自律性增高,发出激动的频率超过窦房结的频率,抢先一步在窦房结之前发出激动,称为主动性异位心律,发生1~2次者称为过早搏动,连续3次以上者为心动过速,其频率更快而有规律者称为扑动,更迅速而无规则者称为颤动。异位心律根据起搏点的不同,可分为房性、交界性及室性。

（2）激动传导失常　由于生理不应期所引起的传导失常称为干扰。最常发生在房室交界区,如果连续多次激动都在房室交界区发生干扰称为干扰性房室分离。病理性传导阻滞可发生在窦房结与心房之间、心房内、交界区以及心室内,分别称为窦性传导阻滞、房内传导阻滞、房室传导阻滞及束支传导阻滞。当激动通过房室旁路使部分心室先激动,称为预激综合征,此属于传导途径异常。

（3）激动形成和传导异常并存　如并行心律,异位心律伴外传阻滞。

【临床表现】

患儿自觉症状不多,较大儿童出现胸闷、心悸、乏力、纳呆、感冒等症。由于病因不同,临床症状不一。

1. 过早搏动　小儿症状较成人为轻,常缺乏主诉。个别年长儿可述心悸、胸闷、不适。早搏次数因人而异,同一患儿在不同时间亦可有较大出入。某些患儿于运动后心率增快时早搏减少,但也有反而增多者。前者常提示无器质性心脏病,后者则可能同时有器质性心脏病存在的可能。为了明确诊断,了解早搏的性质,必须做心电图检查。根据心电图有无 P′ 波的存在、P′ 波的形态、P-R 间期长短以及 QRS 波的形态来判断早搏属于何种类型。

2. 阵发性室上性心动过速　小儿常突然烦躁不安,面色青灰,皮肤湿冷,呼吸增快,脉搏细弱,常伴有干咳,有时呕吐。年长儿还可自诉心悸、心前区不适、头晕等。发作时心率突然增快在160~300 次 / 分钟之间,多数在 200 次 / 分钟以上,一次发作可持续数秒钟至数日。发作停止时心率突然减慢,恢复正常。此外,听诊时第一心音强度完全一致,发作时心率较固定而规则阵发性等为本病的特征。发作持续 24 小时者,易引发心力衰竭。

3. 室性心动过速　与阵发性室上性心动过速相似,但症状比较严重。小儿烦躁不安、苍白、呼吸急促。年长儿可主诉心悸、心前区疼痛,严重病例可有晕厥、休克、充血性心力衰竭等。发作短暂者血流动力学的改变较轻;发作持续 24 小时以上者可发生显著的血流动力学改变。体检发现心率增快,常在 150 次 / 分钟以上,节律整齐,心音可有强弱不等现象。

4. 房室传导阻滞

Ⅰ度房室传导阻滞本身对血流动力学并无不良影响,临床听诊,除第一心音较低钝外,并无其他特殊体征,诊断主要通过心电图检查。但小儿 P-R 间期延长,直立或运动后可使 P-R 间期缩短至正常。此种情况说明 P-R 间期延长与迷走神经的张力过高有关。

Ⅱ度房室传导阻滞的临床表现取决于基本心脏病变以及由传导阻滞而引起的血流动力学改变。当心室率过缓时可引起胸闷、心悸,甚至产生眩晕和晕厥。听诊时除原有心脏疾患所产生的听诊改变外,尚可发现心律不齐,脱漏搏动。莫氏Ⅰ型比Ⅱ型为常见,但第Ⅱ型的预后则比较严重,容易发展为完全性房室传导阻滞,发生阿 - 斯综合征。

Ⅲ度房室传导阻滞部分小儿并无主诉,获得性者以及伴有先天性心脏病者病情较重,因心搏出量减少而自觉乏力、眩晕、活动时气短。最严重的表现为阿—斯综合征发作,小儿知觉丧失,甚至发生死亡。某些小儿则表现为心力衰竭以及对应激状态的耐受力降低。体格检查时,脉率缓慢而规则。第一心音强弱不一,有时可闻及第三心音和第四心音。绝大多数患儿心底部可听到Ⅰ~Ⅱ级喷射性杂音,为心脏每次搏出量增加引起的半月瓣相对狭窄所致。由于经过房室瓣的血量也增加,所以可闻及舒张中期杂音。X 线检查发现不伴有其他心脏病疾患的Ⅲ度房室传导阻滞者中 60% 患儿亦有心脏增大。

【辅助检查】

1. 常规心电图检查

(1)房性早搏的心电图特征 ①P' 波提前,并可与前一心动的 T 波重叠;②P'-R 间期在正常范围;③早搏后代偿间歇不完全;④如伴有变形的 QRS 波则可为心室内差异性传导所致。

(2)交界性早搏的心电图特征 ①QRS 波提前,形态、时限与正常窦性基本相同;②早搏所产生的 QRS 波前或后有逆行的 P' 波,P'-R<0.10s。有时 P' 波可与 QRS 波重叠,而辨认不清;③代偿间歇往往不完全。

(3)室性早搏的心电图特征 ①QRS 波提前,其前无异位性 P 波;②QRS 波宽大、畸形,T 波与主波方向相反;③早搏后多伴有完全代偿间歇。

(4)室上性心动过速的心电图特征 P 波形态异常,往往较正常时小,常与前一心动的 T 波重叠,以致无法辨认。如见到 P 波则 P-R 间期常在 0.08~0.13 秒。QRS 波形态同窦性。发作持续时间较久者,可有短暂性 ST 段及 T 波改变。部分患儿在发作间歇期可有预激综合征表现。

(5)室性心动过速的心电图特征 ①心室率常在 150~250 次 / 分钟之间。

QRS 波宽大畸形,时限增宽。②T 波方向与 QRS 波主波相反。P 波与 QRS 波之间无固定关系。③Q-T 间期多正常,可伴有 Q-T 间期延长,多见于多形性室性心动过速。④心房率较心室率缓慢,有时可见到室性融合波或心室夺获。

（6）房室传导阻滞的心电图特征 Ⅰ度房室传导阻滞:P-R 间期超过正常范围,但每个心房激动都能下传到心室;Ⅱ度房室传导阻滞:莫氏Ⅰ型:P-R 间期逐步延长,最终 P 波后不出现 QRS 波,在 P-R 间期延长的同时,R-P 间期往往逐步缩短,且脱漏的前后两个 R 波的距离小于最短的 R-R 间期的两倍。莫氏Ⅱ型:P-R 间期固定不变,心房搏动部分不能下传到心室,发生间歇性心室脱漏。且伴有 QRS 波的增宽;Ⅲ度房室传导阻滞:房室传导组织有效不应期极度延长,P 波全部落在了有效不应期内,完全不能下传至心室,心房与心室各自独立活动,彼此无关,心室率较心房率慢。

2. **24 小时动态心电图** 又称为 Holter 监测,是一种在活动情况下连续 24~72 小时记录心电活动的方法,可提高心律失常的检出率。儿科多用于以下情况:①预防先天性心脏术后心律失常所致的猝死。②诊断病态窦房结综合征。③寻找晕厥原因。④评价抗心律失常药物的疗效。⑤检查起搏器故障。

3. **运动心电图** 运动可诱发安静时未能出现的心律失常,或使静息时的心律失常加重。一般用亚极量运动试验,运动后心率增快达 170 次/分钟。运动试验常用于下列心律失常的诊断:①检查窦房结功能。②评价完全性房室传导阻滞部位。③评价室性早搏的性质。④诊断常 Q-T 综合征。有时运动可诱发室性心动过速,引起晕厥,应加注意。

4. **经食管心房调搏检查** 食管下段贴近左房,故该方法为间接左房调搏。临床用于下列情况:①检查窦房结功能。②评价房室传导功能。③检测房室结双径路。④研究室上性心动过速的折返机制。⑤对预激综合征可进行以下检查:检出房室旁道,确诊隐性预激综合征;测定旁道不应期,初筛高危患者。⑥应用食管心房调搏超速抑制方法终止室上性心动过速发作。⑦研究抗心律失常药物的电生理作用,并观察疗效。

5. **其他检查** 超声心动图、心脏 X 线、CT、ECT 以及 MRI 可以有效鉴别功能性心律失常与器质性心律失常。

【诊断与鉴别诊断】

一、诊 断

本病诊断主要依据疾病发作时的临床表现与心电图检查,做出临床诊断。

二、鉴 别 诊 断

1. **西医** ①过早搏动:房性或房室交界性早搏伴心室内差异性传导应与室性早搏相鉴别;2:1未下传房性早搏应与窦性心动过缓、Ⅱ度窦房传导阻滞相鉴别;应鉴别生理性与病理性过早搏动。②室性心动过速应与阵发性室上速伴室内差异性传导、阵发性室上速伴束支传导阻滞及逆传型房室折返性心动过速相鉴别。③完全性房室传导阻滞应与干扰性房室分离鉴别。

2. **中医** 本病需与心悸、怔忡、昏厥、胸痹相鉴别。

【治疗】

一、一 般 措 施

1. 过早搏动次数不多,无明显自觉症状和无器质性心脏病者可不必用药,但要排除和防止引起早搏的诱因,如过劳、精神紧张、睡眠不足等,并定期随访观察病情变化。

2. 部分小儿,尤其是新生儿,出现室上性心动过速,发作短暂且无临床症状,可密切随访,常能随年龄增长而自行消失。

3. 室性心动过速易发展为心室颤动,危险性较大,应积极治疗,同时应预防复发,消除诱发因素,纠正水、电解质和代谢紊乱、药物中毒和肿瘤切除。

二、中 医 治 疗

本病证候错综复杂,轻重不一,兼证各异,加之小儿的脉搏短小,切脉时常哭闹叫扰,影响气息脉象,因此临证时应四诊合参。临床辨证,应分清虚实寒热,区别气血阴阳。病情严重者,应中西医结合抢救治疗。

(一)辨证论治

1. 气血两虚,阴阳失调

主症:心悸心慌,心前区不适,面色少华,头晕目眩,夜眠多梦,神疲乏力,常易感冒,舌淡红,苔薄白,脉数或细、结、代。多见于小儿先天禀赋不足,素体虚弱,气血不足,或外感后邪毒内侵,耗伤心之气血,累及心脉,以成此病。

治法:补心气,养心血,复心脉。

方药:炙甘草汤加减。炙甘草20g,党参10g,火麻仁10g,生地黄15g,麦冬15g,阿胶(烊化)10g,桂枝6g,大枣10枚,益母草10g,丹参12g。心悸明显者,加柏子仁10g,当归12g,珍珠母(先煎)20g;伴纳呆腹胀便溏者,去生地、麦冬、阿胶、火麻仁,加茯苓10g,木香5g,苍术6g,焦山楂15g,炒谷芽10g,炒麦芽

10g;早搏较重者,重用炙甘草,附加党参 10g,茶树根 6g,甘松 6g;胸闷者,加瓜蒌皮 10g,炒枳壳 6g,郁金 10g。(以 6 岁为例)

2. 阴虚火旺,心神不宁

主症:心悸气短,心烦易怒,哭闹不安,多梦,盗汗自汗,五心烦热,咽干口燥,鼻衄,口唇掀红,大便干结,舌红,苔少,或花剥,脉细数不整或促。多见于素体阴虚,或外感热病伤及心阴,心阴亏虚,不能制约心火,心火独亢,心神不宁,搏动失序。

治法:滋阴降火,宁心复脉。

方药:天王补心丹加减。生地 15g,天冬 10g,麦冬 10g,当归 12g,丹参 10g,太子参 10g,玄参 10g,远志 10g,柏子仁 10g,酸枣仁 15g,茯苓 10g,龙齿(先煎)20g。心悸明显者,加百合 10g,苦参 6g,灵磁石(先煎)20g;潮热盗汗者,加青蒿 10g,地骨皮 10g,稆豆衣 6g;热病伤阴者,余热未清者,加金银花 10g,玄参 10g;脉结,早搏长期不消失者,加茶树根 10g,万年青根 6g,苦参 6g。(以 6 岁为例)

3. 心气不振,肾阳虚衰

主症:心悸怔忡,心慌气短,畏寒肢冷,体倦乏力,小便量少,或腹胀、肢体浮肿,甚则昏厥,舌淡,苔白,或唇绀,脉迟涩或结或代。多因脏腑虚损日久,或素体阳虚,导致心肾阳气俱虚。

治法:温阳散寒,通经祛滞。

方药:真武汤加减。人参 10g,制附子(先煎)8g,白术 10g,白芍 10g,茯苓 10g,桂枝 6g,炙甘草 3g,淫羊藿 10g,益母草 15g,丹参 10g。伴肢肿腹胀者,加汉防己 10g,大腹皮 15g,泽泻 10g,万年青 6g;突然昏厥者,针刺人中、心俞、耳穴;若脉缓结,阴寒内盛者,用麻黄附子细辛汤加减。(以 6 岁为例)

4. 邪热入侵,内舍于心

主症:心悸胸痹,咽痛龈肿,心烦易怒,大便干结,口苦唇燥,夜寐多汗,舌红,苔黄,脉数或促、结、代。多见于外感热病后期,邪毒未清,内舍于心,伤及心脉,心脉痹阻,气阴受损,心律失常,脉结不利。

治法:清心凉血,解毒复脉。

方药:清宫汤加减。玄参 10g,莲子 15g,竹叶卷心 6g,连翘 10g,麦冬 10g,益母草 15g,丹参 10g,大青叶 15g,苦参 6g,茶树根 6g。咽喉肿痛者,加板蓝根 15g,射干 6g;咳嗽者,加桑白皮 10g,杏仁 10g,浙贝母 6g;关节肿痛者,加威灵仙 10g,忍冬藤 12g,羌活 10g,独活 10g,虎杖根 10g。(以 6 岁为例)

(二)特色专方

1. 益气通脉汤　由党参、赤芍、麦冬、五味子、炒枣仁、川芎、延胡索、苦参、何首乌、合欢花、木香、郁金、丹参组成。用于频发性早搏之气阴两虚,心脉瘀滞者。

2. **健心复脉灵方** 由黄芪、桂枝、丹参、川芎、甘松组成。用于过早搏动之气虚血瘀者。

3. **定律汤** 由苦参、丹参、太子参、麦冬、黄连、广三七、琥珀组成。加减：气虚轻证用太子参，气虚重证用红参，气阴两虚者用西洋参，加五味子；阴虚火旺者，加生地、玄参、知母；热盛者，加生栀子、黄芩；气滞者，加郁金、柴胡；血瘀者，加水蛭、桃仁、红花；痰热扰心者，加天竺黄、胆南星、竹沥。用于快速性心律失常。

4. **振心起颓汤** 由附子、红参、炙黄芪、桂枝、细辛、水蛭组成。加减：心阳欲脱者，重用附子、红参，加山萸肉、上油桂(肉桂)、仙灵脾，酌情静滴参附注射液以应其急；瘀血证明显者，加川芎、桃仁、红花；胸闷胸痛者，加郁金、瓜蒌；痰浊阻络者，酌加茯苓、半夏、石菖蒲、胆南星；兼见阴虚者加生脉散；尿少水肿者，加茯苓、白术、车前子；失眠者，加首乌藤、合欢皮。用于缓慢性心律失常。

5. **温阳生脉汤** 由人参、麦冬、五味子、附子、淫羊藿、桂枝、丹参、当归、三七粉、炙甘草组成。用于缓慢性心律失常。

（三）中成药

1. **苦参片** 主要成分为苦参。口服。每次4~6片，每日3次。用于室性、室上性过早搏动、窦性心动过速、心房颤动、心房扑动。

2. **参附注射液** 主要成分为红参、附片。静脉缓慢滴注1~2ml/（kg·d），用5%~10%葡萄糖注射液250ml稀释后使用。婴幼儿建议按照1:5的稀释倍数使用。用于房室传导阻滞或其他心律失常之心肾阳衰者。

3. **丹参注射液** 主要成分为丹参。静脉滴注，1次4~10ml，用5%葡萄糖注射液100~250ml稀释后使用，1日1次。用于心血瘀阻证。

4. **黄连素片** 主要成分为盐酸小檗碱。口服。每次0.1~0.3g，每日3次。用于频发室性早搏。

5. **宁心宝胶囊** 主要成分为麦角菌科真菌虫草头孢发酵所得菌丝体的干燥粉末。口服，每次2粒，每日3次或遵医嘱。用于各种类型的早搏。

（四）针灸治疗

针刺疗法：常用穴：内关、神门、心俞、厥阴俞；配穴：足三里、三阴交。每次取常用穴1~2个，配穴1个，穴位可交替使用。仰卧位，取背俞穴位，斜刺向脊柱，深0.5~0.8寸，得气后，提插捻转，针感向胸前放射，以补法或平补平泻刺激3~5分钟起针。四肢穴位，常规进针，中强刺激，平补平泻，留针15分钟。每日或隔日1次，10次为1疗程。用于各种心律失常。

（五）其他特色疗法

1. **耳针疗法** 取穴：心、神门、内分泌、交感、肾上腺、肾、小肠、皮质下。

每次选 2~4 穴,两侧耳穴交替使用。常规消毒,用 0.5 寸长 30 号毫针刺入,行中弱刺激,酌情留针 5~15 分钟,每日或隔日 1 次,10 次为 1 疗程。用于快速型心律失常。

2. **穴位注射**　取穴:内关、郄门。维生素 B_1(50mg/ml),2% 普鲁卡因注射液。两种药液交替使用。普鲁卡因应做皮试。每次取 1 穴(双侧),两穴轮用。针刺得气后,注射维生素 B_1 0.2~0.3ml 或普鲁卡因 0.5ml,每日或隔日 1 次。用于快速型心律失常。

3. **推拿疗法**　取神门、灵道、通里、厥阴俞、内关穴。方法:每次用生姜 3 片、薄荷 5g 煎汁为推拿介质,医者右手食指点按穴位按摩,每穴旋转 50 圈为 1 次,6 次为 1 疗程。用于过早搏动之气血两虚证或心阳两虚证。

4. **饮食疗法**

(1)猪心 1 个、人参 5~10g、朱砂 1g。先将猪心切开,放入人参、朱砂,置碗内加水适量,放锅中隔水蒸煮,连汤带肉一起服食,隔日 1 次,连食 3 次。用于本病气血亏虚引起的心悸不宁。

(2)小麦百合生地汤:小麦 30g,百合 15g,生地黄 20g,生龙齿 15g。将以上 4 味洗净,小麦装入布袋扎紧袋口,一并放入砂锅内,加清水适量,煎煮 40 分钟,去渣取汁服食。每日 1 剂,分 2 次温服。用于本病阴虚火旺证。

(3)肉桂粥:肉桂 2g,粳米 100g,红糖适量。将粳米淘净,倒入锅中加水适量,先用武火煮沸,后改为文火煎煮 40 分钟,将肉桂研末后调入粥中,搅拌均匀,再煮 3 分钟即可。服用时调入红糖即可温服,可作早晚餐食用。用于本病心肾阳虚者。

三、西医治疗

(一)过早搏动

1. **必须针对病因治疗原发病。**

2. **药物治疗**　无症状的良性早搏,不必应用抗心律失常药物治疗,特别是新生儿,更应随访观察。若有器质性心脏病、多源性早搏、成对出现或呈短阵心动过速、室性早搏重叠在前面的窦性 T 波上、早搏频繁呈联律,伴胸闷、心悸、气短、乏力等症状时,应使用抗心律失常药物治疗。

(1)室上性早搏宜选用普萘洛尔、普罗帕酮、莫雷西嗪、维拉帕米等,非洋地黄中毒所致或合并心力衰竭者可选用地高辛。室性早搏常选用普罗帕酮、美西律、莫雷西嗪、苯妥英钠、普萘洛尔等,无效时可考虑应用胺碘酮。

(2)洋地黄中毒引起的早搏,应停用洋地黄,给予氯化钾或苯妥英钠治疗。心脏手术后的早搏,常选用苯妥英钠,若术后无明显低心排血量或心功能不全时,可用普罗帕酮,治疗过程中宜作心电图监测。

（二）室上性心动过速

1. 治疗病因及诱因。

2. 控制发作

（1）兴奋迷走神经：刺激咽喉引起恶心、呕吐，或压迫一侧颈动脉窦，适用于年长儿。潜水反射法也可强烈兴奋迷走神经，可用于婴儿和新生儿。取冰水浸湿的毛巾或冰袋敷在整个面部，每次 10~15 秒，若无效可每隔 3~5 秒再试1 次。能合作的儿童，令其闭口、捏鼻，将面部浸入 5℃左右水盆中 5~7 次。

（2）药物治疗：可根据患儿临床情况，选用洋地黄类药物、β 受体阻滞剂、维拉帕米、普罗帕酮等。

（3）电学治疗：对个别药物治疗效果不佳者，尤其是血流动力学不稳定者，除洋地黄中毒外可考虑用直流电同步电击转律。有条件者，可使用经食管心房调搏或经静脉右心房内调搏终止室上性心动过速。

（4）射频消融术：药物治疗无效，发作频繁，逆转型房室折返型可考虑使用此方法。

（三）室性心动过速

1. 病因治疗　纠正电解质、代谢紊乱，改善心功能，停用一切导致室性心动过速的药物。

2. 终止发作

（1）胸外心脏按压，坚持进行至发作终止。

（2）吸氧，必要时气管插管。

（3）药物治疗：①利多卡因为首选药，以每次 1mg/kg 静脉推注，10~20 分钟后可重复应用。有效后以 20~50μg/（kg·min）静脉点滴维持。②尖端扭转型室性心动过速，宜选用异丙肾上腺素静脉点滴，也可与适量利多卡因联合应用。③特发性室性心动过速，宜选用维拉帕米（异搏定）。④洋地黄中毒引起的室性心动过速，应用苯妥英钠和氯化钾。⑤低血钾、低血镁者，静脉补充钾盐和镁盐。

（4）电学治疗：用于反复阿 - 斯综合征发作，药物治疗无效，有严重循环障碍，易发展至室颤猝死者：①同步直流电击复律，由洋地黄中毒引起者禁用。②人工心脏起搏。

（四）房室传导阻滞

1. Ⅰ度房室传导阻滞应着重病因治疗，基本上不需特殊治疗，预后较好。

2. Ⅱ度房室传导阻滞的治疗应针对原发疾病。当心室率过缓、心脏搏出量减少时，可用阿托品、异丙肾上腺素治疗。预后与心脏的基本病变有关。由心肌炎引起者最后完全恢复；当阻滞位于房室束远端，有 QRS 波增宽者预后较严重。可能发展为完全性房室传导阻滞。

3. Ⅲ度房室传导阻滞有心功能不全症状或阿-斯综合征表现者需要积极治疗。纠正缺氧与酸中毒可改善传导功能。由心肌炎或手术暂时性损伤引起者,肾上腺皮质激素可消除局部水肿。可口服阿托品、麻黄碱,或异丙肾上腺素舌下含服,重症者应用阿托品皮下注射或静脉注射,异丙肾上腺素静脉滴注,然后据心率调整速度。

4. 具备以下条件者应考虑安装起搏器:反复发生阿-斯综合征,药物治疗无效或伴心力衰竭者。一般先安装临时起搏器,经临床治疗可望恢复正常,若观察4周左右仍未恢复者,考虑安置永久起搏器。

【特色疗法述评】

1. 在心血管系统疾病中,心律失常是最为严重的疾病之一,它既能加重原有心脏疾病,而且还可导致猝死,严重威胁人类健康。心律失常的发病机制,涉及心脏激动的形成和传导,其中心肌细胞跨膜离子通道电流是研究的重点,也是开发药物的重要基础。心肌细胞钠、钾、钙等离子通道的顺序开放并保持动态平衡是心脏正常工作的基础。近年来,经研究发现,心房特异性钾离子通道电流 I_{Kur}、I_{KAch} 等参与了心房颤动,这使心房颤动治疗的研究向前推进了一步;同时,也发现钙渗漏、缝隙连接蛋白及钙通道自身抗体在心律失常发生中发挥重要作用。近年来,还发现一类调控基因的小分子 RNA(miRNA),如 miR-1、miR-133、miR-590 等对心肌缺血、心肌梗死伴随的心律失常表现出明显调控作用。

2. 中西医结合治疗心律失常,经过多年的临床和实验研究已经取得了一定成绩,包括专方专用、中成药、中药注射剂、单味中药和中药单体。①专方专用研究主要是采用临床用之有效的古方,如炙甘草汤、瓜蒌薤白白酒汤、温胆汤、黄连阿胶汤、归脾汤、养心汤、麻黄附子细辛汤等,依据科学的临床试验设计,验证古方治疗相应证型的有效性和安全性,并对复方抗心律失常的作用机制进行了研究,如炙甘草汤抗心律失常可能与其抑制 Ito 有关,减少了 Ito,使 APD 延长,从而发挥抗心律失常作用,并有学者对炙甘草汤进行了拆方研究认为甘草酸、人参总皂苷、麦冬总皂苷为炙甘草汤中影响心肌生理特征的主要有效成分及部位。②中成药和中药注射剂研究,主要针对目前临床常用治疗心律失常的中成药和注射剂,如稳心颗粒(黄精、党参、三七、琥珀、甘松)、参松养心胶囊(人参、麦冬、五味子、酸枣仁、甘松、龙骨、丹参)、生脉注射液、参附注射液等,比较其与临床常用西药的有效性和安全性,或和西药合用与单纯西药治疗的有效性比较。同时,也开展了中成药抗心律失常作用机制的研究,揭示了常用抗心律失常中成药的作用机制,如稳心颗粒能够改善微循环,提高冠脉血流量,改善心肌缺血,降低儿茶酚胺的兴奋性,从而减慢心率,降低心肌耗氧量。③单味中药和中药单体研究:目前研究证实苦参、炙甘草、人参、三七、延胡索、甘松、黄芩、附子、莲心、蛇床子、青蒿及其有效成分可以有效治疗常见心律失常。其中,炙甘草具有强心利尿、抗休克、抗心律失常的作用,可降低异位起搏点的兴奋性,调节心脏传导功能。苦参对心动过速、过缓、房早、室早及房颤均有较好疗效,其主要成分苦参碱具有奎尼丁样作用,通过影响心肌细胞膜 K^+、Na^+ 电子转运系统,降低心肌应激性,从而抗心律失常。黄连中的小檗碱可抑制 Na^+ 通道,减少早后除极,阻滞 Ca^{2+} 通道,减轻钙超载,抑制 K^+ 内流,增加蒲肯野纤维和心室肌细胞的动作电位时间。青蒿能抑制离体心肌细胞内向整流钾通道,从而降低心肌细胞自律性,延长动作电位时程。

3. 目前研究发现中医药抗心律失常的作用机制主要包括:①阻滞心脏细胞膜 Ca^{2+}、Na^+ 通道;②减少儿茶酚胺血液含量;③增加血一氧化氮含量;④清除氧自由基、增强超氧化物歧化酶活性,减少丙二醛生成;⑤调节体内微量元素等。

【主要参考文献】

1. 江育仁,张奇文.实用中医儿科学[M].上海:上海科学技术出版社,2005.
2. 汪受传,韩新民.儿科疾病中医治疗全书[M].广州:广东科技出版社,2000.
3. 胡亚美,江载芳.诸福堂实用儿科学[M].7版.北京:人民卫生出版社,2002.
4. 杨宝峰,蔡本志.心律失常发病机制研究进展[J].国际药学研究杂志,2010,37(2):81-83.
5. 山西省中医研究所冠心病实验室.苦参抗心律失常的研究动态[J].山西医药杂志,1979,3:53.
6. 李丹石,陈兆銮,任国钧.三七总皂苷注射液抗犬心律失常的实验研究[J].中药药理与临床,1987,4(4):28-31.
7. 李健,叶烨,吴晓新,等.炙甘草汤联合丹参滴丸治疗冠心病室性早搏临床观察[J].新中医,2009,41(7):43-44.
8. 余信之.加味黄连阿胶汤治疗快室率心房纤颤疗效观察[J].中国中医急症,2008,17(3):285-286.
9. 吴宝川.麻黄附子细辛汤治疗病态窦房结综合征临床研究[J].中西医结合心脑血管病杂志,2005,3(5):384-385.

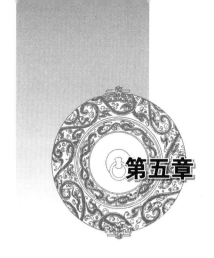

第五章 泌尿系统疾病

第一节 尿路感染

尿路感染，又称泌尿道感染，指病原体直接侵入尿路，在尿液中生长繁殖，并侵犯尿路黏膜或组织而引起损伤。感染可累及上、下泌尿道，肾盂肾炎又称上尿路感染，膀胱炎和尿道炎合称下尿路感染，儿童时期因定位困难统称为尿路感染。新生儿及婴幼儿临床症状不典型，多以全身症状为主，如发热、寒战，腹痛及呕吐等，年长儿会出现较明显的尿路感染症状，如尿频、尿急、尿痛、尿液浑浊，偶见肉眼血尿。尿路感染占儿童泌尿系疾病的12.5%，女童发病率高于男童，但新生儿期或婴幼儿早期男性发病率高于女性。

古代医学文献中无"尿路感染"病名，根据其症状表现可归属中医"淋证"的范畴。近年来，但由于抗生素的滥用、耐药菌的不断增加，中医药在治疗该病的方面优势不断显现，有研究表明，临床上联合使用抗生素与中药，疗效有明显提高。

【病因病机】

一、中 医

淋证的病变部位主要在肾、膀胱，多由湿热之邪蕴结下焦，膀胱气化功能失常所致。

1. **湿热蕴结** 湿热来源有两个方面：其一为外感，外感湿热或坐地嬉戏，湿热之邪熏蒸于下；其二为内伤，因小儿脾胃不足，运化力差，内伤乳食，积滞内蕴，化为湿热。感受湿热之邪，蕴结下焦，膀胱气化失常，水道涩而不行致成淋证。

2. **脾肾气虚** 淋证经久不愈，湿热耗伤正气，或素体虚弱及劳累过度，均可致脾虚气弱,湿邪留恋不去。久而脾虚及肾,致脾肾两虚。肾阴亏损,阴虚火动,迫血妄行则为血淋。

本病外因责之于湿热,内因责之于脾肾亏虚。湿热内蕴,脾肾气虚为其主要病理改变。病程日久则变生多端。湿热日久,损伤膀胱血络则为血淋;煎熬尿液,结为砂石,则为石淋;耗气伤阴,致肾阴肾阳不足,则成虚实夹杂之候。脾肾气虚日久,损伤阳气,阳不化气,气不化水,可致水肿;也可使卫外不固,易感外邪,而致尿频反复发作,加重病情。

二、西　医

1. 任何致病菌均可引起尿路感染,但绝大多数为革兰氏阴性杆菌,如大肠杆菌、副大肠杆菌、变形杆菌、克雷伯杆菌、铜绿假单胞菌,少数为肠球菌和葡萄球菌。大肠杆菌是尿路感染中最常见的致病菌,占 60%~80%。

2. 细菌引起尿路感染的发病机制错综复杂,是宿主内在因素与细菌致病性相互作用的结果。细菌侵袭人体,附着于泌尿道黏膜上,后在尿路中生长繁殖,并侵犯泌尿道黏膜或组织,从而引起炎症反应。

【临床表现】

一、症　状

随患儿年龄组的不同存在着较大差异:新生儿临床症状极不典型,多以全身症状为主,如发热或体温不升、苍白、吃奶差、呕吐、腹泻等;婴幼儿临床症状也不典型,常以发热最突出。拒食、呕吐、腹泻等全身症状也较明显;年长儿以发热、寒战、腹痛等全身症状突出,同时尿路刺激症状明显,患儿可出现尿频、尿急、尿痛、尿液浑浊,偶见肉眼血尿。也有儿童存在着有意义的菌尿,但无任何尿路感染症状。

二、体　征

婴幼儿可发现有排尿时哭闹不安,尿布有臭味和顽固性尿布疹,年长儿可伴有腰痛和肾区叩击痛,肋脊角压痛等。

【辅助检查】

1. **尿常规检查**　如清洁中段尿离心沉渣中白细胞 >10 个 /HPF,即可怀疑为尿路感染。

2. **1 小时尿白细胞排泄率测定**　白细胞数 >30 × 10⁴/h 为阳性,可怀疑尿路感染;<20 × 10⁴/h 为阴性,可排除尿路感染。

3. **尿培养细菌学检查**　尿细菌培养及菌落计数是诊断尿路感染的主要依据。通常认为中段尿培养菌落数≥10⁵/ml 可确诊。10⁴~10⁵/ml 为可疑,<10⁴/ml 系污染。通过耻骨上膀胱穿刺获取的尿培养,只要发现有细菌生长,即有诊断意义。

4. **尿液直接涂片法找细菌**　油镜下如每个视野都能找到一个细菌,表明尿内细菌数 >10⁵/ml。

5. **亚硝酸盐试纸条试验(Griess 试验)**　大肠杆菌、副大肠杆菌和克雷伯杆菌呈阳性,产气、变形、绿脓和葡萄球菌为弱阳性,粪链球菌、结核菌阴性。如采用晨尿,可提高其阳性率。

6. **尿沉渣找闪光细胞**　2 万 ~4 万个 / 小时可确诊。

7. **影像学检查**　目的在于检查泌尿系统有无先天性或获得性畸形,辅助上尿路感染的诊断。常用的影像学检查有 B 型超声检查、静脉肾盂造影加断层摄片(检查肾瘢痕形成)、排泄性膀胱尿路造影(检查 VUR)、动态、静态肾核素造影、CT 扫描等。

【诊断与鉴别诊断】

一、诊 断 标 准

1. 正规清洁中段尿(要求尿停留在膀胱中 4~6 小时以上)细菌定量培养,菌落数≥10⁵/ml,2 天内应重复培养 1 次。

2. 参考清洁离心中段尿沉渣检查,白细胞 >10 个 /HP,或有尿路感染症状者。

具备上述 1、2 条可以确诊。如无 2 条则应再作尿菌计数检查,如仍≥10⁵/ml,且两次细菌相同者,可以确诊。

3. 膀胱穿刺尿培养,如细菌阳性(无论菌数多少),亦可确诊。

4. 尿菌培养有困难者,可用治疗前清晨中段尿,正规方法的离心尿沉渣革兰氏染色找细菌,如细菌 >1/ 油镜视野,结合临床尿路感染症状,亦可确诊。

5. 尿细菌数在 10⁴~10⁵/ml 之间者,应复查,如仍为 10⁴~10⁵/ml,需结合临床表现来诊断或做膀胱穿刺尿培养来确诊。

二、鉴 别 诊 断

1. **西医**　尿路感染需与肾小球肾炎、肾结核及急性尿道综合征鉴别。

2. **中医** 淋证应与癃闭相鉴别；血淋当与尿血相鉴别。

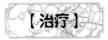【治疗】

一、一般措施

急性期需卧床休息。鼓励患儿多饮水以增加尿量，女童还应注意外阴部的清洁卫生。鼓励患儿进食，供给足够的热卡、丰富的蛋白质和维生素，并改善便秘。

二、中医治疗

淋证的病因，多由于湿热之邪蕴结下焦，也可因脾肾气虚，使膀胱气化功能失常所致，或病久不愈，损伤肾阴而致阴虚内热者。病位在肾与膀胱，病邪主要为湿热。本病治疗要分清虚实，实证宜清热利湿，虚证宜温补脾肾或滋阴清热，病程日久或反复发作者，多为本虚标实、虚实夹杂之候，治疗要标本兼顾，攻补兼施。

（一）辨证论治

1. 湿热下注

主症：起病较急，小便频数短赤，尿道灼热疼痛，尿液淋沥混浊，小腹坠胀，腰部酸痛，婴儿则时时啼哭不安，常伴有发热、烦躁口渴、头痛身痛、恶心呕吐，舌质红，苔薄腻微黄或黄腻，脉数有力。

治法：清热利湿，通利膀胱。

方药：八正散加减。瞿麦、萹蓄、通草、车前子、蒲公英、白花蛇舌草各10g，滑石15g，栀子6g，大黄、甘草各3g。小便带血，尿道刺痛，排尿突然中断者，可加金钱草、海金沙、鸡内金、大蓟、小蓟、白茅根各10g，加强清热利湿功能，以排石止血；若小便赤涩，可用导赤散，以清心火，利小便。（以12岁为例）

2. 脾肾气虚，余热未清

主症：病程日久，小便频数，淋沥不尽，时作时止，神倦腰酸，面色肢肿，食欲不振，甚则畏寒怕冷，手足不温，大便稀薄，眼睑浮肿，舌质淡或有齿痕，苔薄腻，脉细弱。

治法：健脾补肾，佐以渗湿。

方药：四君子汤加减。党参、白术、茯苓、山药、山萸肉、车前子各9g，菟丝子、薏苡仁各12g，黄柏6g，甘草3g。若腰酸而痛者加桑寄生，怀牛膝等补肾壮腰；水肿者加泽泻、冬瓜皮等利水消肿；若以脾气虚为主证，苍黄纳呆便稀苔白者，可加参苓白术散；脾阳虚肢冷畏寒者，加附子、肉桂温中补阳。（以12岁

为例）

3. **肾阴不足,湿热留恋**

主症:病程日久,小便频数或短赤,低热,盗汗,颧红,五心烦热,头晕腰酸,咽干口渴,唇干舌红,舌苔少,脉细数。

治法:滋阴补肾,佐以清热利湿。

方药:知柏地黄丸加减。生地 10g,女贞子 6g,山茱萸 6g,泽泻 8g,茯苓 10g,知母 6g,黄柏 4g,牡丹皮 10g。若仍有尿急、尿痛、尿赤者,加黄连 3g,淡竹叶 10g,萹蓄 10g,瞿麦 10g 以清心火,利湿热;低热加青蒿 8g,地骨皮 6g 以退热除蒸;盗汗加鳖甲 10g,龙骨 10g,牡蛎 10g 以敛阴止汗。(以 12 岁为例)

(二)特色专方

1. **通淋方**　金银花 30g,白花蛇舌草 15g,鱼腥草 15g,车前草 30g,萹蓄 10g,黄柏 10g,小蓟 12g。水煎服,每日 1 剂,日服 2 次。本方来自《实用中医效验新方大全》,具有清热解毒,利湿通淋之功,用于湿热蕴结膀胱证。

2. **苦参通淋方**　苦参 9~15g,柴胡 9~18g,黄柏 9g,蒲公英 30g,马齿苋 30g,石韦 30g。水煎服,每日 1 剂,日服 2 次。本方是李碧经验方,功在清热燥湿,利尿通淋,用于膀胱湿热证。

3. **银蒲消毒饮**　双花 15g,蒲公英 30g,金钱草 20g,丹参 15g,香附 6g。水煎服,每日 1 剂,日服 2 次。本方是刘寿平经验方,功在清热解毒,利湿通淋,行气活血,用于湿热下注,邪毒内蕴,气血瘀滞证。

4. **二丁汤**　紫花地丁 15g,黄花地丁 10g,太子参 15g,炒白术 10g,炙鸡内金 10g,山药 20g,茯苓 10g,泽泻 10g,车前子 10g。水煎服,每日 1 剂,日服 2 次。本方是张天经验方,具有健脾益气利湿化浊之功,用于气虚内热证。

5. **归翘赤豆汤**　当归 10g,连翘 6g,赤小豆 15g,土茯苓 10g,黄柏 6g,黄芩 10g,泽泻 10g,车前子 15g,枳实 10g,续断 10g,牛膝 10g。水煎服,每日 1 剂,日服 2 次。本方是姚正平经验方,具有滋肾降火利湿之效,用于肾阴不足,阴虚内热之证。

(三)中成药

1. **龙胆泻肝丸**　龙胆草、柴胡、黄芩、栀子、泽泻、木通、车前子、当归、地黄、炙甘草。6 岁以上 1 次 5g,6 岁以下 1 次 3g,2 次/天。功能清肝胆,利湿热。用于肝胆湿热下注而引起的尿频、尿痛。

2. **八正颗粒**　瞿麦、车前子(炒)、萹蓄、大黄、滑石、川木通、栀子、甘草、灯心草。6 岁以上 1 次 1 袋,6 岁以下 1 次半袋,3 次/天。功能清热,利尿,通淋。用于湿热下注,小便短赤。淋沥涩痛,癃闭不通,口燥咽干等泌尿系统感染症。

3. **知柏地黄丸**　由知母、黄柏、熟地黄、山茱萸、干山药、泽泻、丹皮等组成。每服 3g,1 日 2~3 次。大蜜丸及小蜜丸 1 岁以下 3g,1~3 岁 4.5g,3~6 岁

6g,6岁以上9g,口服,2次/天。或水蜜丸1岁以下2g,1~3岁3g,3~6岁4g,6岁以上6g,口服,2次/天。或浓缩丸1岁以下1g,1~3岁1.5g,3~6岁2g,6岁以上3g,口服,3次/天。有滋阴降火之功,用于肾阴不足证兼有膀胱湿热患儿。

4. 六味地黄丸 由熟地黄、山茱萸、干山药、泽泻、丹皮、茯苓组成。大蜜丸及小蜜丸1岁以下3g,1~3岁4.5g,3~6岁6g,6岁以上9g;水蜜丸1岁以下2g,1~3岁3g,3~6岁4g,6岁以上6g,口服,2次/天。浓缩丸1岁以下1g,1~3岁1.5g,3~6岁2g,6岁以上3g,口服,3次/天。用于肾阴不足证。

5. 复方金钱草颗粒 由金钱草、车前子、石韦、玉米须组成。用开水冲服。6岁以上1次1袋,6岁以下1次半袋,1日3次。功能清热祛湿,利尿排石,消炎止痛。用于泌尿系结石、尿路感染属湿热下注证者。

6. 三金片 由金樱根、金刚刺(菝葜)、羊开口(八月札)、金沙藤、积雪草组成。小片相当于原药材2.1g,大片相当于原药材3.5g。口服,小片1次5片,大片1次3片,1日3~4次。功能清热解毒,利湿。用于下焦湿热所致的小便短赤,淋沥涩痛。

7. 尿感宁颗粒 由海金沙藤、连钱草、凤尾草、萹草、紫花地丁等组成。开水冲服,1次5g,1日3~4次。清热解毒,通淋利尿,抗菌消炎,用于膀胱湿热所致淋证,症见尿频、尿急、尿道涩痛、尿色偏黄、小便淋沥不尽等,急、慢性尿路感染见上述证候者。现代药理研究显示其有抗感染、抗炎、利尿、解痉及增强免疫作用。

8. 复方石韦片 石韦、萹蓄、苦参、黄芪。1次5片,1日3次,15天为1疗程,可连服两个疗程。用于小便不利,尿频、尿急、尿痛,下肢浮肿等症;也可用于急慢性肾小球肾炎,肾盂肾炎,膀胱炎,尿道炎。

(四)针灸疗法

急性期主穴有委中、下髎、阴陵泉、束骨。热重加曲池,尿血加血海、三阴交,少腹胀痛加曲泉,寒热往来加内关,腰痛取耳穴肾、腰骶区;慢性期主穴有委中、阴谷、复溜、照海、太溪。腰背酸痛加关元、肾俞,多汗补复溜、泻合谷,尿频、尿急、尿痛加中极、阴陵泉,气阴两虚加中脘、照海,肾阳不足加关元、肾俞。每次选穴8~10个,或针或灸,每日1次。

(五)其他特色疗法

1. 敷贴疗法 莴苣菜1握,黄柏100g。两味混合,捣烂如膏,取药膏如枣大,放胶布中间,敷贴神阙、小肠、膀胱俞,每穴1张。每日换药1次。用于膀胱湿热证。

2. 熏洗疗法

(1)土茯苓30g,马鞭草30g,败酱草30g,贯众30g,白头翁30g,上药水煎20分钟后,放入冰片2g,取药液1 000ml,入盆,熏洗少腹及阴器,每日1次。

用于膀胱湿热证。

（2）金银花 30g,蒲公英 30g,地肤子 30g,艾叶 30g,赤芍 15g,生姜 15g,通草 6g。水煎坐浴。每日 1~2 次,每次 30 分钟。用于治疗尿频、尿急、尿痛膀胱湿热证。

（3）野菊花、苦参、黄柏各 15g,煎汁外洗尿道口,每日洗数次。用于尿道口异物刺激感、尿道口红肿者。

3. **推拿疗法**　每日下午揉丹田 200 次,摩腹 20 分钟,揉龟尾 30 次。较大儿童可用擦法,横擦肾俞、八髎,以热为度。用于脾肾气虚证。

4. **穴位埋线**　选中极、关元、三阴交、行间、太冲,利用 0~2 号可吸收性外科缝线(医用羊肠线),剪成 0.2cm 长的若干小段,予以 75% 酒精内浸泡变软备用,取一次性 10ml 注射器的针头 1 支,以相应长度的针灸针作为针芯,埋线点常规皮肤消毒,用无菌镊取羊肠线一段从针孔端穿入,中极、关元斜刺,三阴交、行间、太冲直刺,进刺 0.8~1cm,然后边退针管边推针芯,将羊肠线埋入穴位,检查羊肠线无外露无出血后,按压针孔片刻,用创可贴覆盖,2~4 周操作 1次,5~10 次为 1 疗程。用于湿热证。

5. **紫外线疗法**　对于反复发作的尿路感染且无肾功能不全的患儿,采用肾区紫外线疗法。用于脾肾气虚证。

6. **微波疗法**　以圆形辐射器置于肾区,距离 10~15cm,剂量 50~100W。每次 5~10 分钟,每日 1 次,10 次为 1 疗程。用于脾肾气虚证。

三、西 医 治 疗

治疗目的是根除病原体、控制症状、祛除诱发因素和预防再发。

1. **一般处理**　急性期需卧床休息,鼓励患儿多饮水以增加尿量,女童还应注意外阴部的清洁卫生。鼓励患儿进食,供给足够的热卡、丰富的蛋白质和维生素,并改善便秘。

2. **抗菌药物治疗**　选用抗生素的原则:①感染部位:对肾盂肾炎应选择血浓度高的药物,对膀胱炎应选择尿浓度高的药物;②对肾功能损害小的药物;③根据尿培养及药敏试验结果,同时结合临床疗效选用抗生素;④药物在肾组织、尿液、血液中都应有较高的浓度;⑤选用的药物抗菌能力强,抗菌谱广,最好能用强效杀菌剂,且不易使细菌产生耐药菌株;⑥若没有药敏试验结果,对上尿路感染(急性肾盂肾炎)推荐使用二代以上头孢菌素、氨苄西林/棒酸盐复合物。

（1）上尿路感染/急性肾盂肾炎的治疗:疗程 7~14 天。①≤3 月龄婴儿:全程静脉敏感抗生素治疗 10~14 天。②≥3 月龄:若患儿有中毒、脱水等症状或不能耐受口服抗生素治疗,可先静脉使用敏感抗生素治疗 2~4 天后改用口服敏感抗生素治疗,总疗程 10~14 天。③静脉抗生素治疗后继用口服抗生素治疗与全程应用静脉抗生素治疗相比同样有效和安全,两组在退热时间、复发率等方面均没有差别。④在抗生素治疗 48 小时后需评估治疗效果,包括临床症状、尿检指标等。若抗生素治疗 48 小时后未能达到预期的治疗效果,需重新留取尿液进行尿培养细菌学检查。⑤如影像学相关检查尚未完成,在足量抗生素治疗疗程结束后仍需继续予以小剂量(1/3~1/4 治疗量)的抗生素口服治疗,直至影像学检查显示无膀胱输尿管反流等尿路畸形。

(2)下尿路感染 / 膀胱炎的治疗:①口服抗生素治疗 7~14 天(标准疗程)。②推荐短疗程:口服抗生素 2~4 天(短疗程)。短疗程(2~4 天)口服抗生素治疗和标准疗程(7~14 天)口服抗生素治疗相比,两组在临床症状持续时间、菌尿持续时间、UTI 复发、药物依从性和耐药发生率方面均无明显差别。③在抗生素治疗 48 小时后需评估治疗效果,包括临床症状、尿检指标等。若抗生素治疗 48 小时后未能达到预期的治疗效果,需重新留取尿液进行尿培养细菌学检查。

(3)复发性泌尿道感染的治疗:①定义:发作 2 次及以上且均为肾盂肾炎;1 次肾盂肾炎且伴有 1 次及以上的下尿路感染;3 次及以上的下尿路感染。②控制急性发作后需考虑使用预防性抗生素治疗。如果患儿在接受预防性抗生素治疗期间出现了尿路感染,需换用其他抗生素而非增加原抗生素的剂量。预防用药期间,选择敏感抗生素治疗剂量的 1/3 睡前顿服,首选呋喃妥因或磺胺甲基异恶唑。若小婴儿服用呋喃妥因伴随消化道副反应剧烈者,可选择阿莫西林克拉维酸钾或头孢克洛类药物口服。

【特色疗法述评】

1. 尿路感染是小儿时期的常见病,发病率很高,其发病因素较多,仅次于呼吸道感染,特别在不明原因发热患儿中,应引起重视,且症状多不典型极易误诊或漏诊,近年来在本病的患者中特别在有膀胱输尿管逆流现象者有逐渐发生肾瘢痕性萎缩和随后发生尿毒症的病例为数不少,因而提高了对小儿尿路感染的重要性的认识,如果能够做到早期诊断和治疗,就可以大大减少肾脏损伤。

2. 由于小儿泌尿系感染有时缺乏典型的临床症状,因此其真正的发病率很难确定。临床上年长儿多有尿频、尿急、尿痛等尿路刺激症状,但是小年龄儿通常缺乏典型症状,而可能只是表现为不明原因的发热、黄疸、呕吐或易激惹难于安抚。还有部分儿童无任何泌尿系感染的症状,但存在着有意义的菌尿。因此实验室检查成为诊断泌尿系感染的重要依据。

3. 采集随机尿是最简单也是创伤最小的方法,但受污染导致假阳性的几率非常高,因此不提倡此方法。对于大孩子多采用清洁中断尿,但也要注意会阴部正常菌群的干扰。对于 <2 岁的小婴儿,多提倡采用导尿或耻骨上穿刺,但这两项检查均为有创性,且需要一定的技术水平,因此限制了其在临床中的应用。对于≤5 岁伴有发热症状的患者,尤其是新生儿或小婴幼儿,建议均要进行影像学检查。因为在此年龄段存在先天的泌尿系畸形的可能性极大,有研究表明,此阶段感染患儿中有大约 50% 的患儿存在膀胱输尿管反流,该阶段反复泌尿系感染的发生率为 30%~40%,容易导致肾瘢痕,从而导致今后发生高血压以及肾功能不全的几率增加。

4. 小儿泌尿系感染一般预后良好,多能迅速恢复,但多数患者可有复发或再发。慢性病例仅 1/4 的治愈比率,其中部分病人可迁延多年发展至肾功能不全。采取中西医结合综合疗法,治疗效果良好,能最大限度地减少复发。

5. 西医治疗针对临床表现严重程度的不同和年龄的不同,治疗方案也不同,总体以抗生素治疗为主;中医治疗急性期以清热利湿为主,慢性期则以扶正佐以祛邪。小儿尿路感染无论急性或慢性病例,在组方中配用大剂量清热解毒药物,常可提高疗效。例如柴胡、黄芩、黄连、马齿苋、半枝莲、土茯苓、黄柏、车前草、苦参等对大肠杆菌、变形杆菌等均有较好抑菌效果;同时在辨证的基础上选用增强免疫的中药如黄芪、党参、生地、黄精、当归、刺五加等。

6. 中医药治疗小儿尿路感染今后需在统一诊断、分型及疗效标准的基础上,确定可以反映小儿泌尿系感染的特异性的、公认的实验室指标,借鉴西医学的科技手段对小儿泌尿系感染的发病机制及有效方剂的药效学机制进行深入的研究。

【主要参考文献】

1. 胡青林,马文军,刘松 . 穴位埋线治疗泌尿生殖系统疾病的现状及研究进展[J]. 中医药临床杂志,2010,22(7):653-654.

2. 中华医学会儿科学分会肾脏病学组 . 儿童常见肾脏疾病诊治循证指南(试行)(七):泌尿系感染诊断治疗指南[J]. 中华儿科杂志,2010,48(11):814-816.

3. 杨立春,高德红,孙宏伟,等 . 33 例小儿尿路感染的诊断及临床治疗体会[J]. 中国医药指南,2013,11(11):163.

4. 汪受传 . 中医儿科学[M]. 北京:中国中医药出版社,2007.

5. 沈晓明,王卫平 . 儿科学[M]. 北京:人民卫生出版社,2008.

6. 熊磊,常克 . 中西医临床儿科学[M]. 北京:中国医药科技出版社,2012.

7. 易著文,张星星 . 儿童泌尿系感染的诊治进展[J]. 中国实用儿科杂志,2004,19(2):76-78.

第二节　急性肾小球肾炎

急性肾小球肾炎简称急性肾炎,包括一组急性起病,以两侧肾脏弥漫性肾小球非化脓性炎症为主要病理特征的疾病,常为感染后免疫反应引起。临床以浮肿、蛋白尿、血尿、高血压为主要表现,本病是自限性疾病,95% 患儿可完全恢复。但如处理不当可导致高血压脑病,肺水肿或急性肾衰竭。多种感染可引起本症,其中以 β- 溶血性链球菌感染最常见。发病年龄以 5~14 岁多见,2 岁以下少见,男女比为 2∶1,好发于秋冬季,发病率占泌尿系统疾病第一位,但近年发病有下降趋势。

中医古代文献中无肾炎病名记载,但据其临床表现,多属"水肿""尿血"范畴。近年来,随着中医、中西医结合对急性肾小球肾炎研究的不断深入,临床上对此病的认识也进一步加深,中医传统治疗及中西医结合治疗均取得了可喜的成果。急性期中西医结合治疗,缓解期中医疗法配合中医食疗,颇具特色且疗效显著。

【病因病机】

一、中　医

急性肾炎的主要病因为外感风邪、湿热、疮毒,导致肺、脾、肾三脏功能失调,其中以肺脾功能失调为主。风、热、毒与水湿互结,通调、运化、开阖失司,水液代谢障碍而为肿;热伤下焦血络而致尿血。

1. **感受风邪**　风寒或风热客于肺卫,阻于肌表,导致肺气失宣,肃降无权,水液不能下达,以致风遏水阻,风水相搏,流溢肌肤而发为水肿,称之为"风水"。

2. **疮毒内侵**　皮肤疮疖,邪毒内侵,湿热郁遏肌表,内犯肺脾,致使肺失通调,脾失健运,水无所主,流溢肌肤,发为水肿。又湿热下注,灼伤膀胱血络而产生尿血。

在疾病发展过程中,若水湿、热毒炽盛,正气受损,以致正不胜邪,可出现一系列危重变证:①邪陷心肝:湿热邪毒,郁阻脾胃,内陷厥阴,致使肝阳上亢,肝风内动,心窍闭阻,而出现头痛、眩晕,甚则神昏、抽搐。②水凌心肺:水邪泛滥,上凌心肺,损及心阳,闭阻肺气,心失所养,肺失肃降。而出现喘促、心悸,甚则紫绀。③水毒内闭:湿浊内盛,脾肾衰竭,三焦壅塞,气机升降失司,水湿失运,不得通泄,致使水毒内闭,而发生少尿,无尿。此证亦称"癃闭""关格"。

急性期因湿热水毒伤及肺脾肾,致恢复期肺脾肾三脏气阴不足、湿热留恋,而见血尿日久不消,并伴阴虚、气虚之证。重症水邪泛滥可致邪陷心肝、水凌心肺、水毒内闭之证。若湿热久恋,伤阴耗气,可致阴虚邪恋或气虚邪恋,使病程迁延;病久入络,致脉络阻滞,尚可出现尿血不止、面色晦滞、舌质紫等瘀血之证。

二、西 医

1. **细菌感染** 以 A 组 β- 溶血性链球菌最多见。但并非任何链球菌感染后均可致病,目前认为必须是具有特殊 M 蛋白的某些特殊菌株感染后方能发生免疫反应而致病。其他细菌还有草绿色链球菌、肺炎球菌、金葡菌、伤寒杆菌等。

2. **病毒感染** 柯萨奇病毒、麻疹病毒、巨细胞病毒、腮腺炎病毒、EB 病毒、流感病毒等,均少见。

3. **其他** 疟原虫、肺炎支原体、白色念珠菌、钩虫、梅毒螺旋体、钩端螺旋体等,均少见。

【临床表现】

一、症 状

大多在感染后 1~3 周发病。全身症状不明显,可有低热,精神略差,食欲稍减,腹痛,腰痛,乏力等。主要症状有浮肿,少尿或无尿,血尿,高血压。临床凡具有急性肾炎 3 大严重症状(高血压脑病、严重循环充血及急性肾功能不全)之一者均属于高危病例,近年已渐减少。浮肿为最常见及最早出现的症状,初期多表现为眼睑及颜面浮肿,渐波及躯干、四肢;肾炎早期均有尿色深,尿量少,一般每日尿量 300~500ml,若持续严重少尿,则可出现急性肾功能不全的症状如头痛、头晕、食欲不振、恶心、呕吐等;尿常呈浓茶色,洗肉水样或鲜红色,肉眼血尿一般在 1~2 周内消失,但显微镜血尿可持续数月;多数病例在发病初期出现高血压,一般达 120~150/80~110mmHg,在病程 1~2 周后降至正常。

二、体 征

最常见体征为非凹陷性水肿,轻者少见其他体征。若出现严重循环充血,可见呼吸、心率增快,肝脏增大,甚至呼吸困难、端坐呼吸、颈静脉怒张、两肺布满湿啰音、心脏扩大等。

【辅助检查】

一、尿 检 查

尿量减少,尿浓缩能力仍保持良好,比重常在 1.020~1.032 之间,尿蛋白可在(+)~(+++)之间,且与血尿程度平行;显微镜检查示红细胞明显增多,尚能见到颗粒管型、红细胞管型及少量白细胞。

二、血 液 检 查

红细胞计数及血红蛋白常因血液稀释而轻度降低;白细胞计数正常或增高;红细胞沉降率增快;血清抗链球菌多种酶的抗体效价常增高,咽峡炎后肾炎患者血清抗链球菌二磷酸吡啶核苷酸酶(anti-DPNase)增高最显著,抗链球菌脱氧核糖核酸酶 B(anti-Dnase B)及抗链球菌溶血素 "O"(ASO)亦大多增高,但脓皮病后肾炎血清 ASO、anti-DPNase 效价低,抗透明质酸酶(ASH)及 anti-Dnase B 则阳性率较高;血清总补体、C_3 在发病第 1 月内大多降低,2 个月后多已恢复正常。在多数患者血循环中可测得免疫复合物。

三、肾功能检查

肾小球滤过率下降,内生肌酐清除率降低;尿素氮、肌酐等保持正常或在少尿期暂时性轻度升高,急性肾功能不全时可见显著氮质血症并伴代谢性酸中毒及电解质紊乱,在少尿期时,可表现为二氧化碳结合力轻度降低,血钾浓度轻度增加以及稀释性低血钠;肾小管功能改变轻微。

四、肾活组织病理检查

可作为确诊肾炎最主要的手段,病理改变轻重不等,呈弥漫性毛细血管增生性肾炎。皮质苍白,肾小球呈灰色点状,髓质充血;光镜检查示肾小球毛细血管系膜细胞增生,内皮细胞增生、肿胀,中性粒细胞及少量单核细胞浸润,严重者可见毛细血管内凝血,偶有少量上皮细胞新月体形成;肾间质水肿,有时可见轻度炎性细胞浸润灶;肾小管上皮细胞肿胀,管腔内可见到红细胞、白细胞和管型;电镜下可见到肾小球基膜的上皮细胞则有结节状呈驼峰样沉积物;免疫荧光检查见到沉积物内含 IgG 及 C_3。

【诊断与鉴别诊断】

一、诊 断 要 点

1. 急性起病,本病发病前 1~4 周多有呼吸道或皮肤感染,猩红热等链球菌感染或其他急性感染史,血清中抗链球菌抗体增高,咽拭子、皮肤脓性渗出物中培养出致肾炎型链球菌。

2. 临床出现浮肿、少尿、血尿、高血压任何一项或多项症状。

3. 尿检查发现血尿、蛋白尿及管型尿。

4. 红细胞沉降率增快、ASO 升高、补体 C_3 规律性改变。

5. 重症早期可出现以下并发症:高血压脑病,严重循环充血及急性肾衰竭。

二、鉴 别 诊 断

1. **西医** 本病应与肾病综合征、IgA 肾病、原发性急进性肾炎、紫癜性肾炎、急性泌尿系感染、慢性肾炎急性发作等相鉴别。

2. **中医** 主要与淋证、尿血等相鉴别,水肿应鉴别阴水、阳水。

【治疗】

一、一 般 措 施

1. **休息** 病初 2 周应卧床休息,待浮肿消退、血压正常、肉眼血尿及循环充血症状消失后,可以下床轻微活动并逐渐增加活动量,但 3 个月内仍应避免重体力活动。

2. **饮食** 一般病例在浮肿、少尿、高血压期间,应适当限制水、钠、钾、蛋白摄入。在限制钠盐后口服液量可随病人需要,除非少尿及循环充血严重,否则不必严格限制。供给易消化的高糖、低盐、低蛋白饮食(每日供给氯化钠 1~2g,蛋白质 0.5g/kg),尽量满足热能需要。尿量增多,氮质血症消除后应尽早恢复蛋白质供应,以保证小儿生长发育的需要。

3. **清除感染灶** 存在感染灶时应给予青霉素或其他敏感的抗生素治疗。经常反复发生炎症的慢性感染灶如扁桃体炎、龋齿等应予以清除,但须在肾炎基本恢复后进行。

二、中医药治疗

急性肾炎的主要病因为外感风邪、湿热、疮毒,导致肺脾肾三脏功能失调,其中以肺脾功能失调为主。轻型一般以风水相搏证、湿热内侵证等常证的证候表现为主,重症水邪泛滥可致邪陷心肝、水凌心肺、水毒内闭之证。故本病治疗应紧扣急性期以邪实为患,以祛邪为旨,宜宣肺利水,清热凉血,解毒利湿。

若浮肿消退、尿量增加、血压下降、血尿及蛋白尿减轻,即标志病程进入了恢复期。此期为正气渐虚,余邪留恋阶段,其中在恢复期早期,常以湿热留恋为主。恢复期以正虚邪恋为主的病机,则以扶正兼祛邪为要,并应根据正虚与余邪孰多孰少,确定补虚及祛邪的比重,使补益不助邪、祛邪不伤正。

(一)辨证论治

1. 急性期

(1)常证

1)风水相搏

主症:水肿自眼睑开始迅速波及全身,以头面部肿势为著,皮色光亮,按之凹陷随手而起,尿少色赤,微恶风寒或伴发热,咽红咽痛,骨节酸痛,鼻塞咳嗽,舌质淡,苔薄白或薄黄,脉浮。

治法:疏风宣肺,利水消肿。

方药:麻黄连翘赤小豆汤合五苓散加减。麻黄 3g,桂枝 3g,连翘 6g,杏仁 6g,茯苓 10g,猪苓 6g,泽泻 10g,车前草 10g,生甘草 6g。咳嗽气喘,加葶苈子 6g,苏子 10g,射干 6g,桑白皮 10g 泻肺平喘;偏风寒加羌活 10g,防己 10g 疏风散寒;偏风热加金银花 10g,黄芩 6g 疏风清热;血压升高明显,去麻黄,加钩藤 10g,夏枯草 6g 利水平肝泻火;血尿严重加大蓟 10g,小蓟 10g,茜草 6g,仙鹤草 6g 以凉血止血。(以 8 岁为例)

2)湿热内侵

主症:头面肢体浮肿或轻或重,小便黄赤而少,尿血,烦热口渴,头身困重,常有近期疮毒史,舌质红,苔黄腻,脉滑数。

治法:清热利湿,凉血止血。

方药:五味消毒饮合小蓟饮子加减。金银花 10g,野菊花 10g,蒲公英 10g,紫花地丁 10g,栀子 6g,猪苓 10g,淡竹叶 10g,小蓟 10g,蒲黄 6g,当归 10g。小便赤涩加白花蛇舌草 10g,石韦 10g,金钱草 10g 清热利湿;口苦口黏,加茵陈 6g,龙胆草 6g 燥湿清热;大便秘结加生大黄 3g 泻火降浊。(以 8 岁为例)

(2)变证

1)邪陷心肝

主症:肢体面部浮肿,头痛眩晕,烦躁不安,视物模糊,口苦,恶心呕吐,甚至抽搐,昏迷,尿短赤,舌质红,苔黄糙,脉弦数。

治法:平肝泻火,清心利水。

方药:龙胆泻肝汤合羚角钩藤汤加减。龙胆草6g,黄芩10g,菊花15g,羚羊角粉6g,钩藤10g,白芍12g,栀子6g,生地黄10g,泽泻10g,车前子10g,竹叶10g。大便秘结加生大黄3g,芒硝3g通便泻火;头痛眩晕较重加夏枯草6g,石决明10g清肝火;恶心呕吐加半夏10g,胆南星6g化浊降逆止呕;昏迷抽搐可加服牛黄清心丸或安宫牛黄丸解毒熄风开窍。(以8岁为例)

2)水凌心肺

主症:全身明显浮肿,频咳气急,胸闷心悸,不能平卧,烦躁不宁,面色苍白,甚则唇指青紫,舌质黯红,舌苔白腻,脉沉细无力。

治法:泻肺逐水,温阳扶正。

方药:己椒苈黄丸合参附汤加减。葶苈子10g,大黄3g,防己10g,椒目3g,泽泻10g,桑白皮10g,茯苓皮15g,车前子10g,人参15g,附子(先煎)3g。若见面色灰白,四肢厥冷,汗出脉微,是心阳虚衰之危象,应急用独参汤或参附龙牡救逆汤回阳固脱。(以8岁为例)

3)水毒内闭

主症:全身浮肿,尿少或尿闭,色如浓茶,头晕头痛,恶心呕吐,嗜睡,甚则昏迷,舌质淡胖,苔垢腻,脉象滑数或沉细数。

治法:通腑泄浊,解毒利尿。

方药:温胆汤合附子泻心汤加减。生大黄3g,黄连3g,黄芩10g,姜半夏6g,陈皮6g,竹茹6g,枳实10g,茯苓10g,车前子10g,制附子(先煎)3g、生姜6g。呕吐频繁,先服玉枢丹辟秽止呕。不能进药者,可以上方浓煎成100~200ml,待温,作保留灌肠,每日1~2次;也可用解毒保肾液以降浊除湿解毒,药用生大黄30g,六月雪30g,蒲公英30g,益母草20g,川芎10g,浓煎200ml,每日分2次保留灌肠。昏迷惊厥加用安宫牛黄丸或紫雪丹,水溶化后鼻饲。(以8岁为例)

2. 缓解期

(1)阴虚邪恋

主症:头晕乏力,手足心热,腰酸盗汗,或有反复咽红,舌红苔少,脉细数。

治法:滋阴补肾,兼清余热。

方药:知柏地黄丸合二至丸加减。知母10g,黄柏10g,生地黄10g,山茱萸10g,怀山药20g,牡丹皮10g,泽泻10g,茯苓10g,女贞子6g,墨旱莲10g。血尿日久不愈加仙鹤草10g,茜草6g凉血止血;舌质黯红,加参三七6g,琥珀8g化瘀止血;反复咽红,加玄参6g,山豆根3g,板蓝根10g清热利咽。(以8岁为例)

（2）气虚邪恋

主症：身倦乏力，面色萎黄，纳少便溏，自汗出，易于感冒，舌淡红，苔白，脉缓弱。

治法：健脾益气兼化湿浊。

方药：参苓白术散加减。党参10g，黄芪10g，茯苓10g，白术10g，山药10g，砂仁3g，陈皮10g，白扁豆6g，薏苡仁10g，甘草3g。血尿持续不消，加参三七5g，当归10g养血化瘀止血；舌质淡黯或有瘀点，加丹参10g，红花3g，泽兰10g活血化瘀。（以8岁为例）

对于以上辨证论治，我们尚有几个问题进行补充：

1. 急性肾炎的病机主要由外邪侵入，肺先受病，继而入侵至肾而发病。急性肾炎水肿多属实证，疏解外邪，清利湿热为主要方法。疏解外邪要辨清风寒或风热之邪。大多数病人感受风热之邪，可用荆芥、牛蒡子、浮萍、西河柳等辛凉解表之剂，配以银花、连翘、板蓝根、车前子、白茅根等清利之品。一般药后汗出热退，同时小便增多，颜面水肿渐消。若发热不退，水肿亦不易消退。外邪已解而湿热阻滞不清，仍有水肿，小便短赤，当清利湿热为主。要辨清偏于湿重或热重。

2. 水肿用疏解外邪法主要是汗法，古人早已提出，《金匮要略》谓"腰以上肿者当发汗"。但用以治疗急性肾炎水肿须配以清利之剂，因急性肾炎一般是表里同病，既有外邪入侵的表证，又有邪阻于内的里证，所以应表里兼顾，表邪解后应重点清里。根据临床观察，急性肾炎水肿用疏解清利之法确可取得较好疗效。

3. 急性肾炎初期水肿较甚，以标实为主，需辨湿热，水停之偏盛；后期水肿退后，尿蛋白持续不消，病变重在脾肾两虚。辨证时需注意气虚，阳虚之不同，在整个病变过程中，以脾肾功能失调为重心，以阴阳气血不足为病变之本，以水湿、湿热、瘀血阻滞为病变之标，表现为虚中夹实，治疗当"治实勿忘其虚"，"补虚当顾其实"，主张"脾肾同治，气阴兼顾，湿热两清"为治疗大法。

4. 病变后期，应当健运脾胃为主。"脾胃为后天之本"，脾胃两虚势必影响运化水湿及精微的摄取和精气的固密，出现水肿和蛋白尿等症状，故最宜补脾胃之虚，除脾胃之湿，调脾胃之气，行脾胃之滞。虚得复，湿得化，气得顺，滞得去，则全身脏腑充养无忧，且脾胃健运，自能升降运行，水湿自除，水肿易退，精微可摄，精气能固，蛋白尿可去。

（二）特色专方

1. **抗敏汤** 由蝉衣、僵蚕、地龙、白鲜皮、地肤子、荆芥各10g，乌梢蛇、浮萍、防己各15g组成。据病情随症加减，共煎汤剂，每日1剂，水煎服。本方出自经验方，具有疏风脱敏，利水消肿之功，用于风水相搏患者有过敏现象者。

2. **鱼腥草汤**　由鱼腥草 15g,倒扣草 30g,半枝莲 15g,益母草 15g,车前草 15g,白茅根 30g,灯草 10g 组成。水煎服,日 1 剂,分服。本方出自刘弼臣方。具有清热利水,活血解毒作用。用于治疗急性肾炎浮肿、高血压、蛋白尿、血尿诸症。

3. **英坤汤**　由益母草 50g,蒲公英 25g,竹叶 10g 组成。水煎服,日 1 剂,或可煎汤频服,本方出自吉林市中心医院院内方,有利水消肿,清热解毒之功,可用于湿热内侵证及变证各型有热象者。

4. **二蛟汤**　由赤小豆 120g,商陆 9g 组成。为 1 日量,加水,煮汤饮之,连服 3~5 日。本方源自沈海葆经验方,适用于急性肾炎风热郁肺、湿毒蕴结型。

（三）中成药

1. **银黄口服液**　由金银花提取物(以绿原酸计)12g,黄芩提取物(以黄芩苷计)12g 组成。口服,每服 5~10ml,1 日 2~3 次。本品具有清热疏风,利咽解毒之功,治疗外感风热、肺胃热盛患者,对于急性肾炎患儿可用于急性期风水相搏证、湿热内侵证。

2. **银翘解毒丸**　由金银花、连翘、薄荷、荆芥、淡豆豉、牛蒡子(炒)、桔梗、淡竹叶、甘草组成。浓缩蜜或水蜜丸 6 岁以上 1 丸,3~6 岁 2/3 丸,1~3 岁半丸,1 岁以下 1/3 丸,用芦根汤或温开水送服,2~3 次/天。辛凉解表,清热解毒,可用于急性期风水相搏证、湿热内侵证。

3. **肾炎解热片**　由白茅根、连翘、荆芥、苦杏仁(炒)、陈皮、大腹皮、泽泻(盐制)、茯苓、桂枝、车前子(炒)、赤小豆、生石膏、蒲公英、蝉蜕组成。每服 3g,1 日 2~3 次。用于急性期风热、热毒、湿热等证。本品具有显著的解热、利尿作用,实验证明该药可明显降低肾炎家兔循环免疫复合物(CIC)的生成,明显降低尿蛋白,显著降低尿素氮和肌酐。对肾炎免疫机制的研究证明该药能明显提高机体免疫功能、改善各种生化指标,促进对损伤肾脏的修复作用。

4. **清开灵注射液**　由胆酸、珍珠母(粉)、猪去氧胆酸、栀子、水牛角(粉)、板蓝根、黄芩苷、金银花组成。每次 10~20ml,加入 5% 葡萄糖注射液 100~250ml 中,静脉滴注,1 日 1 次。用于急性期热毒证或邪陷心肝证。

5. **龙胆泻肝颗粒**　由龙胆、柴胡、黄芩、栀子(炒)、泽泻、木通、车前子(盐炒)、当归(酒炒)、地黄、甘草(蜜炙)组成。口服,1 岁以下 1/3 袋,1~3 岁半袋,3~6 岁 2/3 袋,6 岁以上 1 袋,开水冲服,2 次/天。本品清肝胆,利湿热,用于邪陷心肝证。

6. **安宫牛黄丸**　由体外培育牛黄、水牛角浓缩粉、人工麝香、珍珠、朱砂、雄黄、黄连、黄芩、栀子、郁金、冰片组成。口服,3 岁以内 1/4 丸,4~6 岁 1/2 丸,7 岁以上 1 丸,口服,1 次/天。功效清热解毒,镇惊开窍,用于急性期热毒证或邪陷心肝证。

7. **紫雪颗粒** 由石膏、寒水石、滑石、磁石、玄参、木香、沉香、升麻、水牛角浓缩粉、羚羊角、麝香、朱砂等 16 味组成。用法:周岁小儿 1 次 0.3g,五岁以内小儿每增 1 岁,递增 0.3g,1 日 1 次;五岁以上小儿酌情服用,1 日 2 次。本方系清热解毒、镇痉开窍剂,主治急性期热毒证或邪陷心肝证见壮热烦躁,昏狂谵语,甚至惊厥者。

8. **肾炎消肿片** 由桂枝、泽泻、陈皮、香加皮、苍术、茯苓、姜皮、大腹皮、黄柏、椒目、冬瓜皮、益母草组成。每服 2 片,1 日 2~3 次。用于急性期寒湿证,也可用于恢复期气虚邪恋证。

9. **知柏地黄丸** 由熟地黄、山茱萸(制)、山药、泽泻、牡丹皮、茯苓组成,辅料为蜂蜜。大蜜丸及小蜜丸 1 岁以下 3g,1~3 岁 4.5g,3~6 岁 6g,6 岁以上 9g,口服,2 次 / 天。或水蜜丸 1 岁以下 2g,1~3 岁 3g,3~6 岁 4g,6 岁以上 6g,口服,2 次 / 天。或浓缩丸 1 岁以下 1g,1~3 岁 1.5g,3~6 岁 2g,6 岁以上 3g,口服,3 次 / 天。用于恢复期阴虚邪恋证。

10. **六味地黄丸** 由熟地黄、山茱萸(制)、牡丹皮、山药、茯苓、泽泻组成。辅料:黄酒。大蜜丸及小蜜丸 1 岁以下 3g,1~3 岁 4.5g,3~6 岁 6g,6 岁以上 9g;水蜜丸 1 岁以下 2g,1~3 岁 3g,3~6 岁 4g,6 岁以上 6g,口服,2 次 / 天。浓缩丸 1 岁以下 1g,1~3 岁 1.5g,3~6 岁 2g,6 岁以上 3g,口服,3 次 / 天。用于恢复期肾阴不足者。

11. **参苓白术散** 由白扁豆、白术、茯苓、甘草、桔梗、莲子、人参、砂仁、山药、薏苡仁组成。用法:1 岁以下 2~3g,1~3 岁 3~4.5g,3~6 岁 4~6g,6 岁以上 6~9g,口服,2~3 次 / 天。补脾胃,益肺气,用于缓解期气虚邪恋证。

(四)针灸疗法

1. **体针** 取肺俞、列缺、合谷、阴陵泉、水分、气海、肾俞、三焦俞、复溜、合谷、偏历。初起主要选用三焦俞、肾俞、水分、气海、复溜、肺俞、列缺、偏历、合谷,针刺平补平泻。咽痛配少商,面部肿甚配水沟,血压高配曲池、太冲。恢复期加用脾俞、足三里、阴陵泉,针刺用补法。1 次选用 3~7 穴,隔日 1 次,10 次为 1 个疗程,休息 7 天,再重复治疗。

2. **耳针** 耳穴取肺、肾、脾、膀胱、交感、肾上腺、内分泌、屏间、脑、腹。每次选 2~3 穴,轻刺激,刺后可埋针 24 小时,1 日 1 次或隔日 1 次,两耳轮换使用,10 次为 1 个疗程。

(五)其他特色疗法

1. **灌肠疗法** 灌肠疗法简单方便安全无痛苦,对于肾炎小儿可以降浊除湿解毒,药用生大黄 30g,六月雪 30g,蒲公英 30g,益母草 20g,川芎 10g,浓煎 200ml,每日分 2 次保留灌肠,或大黄 10g,黄柏 10g,芒硝 10g,柴胡 10g,车前草 10g,益母草 10g,黄芪 10g,龙骨 10g,牡蛎 10g,每日 2 剂,浓缩成 100~150ml,

保留灌肠,1日2次。7天为1个疗程。用于水毒内闭证。主要操作方法:将药物加入玻璃杯用热水适当加温并搅拌均匀(控制药液温度在35~40℃之间)吸取药液后要留有3ml左右空气(方便将药液全部推入肛门内)接上导尿管,在导尿管前端涂上石蜡油或其他润滑剂,插入患者肛门,将药液缓慢推入直肠内,推入时,不要用力过大,要缓慢地将药液推入直肠内,因为用力过大或过快容易产生便意感,小儿还可能迅速将药物排出。然后用左手捏紧导尿管以防止药液反流,在拔出导尿管时叫患儿家长迅速用面巾纸按压住患者肛门,让患儿保持体位休息5分钟左右即可。

2. **推拿疗法** 按揉肺俞、阴陵泉、三焦俞各2分钟,直擦背部膀胱经,以透热为度,摩腹3分钟,拿合谷、下肢前侧、内侧肌肉各3分钟。每日1次,用于风水相搏证;按揉肺俞、阴陵泉、三焦俞、少商各2分钟,直擦背部膀胱经,以透热为度,摩腹3分钟,拿曲池、合谷、下肢前侧、内侧肌肉各3分钟,每日1次,用于湿热证;按揉脾俞、足三里、三焦俞、气海、水分各2分钟;直擦背部膀胱经,以透热为度,摩腹3分钟,拿足三里、下肢前侧、内侧肌肉各3分钟,每日1次,用于气虚邪恋。

3. **超导离子提速疗法** 运用"内病外治、疏经通络、平衡渗透、超导提速"原理,把传统中医药与现代科技相结合,采用最先进的超导仪器与科技集电疗、磁疗、药疗、远红外于一体的综合疗法。其原理是通过利用超导技术部分改变中药物理属性与药理属性,提高药物利用度与临床疗效;通过电热、电磁超导功能使人体局部毛细血管扩张,血循环得以加快,并使特制的中药在短时间内雾化成有超强渗透性的药离子,直接导入人体患部,达到强化治疗提高疗效的目的;以电离药浴、超导针灸、电子光浴、频谱等疗法,通过超导电磁药离光浴等刺激人体神经兴奋性,激发调动正气,调节免疫,平衡机体神经体液内分泌系统。

4. **中药熏蒸排毒疗法** 利用中药熏蒸全身皮肤起到排毒作用与透析疗法相似,同时该法在祛湿泄浊排毒的基础上发散肌表,开泄汗孔,增加汗液排泄,减轻体内水分和毒物,并利用其温热效应提高组织温度、扩张毛细血管,使血流加快改善血液循环、提高肾小球滤过率,进而达到利尿消肿、排汗排毒、活血化瘀、改善肾功能。该疗法是由专科医师使用皮肤透析机将中药置入熏蒸机后仓,注水煎煮;再将患者扶入透析机坐仓内,盖好仓门(头手伸出仓外)。通过加热使透析机产生大量蒸汽进行全身熏洗治疗,通过水、热效应将中药有效成分经皮肤渗透体内,有毒物质经汗孔代谢出体外以达到治疗目的。

三、西 医 治 疗

目前尚缺乏直接针对肾小球免疫过程的特异性有效治疗,基本上是对症治疗,防治急性期并发症,保护肾功能,促进其自然恢复。

1. 感染灶治疗 对仍有咽部及皮肤感染灶者,应给予青霉素或其他敏感抗生素治疗 10~14 天。

2. 对症治疗 利尿可用双氢克尿噻、速尿、利尿酸等;降压可用硝苯地平、卡托普利、肼苯达嗪、利血平、哌唑嗪等。

3. 并发症治疗

(1)高血压脑病:快速降压:硝普钠 5~20mg 溶于 100ml 葡萄糖液内静脉点滴,速度从每分钟 1μg/kg 开始,继以血压情况调整其速度。也可用二氮嗪,每次 3~5mg/kg,静注,必要时 1 小时后再用 1 次。抗惊厥:可选地西泮(安定),每次 0.3mg/kg,总量不超过 10mg,静脉注射。快速利尿:利尿剂可用速尿每次 1~2mg/kg,稀释后缓慢静脉推注。保持呼吸道通畅,及时给氧。

(2)严重循环充血:急性肾炎并发的急性心衰由水钠潴留、高血容量引起,一般不用加强心肌收缩的洋地黄类药物,首先快速利尿,用速尿,每次 1~2mg/kg,稀释后缓慢静脉推注。控制血压可用酚妥拉明,每次 0.5~1mg/kg,稀释后静脉缓推,或用硝普钠静脉点滴,以减轻心脏前后负荷。烦躁不安时给予派替啶(1mg/kg)或吗啡(0.1~0.2mg/kg)皮下注射。如限制钠水摄入与利尿仍不能控制心力衰竭时,需采用血液透析,以迅速缓解循环过度负荷。

(3)急性肾衰竭:治疗一定严格控制水分入量,宜选用低蛋白、低盐、低钾和低磷饮食。同时应积极纠正水电解质紊乱及酸中毒,选择敏感抗生素控制感染,必要时进行透析治疗。

【特色疗法述评】

1. 急性肾小球肾炎主要是由急性链球菌感染,细菌及其毒素与体内相应受体形成抗原抗体复合物,其主要作用于肾小球基底膜,从而引起肾损害,大多属Ⅲ型变态反应。中医学认为,本病属"水肿""阳水""血尿"等范畴。其致病多为风寒、风热夹湿犯肺,以致三焦气化不利,水道失于通调,水泛为肿;血尿乃湿热蕴结膀胱,热伤血络所致。该病的中医治疗一般采用健脾利湿、宣肺解表、清热解毒、利水祛湿之法,输气导水以消肿,忌用温补。

2. 虽然西医学对急性肾小球疾病的发病机制的研究已经有了很大的进展,但其治疗依然没有根本性的突破,而中西医结合将成为治疗急性肾小球疾病的最有效的途径。中药所含的化学成分活性物质可通过多环节、多靶点方式发挥多种效应,中药结合西药治疗急性肾炎奏效快,疗效可靠,复发率低,可大大缩短病程。例如,肾炎不同的病理类型都可以表现脾肾阳虚证型,而微小病变的脾肾阳虚证对治疗反应好,预后好,局灶节段硬化的脾肾阳虚证对治疗反应差,预后差。西医诊断下的中医辨证,提高了中医对肾病预后的认识。当然中西医结合治疗急性肾炎的方法还缺乏循证医学证据,尽管中西医结合治疗各种肾脏病报道很多,但绝大部分都停留在专家个人的经验和各自单位的临床观察,没有进行多中心大样本随机双盲对照临床试验,其疗效的客观性很难确定。

　　3. 中医中药、西医西药各有所长,彼此都不能取代。西医西药对控制急性肾小球肾炎的原发性病灶和缓解危象效果较好;中医中药对提高机体的免疫力、促进肾小球功能的恢复效果显著,利尿、消肿、降压作用快,尤其是促进蛋白尿、管型尿、血尿的消失功能独特,对病理损伤的肾脏有很好的保护和修复作用。肾炎恢复期的治疗,中药更比西药疗效高,用甘缓平和之法,以补肾益气、和中养液,对改善肾功能有积极作用。中西医结合治疗急性肾小球肾炎比单用西药或中药疗效快、疗程短,近期疗效和远期疗效均十分满意。

【主要参考文献】

1. 何文兵,刘光陵. 急性肾小球肾炎中医诊疗指南[J]. 中医儿科杂志,2011,7(2):1-3.

2. 中华中医药学会. 急性肾小球肾炎诊疗指南[J]. 中国中医药现代远程教育,2011,9(9):128-129.

3. 孙万森,吴喜利. 中西医结合治疗肾小球疾病的研究与展望[J]. 西安交通大学学报(医学版),2011,32(3):267-271.

4. 熊磊,常克. 中西医临床儿科学[M]. 北京:中国医药科技出版社,2012.

5. 汪受传. 中医儿科学[M]. 北京:人民卫生出版社,2009.

6. 汪受传,俞景茂. 中医儿科临床研究[M]. 北京:人民卫生出版社,2009.

7. 蔡光先,姚红艳,宁泽璞,等. 内科常见疾病中医证治国际标准(草案):急性肾小球肾炎[J]. 湖南中医杂志,2011,27(4):99-101.

第三节　乙型肝炎相关性肾炎

　　乙型肝炎相关性肾炎(HBV-GN)是由乙型肝炎病毒感染后引发的继发性免疫复合物性肾小球肾炎,是慢性乙型肝炎病毒感染患者最常见肝外损伤之一。我国是乙型肝炎病毒感染的高发区,人群中乙型肝炎病毒携带率在15%左右,故我国也属乙型肝炎相关性肾炎高发区。本病可发生于任何年龄,但多见于儿童和青壮年,尤以男性多见。临床表现多种多样,常以血尿为主,浮肿及高血压较轻,部分患者可表现为肾病综合征。多数病例预后良好,自发缓解率可达 50% 以上,在成人患者,特别是膜增生性肾小球肾炎患者,部分病人可发展至终末期肾功能不全。

中医学没有乙型肝炎相关性肾炎这一病名,根据其症状及演变规律,可将其归纳为"尿血""水肿""胁痛""黄疸"等病症。其病机根本在于正虚邪实。素体肝肾亏虚,疫毒之邪损伤肝肾。肝肾同源,疫毒之邪入于血分,深入肝体,邪毒久蕴与湿热瘀毒互结下沉于肾,损及肾脏,肾失封藏出现血尿、蛋白尿。治疗上应辨证与辨病相结合,以扶正祛邪、标本兼治为原则。祛邪重在清热解毒利湿,扶正以补益脾肾为主,兼以活血化瘀。尽管目前对乙型肝炎相关性肾炎的治疗尚处于探索阶段,但随着本病的研究进一步深入,相信治愈率一定会逐渐提高。

【病因病机】

一、中 医

乙型肝炎相关性肾炎的致病内因是正气不足,外因是湿热疫毒。湿热疫毒始终贯穿于肾脏病的整个过程。湿热蕴结,久羁不去,流注下焦,壅滞肾脉,血行不畅,瘀血内生,热蒸瘀阻,逼精外出,或湿热伤阴,加之精血亏虚,遂见肾阴虚;湿盛阳微或阴损及阳,最终可导致肾阳虚或阴阳两虚,或日久气虚血瘀。中医认为"正气存内,邪不可干",人体的正气不足是导致疾病发生的根本原因。由于肾为先天之本,脾为后天之本,正气虚主要是指脾肾亏虚。临床上正虚与邪实二者互为因果,影响疾病的发生、发展、变化与转归。

鉴于乙型肝炎相关性肾炎的临床研究最近十余年来才引起中医界的关注,加之本病确诊需要一些先决条件,故有关乙型肝炎相关性肾炎的中医临床研究报告资料尚不很多。关于本病的病因,可以概括为外感湿热毒邪,内蕴脏腑;饮食不洁,湿热邪毒内伤;素体禀赋不足,加之劳累过度,或情志内伤,以及其他疾病损伤元气,湿热毒邪乘虚而入有关。

关于本病的病机,目前多数学者认为本病属本虚标实,虚实夹杂之证,特别是湿热毒邪是贯穿于肝—肾病之关键。初期多为湿热毒邪蕴结于肝,下及于肾;中期湿热瘀毒互结;后期则以肝肾阴虚,或脾肾阳虚较为多见。其病位主要在肝、脾、肾。

二、西 医

1. **发病机制** HBV-GN 的发病发机制尚未完全清楚,可能有几种方式致病。

（1）HBV抗原—抗体复合物沉积于肾小球导致免疫损伤,主要有循环免疫复合物及原位免疫复合物沉积。

（2）病毒直接感染肾脏细胞:无论动物实验还是人体试验,均在肾组织中找到了HBV-DNA,提示HBV有直接感染肾脏的作用。

（3）HBV感染导致自身抗体和细胞免疫损伤。

（4）遗传因素。

2. **病理**　主要表现为膜性肾病,其次为系膜毛细血管性肾炎、系膜增生性肾炎、局灶节段硬化性肾炎,毛细血管内增生性肾炎偶见。

【临床表现】

一、症　　状

起病年龄多为儿童及青少年,多在2~12岁发病,平均年龄为6岁,男童显著多于女童,可高达90%。临床表现多样。

1. **肾脏症状**　所有病人均出现镜下血尿或蛋白尿、起病隐匿,多在查尿时发现。部分病人可以肾炎综合征或肾病综合征起病,表现为肾病综合征者,伴有不同程度水肿、可有大量腹水,表现为系膜毛细血管性肾炎者,40%有血压升高,20%肾功能不全。表现为膜性肾病者,无血压升高和肾功能不全。

2. **肝脏症状**　大多数无肝炎病史和肝炎的临床表现,可出现慢性肝炎临床表现如乏力、食欲减退、肝区不适或疼痛、恶心、呕吐、腹胀、黄疸等。部分病人可有肝功能异常。

二、体　　征

最常见的体征是水肿,还可表现慢性肝炎体征,如肝区不适、肝大并有压痛或叩痛、面色晦黯、皮肤巩膜黄染、肝掌、蜘蛛痣等,病程迁延可进展至肝硬化,出现脾大、腹水、静脉曲张等。

【辅助检查】

一、实验室检查

1. **乙肝血清标志物**　几乎全部病人血HBsAg阳性,60%~80%病例HbeAg阳性。

2. **血生化**　血清C_3、C_4降低,冷球蛋白增多,白蛋白减少,胆固醇轻度增高,谷丙转氨酶及谷草转氨酶可增高,有人认为球蛋白增多是 HBV-GN 的主要特征,血 IgG、IgA 增高,提示病变处于活动期。

3. 尿常规 蛋白尿明显,可伴不同程度镜下血尿和管型尿,表现为肾病综合征者,有大量蛋白尿和低蛋白血症。

二、肾组织病理活检

乙肝免疫组化染色(ABC 法)或免疫荧光检测到肾组织中 HbsAg、HBcAg、HbeAg 沉积。病理改变多样,除膜性肾病和膜增生性肾小球肾炎等常见典型病变外,还可表现为 IgA 肾病、系膜增生性肾小球肾炎、局灶节段性肾小球硬化、微小病变及新月体肾炎等多种类型。可见系膜细胞和内皮细胞增生,系膜区增宽,并有部分插入,一般不超过毛细血管袢周径的1/8。沉积物除主要分布于上皮下和基底膜内,还可见于系膜区及内皮下,内皮下沉积物往往量少而细小。

【诊断与鉴别诊断】

一、诊 断 标 准

HBV-GN 在国际上尚无统一的诊断标准。诊断的主要根据血清 HBV 抗原抗体标志物的检测评估和免疫荧光或免疫组化证实肾活检标本存在乙肝抗原及其免疫复合物。我国最新诊断标准是由中华儿科学会分会肾脏病学组于2008 年11 月西安会议制定:

1. 血清 HBV 标志物阳性 大多数为 HBsAg、HBeAg 和 HBcAb 同时阳性(俗称大三阳),少数为 HBsAg、HBeAb 和 HBcAb 同时阳性(俗称小三阳),个别血清 HBsAg 阴性但有 HBV-DNA 阳性。

2. 患肾病或肾炎并除外其他肾小球疾病 大多数表现为肾病综合征,少数表现为蛋白尿和血尿。

3. 肾小球中有一种或多种 HBV 抗原沉积 大多有 HBsAg,HBcAg 或HBeAg 在肾小球沉积。

4. 肾脏病理改变 绝大多数为膜性肾病,少数为膜增生性肾炎。

确诊标准为:

(1)同时具备上述第1、2 和3 条依据;

(2)同时具备上述第1、2 条依据,并且第4 条依据中为膜性肾病;

(3)个别病人具备2 和3,血清标志物阴性也可确诊。

二、鉴 别 诊 断

1. **西医**　本病应和各种肾脏疾病进行鉴别,如肾病综合征、紫癜性肾炎、IgA 肾病、系膜增生性肾小球肾炎、局灶节段性肾小球硬化等。

2. **中医**　根据主证不同进行相关鉴别,如以尿血为主的应与"血淋"鉴别,以水肿为主证的,应与"臌胀"等相鉴别,并分清阴水阳水。

【治疗】

一、一 般 措 施

1. 由于儿童乙型肝炎相关性肾炎有一定的自发缓解倾向,轻症患儿推荐采用利尿消肿、抗凝等一般对症治疗也有可能获得缓解。

2. 加强体育锻炼,增强抗病能力,但肝炎期要严格卧床休息。

3. 积极治疗原发病。控制慢性肝炎的发生发展。

4. 预防感染,戒除烟酒等不良嗜好。

5. 忌吃发物,如虾、白带鱼、芋头、竹笋等,会激发病毒损伤肝。宜吃滋阴保健品:如鳖、田鸡、水母鸭、海参、猪蹄筋、瘦肉、牛奶及鸡蛋等。

二、中 医 治 疗

本病病机根本在于正虚邪实。素体肝肾亏虚,疫毒之邪损伤肝肾。肝肾同源,疫毒之邪入于血分,深入肝体,邪毒久蕴与湿热瘀毒互结下沉于肾,损及肾脏,肾失封藏出现血尿、蛋白尿。治疗上应辨证与辨病相结合,以扶正祛邪、标本兼治为原则。祛邪重点清热解毒利湿,配小量助阳益气药;扶正重点是补肾,并配合精神调养和食疗,以达药物疗效和机体自身调节的协调统一。

(一)辨证论治

1. 肝胆湿热

主症:心胸烦闷,口干口苦,口黏口臭,恶心厌油,目黄身黄,腹胀肢肿,舌质偏红,苔黄腻,脉弦滑。

治法:清热利湿,利水消肿。

方药:茵陈五苓散加减。茵陈、山栀子、茯苓、猪苓、泽泻、通草、桂枝、连翘、大青叶、虎杖、黄芩、白术、白花蛇舌草各 10g。血尿重加大蓟 10g,小蓟 10g,茜草 6g,大便秘结加生大黄 3g。(以 8 岁为例)

2. 脾肾阳虚

主症:面浮肢肿,按之凹陷难起,脘腹胀闷,纳少便溏,腰膝酸软,神疲肢冷,面色苍白,小便短少,舌质淡胖,苔白,脉沉细无力。

治法:温肾健脾,化气行水。

方药:真武汤加减。肉桂 3g,茯苓、猪苓、泽泻、白术各 10g,生姜 6g,牛膝 10g,大腹皮 10g,桂枝 3g,生地 10g,怀山药、萸肉、半枝莲、虎杖各 10g。血尿持续不消,可加参三七 6g,当归 10g,舌质淡黯或有瘀点,加丹参 10g,红花 3g,泽兰 10g。(以 8 岁为例)

3. 肝肾阴虚

主症:头晕耳鸣,腰脊酸痛,两目干涩,胸胁隐痛,口干咽燥,失眠多梦,腹胀肢肿,舌红少津,苔少或无苔,脉细数无力。

治法:滋补肝肾,利水消肿。

方药:六味地黄丸合一贯煎加减。生地、沙参、山萸肉、丹皮、半枝莲、麦冬、地骨皮、牡丹皮、女贞子、墨旱莲、草薢、知母、大腹皮各 10g。舌质黯红,加参三七 6g,琥珀 6g,血尿日久不愈加仙鹤草 10g,茜草 6g。(以 8 岁为例)

4. 气虚血瘀

主症:面色晦黯,腹大肢肿,神疲乏力,纳差便溏,两胁隐痛,舌质黯或舌边有瘀点,苔白,脉沉涩。

治法:益气健脾,活血化瘀。

方药:桃仁四物汤加减。桃仁、丹参、当归、川芎、白花蛇舌草、虎杖、郁金、益母草各 10g,黄芪 10g,党参 10g。食欲差加山药 10g,砂仁 3g,陈皮 6g。(以 8 岁为例)

(二)特色专方

1. **益肝肾解毒饮** 由黄芪 15g,枸杞子 10g,山药 15g,女贞子 10g,墨旱莲 10g,白花蛇舌草 15g,半枝莲 10g,土茯苓 10g,茵陈 10g,苦参 10g,虎杖 10g,赤芍 10g,丹参 10g,牡丹皮 10g,郁金 10g 组成。水煎服,每天 1 剂,早晚各服 1 次。本方是邱志洁经验方,用于气虚血瘀或脾肾阳虚兼见瘀血者。

2. **解毒保肾汤** 由叶下珠、黄芪、白术、泽兰、生薏苡仁、防己、益母草各 30g,猪苓、茯苓、山药、泽泻各 20g,苦参、黄芩、杜仲、北豆根各 15g 组成,水煎服,日 1 剂,早晚分服。本方是李林运经验方,用于该病后期气虚湿盛患儿。

3. **活血排毒益肾汤** 由苦参 10g,防己 10g,白术 10g,苍术 10g,黄芪 15g,牛膝 10g,茯苓 10g,猪苓 10g,泽泻 10g,桑寄生 10g,炒杜仲 10g,苦味叶下珠 6g,益母草 10g 组成。水煎服,日 1 剂,早晚分服。本方是王小青经验方,功效为利尿消肿,活血排毒,用于乙肝性肾炎各型水肿明显兼见气虚患儿。

4. **肝肾饮子** 由生黄芪 30g,茯苓 15g,柴胡 15g,贯众 15g,虎杖 15g,白花蛇舌草 30g,丹参 30g,川芎 15g,当归 15g 组成,水煎服,日 1 剂,早晚分服。本方是李鲜经验方,功效为清热解毒,活血消肿,用于早期瘀热明显者。

（三）中成药

1. **黄芪注射液**　主要成分是黄芪。用法：肌内注射，1 次 2~4ml，1 日 1~2 次。静脉滴注，1 次 10~20ml，1 日 1 次，或遵医嘱。有抗病毒、抗缺氧、增加肾上腺皮质功能，改善肾小球滤过膜的通透性，减少尿蛋白及调节机体免疫等作用，功效益气养元，扶正祛邪，养心通脉，健脾利湿，用于乙肝性肾炎后期见气虚患儿。

2. **雷公藤多苷片**　主要成分是雷公藤多苷。口服，按体重每 1kg 每日 1~1.5mg，分 3 次饭后服用，或遵医嘱。可祛风解毒，除湿消肿，舒筋通络，有抗炎及抑制细胞免疫和体液免疫等作用，可用于本病蛋白尿明显的患儿。

3. **黄葵胶囊**　主要成分为黄蜀葵花的提取物。口服。1 次 3~5 粒，1 日 3 次，8 周为 1 疗程。黄蜀葵花具有抗炎、利尿、抗血小板聚集的作用，有减轻尿蛋白的作用与清除氧自由基和降低血脂的作用，可清利湿热，解毒消肿。用于慢性肾炎之湿热证。

4. **肾炎清热片**　由白茅根、连翘、荆芥、陈皮、苦杏仁、大腹皮、蝉衣等组成。用法：口服，每次 3~5 片，每日 3 次，连用 1~2 个月。功用疏风清热，宣肺利水，用于肾炎初期有表证患儿。

5. **复肾宁片**　由车前子、萹蓄、知母（盐）、益母草、大黄（制）、栀子、黄柏（盐）、丹皮、甘草、附子（炙）组成。口服，成人每次 5~10 粒，每日 2 次，用白茅根 50g 煎水为引送服。本品清利湿热，益肾化瘀，用于湿热下注证。

6. **肾康宁片**　由黄芪、淡附片、益母草、锁阳、丹参、茯苓、泽泻、山药组成。口服，每次 5 片，每日 3 次。本品补脾温肾，渗湿活血。用于脾肾阳虚、血瘀湿阻证。

7. **慢肾宝液**　由全蝎、地骨皮、泽泻、太子参、龟板组成。用法：口服，每次 5ml，1 日 3 次。本品滋阴益肾，益气利水，通络。用于乙肝相关性肾炎的阴阳两虚型。

8. **参苓白术散**　由白扁豆、白术、茯苓、甘草、桔梗、莲子、人参、砂仁、山药、薏苡仁组成。用法：1 岁以下 2~3g，1~3 岁 3~4.5g，3~6 岁 4~6g，6 岁以上 6~9g，口服，每日 2~3 次，大枣煎汤送服。补脾胃，益肺气，用于气虚邪恋证。

9. **六味地黄丸**　由熟地黄、山茱萸（制）、牡丹皮、山药、茯苓、泽泻组成。辅料：黄酒。大蜜丸及小蜜丸 1 岁以下 3g，1~3 岁 4.5g，3~6 岁 6g，6 岁以上 9g；水蜜丸 1 岁以下 2g，1~3 岁 3g，3~6 岁 4g，6 岁以上 6g，口服，2 次 / 天。浓缩丸 1 岁以下 1g，1~3 岁 1.5g，3~6 岁 2g，6 岁以上 3g，口服，3 次 / 天。用于恢复期肾阴不足者。

（四）针灸疗法

1. **体针**　主穴分 2 组：①肝俞、脾俞、肾俞、志室、飞扬、太溪；②膻中、鸠尾、中脘、肓俞、气海、三阴交、复溜、京骨。配穴：偏阳虚加大椎、命门、关元；偏阴虚加京门、膈俞；面浮肢肿加阴陵泉、三焦俞、膀胱俞；血压偏高加太冲、足三里；咽痛加合谷、天鼎；胸有压痛加俞府、步廊；肾功能不全加夹脊—胸5~7。治法：主穴酌选3~4穴，2组穴位轮流选用。配穴据症酌取。以针刺为主，配用灸法。用30号毫针，浅刺得气即轻加捻转后卧针，留针20~30分钟，留针期间，间隔轻捻行针。大椎、命门、关元三穴施以麦粒灸，每次5~7壮。针灸每周2次，15~20次为1疗程，疗程间隔1周左右。

2. **耳针** 取穴常用肾、膀胱、肾上腺、交感。每次取双侧，寻得敏感点后，严格消毒，速刺进针至有胀痛之感。留针2~6小时。每日1次，7次为1疗程。疗程间隔3~5天。

（五）其他特色疗法

1. **穴位埋植** 取穴神道、灵台、悬枢、命门。穴区局部消毒和麻醉后，以引入0~2号羊肠线的三角缝合针自神道穿入，透至灵台穿出；再自悬枢穿入，透至命门穿出。两头针眼处剪断，使其埋入皮下，注意线头不可露出皮表。敷以纱布，胶布固定。15~20日埋线1次。

2. **穴位冷冻** 取穴肾俞、京骨。每次此二穴均取用，只针一侧，交替轮用。以半导体冷冻针灸仪针刺，针体温度保持在0~15℃，留针10分钟，每日1次，7次为1疗程。

3. **穴位注射** 取穴：主穴取肾俞、足三里、脾俞。配穴：尿白细胞增高加中极，尿红细胞增高加血海。主穴用板蓝根注射液或黄芪注射液。主穴每次取2~3对。配穴，中极用鱼腥草注射液，血海用当归注射液。以5号齿科针头吸入药液，穴位常规消毒，直刺得气后，略加提插使感应强烈，中等速度推入药液，每穴1~2ml。隔日1次，20次为1疗程。疗程间隔5天。一般需治3~4个疗程。

三、西 医 治 疗

（一）抗病毒治疗

1. 抗病毒治疗是儿童乙型肝炎相关性肾炎的主要治疗方法，适合血清HBV-DNA≥10/ml（HBeAg阴性者血清HBV-DNA≥10/ml）伴血清ALT上升超过正常上限的2倍患者。存在大量蛋白尿，血清ALT水平在正常上限的2倍内，但HBV-DNA≥10^5/ml也可考虑抗病毒治疗。

2. 抗病毒药物：干扰素、拉米夫定、阿德福韦、恩替卡韦等。

3. 对儿童乙型肝炎相关性肾炎推荐采用重组干扰素抗病毒治疗。

（二）糖皮质激素治疗

不推荐单用糖皮质激素治疗，对大量蛋白尿抗病毒治疗疗效欠佳或病理为膜增生性肾小球肾炎的 HBV-GN 可以在抗病毒治疗的基础上考虑加用糖皮质激素治疗，短期应用激素可抑制炎症反应，使尿蛋白减少，甚至消失，但需监测 HBV 复制相关指标和肝脏病变情况，并加用抗病毒药物。

（三）免疫抑制剂治疗

常用药物有来氟米特、吗替麦考酚酯等，考虑到免疫抑制剂特别是细胞毒性药物激活 HBV 的潜在风险，对表现为膜性肾病儿童患者不推荐应用，对表现为膜增生性肾小球肾炎的 HBV-CN 可以在抗病毒治疗基础上加用免疫抑制剂治疗，不推荐单用免疫抑制剂治疗。

（四）免疫调节治疗

免疫调节治疗是治疗 HBV-GN 的重要方法之一，在抗病毒治疗同时应用免疫调节剂如胸腺肽可提高 HBeAg 血清学转换率。

【特色疗法评述】

1. 乙型肝炎病毒感染者并发肾小球疾病常迁延不愈，预后较差，目前尚缺乏统一有效的治疗方法，乙肝相关性肾炎的治疗是目前临床上较为棘手的问题。其难治性表现在：肝、肾同病，药物应用"顾忌"多；病毒感染与免疫介导并存，治疗矛盾多；公认的抗病毒药物疗效差，更未见大规模的抗病毒药物治疗的疗效报道；病毒虽已清除但肾病仍持续存在的患者治疗无章可循；对激素及免疫抑制剂认识及应用的不统一等。

2. 本病多属中医水肿、血尿范畴。其病机根本在于正虚邪实。素体肝肾亏虚，疫毒之邪损伤肝肾。肝肾同源，疫毒之邪入于血分，深入肝体，邪毒久蕴与湿热疫毒互结下沉于肾，损及肾脏，肾失封藏出现血尿、蛋白尿。治疗上应辨证与辨病相结合，以扶正祛邪、标本兼治为原则。祛邪重在清热解毒利湿，扶正以补益脾肾为主，兼以活血化瘀。

3. 目前中医药治疗 HBV-GN 虽然取得一定临床疗效，从整体上治疗HBV-GN 可以提高机体免疫力，在减少西药副作用等方面作用肯定。但同时也存在一些问题：首先，各地医家多根据自己的经验和习惯用药，治疗方法多样，大部分中医文献报道缺乏肾脏病理诊断依据，部分病例有可能不符合HBV-GN 的诊断标准，临床资料缺乏回顾性总结，缺乏对 HBV-GN 统一的诊断、辨证及疗效评定标准。因此，在肾脏病理诊断明确的前提下，规范中医辨证施治并予大力推广，对治疗 HBV-GN 将有很好的指导意义。

4. 中西医结合治疗 HBV-GN 可提高临床疗效，减少副反应。如在使用激素、抗病毒药物等治疗的同时，再结合雷公藤多苷、火把花根片或中药汤剂等中西医结合疗法，其疗效较单纯中医或西医疗法显著提高。中药还可明显减轻大剂量激素引起的医源性库欣综合征副反应,减轻环磷酰胺引起的消化道反应及骨髓和性腺功能的抑制。中医、西医对疾病不同阶段的治疗,各有优势和劣势,中西医结合能取长补短,使病人得到一体化的治疗。

【主要参考文献】

1. 周建华.儿童常见肾脏疾病诊治循证指南(试行)解读(五):乙型肝炎病毒相关性肾炎诊断和治疗[J].中华儿科杂志,2010,48(8):596-598.

2. 杜鹃,丁国华.乙肝病毒相关性肾炎的诊断与治疗[J].临床内科杂志,2010,27(9):588-590.

3. 张丽萍,吴红赤,李洋,等.乙肝相关性肾炎治疗的研究进展[J].现代生物医学进展,2013,13(11):2182-2184.

4. 向彩春,史伟,吴金玉.中西医结合治疗乙肝相关性肾炎疗效观察[J].辽宁中医药大学学报,2006,8(6):26-27.

5. 周益,袁伟杰.乙型肝炎病毒相关性肾炎发病机制及治疗[J].中国实用内科杂志,2011,31(2):103-104.

6. 赵东.乙肝相关性肾炎的治疗[J].中国病原生物学杂志,2008,3(11):858-859.

7. 张进珍,李月红.中西医结合治疗乙肝相关性肾炎研究进展[J].实用中医内科杂志,2008,22(3):80-81.

第四节　慢性肾小球肾炎

慢性肾小球肾炎(CGN)是由多种原因引起的,由多种病理类型组成的原发于肾小球的免疫性疾病。本病可有多种病理类型,如系膜增殖性肾炎、局灶节段硬化性肾炎、膜增殖性肾炎、膜性肾炎、增生硬化性肾小球肾炎等。病程长,呈缓慢进展,临床表现为不同程度的蛋白尿和血尿,大多数患者出现程度不等的高血压和肾功能损害,后期出现贫血、视网膜病变、固缩肾和尿毒症。病程中可因呼吸道感染等原因诱发急性发作,出现类似急性肾炎的表现,部分病例可有自行缓解期。国内有资料表明,在引起终末期肾衰的各种病因中,慢性肾炎占64.1%,居于首位。

在中医上,慢性肾小球肾炎根据其主要临床表现属于"水肿""腰痛""虚劳""血尿""淋症"等范畴。临床实践证明,在常规西医治疗的基础上加用中西医结合的方法可有效提高患儿的疗效,对提高患儿的肾功能具有明显的作用,有效地提高了患者的生活质量,值得临床推广。

【病因病机】

一、中　医

慢性肾炎主要因先天禀赋不足或劳倦太甚、饮食不节、情志不遂等引起肺、脾、肾虚损,气血阴阳不足所致,又常因外感风、寒、湿、热之邪而发病。

1. **禀赋不足,肾元亏虚**　先天禀赋不足、后天失养等均可导致肾气内伐,肾精亏耗。肾虚则封藏失职,精微下泄或气化失司,水液潴留,泛滥而成水肿。

2. **饮食劳倦,内伤脾胃**　饮食不节,或思虑劳倦太过,日久伤及脾胃。脾失健运,水湿内停,泛溢肌肤而成水肿;脾虚不能升清,而致精微下泄;脾虚不能摄血,血溢脉外而成尿血;脾胃虚弱,气血化生不足,日久而成虚劳。

3. **情志不遂,气血不畅**　情志不遂则肝失疏泄,气机失畅,日久引起血瘀水停。肝郁日久化热,耗气伤阴导致肝肾阴虚或气阴两虚。若阴虚生热,热伤络脉,或瘀血阻络,血不归经均可导致尿血。

4. **风邪外袭,肺失通调**　风邪外袭(兼热或夹寒),内舍于肺,肺失宣降,水道不通,以致风遏水阻,风水相搏,泛溢肌肤发为水肿。

5. **水湿浸渍,脾气受困**　久居湿地,冒雨涉水,或水中劳作,或嗜食生冷,均可引起水湿内浸,脾气受困,脾失健运,水湿泛滥而发为水肿。

6. **湿热内盛,三焦壅滞**　水湿内停,日久化热,湿热壅遏三焦,三焦气化不利,膀胱气化失司,水道不利,水液潴留而成水肿;或因热甚迫血妄行而成尿血。

综上所述,本病病位在肾,其病理基础在于脏腑的虚损。常见有肺肾气虚、脾肾气虚、脾肾阳虚、肝肾阴虚和气阴两虚,但常因外感风、寒、湿、热之邪而发病。由此内外互因,以致气血运行失常,三焦水道受阻,继而形成瘀血、湿热、水湿、湿浊等内生之邪,其内生之邪(尤其是湿热和瘀血)又成为重要的致病因素,损及脏腑,如此虚虚实实形成恶性循环,使病情缠绵难愈。

二、西　医

1. 病因不清,病初有免疫因素参与发病,非炎症、非免疫因素在疾病进展过程中发挥重要作用。

2. 主要病理机制是各种免疫或非免疫因素造成肾小球受损,从而造成血流动力学改变、高血压状态、肾内动脉硬化、系膜超负荷状态,引起一系列临床改变。

【临床表现】

一、症　状

多数患者有不同程度的水肿,轻者仅见于面部、眼睑等组织疏松部位,晨起比较明显,进而发展至足踝、下肢;重者全身水肿,并可有腹(胸)水。部分患者以高血压为首发症状,高血压的程度差异较大,持续高血压容易导致心功能受损、加速肾功能恶化,其程度与预后关系密切。高血压在临床上常表现为头涨,头痛,眩晕,眼花,耳鸣,失眠多梦,记忆力减退等症状。尿异常改变是慢性肾炎的基本标志。水肿期间尿量减少,常有夜尿及低比重尿,至尿毒症期即可出现少尿或无尿,有不同程度的尿蛋白及血尿。患儿呈现中度以上贫血,发展到终末期出现严重贫血出现头晕,乏力,心悸等症状。肾功能不全患儿临床上可见少尿或者无尿,恶心呕吐,纳呆,乏力,嗜睡,皮肤瘙痒等症。

二、体　征

患者具有贫血貌,唇甲苍白,眼睑及颜面甚至双下肢浮肿,严重者可有胸水、腹水。

【辅助检查】

一、尿液检查

尿常规检查尿蛋白定量 >150mg/24h,可有镜下血尿及(或)管型尿;尿比重降低,圆盘电泳为中分子型蛋白尿为主,红细胞形态为变(畸)形红细胞,尿红细胞 MCV<75fl 者,可能为肾性血尿。

二、血常规检查

轻度贫血常见,肾衰竭时出现较严重贫血。

三、肾功能测定

肾功能不同程度受损,血尿素氮、血肌酐升高,内生酐清除率下降,浓缩稀释功能异常。

四、影像学检查

早期双肾正常或缩小,肾皮质变薄或肾内结构紊乱,B 超检查可帮助排除先天性肾发育不全,多囊肾和尿路梗阻性疾病。

五、肾活检病理检查

诊断不明确时,可行肾活检确诊,根据其病理类型不同,可见相应的病理改变。

【诊断与鉴别诊断】

一、诊 断 要 点

1. 起病缓慢,病情迁延,时轻时重,肾功能逐步减退,后期出现贫血、电解质紊乱,血尿素氮、血肌酐升高等。

2. 有不同程度的水肿、蛋白尿、血尿、管型尿、贫血及高血压等表现。

3. 病程中可因呼吸道感染等原因诱发急性发作,出现类似急性肾炎的表现。

二、分 级 标 准

病情的轻重主要从尿蛋白、肾功能、水肿、高血压、血瘀证等方面判断。凡具备下列任何 1 项即可确定。

1. **重度** 尿蛋白检查持续(+++)~(++++),或24小时尿蛋白定量2.1~3.5g之间,血清白蛋白低于 30g/L;肾功能不正常(血肌酐≥133~442μmol//L);有明显浮肿及高血压;有明显血瘀证表现,如面色黧黑或晦黯、腰痛固定或呈刺痛、肌肤甲错或肢体麻木、舌色紫黯或有瘀点、瘀斑等。

2. **轻度** 尿蛋白持续(+)~(++),或24小时尿蛋白定量持续在 1g 以下,肾功能正常;水肿不明显或无,血压正常;可有血瘀证的临床表现。

三、鉴 别 诊 断

1. **西医** 本病应与肾病综合征、隐匿性肾炎、IgA 肾病、紫癜性肾炎、慢性肾盂肾炎、急性肾小球肾炎迁延期、原发性高血压继发肾损害、狼疮性肾炎等相鉴别。

2. **中医** 本病应该与淋证、精浊等相鉴别,水肿应鉴别阴水阳水。

【治疗】

一、一般措施

1. 饮食 控制蛋白总量,对肾功能不全病人应及早采用低蛋白饮食,蛋白限制在 0.6~0.8g/(kg·d),选择蛋、奶、瘦肉等优质蛋白,尽量少摄入植物蛋白,予高能量食物,适量给予维生素及微量元素,低磷饮食,补充钙剂注意纠正高磷低钙状态,水肿时限盐或禁盐。另外,应给予低嘌呤饮食,以减少尿酸的生成和排泄,减轻高尿酸血症。

2. 强调休息 避免剧烈运动,积极预防感染,及时治疗可能诱发本病的隐性疾病。

3. 控制高血压 积极地控制高血压可防止肾功能损伤加重。对明显水钠潴留者,利尿药可作首选。若肾功能好可加噻嗪类药物;对于肾功能差者应改用袢利尿药,注意预防电解质紊乱,以防加重高脂血症及高凝状态。

二、中医治疗

(一)辨证论治

慢性肾炎的中医病机特点为本虚标实,虚实相兼。肺、脾、肾虚为本;风寒湿热浊毒侵袭、瘀血交阻为标。脏腑虚损与外邪侵袭为本病的中心环节,故慢性肾小球肾炎的治疗,以治本和治标相兼为原则。脏腑虚损以脾肾两脏气虚为主,故以培补脾肾、温阳化气为基本治疗。

1. 本证

(1)脾肾气虚

主症:腰脊酸痛,疲倦乏力,或浮肿,纳少或脘腹胀满,大便溏薄,尿频或夜尿多,舌质淡红、有齿痕,舌苔薄白,脉细。

治法:补脾益肾。

方药:补脾益肾方加减。黄芪 10g,制何首乌 10g,丹参 10g,山药 10g,党参 8g,杜仲 8g,益母草 10g,当归 10g,淫羊藿 10g,泽泻 6g。纳差,加谷芽 10g,麦芽 10g,鸡内金 8g;咽痛加南北沙参各 10g,麦冬 10g,百合 10g。(以 8 岁为例)

(2)肺肾气虚

主症:颜面浮肿或肢体肿胀,疲倦乏力,少气懒言,易感冒,腰脊酸痛,面色萎黄,舌淡、苍白润,有齿痕,脉细弱。

治法:补益肺肾。

方药:防己黄芪汤加减。防己 10g,黄芪 10g,白术 10g,枇杷叶 6g,桑白皮

10g,金樱子10g,菟丝子10g,玉米须15g。畏冷,舌质淡加桂枝3g;面、唇、爪甲、舌质等黯红,舌下脉络迂曲,加桃仁6g,红花5g,川芎5g。(以8岁为例)

（3）脾肾阳虚

主症:全身浮肿,面色苍白,畏寒肢冷,腰脊冷痛或酸痛,纳少或便溏或泄泻或五更泄泻,胫酸腿软,食少纳呆,精神倦怠,足跟作痛,大便溏薄,舌质淡胖,边有齿痕,脉沉偏细或沉迟无力。

治法:温补脾肾,行气利水。

方药:黄芪补中汤或真武汤加减。黄芪10g,党参10g,山药15g,附子(先煎)6g,白术10g,茯苓10g,猪苓6g,泽泻6g,陈皮6g,肉桂3g。夹有瘀血,加益母草10g,丹参10g,当归10g,川芎6g,泽兰10g;浮肿少尿,加车前子(包煎)10g,大腹皮10g,葫芦10g。(以8岁为例)

（4）肝肾阴虚

主症:目睛干涩或视物模糊,头晕耳鸣,五心烦热,或手足心热,口干咽燥,腰脊酸痛,遗精,滑精,或月经失调,舌红少苔,脉弦细或细数。

治法:滋补肝肾,滋阴清热。

方药:杞菊地黄丸合大补阴煎加减。熟地黄10g,龟甲(先煎)10g,黄柏6g,知母6g,生地黄10g,山药10g,茯苓10g,牡丹皮6g,泽泻6g,山茱萸6g,枸杞子10g,菊花6g。头痛头晕剧烈,加川芎6g,益母草10g,葛根10g,防己6g;失眠,加炒酸枣仁10g,生铁落8g;耳鸣,加磁石(先煎)10g。(以8岁为例)

（5）气阴两虚

主症:面色无华,少气乏力,或易感冒,午后低热,手足心热,腰痛或浮肿,口干咽燥或咽部黯红,咽痛,舌质红或偏红,少苔,脉细或弱。

治法:益气养阴,调补肾气。

方药:六味地黄汤合生脉散加减。生地黄10g,山药10g,茯苓10g,牡丹皮6g,泽泻10g,山茱萸6g,北沙参10g,麦冬6g,五味子6g。纳呆,恶心或呕吐,身重困倦,或精神萎靡,加陈皮6g,法半夏6g,竹茹6g,砂仁(后下)3g。(以8岁为例)

2. 标证

（1）水湿

主症:颜面或肢体浮肿,口淡乏味,胸痞腹胀,小便不利,舌苔白或白腻,脉细或沉细。

治法:健脾益气,行气化湿。

方药:参苓白术散加减。莲子10g,薏苡仁10g,砂仁(后下)3g,桔梗5g,白扁豆6g,白茯苓10g,人参(单煎)6g,甘草3g,白术10g,山药10g。兼湿热加黄连3g,半枝莲15g,白花蛇舌草10g,土茯苓6g,蒲公英10g。(以8岁为例)

（2）湿热

主症：皮肤疖肿、疮疡，咽喉肿痛，小便黄赤、灼热或涩痛不利，面目或肢体浮肿，口苦或口黏，胸闷纳呆，口干喜热饮，舌苔黄腻，脉濡数或滑数。

治法：清利三焦湿热。

方药：三仁汤加减。杏仁 10g，薏苡仁 10g，豆蔻（后下）6g，厚朴 6g，法半夏 6g，竹茹 6g，滑石 6g，通草 6g。痞满腹胀，加黄连温胆汤；尿频、尿急、尿灼热，加八正散；热毒较甚，咽喉肿痛，加银蒲玄麦甘桔汤。（以 8 岁为例）

（3）血瘀

主症：面色黧黑或晦黯，腰痛固定或呈刺痛，肌肤甲错或肢体麻木舌色紫黯或有瘀点瘀斑，脉细涩。

治法：活血化瘀。

方药：肾炎化瘀汤加减。黄芪 10g，益母草 10g，丹参 10g，泽泻 6g，当归 10g，赤芍 6g，川芎 6g，红花 5g。兼气虚，合用四君子汤［人参（单煎）10g，白术 9g，茯苓 9g，甘草 3g］；耳鸣，加磁石（先煎）10g；水肿明显，加防己 9g；腰酸，加杜仲 10g，桑寄生 10g，川牛膝 8g。（以 8 岁为例）

（4）湿浊

主症：纳呆，恶心或呕吐，口中黏腻，脘胀或腹胀，身重困倦，精神萎靡，舌苔腻，脉缓。

治疗：温阳泄浊。

方药：温脾汤加减。制大黄 5g，人参（单煎）10g，干姜 3g，附子（先煎）3g，甘草 3g，诸药合用以温阳泄浊。呕吐较甚，加姜半夏 6g，陈皮 6g，姜竹茹 6g；血肌酐、尿素氮升高明显，加六月雪 15g；或配合大黄 5g，蒲公英 20g，六月雪 20g，煅龙骨（先煎）10g，煅牡蛎（先煎）10g，煎汤过滤，保留灌肠。（以 8 岁为例）

（二）特色专方

1. 补肾利湿方 由生地 15g，金樱子 6g，芡实 10g，覆盆子 6g，茯苓 10g，怀山药 15g，薏苡仁 15g，白花蛇舌草 10g，半枝莲 10g，石韦 6g，黄芪 15g，丹参 10g 组成。水煎服，日 1 剂，早晚分服。本方是刘冬梅经验方，用于慢性肾炎脾肾气虚兼有血瘀患儿。

2. 肾康冲剂 由黄芪、茯苓、薏苡仁、益母草、丹参、白花蛇舌草、白茅根等组成。诸药按比例制成冲剂冲服，每次 10g，每日 3 次，本方是曹恩泽经验方，用于脾虚湿浊血瘀证。

3. 益气化浊汤 由黄芪 20g，当归 10g，茯苓 10g，白术 10g，黄精 10g，党参 10g，芡实 10g，陈皮 6g，蝉蜕 6g，白茅根 15g，法夏 6g，苍术 6g，薏苡仁 15g 组成。水煎服，日 1 剂，早晚分服，本方是郭凤莲经验方，用于脾虚湿浊患儿。

4. 自制肾康片 由黄芪、淫羊藿、枸杞、川芎、当归、三七、大黄（具体用量不详）组成。制成片剂,用法:每次 3~5 片,口服,每日 3 次。本方是赵旭涛自拟方。治疗慢性肾炎脾肾气虚兼血瘀证,在改善蛋白尿和肾纤维化方面具有一定疗效。

5. **黄芪益气汤**　由药用黄芪 30g,鱼腥草 15g,白花蛇舌草 15g,益母草 10g,丹参 10g,蝉衣 6g,金银花 10g,猪肾 1 个组成。上药浓煎成 300ml 左右,分 2 次温服,每日 1 剂,以 2 周为 1 疗程,共治疗两个疗程,疗程间歇 3~5 天。本方是许健鹏经验方,用于慢性肾炎脾肾气虚或肺肾气虚证。

6. **桂芪防苓汤**　由桂枝、白术、泽泻、芡实、茯苓各 10g,冬瓜皮 30g,炙甘草、防己各 5g,黄芪 20g 组成。本方是高丽萍经验方。蛋白尿明显者加草薢、玉米须;血尿明显者加小蓟炭、白茅根,水煎服,日 1 剂,早晚分服。用于脾肾阳虚型慢性肾炎。

7. **加味黄芪赤风汤药物组成**　由生黄芪 20g,防风 10g,芡实 10g,金樱子 10g,赤芍 10g,地龙 6g,穿山龙 10g,白花蛇舌草 10g 组成。水肿明显者加茯苓、车前子、冬瓜皮各 10g;伴有血尿者加三七粉(冲服)1~2g,小蓟、仙鹤草各 10g;腰酸困者加川怀牛膝、杜仲各 10g;头涨头昏、血压高者加生牡蛎、杭菊花、天麻各 10g。本方是张昱经验方,可健脾补肾,祛风利水,活血解毒,虚实兼顾,攻补并施,可有效祛除蛋白尿。

8. **活血益肾汤**　由当归、山药、熟地、丹参各 15g,茯苓、桃仁、白豆蔻、山楂、桔梗各 10g,黄芪 20g,水蛭 5g 组成。气虚者加用白术、党参、太子参各 10g,阳虚者加附子 3g、淫羊藿 10g,阴虚者加墨旱莲、女贞子、枸杞子各 10g,血尿患者加大蓟、小蓟、白茅根、茜草根各 10g,水煎服,1 日 1 剂,分两次服用,1 月为 1 疗程,共治疗两疗程。本方是张远权验方,用于慢性肾炎气虚血瘀患儿。

（三）中成药

1. **百令胶囊**　主要成分是发酵冬虫夏草菌粉。用法:口服,1 次 3 粒,1 日 3 次。补肺肾,益精气,可提升免疫力,保护肾功能。在一定程度上缓解了激素治疗的不良反应,同时对临床指标的改善起到辅助治疗作用,用于脾肾气虚证。

2. **黄葵胶囊**　主要成分是黄蜀葵花。用法:口服,1 次 3~5 粒,1 日 3 次,8 周为 1 疗程。清利湿热,解毒消肿,用于慢性肾炎之湿热证。

3. **参苓白术散**　由白扁豆、白术、茯苓、甘草、桔梗、莲子、人参、砂仁、山药、薏苡仁组成。用法:口服,1 岁以下 2~3g,1~3 岁 3~4.5g,3~6 岁 4~6g,6 岁以上 6~9g,每日 2~3 次。补脾肾,益肺气,用于脾肾气虚证。

4. **黄芪注射液**　主要成分是黄芪。用法:黄芪注射液 10~20ml,加入 5% 葡萄糖注射液 250ml 中,静脉滴注,1 日 1 次。益气利水,用于脾肾气虚证及脾肾阳虚证。

5. 济生肾气丸　由熟地黄,山茱萸(制),牡丹皮,山药,茯苓,泽泻,肉桂,附子(制),牛膝,车前子组成。用法:小蜜丸及大蜜丸 1 岁以下 3g,1~3 岁 4.5g,3~6 岁 6g,6 岁以上 9g;水蜜丸 1 岁以下 2g,1~3 岁 3g,3~6 岁 4g,6 岁以上 6g,口服,2~3 次 / 天。功用温肾利水,用于脾肾气虚证,现代药理研究证实其有调节膀胱内压力,改善糖尿病代谢及神经功能等作用。

6. 知柏地黄丸　由熟地黄、山茱萸(制)、山药、泽泻、牡丹皮、茯苓组成,辅料为蜂蜜。大蜜丸及小蜜丸 1 岁以下 3g,1~3 岁 4.5g,3~6 岁 6g,6 岁以上 9g,口服,2 次 / 天。或水蜜丸 1 岁以下 2g,1~3 岁 3g,3~6 岁 4g,6 岁以上 6g,口服,2 次 / 天。或浓缩丸 1 岁以下 1g,1~3 岁 1.5g,3~6 岁 2g,6 岁以上 3g,口服,3 次 / 天。用于肝肾阴虚证。

7. 肾肝宁胶囊　由育成蛹粉、中膝粉组成。用法:口服,1 次 4 粒,1 日 3 次。补益肝肾、扶正固本,具有同化蛋白,促进新陈代谢和增强免疫等功能。用于肝肾虚损之证。

8. 生脉注射液　由红参、麦冬、五味子组成。使用方法:肌内注射是 1 次 2~4ml,1 日 1~2 次。静脉滴注是 1 次 20~60ml,用 5% 葡萄糖注射液 250~500ml 稀释后使用。功用益气养阴,复脉固脱,用于气阴两亏证。

9. 肾炎康复片　由西洋参、人参、地黄、杜仲(炒)、山药、白花蛇舌草、黑豆、土茯苓、益母草、丹参、泽泻、白茅根、桔梗组成。用法:口服,1 次 3~5 片,1 日 3 次。功用益气养阴,补肾健脾,清除余毒。本品主治慢性肾小球肾炎,属于气阴两虚,脾肾不足,毒热未清证者。

10. 丹参注射液　主要成分是丹参;辅料为甘油、注射用水。用法:肌内注射,1 次 2~4ml,1 日 1~2 次;静脉注射,1 次 4ml(用 50% 葡萄糖注射液 20ml 稀释后使用),1 日 1~2 次;静脉滴注,1 次 10~20ml(用 5% 葡萄糖注射液 100~500ml 稀释后使用),1 日 1 次。可活血化瘀,通脉养心,用于慢性肾炎血瘀证患者。

11. 肾炎四味片　由细梗胡枝子、黄芪、黄芩、石韦组成。用法:口服,1 次 8 片,1 日 3 次。活血化瘀,清热解毒,补肾益气。本品可用于慢性肾炎各型,对临床症状浮肿、高血压、蛋白尿、尿红细胞及管型均有不同程度的改善,对慢性肾功能不全和降低非蛋白氮、酚红排泄率有较明显的改善。

12. 雷公藤多苷片　主要成分是雷公藤多苷。用法:口服,按体重每 1kg 每日 1~1.5mg,分 3 次饭后服用,或遵医嘱。可祛风解毒,除湿消肿,舒筋通络,有抗炎及抑制细胞免疫和体液免疫等作用。可用于本病蛋白尿明显的患儿。

(四)针灸疗法

1. 体针　取穴水分、水道、三焦俞、委阳、阴陵泉、肾俞、京骨。脾虚为主者,加脾俞、足三里、三阴交;肾虚为主者,加灸肾俞;关元、足三里。针用平补平泻或补法。

2. **耳针**　取穴脾、肺、肾、三焦、膀胱、皮质下、腹,每次 3~4 穴,毫针中度刺激,也可埋针或王不留行贴压。

3. **温针灸**　取穴百会(针),内关(针),关元(灸),气海(灸),足三里(温针灸),阴陵泉(针),三阴交(针),肾俞(针加灸),肺俞(温针灸),脾俞(温针灸)。针用泻法,每日 1 次,留针 40 分钟,20 次为 1 疗程。选足太阳膀胱经和足阳明胃经穴,同时重灸关元、气海、足三里、三阴交以助阳化气,消除水肿,调节提高人体免疫功能,对蛋白尿的下降有明显的治疗作用,同时,针灸疗法对改善肾功能、调整机体免疫功能紊乱以及解毒抗炎有一定作用。

(五)其他特色疗法

1. **穴位注射**　黄芪注射液穴注足三里、肾俞、脾俞,并根据不同症状进行辨证治疗。尿白细胞增高加用鱼腥草注射液中极穴位注射,尿红细胞增高加用当归注射液血海穴位注射。治疗时病人取卧位,于穴位处进行常规皮肤消毒后,用装有 5 号短针头的 5ml 注射器抽取药液,快速垂直刺入穴位。得气后抽无回血再将药液徐徐注入穴中。每穴 1ml,隔天治疗 1 次,1 次为 1 个疗程,间歇 5 天后再进行下一疗程,全部病人均经治疗 2 个疗程。取足三里穴,以理脾胃、调中气、疏风化湿、通调经络气血;取脾俞穴,以扶土祛水湿,理脾助运化;取肾俞穴,以补肾脏、振气化、祛水湿、强腰脊、益水壮火。更用黄芪注射液,因黄芪具有健脾益气、运化水湿、强心利尿、扩张血管作用,促进渗出物的排出与新肌生长。

2. **半导体激光穴位照射**　穴位照射应用 DJS-208 型德邦电脑半导体激光肾病治疗仪,分 8 路输出,每路输出功率 5~10mW,脉冲频率 1~115Hz,激光波长 650nm。选取穴位 9 个:关元、水道(右)、肾俞(左右)、膀胱俞(右)、足三里(右)、三阴交(右)、阴陵泉(右)、涌泉(右为公共穴)。于每个穴位贴一次性药贴,药贴主要成分是中药黄芪、丹参等。激光探头直接连在药贴上,分别调试每个穴位脉冲刺激强度,以患者能耐受开始计治疗时间,每次 25 分钟,每日 1 次,连续 7 次,间歇 1 次,21 次为 1 个疗程,临床观察 1 个疗程。激光射入人体,其光能转化为热能,产生光化作用可加速血液循环,增加毛细血管网的开放,使病理状态下的生物体形成超辐射状态,促进药膜的药物通过经络作用于病灶。

3. **推拿疗法**　腰背部脊柱两侧;按法:神道、灵台、中枢、脊中、肺俞、脾俞、肾俞、大肠俞、次髎、承扶、委中、昆仑、太溪、涌泉;摩法:腹部,腰背部脾俞至肾俞区间;擦法:左侧背部,腰骶部;提捏法:腰背脊柱两侧;一指禅法:腰背部脾俞至肾俞区间。每日 1 次,每次 30~40 分钟。推拿手法具有舒筋活络,行气活血,解痉止痛,滑利关节的功效,治疗本病选取腰背部及腹部为主。腰背部是足太阳膀胱经循行部位,推拿腰背部不仅可以促进局部血液循环,增进新陈代谢,而且刺激足太阳膀胱经的背俞穴,还能调整脏腑气血,增强脏腑功能,对机体免疫功能的改善有促进作用。腹部推拿不仅可起到局部治疗作用,还对全身各组织器官的功能起调整作用。因此,摩腹可以健脾益气祛湿,按腰可以温阳益肾。

4. 穴位贴敷 慢肾膏(首乌、牛膝、肉桂、淫羊藿、苍术、制大黄等药物磨成细粉,按一定比例混合,再加姜汁、蜂蜜调成糊状,密封保存)5 分硬币大小贴敷双脾俞、双肾俞、命门、双复溜穴,时间选择三伏三九天,于三伏(三九)每伏(每九)的第一天贴敷 1 次,每次 4~6 小时,每 10 天敷贴 1 次,总共 6 次。穴位贴敷属于中医外治法的范畴,可避免内服药物肝脏的首过效应,胃肠道反应及耐药性,使药物直达病所,发挥作用,又寻经络传至内脏,调节脏腑气血阴阳。所选穴位脾俞、肾俞、命门、复溜穴温肾助阳,健脾化湿,利水消肿。刺激上述穴位能提高人体免疫力,调节体内血管活性因子,清除肾和膀胱过重负荷,加速肾对其代谢物的排放等,有助于缓解病情发展。

5. 穴位埋线 选穴双脾俞、双肾俞,常规消毒皮肤,铺无菌洞巾,戴消毒手套,用 2% 利多卡因 2~4ml 作局部麻醉,再将消毒羊肠线穿入制成的套管针内,再套上针芯刺入穴位,待病人觉酸、沉、胀、麻后将针芯向深部推进,确保羊肠线被埋入穴位后,将针芯和套管一同拔出。用碘酊消毒穿刺孔,胶布固定。嘱病人休息 5~10 分钟。

三、西医治疗

1. 一般治疗 防止呼吸道感染,切忌劳累,勿使用对肾脏有毒性作用的药物。有明显高血压、水肿者或短期内有肾功能减退者,应卧床休息,并限制食盐的摄入量至 2~3g。已有肾功能减退者应适量限制蛋白质在 30g 左右,必要时加口服适量必需氨基酸。

2. 控制高血压和保护肾功能 蛋白尿 >1g/d,血压应控制在 125/75mmHg以下,蛋白尿 <1g/d,血压可控制在 130/80mmHg 以下;高血压时应限盐(<3g/d);有水钠潴留时应用利尿剂;应选用具有肾脏保护作用的降压药物,常用血管转化酶抑制剂和钙离子拮抗剂,也可选用 β 受体阻滞剂。

3. 抗血小板药物 大剂量双嘧达莫(300~400mg/d),小剂量阿司匹林(40~300mg/d)对系膜毛细血管性肾小球肾炎有一定疗效。

4. 避免一切肾功能损害因素 如感染、劳累、妊娠、应用对肾脏有损害的药物。

5. 糖皮质激素、细胞毒药物 根据病理类型、尿蛋白、肾功能等决定使用。

【特色疗法评述】

1. 慢性肾小球肾炎是多种病理类型的原发性肾小球疾病在病程经过中的一个共同表现，以不同程度蛋白尿、血尿、水肿和高血压为基本临床表现，该病起病隐匿，病程迁延，患者可伴有不同程度的慢性肾功能减退，并最终发展为慢性肾衰竭。虽然近年来在该病的诊断与治疗上取得了一定的进展或积累了一定的经验，但目前整体来说对慢性肾炎治疗仍缺乏有效方法，西医仅能阻止或缓解病情恶化，且疗程长、副作用大，患者往往难以坚持，而中西医联合治疗慢性肾小球肾炎可利用中药辨证施治、不良反应少的独特优势，在提高联合疗效的同时，显著降低西药的毒副作用。中医学无慢性肾炎之名，其症状的描述，散见于中医的水肿、虚劳、腰痛等范畴。临床上往往出现肺肾气虚、脾肾阳虚、肝肾阴虚、气阴两虚等病理变化，说明慢性肾炎除本脏自病外，尚可累及肺、脾、肝等脏器。而且，随着发病诱因的不同，患者可伴有风寒、风热、水湿、湿热、瘀血、湿浊等邪实的证候，出现虚实夹杂，本虚标实的各种病理变化，而且还要考虑到肾病累及肺、脾、肝等脏器时所表现出来的各种临床症状。同时还须进一步考虑到六淫、饮食、情志、皮肤疖肿等外界因素影响到脏腑时出现的各种复杂证候，再结合病人的体质状况综合出疾病的病机关键，在治肾的过程中结合运用治肺、治脾、治肝、祛邪等手段，达到益肾的目的，使肾脏的病理性损害在纠正病人体质的过程中自然得以恢复，并使之不易复发。中医这种认识疾病的观点，与西医将病邪限制在某一个局部的观念是大不相同的。

2. "本虚"贯穿疾病的始终，是一个十分突出的病理现象，即使有时表现出邪实的证候，也是暂时的，或正虚基础上兼夹邪实。慢性肾炎的这一病理特点，决定了在扶助正气的基础上辅以祛除病邪的治疗法则是中医治疗慢性肾炎的主要指导思想。譬如慢性肾炎在浮肿明显时，往往取利水、逐水的治法，其目的也是要恢复肺脾肾对水液代谢的调节功能，而即便是利水，若与补气、培脾、养肺、温肾等法同用，其效果较之单纯只用利水祛风等祛邪方法要强得多。有人通过实验证实，单纯的利水方毫无作用，若利水与温肾药合用则能增加肾血流和肾小球滤过率，并有一定的消蛋白及修复肾组织的作用。

3. 目前西医主要用激素冲击疗法和免疫抑制剂治疗本病。激素冲击疗法所存在的问题是，患者容易对激素产生依赖性，一旦停药或递减剂量时，病情易出现反跳现象，且长期大量使用激素，病人自身的肾上腺皮质分泌功能容易受到抑制，甚至出现萎缩。还有不少医家认为，激素属于阳热之品，"血受热则煎熬成块"，激素是导致慢性肾炎瘀血的原因之一。现代医药已经证明激素和利尿剂可加重慢性肾炎的高凝状态和促进血栓形成。至于免疫抑制剂,近年有人提出,免疫复合物的产生可能与抗体清除抗原的能力受损有关。鉴于以上情况,国内外众多从事肾脏病研究的学者都在致力寻找既有激素样效应,又无激素副作用的替代药物。近年来,大量临床观察和实验研究表明,许多中草药物及其复方,如活血化瘀、清热解毒、益气温阳利水等类药物及方剂,在防止抗原侵袭、清除免疫复合物、抑制炎症、平衡体液免疫和细胞免疫功能方面具有巨大的优势和潜力。

4. 中医治疗慢性肾炎,除了辨证组方施以汤药内服外,还常用外敷、灌肠、食疗、针灸等措施减轻或消除临床症状,取得了较好的临床疗效。中医治疗慢性肾炎的优势显而易见,但由于目前缺乏统一的、有客观指标的分型标准,影响了许多宝贵经验和有效方剂的推广,也是目前中医治疗慢性肾炎的疗效不很理想、各地报道差异显著的主要原因。而慢性肾炎之所以成为临床医师较为棘手的一大难题,从中医的角度来观察,关键在于蛋白尿持续难消。而持续存在着的蛋白尿,一方面证明患者肾脏损害存在,说明脾肾的固摄功能失职;另一方面,长期不退的蛋白尿,又可作为一个刺激因素,进一步损害肾小球,使得肺脾肾气化功能进一步低下,体内正气愈加虚弱,湿、热、瘀、浊等邪为患更甚。因此,针对慢性肾炎的这一特点,应有组织地验证在临床上确有疗效的复方单方、验方,进一步挖掘民间验方,并在西医学免疫理论的指导下,加快在中草药中筛选出针对性强、疗效确凿的药物,尽快地推广于临床,以提高临床疗效。

【参考文献】

1. 中华中医药学会.急性肾小球肾炎诊疗指南[J].中国中医药现代远程教育,2011,9(9):128-129.

2. 万荣君,李月红.针灸治疗肾脏疾病临床应用概况[J].中国针灸,2009,29(4):342-344.

3. 阳晓,叶任高,刘冠贤,等.38年中西医结合治疗肾脏病的临床和实验研究[J].中山医科大学学报,2000,21(6):401-408.

4. 郭继承,金丽霞.推拿结合中药治疗慢性肾小球肾炎[J].针灸临床杂志,2007,23(6):38-39.

5. 王莉,何晓波,刘德秋,等.半导体激光穴位照射治疗慢性肾脏疾病疗效初步观察[J].中国激光医学杂志,2002,11(3):193.

6. 朱鹏州,刘新桥.中医药治疗慢性肾小球肾炎近况[J].河南中医,2013,33(6):994-996.

7. 熊磊,常克.中西医临床儿科学[M].北京:中国医药科技出版社,2012.

第五节　肾病综合征

肾病综合征(NS),简称肾综,是指由多种病因引起的,以肾小球基膜通透性增加伴肾小球滤过率降低等肾小球病变为主的一组临床表现相似的综合征,而不是独立的疾病。临床特点:三高一低,即大量蛋白尿(≥3.5g/d)、高度水肿、高脂血症,低蛋白血症(≤30g/L),病情严重者会有浆膜腔积液、无尿等表现。肾病综合征可发生于任何年龄,年轻男性好发,但在年龄较大病人中,性别分布较平均。在儿童中更流行,1岁半至4岁最常见,男女比例约为2∶1。

本病在中医中没有相对应的病名,根据其临床表现,多数属于中医学中"水肿"的范畴。由于本病发展快,迅速恶化,早期诊断和及时合理的治疗极其重要。除了常用的口服中药煎剂口服,还可结合其他治法,如中成药、推拿、针灸及贴敷疗法等。此外,本病常配合西药治疗,应注意应用中药可以减少西药如激素、免疫抑制剂的副作用。

【病因病机】

一、中　医

本病的发生,常因外感六淫,或内伤七情,使全身气化功能失常所致。病初偏于邪甚,多与风、湿、热、毒、瘀有关;病至后期,肺、脾、肾俱虚,精微外泄,肾络瘀阻,转以正虚为主,肾虚尤著。

1. **风邪外袭**　肺为水之上源,主一身之表,外合皮毛,最易遭受外邪侵袭,一旦风寒外束或风热上受,则肺气失宣,不能通调水道,下输膀胱,以致风遏水阻,风水相搏,流溢肌肤,发为水肿。

2. **风湿浸淫**　风湿相搏,内浸致痹,若痹证不已,反复外感,与脏气相搏,损伤脾胃,运化失职,不能升清降浊、化气行水,水液泛于肌肤,而成水肿。正如《诸病源候论·脚气病诸候》云:"风湿毒气,从脚上入于内,与脏气相搏,结聚不散,故心腹胀急也。"胀急即为肿。

3. **湿热疮毒**　诸痛痒疮皆属于火,疮疖乳蛾、猩红斑疹、疮疹成脓等致津液气化失常,湿热毒邪弥漫三焦,水液停蓄,发为水肿。如《济生方·水肿》云:"又有年少,血热生疮,变为肿满。"明·李梴《医学入门》亦指出:"阳水多兼食积,或饮毒水,或疮毒所致也。"

4. **劳倦内伤**　劳伤或纵欲,均能耗气伤津,累及脾肾,致脾虚失运,摄取精微物质的功能障碍,水湿内生,肾不主水,水泛肌肤,发为水肿。

5. 气滞血瘀 水湿内停,阻滞气机,或久病不愈,由气及血,或肝失疏泄,气滞血瘀,均可伤及肾络。肾络不通,水道瘀塞,开阖不利,可致水气停着,形成水肿。

禀赋不足,久病体虚,外邪入里,致肺、脾、肾三脏亏虚,是小儿原发性肾病综合征的主要原因。肺脾肾三脏功能虚弱,气化、运化功能失常,封藏失职,水液输布紊乱,水湿停聚,精微外泄则是本病的主要发病机制。

二、西 医

本病的病因及发病机制目前尚不明确。近年来的研究证明,微小病变型肾病可能与 T 细胞免疫功能紊乱有关,膜性肾病和膜增生性肾炎可能与免疫复合物形成有关。

【临床表现】

一、症 状

尿量减少、水肿为其主要症状,还可伴有精神不振、乏力、食欲不振、腹胀、腹泻、呕吐、头晕等症状。合并感染时可伴有发热;合并血栓时,可伴有突发性腰痛、出现血尿或血尿加重,两侧下肢不对称肿胀或活动障碍;合并电解质紊乱和低血容量时,可突然出现厌食、乏力、懒言、嗜睡,甚至休克、抽搐等。

二、体 征

可见眼睑、颜面、双下肢甚则全身浮肿,按之凹陷不起。有胸腔积液、心包积液者,听诊双肺呼吸音可减低,心音可低钝;有腹水者,腹部移动性浊音阳性。

【辅助检查】

一、尿 检 查

尿蛋白定性≥(+++),尿蛋白定量 >50mg/(kg·d),肾炎性肾病可有血尿(离心尿红细胞 >10 个 /HP)。

二、血生化检查

血清白蛋白 <30g/L,血清蛋白电泳可见 α_2、β- 球蛋白增高。血清胆固醇

≥5.7mmol/L（220mg/dl），甘油三酯、LDL、VLDL 可增高，HDL 可正常或降低；肾功能检查一般正常，单纯性者尿量极少时可有暂时性氮质血症；肾炎性肾病可有氮质血症；肾炎性肾病可有氮质血症及低补体血症。

三、红细胞沉降率

明显增快。

四、肾　活　检

大多数肾病综合征患儿不需要活检，但对激素治疗无反应，频繁复发或临床分型为肾炎性肾病者，应进行肾活检以明确其类型，以便指导治疗。

【诊断与鉴别诊断】

一、诊　断　标　准

1. **大量蛋白尿**　1 周内 3 次蛋白尿定性（+++）~（++++），或随机或晨尿尿蛋白 / 肌酐≥2.0，24 小时尿蛋白定量≥50mg/kg。

2. **低蛋白血症**　血浆白蛋白 <30g/L。

3. **高脂血症**　血浆胆固醇 >5.7mmol/L。

4. **不同程度的水肿**

具备以上 4 项可诊断本病，其中以 1 和 2 项为诊断的必要条件。

二、临　床　分　型

1. **按临床表分型**

（1）单纯性肾病：只有上述表现者。

（2）肾炎型肾病：除以上表现外，尚有以下 4 项之一项或多项者：① 2 周内分别 3 次以上离心尿检查红细胞≥10 个 / 高倍镜视野，并证实为肾小球源性血尿者；②反复或持续高血压（学龄儿童≥130/90mmHg，学龄前儿童≥120/80mmHg），并除外使用糖皮质激素等原因所致；③肾功能不全，并排除由于血容量不足等所致者；④持续低补体血症。

2. **按糖皮质激素疗程分型**

（1）激素敏感型肾病：以泼尼松足量治疗≤4 周尿蛋白转阴者。

（2）激素耐药型肾病：以泼尼松足量治疗 >4 周尿蛋白仍阳性者。

（3）激素依赖型肾病：指对激素敏感，但连续 2 次减量或停药 2 周内复发者。

三、鉴 别 诊 断

1. **西医** 本病需与 IgA 肾病、乙型肝炎相关性肾病、紫癜性肾炎相鉴别。
2. **中医** 主要与臌胀、癃闭、关格、尿浊等相鉴别。水肿应鉴别阴水、阳水。

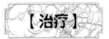

一、一 般 措 施

高度水肿或大量蛋白尿,或严重高血压者均需卧床休息。病情缓解后逐渐增加活动量。在校儿童肾病活动期应休学。

高度水肿和严重高血压时应短期限制水钠摄入,病情缓解后可不再限盐。活动期食物中钠盐以每日 1~2g 为宜,每日摄入优质动物蛋白 1.5~2g/kg。

本病在发病初期或缓解期间诱发或加重过程中,常有感染存在,一般首选青霉素类或第三代头孢类抗生素,疗程 1~2 周。

水肿严重时可短期应用利尿剂,使用时应密切观察出入量及电解质。

二、中 医 治 疗

（一）辨证论治

1. 本证

（1）肺脾气虚

主症:全身浮肿,面目为著,小便减少,面色㿠白,气短乏力,纳呆便溏,自汗出,易感冒,或有上气喘息、咳嗽,舌淡胖,脉虚弱。轻症浮肿较轻,但有自汗、易感冒的特点。多见病程早期或激素维持治疗阶段。

治法:益气健脾,化湿利水。

方药:防己黄芪汤合五苓散加减。黄芪、白术、茯苓、猪苓、泽泻各 10g,车前子 6g,桂枝 3g,木防己 6g。浮肿明显者加五皮饮利水行气;伴上气喘息、咳嗽者加麻黄 3g,杏仁 10g,桔梗 6g,宣肺止咳;常自汗出、易感冒者重用黄芪 15g,加防风 6g,牡蛎 10g,取玉屏风散之意,以益气固表。（以 8 岁为例）

（2）脾虚湿困

主症:全身浮肿,以肢体为著,面色萎黄,倦怠乏力,纳少便溏,小便减少,或兼腹胀、胸闷,舌淡胖,苔薄白,脉沉缓。临床以四肢浮肿,伴纳少便溏、倦怠乏力、舌淡胖为特点,轻症仅见踝部浮肿或不浮肿。

治法:健脾利湿。

　　方药:防己茯苓汤合参苓白术散加减。黄芪、人参、茯苓、白术各10g,防己6g,桂枝3g,薏苡仁10g。水肿明显、尿量减少者加生姜皮、大腹皮、车前子各10g,化湿利水;腹胀胸闷者加厚朴、槟榔各6g,燥湿理气;脘闷纳呆者加枳壳10g,木香6g,陈皮6g,理气消极;便溏泄泻者,桂枝改为肉桂温补肾阳。(以8岁为例)

　　(3)脾肾阳虚

　　主症:全身明显浮肿,按之深陷难起,腰腹下肢尤甚,面色无华,畏寒肢冷,神疲喜卧,小便短少不利,可伴有胸水、腹水,纳少便溏,恶心呕吐。舌质淡胖或有齿印,苔白滑,脉沉细无力。

　　治法:温肾健脾,化气行水。

　　方药:偏肾阳虚,真武汤合黄芪桂枝五物汤加减。制附子、干姜各6g,黄芪、茯苓、白术各10g,桂枝3g,猪苓、泽泻各10g。偏肾阴虚,实脾饮加减。常用制附子、干姜各6g,黄芪、茯苓、白术各10g,草果、厚朴、木香各6g。兼有咳嗽胸满气促不能平卧者,加用己椒苈黄丸;兼有腹水者,加牵牛子,带皮槟榔各5g,行气逐水。(以8岁为例)

　　(4)肝肾阴虚

　　主症:浮肿或重或轻,头痛头晕,心烦躁扰,口干咽燥,手足心热或面色潮红,目睛干涩,舌红苔少,脉细数。多见于素体阴虚,过用温燥或利尿过度,或大量使用激素者。临床以头痛头晕、心烦易怒、手足心热、口干咽燥、舌红少苔为特征。偏肝阴虚者,头痛头晕、心烦躁扰、目睛干涩明显;偏肾阴虚者,口干咽燥、手足心热、面色潮红明显;阴虚火旺则见痤疮、失眠、多汗等。

　　治法:滋阴补肾,平肝潜阳。

　　方药:知柏地黄丸加减。熟地黄、山药、山茱萸、牡丹皮、茯苓、泽泻各10g,知母、黄柏、女贞子、墨旱莲各6g。肝阴虚较甚者,加用沙参、沙苑子、菊花、夏枯草各6g;肾阴虚较甚者,加用枸杞子、五味子、天门冬各6g,滋阴补肾;阴虚火旺者重用生地黄、知母、黄柏滋阴降火;有水肿者加车前子10g以利水。(以8岁为例)

　　(5)气阴两虚

　　主症:面色无华,神疲乏力,汗出,易感冒,或有浮肿,头晕耳鸣,口干咽燥或长期咽痛,咽部黯红,手足心热,舌质稍红,苔少,脉细弱。多见病程迁延不愈,或长期、反复、大量使用激素后,其水肿或重或轻或无。

　　治法:益气养阴,化湿清热。

　　方药:六味地黄丸加黄芪。黄芪、生地黄、山茱萸、山药、茯苓、泽泻、牡丹皮各10g。气虚突出者,重用黄芪,加党参、白术各10g,增强益气健脾之功;阴虚偏重者加玄参、怀牛膝、麦冬、枸杞子各10g,以养阴;阴阳两虚者,加仙灵脾、

肉苁蓉、菟丝子、巴戟天各6g,阴阳并补。(以8岁为例)

2. 标证

(1)外感风邪

主症:发热、恶风、无汗或有汗,头身疼痛,流涕,咳嗽,或喘咳气急,或咽痛,乳蛾肿痛,舌苔薄,脉浮。本证可见于肾病综合征的各个阶段,尤多见于急性发作期或复发之初。此乃气虚卫表不固,加之长期应用激素或细胞毒药物,免疫力低下,卫外功能更虚,易感受风邪所致。临床应区别风寒、风热之不同。

治法:外感风寒,辛温宣肺祛风;外感风热,辛凉宣肺祛风。

方药:外感风寒,麻黄汤加减。麻黄、桂枝各6g,杏仁、连翘、牛蒡子、蝉蜕、僵蚕、桔梗、荆芥各10g。外感风热,银翘散加减。金银花、连翘、薄荷、牛蒡子各10g,荆芥、蝉蜕、僵蚕、柴胡各6g,桔梗6g。无论风寒、风热,若同时伴有水肿者,均可加五苓散以宣肺利水;若有乳蛾肿痛者,可加板蓝根、山豆根各10g,清热利咽;若出现风邪闭肺者,属风寒闭肺用小青龙汤或射干麻黄汤加减以散寒宣肺;属风热闭肺用麻杏石甘汤加减以清热宣肺。(以8岁为例)

(2)水湿

主症:全身广泛浮肿,肿甚者可见皮肤光亮,可伴见腹胀水臌,水聚肠间,辘辘有声,或见胸闷气短,心下痞满,甚有喘咳,小便短少,舌质淡,苔白腻,脉沉。本证以中度以上水肿,伴水臌、悬饮为特征。

治法:一般从主证治法。伴水臌、悬饮者可短期采用补气健脾、逐水消肿法。

方药:防己黄芪汤合己椒苈黄丸加减。黄芪、白术、茯苓、泽泻各10g,益气健脾、利湿消肿;防己、椒目各6g,祛风利水;葶苈子10g,大黄3g,泻肺逐水。脘腹胀满加厚朴6g,大腹皮、莱菔子、槟榔各6g,行气消胀;胸闷气短、咳喘者加麻黄3g,杏仁、苏子、生姜皮、桑白皮各10g,宣肺降气利水;若水臌、悬饮,胸闷腹胀,大小便不利,体气尚实者,可短期应用甘遂、牵牛子各3g,攻逐水饮。(以8岁为例)

(3)湿热

主症:皮肤脓疱疮、疖肿、疮疡、丹毒等;或口黏口苦,口干不欲饮,脘闷纳差等;或小便频数不爽、量少,有灼热或刺痛感,色黄赤混浊,小腹坠胀不适;或有腰痛,恶寒发热,口苦便秘;舌质红,苔黄腻,脉滑数。本证可见于病程各个阶段,尤其多见于足量长期应用激素或大量温阳药之后。临证应区分上、中、下三焦湿热不同。上焦湿热以皮肤疮毒为特征;中焦湿热以口黏口苦、脘闷纳差、苔黄腻为主证;下焦湿热则以小便频数不爽、量少、尿痛、小腹坠胀不适等为特点。此外,下焦湿热之轻症可无明显症状,而表现为尿白细胞、脓细胞增多,尿细菌培养阳性。

治法:上焦湿热,清热解毒;中焦湿热,清热解毒、化浊利湿;下焦湿热,清热利湿。

方药:上焦湿热,五味消毒饮加减。金银花、菊花、蒲公英、紫花地丁、天葵子各10g,黄芩、黄连、半枝莲各6g。中焦湿热,甘露消毒丹加减。黄芩9g,茵陈蒿10g,滑石10g,薏苡仁、车前子、猪苓各10g。下焦湿热,八正散加减。通草、车前子、萹蓄各10g,滑石10g,栀子9g,大黄3g,连翘、黄柏、金钱草、半枝莲各10g。(以8岁为例)

(4)血瘀

主症:面色紫黯或晦黯,眼睑下发青,皮肤不泽或肌肤甲错,有紫纹或血缕,常伴有腰痛或胁下有癥瘕积聚,唇舌紫黯,舌有瘀点或瘀斑,苔少,脉弦涩等。本证可见于病程的各个阶段,尤其多见于难治病例或长期足量应用激素之后,临床以面色晦黯,唇黯舌紫,有瘀点瘀斑为特点。也有以上证候不显,但长期伴有血尿或血液流变学检测提示有高凝状态者,也可辨为本证。

治法:活血化瘀。

方药:桃红四物汤加减。桃仁、红花、当归、生地黄、丹参、赤芍、川芎各6g,党参、黄芪、益母草、泽兰各10g。尿血者,加仙鹤草、蒲黄炭、墨旱莲、茜草各10g,参三七5g,凉血止血;瘀血重者,加水蛭、三棱、莪术各5g,破血逐瘀,若兼有郁郁不乐胸胁胀满、腹胀腹痛、嗳气呃逆等气滞血瘀症状,可选用郁金、陈皮、大腹皮、木香各8g,厚朴6g,以行气活血。(以8岁为例)

(5)湿浊

主症:纳呆,恶心或呕吐,身重困倦或精神萎靡,水肿加重,舌苔厚腻,脉滑。检查可见血尿素氮、肌酐升高。本证多见于水肿日久不愈,水湿浸渍,脾肾衰竭,水毒潴留,使湿浊水毒之邪上逆而致。临床以恶心呕吐、纳差、身重困倦或精神萎靡,血尿素氮、血肌酐增高为辨证要点。

治法:利湿降浊。

方药:温胆汤加减。半夏、陈皮、生姜各6g,茯苓10g,姜竹茹、枳实、石菖蒲各6g。若呕吐频繁者,加代赭石10g,旋覆花4g,降逆止呕;若舌苔黄腻、口苦口臭之湿浊化热者,可选加黄连、黄芩、大黄各3g,解毒泄浊;若肢冷倦怠、舌质淡胖之湿浊偏寒者,可选加党参、吴茱萸各6g,姜汁黄连、砂仁各3g,淡附片2g,温清并用,降浊清热;若湿邪偏重、舌苔白腻者,选加苍术、厚朴、生薏仁各10g,燥湿平胃。(以8岁为例)

(二)中成药

1. 雷公藤多苷片 1~1.5mg/(kg·d),分2~3次口服,3个月为1疗程,可用于肾病各种证型。

2. 强肾片 每片0.3g,每次2~3片,每日2~3次,用于阴阳俱虚兼血瘀者。

3. **滋补肝肾丸** 每次 3g,每日 3 次,用于肾病恢复期之肝肾阴虚证。

4. **肾炎消肿片** 每次 2 片,每日 2~3 次,适用于肾病之寒湿困脾证。

5. **六味地黄丸** 每次 3g,每日 2~3 次,源自《小儿药证直诀》,用于肝肾阴虚证。

(三)外治疗法

1. **消水膏** 大活田螺 1 个,生大蒜 1 片,鲜车前草 1 根。将田螺去壳,用大蒜瓣和鲜车前草共捣烂成膏状,取适量敷入脐孔中,外加纱布覆盖,胶布固定。待小便增多,水肿消失,即去掉药膏。用于轻度水肿者。

2. **逐水散** 甘遂、大戟、芫花各等量,一同碾成极细末。每次 1~3g,置脐内,外加纱布覆盖,胶布固定。每日换药 1 次,10 次为 1 疗程。用于治疗水肿。

三、西 医 治 疗

(一)首次发病时治疗——糖皮质激素

常规治疗方案分为 2 个阶段:①诱导缓解阶段:足量泼尼松(泼尼松龙)60mg/($m^2 \cdot d$)或 2mg/(kg·d)(按身高的标准体重计算),最大 80mg/d,先分次口服,尿蛋白转阴后改为每晨顿服,疗程 6 周。②巩固维持阶段:隔日晨顿服 1.5mg/kg 或 40mg/m^2(最大剂量 60mg/d),共 6 周,然后逐渐减量。对于初始治疗患者注意激素足量和足够疗程,激素治疗 2 个月后,激素治疗时间越长,肾病复发的危险性就越低,此效应可以维持至 7 个月,但是激素延长治疗至 1 年,并不能减少疾病的复发,因此,国外学者建议不超过 7 个月。

对于非频繁复发的微小病变患儿积极寻找复发诱因,积极控制感染,少数患儿控制感染后可自发缓解;若感染控制后仍不缓解,可以①重新诱导缓解:泼尼松(泼尼松龙)每日 60mg/m^2 或 2mg/(kg·d)(按身高的标准体重计算),最大剂量 80mg/d,分次或晨顿服,直至尿蛋白连续转阴 3 天后改 40mg/m^2 或 1.5mg/(kg·d)隔日晨顿服 4 周,然后用 4 周以上的时间逐渐减量。②在感染时增加激素维持量:患儿在巩固维持阶段患上呼吸道感染时改隔日口服激素治疗为同剂量每日口服,可降低复发率。

(二)激素依赖、频繁复发及激素抵抗的微小病变的治疗

1. **环磷酰胺** 大量研究证实环磷酰胺具有明确的降低微小病变复发率的作用。环磷酰胺口服剂量 2~3mg/(kg·d),时间 8 周,累积量不超过 200mg/kg,与单独应用激素比较,可以明显减少 6~12 个月时的复发率。每月 1 次静脉冲击治疗,每次 500mg/m^2,共 6 次,与口服治疗相比两者疗效相似,但是 WBC 减少、脱发、感染等不良反应较口服法少。环磷酰胺对激素依赖的微小病变患者疗效优于激素抵抗的微小病变患者。环磷酰胺治疗的主要副作用有脱发、骨髓抑制、出血性膀胱炎,严重细菌感染发病。尤其是在青春期男性,性

腺毒性也是重要的考虑因素,一般认为累计量超过 250mg/kg 后性腺毒性显著增加。

2. **苯丁酸氮芥** 可以明显减少 6 个月和 12 个月的复发,疗效与环磷酰胺相似。一般用量 0.2mg/(kg·d),时间 8~12 周。但是其致死率、感染率、诱发肿瘤、惊厥发生率均高于环磷酰胺。其性腺抑制剂量与临床有效治疗剂量非常接近,因此目前不推荐使用。

3. **环孢素 A** 环孢素剂量为 3~7mg/(kg·d) 或者 100~150mg/(m²·d),调整剂量使谷浓度维持在 100~120mg/ml,时间 1~2 年,可以单独使用,或与小剂量激素口服同时应用或在激素减量时加用。治疗 3~6 个月后,症状缓解可逐渐减量,其最小维持剂量个体差异较大,一般使血药浓度维持在 40~70mg/ml。如果减量或停药过程中,肾病复发,可再次加大剂量。但应注意若环孢素 A 使用 3 个月仍无效,则应停用,若血肌酐上升超过用药前的 30% 也应停用。

【特色疗法述评】

1. 小儿肾病综合征是儿科泌尿系的常见病多发病之一,常因各种影响因素转为难治性肾病(简称 RNS),占原发性肾病综合征的 30%~50%。医学界围绕 RNS 的发病机制进行了多学科研究,在越来越多的领域里有新的发现,而就 RNS 的病因与发病机制而言,目前尚未完全明了,这使得临床治疗该病缺乏特异性和明确方向。

2. 中医对肾病综合征的认识,主要根据其症状表现记载于"水肿""腰痛""尿浊"等病证中。水肿一般为肾病综合征的最初表现之一,也贯穿于肾病发生发展的始终,故现代学者对本病病因病机的认识从"水肿"立论为多。中医对肾病综合征水肿的诊断思路,一般为首辨阳水、阴水,然后按风水、湿毒、水湿、湿热、脾肾阳虚等证型辨证施治。

3. 近年来西医采用加大激素剂量和延长激素疗程,或应用免疫抑制的方法,虽然能明显提高疗效,但激素和免疫抑制剂的毒副作用亦随之明显升高。中医药对肾病综合征水肿治疗的特色效果和优势是肯定的,大量的临床与实验资料充分证实中医中药能缓解原发性肾病综合征的症状,逆转某些病理过程,甚至可使不少肾病综合征难治性水肿获得缓解。

4. 具有中医药特色的雷公藤制剂治疗小儿 PNS 已近 30 年,目前已成为 RNS 治疗的常规用药,甚至被认为可以替代激素治疗系膜增殖性肾小球肾炎,可作为维持疗法长期用药。中西医结合治疗可以扬长避短,优势互补,因能明显提高临床疗效而被国内外学者所认同。大量的临床研究也证实中西医结合对本病水肿的治疗,其疗效远高于西医治疗,也高于单纯的中医治疗,这是无需争议的事实。目前主要围绕 PNS 的频繁复发和激素耐药这两个难题为主线，从临床免疫学、分子生物学、蛋白质组学、代谢组学及 NEI 网络等层面开展临床和实验研究，探索中西医治疗 PNS 的有效途径，充分发挥中医的辨证论治的灵活性，继承发扬中医药理论的特色和优势，吸取其他科学门类新成就、新技术，创新研究手段，围绕中医药治疗难治性肾病综合征的基础和临床研究，进行多区域、多中心临床试验和基础研究，从中医药理论更深层次上探究和阐明难治性肾病综合征发生发展的本质和规律及防治对策，开展中医证的客观化、标准化研究，探讨中医证的实质和内涵及其诊断标准，总结和分析名中医治疗本病的临床经验和学术思想，产生新观点、新疗法、新理论，并科学应用循证医学等方法学开展中医临床思维模式和中医辨证与西医病理分类及现代科学客观指标等微观辨证的相关性研究，不断优化中西医结合诊疗方案和评价体系，以期达到提高临床疗效，减少肾病复发，减轻激素及免疫抑制剂副作用的目的。虽然肾病综合征的研究取得了很大的进步，但还需要更多的临床试验来验证现今临床用药的安全性和合理性，以便更好地指导临床用药。

【主要参考文献】

1. 周仲瑛.中医内科学[M].北京:中国中医药出版社,2009.
2. 汪受传,俞景茂.中医儿科临床研究[M].北京:人民卫生出版社,2009.
3. 方鹤松.儿科分册[M].北京:中国医药科技出版社,2004.
4. 汪受传.中医儿科学[M].2版.北京:人民卫生出版社,2009.
5. 熊磊,常克.中西医临床儿科学[M].北京:中国医药科技出版社,2012.
6. 中华医学会儿科学分会肾脏病学组.儿童常见肾脏疾病诊治循证指南(一):激素敏感、复发/依赖肾病综合征诊治循证指南(试行)[J].中华儿科杂志,2009,47:167-170.
7. 梅长林.肾病综合征[M].北京:科学出版社,2011.

第六节 遗 尿 症

遗尿症又称尿床，是指 3 周岁以上的小儿睡中小便自遗，醒后方觉的一种病症。正常小儿 1 岁后白天已能控制小便，到 3 岁左右晚上也已能控制小便。此时小儿经脉渐盛，气血渐充，脏腑渐实，知识渐开，排尿的控制与表达能力均已具备。若 3 岁以后，夜间仍不能自主控制排尿，经常尿床，就是遗尿症。此病多见于 10 岁以下的儿童，也可见于 10 岁以上的青少年。遗尿症有原发和继发两种,前者是指出生后一直不间断地遗尿;后者是指遗尿发生前一年以上时间未曾有遗尿者。遗尿多在夜间熟睡后一定时间发生,但重症病例白天睡眠中也会发生遗尿。大多病程长,或反复发作。严重者将影响患儿的身心健康与生长发育。同时也增加父母及家庭其他人员的精神及生活负担。

近年来,据国外调查统计小儿各年龄组的综合结果,发现平均发病率为10%~15%。国内资料表明,5岁以上的发病率为5%~13.5%。在校小学生的平均发病率为10.77%。男性多于女性,约为1.5∶1。在青春期尚有1%~2%的遗尿患者未愈。约有70%的患儿双亲也有遗尿史,其自然痊愈率为5~9岁每年平均自愈率为14%,10~14岁为16%,15~19岁为16%~16.5%。

历代医家认为小儿遗尿多系虚寒所致,常用温补之法。明清时期又提出有肝经郁热证的病机,此类遗尿多与尿路感染有关。西医学通过X线诊断,发现某些顽固性遗尿的患儿与隐性脊柱裂有关,这类患儿治疗困难。

【病因病机】

一、中 医

尿液的生成与排泄,与肺、脾、肾、三焦、膀胱有着密切关系。遗尿的发病机制虽主要在膀胱失于约束,然与肺、脾、肾功能失调,以及三焦气化失司都有关系。其主要病因为肾气不固、脾肺气虚、肝经湿热。

1. **肾气不固** 尿液的贮藏和排泄为膀胱气化功能所司,而膀胱气化功能的正常发挥又赖于肾的气化功能来调节。若小儿先天禀赋不足,如早产、双胎、胎怯等,使元气失充,肾阳不足,下元虚冷,不能温养膀胱,膀胱气化功能失调,闭藏失职,不能制约尿液,而为遗尿。

2. **脾肺气虚** 肺敷布津液,脾运化水湿,肺脾两脏共同维持正常水液代谢,若小儿素体虚弱,屡患咳喘泻利,或大病之后,脾肺俱虚。脾虚运化失职,不能转输精微,肺虚治节不行,通调水道失职,三焦气化失司,则膀胱失约,津液不藏,而成遗尿。若脾虚失养,心气不足,或痰浊内蕴,困蒙心神,亦可使小儿夜间困寐不醒而遗尿。

3. **肝经郁热** 肝主疏泄,肝之经脉循绕阴器,抵少腹。平素性情急躁,所欲不遂,肝经郁热,或肥胖痰湿之体,肝经湿热蕴结,疏泄失常,且肝之经络环阴器,肝失疏泄,影响三焦水道的正常通利,湿热迫注膀胱而致遗尿。

此外,亦有小儿自幼缺少教育,没有养成夜间主动起床排尿的习惯,任其自遗,久而久之,形成习惯性遗尿。

二、西　医

原发性遗尿的病因有遗传因素、夜间抗利尿激素分泌不全、觉醒障碍和功能性膀胱容量减少等。合并白天遗尿者特别要考虑膀胱的功能性异常的问题。

1. 遗传倾向　研究发现，原发性夜间遗尿有明显的遗传因素，经统计，父母一方有夜间遗尿病史，其孩子夜间遗尿的发生率约为 40%。如父母双方都有夜间遗尿病史，其孩子夜间遗尿发生率约为 70%，远高于正常人群中 10% 的发生率。故多认为原发性夜间遗尿是具有遗传背景。

2. 抗利尿激素（ADH）分泌不足　部分原发性遗尿患儿的 ADH 分泌量低于正常儿童，造成其夜间尿量高于正常儿童，从而引起遗尿。对于这部分患儿，给予精氨酸加压素（DDAVP）治疗后，其夜间遗尿的情况可得到明显改善。

3. 过深的睡眠　遗尿患儿，大脑皮质接受尿意刺激较弱，特别是因疲劳过度、睡眠过深、不能兴奋大脑皮质，而发生遗尿。脑功能的成熟与遗尿的关系近来也受到重视。

4. 肾脏功能障碍（渗透压调节功能障碍）　通过对患儿肾脏功能的研究发现，肾小球滤过率与对照组无明显差异，但是存在 Na^+、Mg^{2+}、Ca^{2+} 等离子在夜尿中的排泄量高于正常儿童，提示肾小管髓袢升支粗段重吸收的减少及因此引发的渗透压调节功能的障碍，是引起原发性遗尿的病因之一。

【临床表现】

一、症　状

遗尿常发生在晚上相对固定的时间，以上半夜较多。严重者每晚必遗，一个晚上遗尿 2~3 次或更多。甚则午睡时也遗尿。遗尿后常继续熟睡，虽经频频呼叫，不易觉醒，常在多饮、疲劳或患有其他疾病时加重。轻者每周遗尿 1~2 次，尿出后即醒来，或尿到中途即惊醒，有的患儿遗尿可自行停一阶段，呈间断性发生，可持续数年，到性发育成熟前消失。较大儿童常有怕羞或精神紧张心理，平时多动少静，或静默寡言，先天不足，智力较同龄儿低，颜面较苍白，或个子矮小。但也有除遗尿外余无异常的患儿，尿常规检查都正常。

二、体　征

有些遗尿患儿可在腰骶部可摸到疱状软性物或结节、条索，髂嵴部有条索，胸 5~ 胸 12 两侧有条索及压痛，三阴交处有压痛，部分患者腰 4~ 骶 2 两侧和少腹部皮区温度偏低,有发凉感觉。

【辅助检查】

一、实验室检查

尿常规、尿培养及肾功能检查无异常。

二、腰骶部 X 线检查

部分患儿腰骶部 X 线检查显示隐形脊柱裂。

三、静脉肾盂造影

可发现输尿管是否异常,可排除一些器质性病变。

【诊断与鉴别诊断】

一、诊 断 标 准

1. 发病年龄在 3 周岁以上,且为经常性寐中小便自遗,醒后方觉。
2. 睡眠较深,不易唤醒,每夜或隔天发生尿床,甚则每夜遗尿数次者。
3. 尿常规及尿培养无异常发现。
4. X 线检查,部分患儿可发现隐性脊柱裂,或作泌尿道造影检查可见畸形。

二、鉴 别 诊 断

1. **西医** 本病应与神经性尿频相鉴别。后者的特点为白昼尿频尿急,入睡后尿频消失,与遗尿迥然有别。

2. **中医** 主要是与热淋相鉴别。后者常有尿频、尿急、尿痛,白天清醒时也急迫难耐不能控制小便。尿常规检查有白细胞或脓细胞。

【治疗】

一、一 般 措 施

1. 自幼培养良好的生活习惯,按时排尿。平时避免过度疲劳,傍晚后少喝水(也不宜服中药汤剂),晚饭不食流质及汤水。

2. 及时更换尿湿的床铺,保持干燥及外阴部清洁。睡前要认真排尿,不要穿尿裤,或依赖于一次性尿布,避免造成错误的适应。

3. 耐心教育引导,不斥责惩罚,更不得打骂,有改善时应给予鼓励。树立治疗信心,消除顾虑,引导克服恼羞及精神紧张等心理因素,注意身心健康。

二、中 医 治 疗

辨证重在辨别虚实寒热。临床所见虚寒者居多,实热者较少。遗尿日久,尿色清,量多,形寒肢冷,面白唇淡,形体消瘦者多为虚寒;遗尿初起,尿黄短涩,量少灼热,形体壮实,脉有力者多为实热。虚寒者多责之于肾虚不固,气虚不摄,膀胱虚寒;实热者多责之于肝经湿热。临床所见虚寒者居多,实热者较少。虚证以扶正培本为主。以温补下元,固涩膀胱为基本原则,偶需清心安神,或泻肝清热。

(一)辨证论治

1. 肾气不固

主症:睡中遗尿,醒后方觉,每晚1次以上,小便清长,面色㿠白少华,神疲乏力,智力较同龄儿稍差,肢冷畏寒,蜷卧而睡,舌淡,苔白滑,脉沉无力。

治法:温补肾阳,固涩小便。

方药:菟丝子散加减。常用药:菟丝子10g,肉苁蓉10g,附子6g,五味子6g,牡蛎20g,鸡内金6g。可合缩泉丸协同发挥其效。神疲乏力,纳差便溏,加党参12g,白术9g,茯苓9g,山楂10g益气健脾和中助运;智力较差者,加人参12g,菖蒲6g,远志6g补心气,开心窍。(以8岁为例)

2. 脾肺气虚

主症:睡中遗尿,白天尿频,经常感冒,咳嗽痰喘屡作,或气短自汗,面白少华,四肢无力,食欲不振,大便溏薄,舌淡,苔薄白,脉沉细无力。

治法:益气健脾,培元固涩。

方药:补中益气汤合缩泉丸加减。常用药:黄芪15g,党参12g,白术10g,炙甘草5g,升麻3g,柴胡3g,当归10g,陈皮6g,益智仁6g,山药15g,乌药6g。常自汗出,加煅牡蛎20g,五味子6g潜阳敛阴止汗;食欲不振,便溏,加砂仁5g,焦神曲10g;痰盛身肥,加苍术6g,山楂10g,半夏6g;困寐不醒,加石菖蒲6g,麻黄6g醒神开窍。(以8岁为例)

3. 肝经郁热

主症:睡中遗尿,小便黄而量少,性情急躁,夜梦纷纭,或夜间磨牙,手足心热,面赤唇红,口渴饮水,甚或目睛红赤,舌红,苔黄,脉弦数。

治法:清热利湿,泻肝止遗。

方药:龙胆泻肝汤加减。常用药:龙胆草6g,黄芩9g,栀子9g,泽泻12g,

木通 9g,车前子 9g,当归 3g,生地 9g,柴胡 6g,甘草 6g。夜寐不宁加黄连 3g,竹叶 10g,连翘 10g;尿味腥臭重,舌苔黄腻,加黄柏 6g,滑石 10g。若痰湿内蕴,困寐不醒者,加胆星 3g,半夏 6g,菖蒲 6g,远志 6g。若久病不愈,身体消瘦,舌红苔少,脉细数,虽有郁热但肾阴已伤者,可用知柏地黄丸。(以 8 岁为例)

(二)特色专方

1. **温肾止遗汤** 由黄芪 15g,益智仁 10g,乌药 10g,桑螵蛸 10g,菟丝子 10g,覆盆子 10g,补骨脂 10g,仙灵脾 10g,肉桂 5g,石菖蒲 5g,五味子 5g,麻黄 3g 组成。日 1 剂,水煎服,连续服用 8 周。本方是深圳市儿童医院万力生主任的经验方。用于遗尿的肾气不足证。临床研究证实,遗尿症患儿通过服用温肾止遗方提高了体内抗利尿激素(ADH)分泌水平,治疗遗尿症不仅疗效确切,而且不易复发。

2. **升阳益肾汤** 由杜仲 10g,升麻 5g,补骨脂 10g,石菖蒲 5g,白术 10g,白芷 5g,桑螵蛸 5g,金樱子 8g,茯苓 10g,麻黄 2g,桃仁 6g,五味子 5g,肉桂(焗服)2g 组成。日 1 剂,水煎服,可连续服用 7~14 日。本方是广东省中医院黄清明主任的经验方,本汤剂具有补益肺肾功效。用于遗尿的肺肾气虚证。

3. **黄芩滑石汤合缩泉丸** 由黄芩 12g,滑石 15g,茯苓皮 12g,山栀仁 10g,桑螵蛸 15g,乌药 15g,山药 15g,益智仁 15g,远志 12g,石菖蒲 15g,韭子 15g,金樱子 15g,补骨脂 15g,肉苁蓉 15g,菟丝子 15g,炙麻黄 5g,甘草 6g 组成。日 1 剂,水煎服,本方是成都中医药大学李秀亮教授的经验方,具有清利湿热、固涩止遗的功效,用于遗尿中医辨证属实热者。小儿用法遵医嘱。

4. **猪脬止遗汤** 由鲜猪脬 1 个,益智仁 6g,桑螵蛸 6g,覆盆子 6g,小茴香 6g,金樱子 10g,莲须 6g,远志 6g,补骨脂 6g,党参 10g,山药 10g,人中白 10g 组成。日 1 剂,水煎服。本方是名老中医李裕藩的经验方,具有温补肾阳,固精缩尿的功效,治遗尿属于下焦虚寒,肾气不足者。

5. **加味麻黄附子细辛汤** 由麻黄 6g,细辛 3g,附子 9g,金樱子 9g,芡实 9g,茯苓 12g 组成。脾肺气虚者加党参 9g,黄芪 9g;素体肥胖、痰湿内盛者加陈皮 6g,半夏 6g;下焦湿热者加苍术 9g,黄柏 9g;深睡不醒者加菖蒲 9g,远志 9g;尿频不禁者加桑螵蛸 9g,益智仁 9g;食欲不振者加麦芽 15g,神曲 15g。每日 1 剂,麻黄先煎去上沫,然后纳入诸药煎煮 40~60 分钟,取汁约 300ml,分 3 次服,连服 7 天。本方是河南中医学院第一附属医院都修波副教授的经验方,具有温肺暖肾,助阳化气,缩尿止遗的功效,治遗尿证属肺肾阳虚。

6. **麻味通涩汤** 由麻黄 3~6g;益智仁、乌药、桑螵蛸、菟丝子、苍术、白术、车前子、茯苓、菖蒲各 10g;怀山药、芡实各 15g 组成。下焦虚寒加附子 3~6g,肝经湿热加黄柏 10g。5 剂为一疗程,最长 3 个疗程。此方为江苏省连云港市中医院李建军主任医师的经验方,具有补脾益肺温肾缩尿功效,治遗尿证属肺脾气虚者。

7. 清脑止遗汤　由地黄 20g，石莲子 10g，远志 10g，麦冬 10g，茯苓 10g，生山药 10g，覆盆子 15g，肉桂 10g 组成。用法：水煎服每服 1 剂，早晚各 1 次。此方为名老中医贺耀庭经验方，具有清脑醒神、培补脾肾、水火既济之功效，可用于肾气不足，夜晚难醒之患者。小儿用法遵医嘱。

（三）中成药

1. 五子衍宗丸　由枸杞子、菟丝子、覆盆子、五味子、车前子组成。用法：口服。水蜜丸 1 次 6g，1 日 2 次；蜜丸 1 次 9g，1 日 2 次。主治肾气不足所致之遗尿。

2. 缩泉丸　由乌药、益智仁、山药组成。规格：每 20 粒重 1g。用法：口服，1 次 3~6g，1 日 3 次。功用：温肾祛寒，缩尿止遗。用于遗尿之膀胱虚寒证。

3. 金匮肾气丸　由附子、桂枝、地黄、山萸肉、山药、茯苓、泽泻、丹皮组成。用法：口服。蜜丸 1 次 1 丸（6g），1 日 2 次。水蜜丸 1 次 20 粒，1 日 2 次。功用：补肾助阳。用于肾虚水肿，腰膝酸软，小便不利，畏寒肢冷。

4. 遗尿冲剂　由麻黄、菟丝子、五味子、益智仁组成。用法：3~8 岁每次 1 包，9~12 岁每次 2 包，13 岁以上每次 3~4 包，冲服。7 天 1 个疗程，1 疗程不能治愈时再行第 2 疗程。本方是榆林市遗尿病研究所的院内制剂。功用：温肾化气、宣通气机、通调水道、固涩益精等作用。

5. 苁蓉益肾颗粒　由五味子（酒制）、肉苁蓉（酒制）、菟丝子（酒炒）、茯苓、车前子（盐制）、巴戟天（制）组成。用法：口服。1 次 1 袋（2g），1 日 2 次。功用：补肾填精。本品主要作用为补益肾气，治疗因肾气不足引起的各种病证，尤其是因肾气不足引起的小儿遗尿，可用本品固其本，肾气巩固，水道得以控制，即可达到止遗尿的目的。

（四）针灸疗法

1. 体针　主穴取肾俞、关元、气海、膀胱俞、中极，配穴取三焦俞、委中、三阴交、阴陵泉、印堂。睡眠较深者，加神门、心俞；面白少华，自汗者，加肺俞、尺泽。

2. 手针　取夜尿点（掌面小指第二指关节横纹中点），每次留针 15 分钟，每日或隔日 1 次，7 次为 1 疗程。

3. 耳针　取肾、膀胱、尿道、皮质下、交感、肾上腺、神门，每日针刺 1 次，7 日为 1 疗程。

4. 耳穴贴压　取膀胱、肾、脾、三焦、心、脑及神门，以王不留行籽贴之，每日按压 3 次，每次 5 分钟，睡前加按 1 次，两耳交替。

5. 电针疗法　取关元、中极、曲骨为主穴，配三阴交，针刺得气后，再接 G6805 治疗机，用连续疏波，每次 15~20 分钟，每日 1 次，5 次为 1 个疗程。

6. **穴位注射**　关元穴局部常规消毒后,用 5ml 注射器上 5~6 号针头,抽取阿托品 0.15ml 加灭菌注射用水至 2ml,快速刺入穴位,待有酸麻胀感或针感向会阴、尾骶部放射时,推注药物 1~2ml。10 岁以下小儿阿托品用量 0.125mg,10 岁以上患儿阿托品用量 0.15mg,每日 1 次,7 天为 1 疗程。

（五）其他特色疗法

1. **激光疗法**　取关元、足三里、三阴交。以 1.5~2.0mW 的氦氖激光照射,每穴照射 1~2 分钟,每日或隔日 1 次,6 次为 1 疗程。连用 2~3 个疗程。用于肾气不固与肺脾气虚。

2. **药物外治**

（1）五倍子、何首乌各 3g,研末。用醋调敷于脐部,外用油纸、纱布覆盖,胶布固定。每晚 1 次,连用 3~5 次。用于遗尿肾气不固证。

（2）连须葱白 7 根,生硫黄末 45g,先将葱白捣烂,入硫黄末捣匀为膏,睡前置药膏于脐部,外用油纸、纱布覆盖,胶布固定。每晚 1 次,晨起除去,7 天为 1 疗程。用于遗尿虚证。

（3）遗尿粉:覆盆子、菟丝子、五味子、仙茅、山茱萸、补骨脂、桑螵蛸各 60g,丁香、肉桂各 30g,研末装瓶,防止挥发。每次 1g,撒入脐眼,滴 1~2 滴酒精或高粱酒后,再贴暖脐膏,或用薄层棉花或纱布覆盖,外加塑料薄膜贴上胶布条,每 3 日 1 次。同时口服遗尿粉,早晚各 1 次,3~10 岁每次 3~5g,10 岁以上每次 5~6g,疗程 1~2 周。用于下元虚寒所致遗尿。

（4）补骨脂、附子各 10g,生姜 30g。先将前 2 味研成细末,再将生姜捣烂,和匀,做成饼状置脐部,再用夹有塑料薄膜的纱布覆盖,胶布固定,5 日后换药 1 次。用于肾阳不足,下焦虚寒所致遗尿。

（5）用五味子、吴茱萸、小茴香、补骨脂、附子制成膏药外敷神阙穴、涌泉穴,每晚睡前进行敷贴,次日晨起时将药取下,10 天 1 疗程。用于肾阳不足之遗尿。

3. **推拿按摩法**

（1）每日下午揉丹田 200 次,摩腹 20 分钟,揉龟尾 30 次。较大儿童可用擦法,横擦肾俞、八髎,以热为度,7 天为 1 个疗程。

（2）补脾土 800 次,补肾水 800 次,推三关 300 次,揉丹田 20 分钟,按百会 50 次,每日下午进行,7 天为 1 个疗程。

（3）足部按摩:足部按摩对遗尿有十分显著的作用,有的仅几次就能解决。遗尿按摩的反射区,包括大脑、脑垂体、颈、肾、肾上腺、输尿管、膀胱、尿道。此外,还可按摩前列腺、腹腔神经丛等反射区。

（4）捏脊疗法:为小儿特有的一种按摩方法:患儿俯卧,施术者先用手掌按摩背部,然后沿小儿脊柱自长强穴开始,用两手指及拇指将皮肤提起,沿督脉向上升,边推边捏至风府穴,反复 5 遍,每遍捏推三下时,将两手之间的皮肤向后提一下,当推至风府穴时,再用拇指在每个椎脊突处按摩三下,尤其在肾俞、关元及膀胱俞重点按揉,每日 1 次,3 次为 1 疗程。

4. 刮痧疗法　选取足太阳膀胱经上的肾俞、气海俞、大肠俞、关元俞、小肠俞、膀胱俞、中膂俞,任脉上的下脘、神阙、气海、关元、中极、曲骨穴,及远近配穴手三里、足三里、三阴交等处为刮痧部位,每周 1 次,4 周为 1 个疗程,治疗期间不使用其他药物。

5. 艾灸疗法

(1)单纯运用热敏灸疗法,先辨证再辨敏,肺脾气虚型取肺俞、脾俞、关元;肾气不足型取关元、肾俞、气海;心肾不交型取心俞、肾俞、关元。探查热敏点后,在探查到的热敏点中选取 1 个热敏化现象最为明显的穴位进行悬灸,以发生透热、扩热、传热和非热感觉等腧穴热敏化现象为标准。

(2)运用麦粒灸夹脊穴为主治疗小儿遗尿,取穴:夹脊穴(胸 11~ 腰 5),每侧 7 穴,每次取间隔的双侧对称的 3~4 对穴为 1 组,即:第一组穴取双侧胸 11、腰 1、腰 3、腰 5 椎的夹脊穴;第二组穴取双侧胸 12、腰 2、腰 4 的夹脊穴。两组穴位交替使用,先揉按要施灸的夹脊穴每穴 1~2 分钟至皮肤发红发热,然后将搓捻成麦粒状的艾炷放在穴位上点燃,连续灸 4~7 壮,以局部皮肤发生红晕为止。

6. 磁疗　磁疗是利用磁场作用于机体以治疗疾病的一种方法。近代学者们对磁石进行研究,发现磁场对细胞生物活性有一定影响,磁场产生的磁力线有促进血液循环等作用。磁场刺激穴位后,可通过神经调节人体的排尿功能,从而达到治疗遗尿的目的。采用 CL-2 型电磁疗机,将双磁头线接通磁疗机后置于穴位上(中极、关元、归来、三阴交),每穴每次 15 分钟,每日 1 次,5 次为 1 疗程。

三、西 医 治 疗

(一)行为治疗

1. 遗尿报警器　目前,临床上使用得较多的是遗尿报警器,这是生物反馈治疗的常用方法之一。训练患儿在醒后收缩膀胱括约肌,抑制排尿反射,屏住小便,然后上厕所排尿。这种报警器在国内已有供应。

2. 自主排尿功能训练　包括膀胱扩张训练和排尿中断训练。告诉小儿白天要多饮流质,尿多就能使膀胱容量增大,这样可以增加膀胱的容尿量,提高夜间容留尿量。

3. 夜间叫醒法

(1)自我叫醒:亦称自我催眠法。患儿睡上床后,令其闭眼想象夜里一有尿意就要自己起床排尿,一直想到入睡。

（2）声光叫醒法:夜间用闹钟定时（如4小时1次）唤醒患儿排尿,也可用灯光照在患儿的面部唤醒患儿。

（二）药物治疗

1. **去氨加压素** 目前使用较为广泛的为去氨加压。其剂型有滴鼻剂、鼻喷雾剂和片剂（100μg、200μg/片）,临床上的普遍用法为临睡前服用100~200μg,疗程一般为3~6个月。其治疗缓解率达65%~90%。根据需要,可服用1~2年。停药后部分患儿仍有复发,加用定时叫醒钟共同进行治疗,缓解率更高,并减少复发。还有探索逐步减量或间断服用等方法以减少复发。

2. **三环类抗抑郁药** 常用药物丙米嗪,对膀胱有抗胆碱能作用,以使患儿容易觉醒。用法为12.5~25mg,睡前1小时服。一般用药1~2周后可见遗尿改善或控制。疗效不满意者可加大剂量至25~75mg/d,疗程<8周。起效后巩固一段时间后,逐渐减量直至停药,服药以不超过8周为宜。该药物有易激惹、食欲降低、口干、头晕、心率加快、尿潴留等不良反应,最严重者可引起中枢神经系统和心血管毒性。癫痫患者及6岁以下儿童不宜应用。

3. **盐酸甲氧芬酯（氯酯醒,遗尿丁）** 0.1g/片,睡前服0.1~0.2g连用3个月,调节神经细胞代谢,对处于抑制状态的中枢系统有兴奋作用,适用于睡眠过熟、难唤醒的患儿。不良反应有兴奋、疲乏。

4. **奥昔布宁（尿多灵,频尿丸）或盐酸黄酮哌酯（泌尿灵）** 此类药物主要为平滑肌松弛剂,作用于膀胱平滑肌,减少膀胱的不自主收缩,恢复逼尿肌功能,减轻尿频、尿急症状,同时增加膀胱容量,延长排尿间隔时间。阿托品样表现（解痉比阿托品强10倍,抗胆碱作用为其1/5）,长期使用不良反应较大,主要适用于合并白天排尿异常的患儿,报道认为与去氨加压素合用效果更好。

【特色疗法述评】

1. 去氨加压素（DDAVP）是一种治疗小儿遗尿的较常用的药物,是一种抗利尿激素。DDAVP能成功地减少儿童尿床的次数,但是,一旦中止使用大多数患儿继续尿床,大约平均有15.7%的儿童能保持不尿床6个月,与每年的自发缓解率一致,由此可见,遗尿症（PNE）患儿对DDAVP有一定的依赖性。目前市场上的治疗PNE的西药多采用丙米嗪、弥凝等。丙米嗪不良反应较大,如易激惹、食欲降低、口干、头昏、心率明显增快等。弥凝不良反应有鼻出血、鼻不适、头痛、腹痛等。而中药温肾止遗方疗效可靠、经济实用、又无毒副作用,适合小儿用药原则,可值得推广使用。中医学认为PNE的病因在于"其秉质阴气偏盛,阳气偏虚者,则膀胱与肾气俱冷,不能温制于水。"《诸病源候论·尿床候》治疗上以肾气不足、膀胱虚冷论治;又因"肾合三焦膀胱",故亦有从三焦气虚不摄论治的,正如《灵枢·本输》所言:"三焦者……虚则遗溺,遗溺则补之。"究其根本原因在于"虚"字。因此临床上多以温肾止遗法治疗 PNE。近年来,中医药在小儿遗尿症的病因病机研究、治疗方法研究上取得了一定的研究成果。在传统的肾虚不固、膀胱失约的理论上,逐渐认识到肺脾肾三脏失调为遗尿的重要因素,又提出了脾胃积热、心肾两虚、热蒙神窍、督脉失畅等理论,提出了从肺脾肾论治、从脾论治、从湿热论治、从心肾论治、从五脏并治的中医辨证论治思路,其疗效得到了认可。

2. 从中医治疗方法研究方面来看,内治法除了传统的中药汤剂内服外,近年来有一些疗效确切,并经过多中心随机双盲的临床试验的中成药出现,在保证疗效的基础上,使内服药治疗更加方便,患儿及家长更易配合。非药物疗法治疗本病,对神经系统具有调整作用,能提高大脑皮质对排尿反射的敏感性,增强"警戒点"的功能。同时应注意配合心理治疗,患儿及家长的积极参与,对本病的治疗具有重要意义。除了传统的针灸、贴敷、推拿疗法外,芒针、电针、穴位注射、经络注射、刮痧、蜂针等外治法在小儿遗尿的治疗上也取得了很好的临床疗效。此外,越来越多的研究者进行了小儿遗尿症的中医综合治疗,文献报道结果表明,中医综合治疗的疗效明显优于单一中医疗法。中医在小儿遗尿的临床研究中仍存在一些不足。首先,关于治疗遗尿的高频率药物的药理机制方面的研究仍相对不足,这些药物作用的具体机制尚不完全明确,因此应加强相关方面研究,发现西医病因学与中医辨证治疗之间的联系。其次,在小儿遗尿的临床研究方面,内治法方面,传统的辨证论治理论较多,各个论治理论的临床报道样本量偏小,缺乏大样本、多中心的临床研究;外治法方面,传统的针灸、贴敷、推拿疗法疗效确切,临床研究相对完善,应逐渐制定相应的临床规范化诊疗方案;对于其他外治法应进行大样本临床研究,使其临床疗效得到进一步证实。同时,应逐渐重视采用中医多种疗法综合治疗或中西医结合治疗,以提高治愈率,维护患儿的身心健康,同时减轻患儿家庭的精神、生活负担。有关本病的基础和临床研究还有待进一步开展,许多问题还有待进一步阐明。尤其是如何进一步开展中西医结合防治本病的研究,包括病因、病理、治法、药物等,乃是今后重点探索的内容。

【主要参考文献】

1. 江育仁,张奇文. 实用中医儿科学[M]. 上海:上海科学技术出版社,2005.

2. 宁寿葆. 现代实用儿科学[M]. 上海:复旦大学出版社,2005.

3. 汪受传. 中医儿科学[M]. 上海:上海科学技术出版社,2009.

4. 田知音,余亮.李秀亮教授治疗小儿遗尿经验[J].四川中医,2012,30(12):4-5.

5. 都修波.麻黄附子细辛汤加味治疗儿童原发性遗尿症疗效观察[J].四川中医,2009,27(2):97-98.

6. 李拥平,皮鹰.夜尿警觉汤治疗小儿遗尿138例[J].中国中医基础医学杂志,2011,17(4):445-446.

7. 廉印玲.妙用仲景巩堤丸治疗儿童遗尿症[J].四川中医,2006,24(8):100-101.

8. 白彩云,曹宏尚,王亚,等.复方遗尿冲剂治疗遗尿症临床疗效观察[J].浙江中西医结合杂志,2002,12(12):749-750.

9. 何丽.小儿遗尿症现代常用中医治疗方法[J].辽宁中医药大学学报,2013,15(4):149-151.

10. 曹明璐.中医治疗小儿遗尿病的研究及现状[J].中国临床医生,2012,40(12):895-900.

11. 吴栋,汪蕾.小儿遗尿病的中成药治疗[J].中国临床医生,2012,40(12):891-893.

12. 杨霁云.小儿遗尿症临床诊治及研究的现状[J].中华儿科杂志,2000,28(1):335-336.

13. 杨霁云.小儿夜间遗尿症发病机制及诊治进展[J].实用儿科临床杂志,2005,20(5):385-387.

14. 万力生.温肾止遗合剂治疗小儿遗尿症的临床观察[J].中医药学刊,2004,22(10):1885-1886.

第七节　尿路结石症

尿路结石是泌尿系统各部位结石病的总称,是泌尿系统的常见病。根据结石所在部位的不同,分为肾结石、输尿管结石、膀胱结石、尿道结石。本病的形成与环境因素、全身性病变及泌尿系统疾病有密切关系。其典型临床表现可见腰腹绞痛、血尿,或伴有尿频、尿急、尿痛等泌尿系统梗阻和感染的症状。尿路结石的发生与经济收入和饮食结构变化有关,实验证明,饮食中动物蛋白、精制糖增多,纤维素减少,促使上尿路结石形成。大量饮水使尿液稀释,能减少尿中晶体形成。儿童尿路结石相对较少,且多继发于代谢性疾病或尿路畸形。近年来,因某些配方奶粉中三聚氰胺含量较高,部分食用该种奶粉的婴儿被发现患有肾结石。小儿尿石症患者的年龄高峰在2~6岁,61%的病例出现在上述高峰年龄区,83%的病例发生在1~8岁,92%的病例发生在1~11岁。上、下尿路结石发病高峰年龄相似。性别的差异在本组病例中,上尿路结石男女之比为9∶1;下尿路结石男女之比为15∶1。

根据本病的临床表现,一般将其归类于中医学淋证中的"砂淋""石淋"及"血淋"范畴。纵观古今,各位医家对石淋的治疗积累了丰富的经验,确立了辨证论治的方法和治病求本的原则,不少方药仍然沿用至今。运用中医治疗小儿尿路结石症有助于针对类似疾病作出准确判断,做到辨病与辨证相结合,缩短诊疗时间,提高临床疗效。

【病因病机】

一、中　医

其病多由湿热蕴结下焦,煎熬尿液,日积月累,尿中杂质结为砂石,此为有形实邪。阻塞尿路,会影响肾司二便之职;停留肾络,使局部气血运行不畅而瘀滞,故不通则痛;砂石伤络则出现尿血。久则耗气伤阴,进而耗伤肾中阳气,不能正常运化水液,致水湿停聚,发为肾积水。尿路结石初起,多为湿热蕴结,久病伤及正气,或为肾阴亏虚,或为肾气不足,故此病虚实夹杂为病机关键。

二、西　医

尿路结石症的病因复杂,目前认识到尿石症是一种病理性生物矿化的结果。根据物理化学的观点,结石形成主要受 4 种因素的影响,即过饱和因素、抑制活性因素、促进活性因素和颗粒滞留因素。某些结石成分处于过饱和状态时,受尿中有关物质的促进催化,即可形成晶体,成核沉淀出来,并可以在过饱和的尿中继续生长聚集成团。但由于尿液的流动性以及尿中存在对晶体形成有抑制作用的物质,如镁、枸橼酸、葡胺聚糖、RNA 类物质等,所以不能长得很大即从尿中排出而不构成结石。另外,尿路结石症形成的病因有外界环境因素、个体因素、泌尿系统因素、尿液因素等 4 个方面作用的影响。其中在小儿尿路结石症患者中更应该受到重视的是营养、感染、梗阻和先天性泌尿系统疾病等。前述 4 个方面病因相互作用,最终引起尿液的异常变化,在尿液中形成一种适宜于结石发生的环境,渐产生尿石,导致尿石症。

【临床表现】

一、症　状

不少患者在体检时偶然发现肾结石,没有任何症状。有症状者,主要有血尿(包括肉眼或镜下血尿),疼痛(腰痛、腹痛、外生殖器痛),排尿困难(无尿、尿频、尿急、尿痛)以及发热等。其中,血尿与疼痛为绝大多数尿石症患者所共有。

二、体　征

对阴茎部尿道结石,患儿常能扪及,并主诉在排尿时结石梗阻部尿道近侧隆起伴有胀痛。结石嵌顿于尿道、梗阻严重以及伴有感染时,可引起严重症状,如剧烈疼痛、结石嵌顿于尿道、急性尿潴留、尿外渗、会阴部脓肿及尿道瘘等。嵌顿于后尿道的结石偶尔可引起急性附睾炎症状如发烧、附睾肿大和疼痛。结石堵塞了肾盂、输尿管,尿液排出不畅,造成肾积水。有的肾积水可以没有任何症状。长期肾积水,会造成患侧肾功能受损。双侧肾积水严重者可能导致尿毒症。

【辅助检查】

一、影像学检查

在尿路结石的诊断中占有重要的地位。

1. **B超**　经济简便,对阳性结石和X线片上不能发现的隐性结石亦可做出诊断。具有如下优点:①发现阴性结石。②了解肾实质厚度。③了解有无肾积水。④发现尿路原发病变。⑤提供鉴别资料。其缺点是对输尿管的中下段结石显示度不太满意,适于初步的筛选和随诊复查。

2. **全尿路X线平片**　90%以上的尿石可显影,能初步了解结石的特点,应作为尿石症的常规检查项目。

3. **排泄性尿路造影**　具有如下优点:①了解双肾功能。②显示形态结构改变。③了解有无梗阻。④发现阴性结石。⑤发现尿路原发病变。尿石症患者如果不常规先摄X线片,而直接作泌尿系造影,则结石的阴影可能被造影剂遮盖而遗漏结石的诊断。

4. **膀胱镜检和逆行肾盂造影**　一般不需要,也尽量不要采用。

5. CT**检查**　对X线不显影结石的诊断有帮助。

二、实验室检查

尿石症患者均需行尿液、血清分析及尿细菌学检查。

1. **尿常规检查**　可出现血尿、脓尿、尿结晶、管型、尿糖、尿蛋白和尿pH值、尿比重的改变等,如果有结石合并感染时,还可在尿中发现脓细胞。

2. **尿生化检查**　包括尿钙、尿磷、尿酸、尿草酸、尿胱氨酸、尿镁、尿钠、尿氯化物、枸橼酸、肌酐等,有利于了解代谢异常及分析结石性质成分。

3. **尿培养及细菌药物敏感试验**　合并感染时尿中出现较多的脓细胞,尿细菌学培养常为阳性,计数多大于 10 万 /ml 以上。

4. **血清检查** 包括血钙、磷、尿酸、血浆蛋白、血二氧化碳结合力、钾、钠、氯、肌酐、尿素氮等,有利于了解代谢异常,寻找结石病因及判断肾功能。

【诊断与鉴别诊断】

一、诊 断 标 准

1. **病史和体检** 病史中多有典型的肾绞痛和血尿,或曾从尿道排出过结石。查体可发现患侧肾区有叩击痛,并发感染、积水时叩击痛更为明显,肾积水较重者可触及肿大的肾脏,输尿管末端结石有时可经直肠或阴道指检触及。

2. **实验室检查** 尿液常规检查可见红细胞、白细胞或结晶,尿 pH 在草酸盐及尿酸盐结石患者常为酸性;磷酸盐结石常为碱性。合并感染时尿中出现较多的脓细胞,尿细菌学培养常为阳性,计数大于 10 万 /ml 以上,并发急性感染及感染较重时,血常规检查可见白细胞总数及中性粒细胞升高。多发性和复发性结石的病人,应测定血、尿的钙磷值、尿酸值等,以进一步明确结石的病因。

3. **X 线检查** X 线检查是诊断肾及输尿管结石的重要方法,约 95% 以上的尿路结石可在 X 线平片上显影。辅以排泄性或逆行性肾盂输尿管造影,可确定结石的部位、有无梗阻及梗阻程度、对侧肾功能是否良好、区别来自尿路以外的钙化阴影、排除上尿路的其他病变、确定治疗方案以及治疗后结石部位、大小及数目的对比等都有重要价值。密度低或透光性差,加以输尿管、肾盂充气造影,结石则显示更为清晰。

4. **其他检查** B 超在结石部位可探及密集光点或光团,合并肾积水时可探到液平段。同位素肾图检查可见患侧尿路呈梗阻型形。

二、鉴 别 诊 断

1. **西医** 本病应与尿道狭窄、非特异性尿道炎、尿道损伤、尿道痉挛、尿道异物等疾病相鉴别。

2. **中医** 主要是与热淋、血淋、膏淋、癃闭等疾病相鉴别。

【治疗】

一、一 般 措 施

1. **大量饮水** 增加尿量冲洗尿路、促进结石向下移动,稀释尿液减少晶体沉淀。

2. 经常做跳跃活动,或对肾盏内结石行倒立体位及拍击活动,也有利于结石的排出。

二、中 医 治 疗

(一) 辨证论治

1. 湿热下注

主症:恶寒发热,腰痛,并可放射至肩胛部,小腹部或腹股沟,伴恶心呕吐,尿频数色赤,溺时涩痛,或尿中挟有砂石,舌红苔黄腻,脉弦或滑数。

治法:清热利湿,通淋排石。

方药:八正散合石韦散加减。石韦 10g,滑石 15g,王不留行 10g,生地 10g,瞿麦、萹蓄、车前子各 8g,木通 3g,甘草 3g,鸡内金 10g,海金沙 10g,金钱草 15g。小便热痛者加大小蓟、白茅根各 10g;发热重者加双花、连翘、蒲公英各 10g;小腹或腰部绞痛,肉眼血尿或红细胞较多者,重用生地,选加大黄 4g,芒硝 4g,川牛膝 10g;少腹胀痛者加枳实乌药各 10g;腰痛较久者加杜仲、川断、核桃各 10g 等。(以 8 岁为例)

2. 气滞血瘀

主症:突然腰部或侧腰部持续性或阵发性绞痛,溺时小便突然中断,疼痛剧烈,牵扯腰腹,待砂石排出后疼痛可缓解。检查肋脊角处叩击痛呈阳性;或侧腹部压痛,痛后伴血尿,尿检镜下血尿,X 线摄片腹部可见结石阴影,舌质黯红,边有瘀点或瘀斑,脉弦紧或沉。

治法:活血化瘀。

方药:石韦散加减。石韦 15g,冬葵子、瞿麦各 10g,车前子 10g,滑石 10g,疼痛拒按者加三棱、莪术各 10g,行气破血;小腹胀痛者加青皮、木香各 6g。(以 8 岁为例)

3. 肾阳虚

主症:腰膝酸软,恶寒,面色㿠白,尿频或小便不利,夜尿多,舌淡白,脉沉细弱。X 线摄片可见结石或伴积液等。

治法:温补肾阳,化石通淋。

方药:肾气丸加减。干地黄 10g,山药 6g,山茱萸 10g,茯苓 10g,泽泻 6g,丹皮 6g,桂枝 3g,炮附子 3g。(以 8 岁为例)

4. 肾阴虚

主症:头晕耳鸣,腰酸腿软,失眠盗汗,心悸气短,五心烦热,精神萎靡,食少纳呆,舌红少苔,脉细数。

治法:滋阴补肾。

方药:六味地黄丸加减。熟地 10g,山萸肉、山药各 8g,泽泻、丹皮、茯苓各 6g。(以 8 岁为例)

(二)特色专方

1. **排石汤** 由金钱草 30g,海金沙 30g,石韦 12g,鸡内金 15g,白茅根 30g,滑石、茯苓、生地黄各 20g,桑寄生 15g,车前子、木通、栀子、牡丹皮、川牛膝各 10g,红花、甘草各 6g 组成。每日 1 剂,水煎分早、中、晚 3 次服。本方源自《古今名方》。全方共奏补肾清热,化石排石之功。

2. **加味五金汤** 由金钱草 30g,海金沙 15g,鸡内金 10g,金铃子 10g,川郁金 10g,玉米须 15g 组成。每日 1 剂,水煎,分 2 次温服,15 天为 1 个疗程。本方是福建中医学院俞慎初教授。全方共奏清热利湿、化结排石之功,适用于湿热内蕴、炼液成石者。

3. **石韦三金丸** 由石韦 300g,金钱草 300g,鸡内金 100g,海金沙 100g,马鞭草 150g,冬葵子 100g,王不留行 100g,当归 100g,川芎 100g,莪术 100g,黄芪 100g,枳壳 100g,台乌 300g,葶苈子 150g,车前子 150g,琥珀 60g 组成。上药按比例备料,粉碎后加工为水丸,每次服用 4.5g,每日 3 次,30 天为 1 个疗程,一般服用 1 个疗程后进行复查,若结石未排完则再服 1 个疗程。功在清热、利尿通淋、止血、止痛。用于湿热蕴结下焦者。

4. **四金化瘀排石汤** 由半枝莲 30g,金钱草 30g,鸡内金 12g,石韦 30g,郁金 20g,三棱 18g,滑石 30g,瞿麦 15g,怀牛膝 15g,海金沙 30g,木通 10g,茅根 30g,甘草 10g 组成。气虚加者黄芪 10g;阳虚加附片 3~5g;血尿加仙鹤草、小蓟各 10g;便秘加大黄 6g。水煎服,每日 1 剂,日服 2 次。本方功在活血化瘀,清热利湿排石。

5. **通淋排石汤** 由金钱草 100g,鸡内金、海金沙各 50g,石韦、滑石、冬葵子各 30g,木通、泽泻、王不留行各 10g,车前子、虎杖、泽兰各加 15g,郁金、通草、牛膝各 15g,甘草 6g 组成。功在清热利湿、通淋排石。

(三)中成药

1. **排石颗粒** 由金钱草、车前子(盐水炒)、关木通、徐长卿、石韦、瞿麦、忍冬藤、滑石、苘麻子、甘草组成。用法:开水冲服,1 次 0.5~1 袋,1 日 3 次或遵医嘱。清热利湿,利胆排石。用于肾脏结石、输尿管结石、膀胱结石等病属下焦湿热证者。

2. **肾石通颗粒** 由萹蓄、丹参、海金沙、鸡内金、金钱草、瞿麦、木香、牛膝、王不留行、延胡索组成。温开水冲服,1 次 0.5~1 袋,1 日 2 次。用于肾结石,肾盂结石,膀胱结石,输尿管结石。

3. **净石灵胶囊** 由广金钱草、黄芪、茯苓、萹蓄、海金沙、淫羊藿、夏枯草、滑石、元胡(醋制)、当归、巴戟天、赤芍、冬葵子、车前子、桃仁、鸡内金、甘草组成。口服,1 次 5 粒,1 日 3 次,饭后 1 小时饮水 300~500ml,并做跳跃运动 10~15 次,体弱者酌减。每次排尿注意结石排出情况。用于治疗肾结石、输尿管结石、膀胱结石以及由结石引起的肾盂积水、尿路感染等。

4. 排石通淋口服液　由金钱草、白芍、龙胆草、茵陈、虎杖、茯苓、丹参等组成。口服,1 日 3~5 支,或遵医嘱。用于治疗尿石症,胆石症湿热蕴结症。可以改善小便涩痛,小腹疼痛,尿中带血,或右胁疼痛,发热黄疸,舌苔黄腻等症状。

(四)针灸疗法

1. 体针　取肾俞、膀胱俞、腰俞、关元、足三里为主穴,三阴交、阴陵泉、水道、中极为配穴,中强度刺激,每次留针 20 分钟,每日 1~2 次。

2. 耳针　取肾、输尿管区域或耳壳探测敏感区域,埋籽,每日最少按揉 5~10 次。

3. 电针　取肾俞或膀胱俞穴为阴极,关元或水遭穴为阳极,进针得气后调波幅,由弱至强以病人能耐受为宜,持续 20 分钟,每日 1~2 次。

三、西 医 治 疗

(一)急救措施

若尿路结石出现下列情况,需要尽快到医院进行急诊治疗:

1. 肾绞痛　给予解痉、镇痛治疗。

2. 感染高热　给予抗生素、退烧治疗,更重要的是要尽快通过放置输尿管支架或肾穿刺造瘘引流肾脏的脓液。

3. 无尿　如果已经发生尿毒症、身体情况危急,需要进行透析治疗。如病情稳定,也需要放置输尿管支架或肾穿刺造瘘暂时引流尿液,保护肾功能。

(二)常规治疗

治疗结石的目的,是祛除结石、保持尿路的通畅,使泌尿系统发挥正常的功能。

祛除结石的方法需要根据结石的部位、数目、大小、肾功能、是否合并解剖异常、是否合并感染以及身体状态等情况来制定。一般来说,5mm 以下的肾结石,以保守治疗或观察为主。5mm~2cm 的肾结石,首选体外碎石。特别提醒的是,不能只凭一次 B 超结果或 X 线片就进行体外碎石,应当诊断明确后再进行碎石。2cm 以上的肾结石首选经皮肾镜取石。20 世纪 80 年代在国内首先开始进行体外碎石和包括经皮肾镜取石等各种肾结石的微创治疗,已经有近 30 年的经验。开放手术取石的应用已经越来越少了,在合并泌尿系统解剖异常时,可以开放手术治疗解剖异常同时取石。

国内儿童肾结石目前多采用手术治疗,用肾盂切开术或肾盂肾实质联合

切开术可以取出绝大部分肾结石,手术方法与成人相同。小儿手术要注意:
①小儿肾盂比成人小,给肾盂切开取石带来困难,而肾蒂细长,便于肾脏游离;
②肾实质切开取石并发症多,且术后复发率高,应尽量避免;③肾下极切除可
不必游离全肾;④因肾功能在出生后 6~24 个月才基本达到成人水平,故小儿
肾切除必须慎重,2 周岁前一般不作肾切除。

治疗结石后,一定要进行仔细复查,以明确结石是否完全排出。这一点非
常重要。

【特色疗法述评】

1. 尿路结石症,属中医学淋证范畴的石淋,以腰酸疼痛、血尿、排出砂石
为主症,常以湿热蕴结于下焦,煎熬津液成结石,壅塞肾与膀胱。肾与膀胱
气化不利,湿热结聚,病位在膀胱与肾及输尿管,初病多实,久则转虚或虚实
夹杂。

2. 西医用于治疗尿路结石的药物很少,所以运用合适的中西医相结合方
法,或者和现代科学技术相结合的方法来治疗尿路结石可以取得较传统治疗
方法更好的临床疗效。纵观古今,各位医家对淋证的治疗积累了丰富的经验,
确立了按五淋辨证论治的方法和治病求本的原则,不少方药仍然沿用至今。
清代叶天士确立治淋五法,即养阴澄源法、通阳法、提壶揭盖法、分利法、清利
火府法,立法明确、切中病机,用药精专,药性平和,疗效显著。此外,古代医家
对于淋证不同时期的证候转化认识很明确,有"初则热淋血淋,久则煎熬水液,
稠浊如膏如砂石也"。在治疗上根据淋证的进展情况辨证论治:淋证初期宜散
热利小便;发展为膏砂石淋,宜开郁行气,破血养阴。

3. 对泌尿系结石、慢性肾盂肾炎等泌尿系统病症进行中西医结合的临床
研究证明,前人有关淋证的理论和治疗经验,是行之有效的。研究历代医家对
于淋证及石淋的认识与治疗方法,有助于帮助医生在临床上针对类似疾病作
出准确判断,做到辨病与辨证相结合,缩短诊疗时间,提高临床疗效。中医药
治疗尿路结石的方法较多,临床疗效佳,但尿路结石包括肾结石、输尿管结石、
膀胱结石和尿道结石,其发病病因复杂,不同成分和部位的结石,其病因显然
不同,但不同病因和部位的结石采用何类中药治疗,以及如何进一步提高中药
治疗本病的效果,就要对结石进行准确诊断、辨证分型、制定统一的疗效判定
标准,并进一步规范化;运用合适的中西医相结合方法,或者和现代科学技术
相结合的方法来治疗泌尿系结石,取得较传统治疗方法更好的临床疗效;在确
定临床疗效的基础上,可以开展多学科、整体的方药药理、临床研究及剂型研
究以及结石的预防、溶石等研究工作。

【主要参考文献】

1. 肖文新. 淋证之因症治浅识[J]. 时珍国医国药, 2000, 11 (2): 321-322.

2. 华佗. 中藏经[M]. 北京: 人民卫生出版社, 2006.

3. 郭履成. 自拟溶石排石汤为主治疗石淋 72 例[J]. 中医研究, 2005, 18 (4): 42.

4. 周仲瑛. 中医内科学[M]. 北京: 中国中医药出版社, 2009.

5. 张金哲, 潘少川, 黄澄如. 实用小儿外科学 (下册)[M]. 杭州: 浙江科学技术出版社, 2003.

6. 谢丽萍, 罗鸿宇. 《临证指南医案》淋证辨治五法[J]. 河北中医, 2007, 29 (8): 744.

7. 吴阶平. 实用泌尿外科学[M]. 北京: 人民卫生出版社, 2009.

8. 吴阶平. 泌尿外科学[M]. 济南: 山东科学技术出版社, 2004.

9. 那彦群, 叶章群, 孙光. 中国泌尿外科疾病诊断治疗指南[M]. 北京: 人民卫生出版社, 2011.

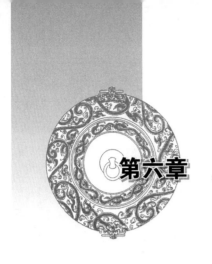

第六章 血液系统疾病

第一节 缺铁性贫血

缺铁性贫血是指体内铁缺乏导致血红蛋白合成减少而致的贫血症。临床以小细胞低色素性贫血、血清铁和运铁蛋白饱和度降低、血清铁蛋白减少和铁剂治疗有效为特征。本病以6~24个月婴幼儿发病率最高,严重危害小儿健康,是我国重点防治的小儿常见病之一。轻度贫血可无自觉症状,中度以上的贫血可出现不同程度的面色苍白,指甲、口唇和眼结膜颜色苍白,头晕乏力,纳呆倦怠无力等。重度贫血或贫血时间过长,可影响小儿正常生长发育,又可使机体抗病力下降,容易罹患感染性疾病,使小儿健康受到影响。

本病属中医学中血虚、虚劳、萎黄、疳病、黄肿病等范畴,因其常有出血症状,故与血证也有一定的联系。早在《内经》中就有"少血""血枯"等记载。近年来,中医学对该病有了深入的认识,中医药治疗该病的优势愈加明显。不仅绿矾、皂矾等含硫酸亚铁的中药,早已成为中医治疗贫血的专药。并且在健脾益气中药的协同作用下,通过强化和提高消化功能,能促进铁剂的吸收和利用,且能减轻铁剂的副作用,较单纯用铁剂治疗具有一定优势。

【病因病机】

一、中 医

本病病因不外先天因素和后天因素之分,先天因素多为先天不足,脏腑亏虚,尤其脾肾不足,生化乏源;后天因素主要归于喂养不当、他病伤及脾胃气血等。该病病机主要责之脏腑亏虚,气血生化不足,或营血损耗而致贫血。

1. **病因**

(1)禀赋不足:因孕期失于调护,或因母体素弱,气血不足,影响胎儿的生长发育,出生之后表现为形体消瘦,面色不华,发育迟缓,形气不足,气血内亏而成贫血,常见于早产儿、多胎、双胎或孕妇有严重贫血者。诚如《小儿药证直诀·胎怯》所说:"生下面色无精光,肌肉薄,大便白水,身无血色……"即指贫血可因先天禀赋不足,脏腑功能低下,使血液化源不足而成。

(2)喂养不当,生长过快:小儿出生后未按时添加营养丰富的辅助食品,或小儿偏食、挑食、厌食,少食肉、蔬菜等含铁丰富的食物,单纯用含铁量较低的牛乳、人乳喂养;若又加上婴儿期生长发育过快,未能满足日益增加的需要量;或恣食肥甘生冷,不恰当地运用滋补药物,影响脾胃的纳运功能,使水谷精微不能吸收输布,均易致缺铁性贫血。

(3)其他因素:如长期少量出血、蛔虫病、钩虫病、绦虫病、腹泻等,均可导致营养精微物质的吸收不足,耗铁增加,摄铁减少,丢失过多,日久可导致造血所需的各种营养物质不能很好吸收利用而成贫血。

2. **病机** 血液的生化与五脏的功能密切相关,脾为生血之源,肾为生血之本,心主血,肝藏血,脾肾不足殃及心肝易致贫血。

(1)脾胃虚弱,心血不足 《灵枢·决气》说:"中焦受气取汁,变化而赤,是谓血。"小儿脾常不足,若因喂养不当,或偏食少食,或感染诸虫,或病后失调,脾胃受损,受纳运化转输水谷的功能失常,精微无以吸收,气血难以化生而成贫血。

(2)肝肾亏损,精血匮乏 肾为生血之根,藏五脏六腑之精,精血同源,若禀赋不足,肾精失充,或久病及肾,精气耗夺,肾阳衰惫,不能运化腐熟水谷,使气血匮乏而成贫血诸证。

总之,缺铁性贫血是诸多因素造成的病理结果。营血亏损,五脏六腑皆失其养而疾病丛生。受其影响最大的是中焦脾胃,其次是心肝。病延日久,穷必归肾。由于血以气行,气以血载,故血虚多伴气虚;血为人体之阴液,故血之贫乏,阳亦不足;阴伤日久,阳气亦耗,故可出现阴阳气血不足诸证。

二、西 医

1. **病因**

(1)储铁不足:早产、双胎或多胎或孕母严重缺铁等可使胎儿从母体获得的铁减少,胎儿失血(胎儿—胎儿输血或胎儿—母体输血等)可使胎儿铁丢失,以上因素导致胎儿储铁减少,因而较易发生缺铁性贫血。

(2)铁摄入量不足:这是营养性缺铁性贫血的主要原因。人乳、牛乳、谷物中含铁量均低,如不及时添加含铁较多的辅食,容易发生缺铁性贫血。

(3)生长发育因素:婴儿期发育较快,5个月时和1岁时体重分别是出生体重的2倍和3倍;随着体重增加,血容量也增加较快,1岁时血循环中的血红蛋白增加 2 倍;未成熟儿的体重及血红蛋白增加倍数更高;如不及时添加含铁丰富的食物,则容易缺铁。

(4)铁吸收障碍:食物搭配不合理可影响铁的吸收。慢性腹泻不仅铁的吸收不良,而且从粪便排出的铁也增加。

(5)铁的丢失过多:正常婴儿每天排泄铁量相对比成人多。每 1ml 血约含铁 0.5mg,长期慢性失血可致贫血,如肠息肉、梅克尔憩室、膈疝、钩虫病等可致慢性失血,用不经加热处理的鲜牛奶喂养的婴儿可因对牛奶过敏而致肠出血,每天失血约 0.7ml。这些导致慢性出血的疾病均可是缺铁的病因。

2. **发病机制**　铁在人体内以含铁化合物,尤其是含铁蛋白质于各种细胞及组织中参与重要的生理过程。其主要功能:合成血红蛋白,合成肌红蛋白,构成人体内必需的酶、转运储存等。因此,缺铁时对机体多系统造成影响。

(1)缺铁对血液系统的影响:铁是合成血红蛋白的原料,缺铁时血红蛋白形成不足,进而血红蛋白合成也减少,导致新生的红细胞内血红蛋白含量不足,细胞质不足,细胞变小;而缺铁对细胞的分裂、增殖影响较小,故红细胞数量减少程度不如血红蛋白减少明显,从而形成小细胞低色素性贫血。

缺铁通常经过以下 3 个阶段才能发生贫血:①铁减少期(ID):此阶段机体内储存铁已减少,但供红细胞合成血红蛋白的铁尚未减少;②红细胞生成缺铁期(IDE):此期储存铁进一步耗竭,红细胞生成所需的铁亦不足,但循环中血红蛋白的量尚未减少;③缺铁性贫血期(IDA):此期出现小细胞低色素性贫血,还有一些非造血系统的症状。

(2)缺铁对其他系统的影响:缺铁可影响肌红蛋白的合成。人体内有多种酶均含有与蛋白质结合的铁,这些含铁酶与生物氧化、组织呼吸、神经递质分解与合成有关。当铁缺乏时,这些含铁酶的活性减低,造成细胞功能紊乱,尤其是单胺氧化酶的活性降低,造成重要的神经递质如 5- 羟色胺、去甲肾上腺素、肾上腺素及多巴胺发生明显变化,不能正常发挥功能,因而产生一些非造血系统的表现:如体力减弱、易疲劳、表情淡漠、注意力难以集中、注意力减退和智力减低等。缺铁还可以引起组织器官的异常,如口腔黏膜异常角化、舌炎、胃酸分泌减少,脂肪吸收不良和反甲等。此外,缺铁还可引起细胞免疫功能降低,对感染的易感性增高。

【临床表现】

任何年龄均可发病,以 6 个月至 2 岁最多见。发病缓慢,其临床表现随病情轻重而有不同。

（一）一般表现

皮肤黏膜逐渐苍白，以唇、口腔黏膜以及甲床较明显。易疲劳，不爱活动。年长儿可诉头晕、眼前发黑、耳鸣等。

（二）髓外造血表现

由于髓外造血反应，肝、脾可轻度肿大；年龄愈小、病程愈久、贫血愈重，肝脾肿大愈明显。

（三）非造血系统症状

1. 消化系统症状　食欲减退，少数有异食癖；可有呕吐、腹泻；可出现口腔炎、舌炎或舌乳头萎缩；重者可出现萎缩性胃炎或吸收不良综合征。

2. 神经系统症状　表现为烦躁不安或萎靡不振，精神不集中、记忆力减退，智力多数低于同龄儿。由此影响到儿童之间的交往，以及模仿和学习成人的语言和思维活动的能力，以致影响心理的正常发育。

3. 心血管系统症状　明显贫血时心率增快，心脏扩大，重者可发生心力衰竭。

4. 其他　因细胞免疫功能低下，常合并感染。可因上皮组织异常而出现反甲。

【辅助检查】

1. 血象　血红蛋白降低比红细胞数减少明显，呈小细胞低色素性贫血。外周血涂片可见红细胞大小不等，以小细胞为多，中央淡染区扩大。平均红细胞容积（MCV）<80fl，平均红细胞血红蛋白量（MCH）<26pg，平均红细胞血红蛋白浓度（MCHC）<0.31，红细胞宽度（RDW）升高。网织红细胞数正常或轻度减少。白细胞、血小板一般无变化。

2. 骨髓象　呈增生活跃，以中、晚幼红细胞增生为主。各期红细胞均较小，细胞质少，染色偏蓝，显示胞质成熟程度落后于胞核。粒细胞和巨噬细胞系一般无明显异常。

3. 有关铁代谢的检查

（1）血清铁蛋白（SF）:SF 值可较敏感地反映体内储存铁情况，在缺铁的 ID 期即已降低，IDE 和 IDA 期降低更明显，因而是诊断缺铁 ID 期的敏感指标。其放射免疫法测定的正常值：正常成人男性为 92~124μg/L，女性为 23~89μg/L；<3 月婴儿为 194~238μg/L，3 个月后为 18~91μg/L；低于 12μg/L，提示缺铁。由于感染、肿瘤、肝脏和心脏疾病时血清铁蛋白明显升高，故当缺铁合并这些疾病时其血清铁蛋白值可不降低。

（2）红细胞游离原卟啉（FEP）:缺铁时由于红细胞内缺铁，FEP 不能完全与铁结合成血红素,血红素减少又反馈性地使 FEP 合成增加,未被利用的 FEP 在红细胞内堆积,导致 FEP 值增高,这是红细胞内缺铁的证据。当 FEP>0.9μmol/L(500μg/dl)即提示细胞内缺铁。如果 SF 值降低、FEP 升高而未出现贫血,这是 IDE 期的典型表现。FEP 增高还见于铅中毒、慢性炎症和先天性原卟啉增多症。

(3)血清铁(SI)、总铁结合力(TIBC)和转铁蛋白饱和度(TS):这三项检查是反映血浆中铁含量,通常在缺铁的 IDA 其才出现异常:即 SI 和 TS 降低,TIBC 升高。SI 正常值为 12.8~31.3μmol/L(75~175μg/dl),<9.0~10.7μmol/L(50~60μg/dl)有意义,但其生理变异大,并且在感染、恶性肿瘤、类风湿性关节炎等多种疾病时也可降低。TIBC>62.7μmol/L(350μg/dl)有意义;其生理变异较小,在病毒性肝炎时可增高。TS<15% 有诊断意义。

(4)其他铁代谢参数:红细胞内碱性铁蛋白(EF)在缺铁 ID 期即开始减少且极少受到炎症、肿瘤、肝病和心脏病等因素影响,因而初步认为是检测缺铁较敏感且可靠的指标,如 <4.5ag/RBC(ag=10^{-18}g)为缺铁。血清可溶性铁蛋白受体(sTfR)测定,如 >8mg/L 为 IDE 期的指标。

(5)骨髓可染铁:骨髓涂片用普鲁士蓝染色镜检,观察红细胞内的铁粒细胞数,如 <15%,提示储存铁减少(细胞内铁减少),细胞外铁也减少。这是一项反映体内贮存铁的敏感而可靠的指标。

【诊断与鉴别诊断】

一、诊　　断

1. 诊断依据

(1)红细胞形态有明显低色素小细胞的表现。平均血红蛋白浓度(MCHC)<31%,红细胞平均体积(MCV)<80fl,平均血红蛋白(MCH)<26pg。

(2)贫血的诊断标准(以海平面计)　生后 10 天内新生儿血红蛋白 <145g/L;1~4 个月婴儿血红蛋白 <90g/L,4 个月 ~6 个月 <100g/L,6 个月 ~6 岁 <110g/L;6~14 岁 <120g/L。海拔每增高 1 000m,血红蛋白升高约为 4%。

(3)有明确的缺铁病因　如铁供给不足,吸收障碍,需要增多或慢性失血等。

(4)血清(浆)铁 <10.7μmol/L(60μg/dl)。

(5)总铁结合力 >62.7μmol/L(350μg/dl),运铁蛋白饱和度 <15%。

(6)骨髓细胞外铁明显减少或消失(0~+);铁粒幼细胞 <15%。

(7)红细胞游离原卟啉 >0.9μmol/L(50μg/dl),或血液锌原卟啉 >0.96μmol/L

（60μg/dl）。

（8）血清铁蛋白 <12μg/L。

（9）铁剂治疗有效，用铁剂治疗 4 周后，血红蛋白比治疗前增加 20g/L 以上。

具有上述第 1、2 项，同时具有 3~9 项中至少 3 项者，可诊断为缺铁性贫血。

2. 分度诊断

（1）轻度：血红蛋白 90g/L 至正常下限，新生儿血红蛋白 120~145g/L。

（2）中度：血红蛋白 60~90g/L，新生儿血红蛋白 90~120g/L。

（3）重度：血红蛋白 30~60g/L，新生儿血红蛋白 60~90g/L。

（4）极重度：血红蛋白 <30g/L，新生儿血红蛋白 <60g/L。

3. 分期诊断

（1）铁减少期：骨髓细胞外铁减少，血清铁蛋白、红细胞内碱性铁蛋白减少，红细胞游离原卟啉、血清铁、总铁结合力、运铁蛋白饱和度、外周血血红蛋白均正常。

（2）红细胞生成缺铁期：骨髓细胞外铁明显减少，血清铁蛋白、红细胞内碱性铁蛋白减少，红细胞游离原卟啉升高、血清铁、总铁结合力、运铁蛋白饱和度、外周血血红蛋白均正常。

（3）缺铁贫血期：骨髓细胞外铁消失，血清铁蛋白、红细胞内碱性铁蛋白减少，红细胞游离原卟啉升高，血清铁、运铁蛋白饱和度、外周血血红蛋白减少，总铁结合力升高。

二、鉴 别 诊 断

1. **西医**　本病主要与其他各种小细胞低色素贫血相鉴别，如地中海贫血、异常血红蛋白病、维生素 B_6 缺乏性贫血、铁粒幼红细胞性贫血、先天性无转铁蛋白血症等。

2. **中医**　本病主要与血虚、虚劳、萎黄、疳病、黄肿病相鉴别。

【治疗】

一、一 般 措 施

1. 加强护理，保证充足睡眠。

2. 避免感染，如伴有感染者积极控制感染。

3. 重度贫血者注意保护心脏功能。

4. 根据患儿消化能力，适当增加含铁质丰富的食物。注意饮食的合理搭配,以增加铁的吸收。

二、中 医 治 疗

本病临床辨证当审明脏腑虚实,病位与心、脾、肾、肝的虚损密切相关,主要责之于脾胃虚损,生化乏源。治疗当以调理脾胃,补益气血,滋养肝肾。当宗《素问·阴阳应象大论》"形不足者温之以气,精不足者补之以味"的原则,运用调理脾胃,滋养气血,脾胃并调之法,使阳生阴长,精血互生,切勿单纯补血。

(一)辨证论治

1. 气血不足

主症:唇口、黏膜、指甲轻度苍白,面色欠红润,或淡白少华,食欲欠佳,舌质淡红,苔薄白,脉虚无力。本证多见于轻度贫血,一般无明显症状,多在体检时发现,属气血不足之证,常兼见脾胃不和,消化不良,偏食、厌食之证,也可无证可辨。此时可按化验指标诊断,按此证候辨治。

治法:益气养血,健脾助运。

方药:八珍汤加味。党参 6g,白术 6g,茯苓 6g,熟地黄 9g,当归 6g,川芎 6g,白芍 6g,陈皮 3g,黄芪 9g,炙甘草 3g。脾运失健者,加木香 3g、砂仁(后下)3g、佛手 6g;胃纳不佳,中焦积滞者,加炒麦芽 10g,川朴花 3g,荷叶 6g;血虚甚者,加阿胶(烊化)9g。本证亦可选取当归补血汤意,重用黄芪,适加当归以益气生血。若卫气不固,经常感冒者,可加玉屏风散加味治之。(以 2 岁为例)

2. 脾胃虚弱

主症:面黄无华,或㿠白不泽,指甲苍白无血色,食欲不振,四肢倦怠乏力,或大便稀溏,唇舌色淡,苔薄白,脉弱。本证除有血虚证候外,兼见脾虚证候。脾胃虚弱是本,血虚是标。脾胃失健则水谷难以运化,精微物质不能转输,气血难以化生。

治法:健脾养血,运化精微。

方药:参苓白术散加减。黄芪 9g,党参 6g,白术 6g,茯苓 6g,山药 9g,莲子肉 6g,砂仁(后下)1.5g、炙甘草 3g,桂圆肉 6g,大枣 5 枚。脘腹冷痛者,加桂枝 3g,白芍 6g;口臭、大便粗糙不化,夹有不消化食物残渣者,加鸡内金 6g,炒谷芽 10g,炒麦芽 10g,焦神曲 6g,生山楂 6g;大便秘结者,加制何首乌 6g,火麻仁 6g。(以 2 岁为例)

3. 心脾两虚

主症:唇口、皮肤、黏膜、指甲苍白,面色萎黄,毛发稀黄枯燥,容易脱落,纳少便溏,心悸气短,动则尤甚,虚烦少寐,头晕目眩,精神萎靡,注意力不易集中,学习记忆力下降,舌质淡,苔薄白,脉数细弱。本证除血虚证候外,兼见心血失养诸证,因心主血,心脉运行要靠心血的滋养,心血一虚,神失所养,因而出现心脾两虚见证,重者尚可影响智力发育。

治法:补益心脾,滋养气血。

方药:归脾汤加减。黄芪 10g,党参 6g,白术 6g,木香 1.5g,茯苓 6g,当归 6g,白芍 6g,熟地黄 9g,炒枣仁 5g,桂圆肉 5g,红枣 5 枚。若脾虚不运,食少便溏,腹胀明显者,去当归、白芍、熟地黄,加陈皮 3g、砂仁(后下)3g、枳壳 3g;阳虚水泛,浮肿者,加淡附子(先煎)6g;气不摄血而致便血、衄血者,可加阿胶(烊化)9g、三七(研末吞服)1.5g、仙鹤草 6g、地榆炭 6g、白茅根 9g。(以 2 岁为例)

4. 脾肾阳虚

主症:皮肤、黏膜、指甲苍白无华,面色㿠白,毛发干燥,倦怠无力,心悸气短,四肢不温,不思乳食,嗜异,腹大虚满,大便稀薄或完谷不化,生长发育迟缓或停滞,哭声无力,皮下脂肪减少或消失,或见肝脾及淋巴结轻度肿大,舌质胖嫩,脉数沉细,甚者心率增快,心脏扩大,并出现收缩期杂音。

治法:温补脾肾,养血填精。

方药:右归丸加减。熟地黄 10g,山药 9g,枸杞子 6g,山茱萸 6g,菟丝子 6g,鹿角胶(烊化)6g、附片(先煎)5g、肉桂 3g、杜仲 5g、当归 5g。若发育迟缓,智力落后者,加黄精 5g、五味子 5g、制何首乌 5g、紫河车 5g;气短者,加党参 6g、白术 6g、黄芪 9g;大便溏泻者,加补骨脂 5g,肉豆蔻 5g,诃子 5g;若有出血症状者,加炮姜炭 5g,仙鹤草 6g。(以 2 岁为例)

(二)特色专方

1. **生血汤** 由当归、党参、鸡血藤、赤石脂组成。若以肾虚为主者,加熟地、何首乌、牡蛎;若以肺虚为主者,加黄芪、阿胶;若以心气虚为主者,加人参、丹参;若见于肝者,加枸杞子、紫河车、木瓜;若见于脾虚者,加白术、茯苓、山药。疗程 1~2 个月。功用:生血益气。用于缺铁性贫血属五脏不足,精气俱虚者。

2. **小儿升血灵冲剂** 由皂矾 6g,黄芪 12g,阿胶 9g,大枣 10 枚、山楂 9g 组成。先水煎,浓缩,再入烊化阿胶,制成颗粒冲剂。1~3 岁每次 5g,日 3 次;3 岁以上每次 10g,日 3 次。10 天为 1 疗程,可连用 2~3 个疗程。用于缺铁性贫血属脾胃气虚者。

3. **当归补血汤加味** 由山楂 15g,麦芽 10g,鸡内金 5g,广青皮 5g,当归 10g,黄精 10g,党参 10g,黄芪 3g,大枣 5g,阿胶 5g,鸡血藤 5g 组成。水煎服,每日 1 剂,分 3 次服。功用:益胃健脾生血。用于缺铁性贫血属脾胃气虚证。

4. **玉屏风散加减** 由黄芪 20g,炒白术 15g,防风 9g,云茯苓 15g,薏苡仁

20g,玉竹20g,石斛10g,炒麦芽10g,槟榔10g,砂仁9g组成。每日1剂,水煎频服。功用:健脾和胃,益气生血。用于缺铁性贫血属脾胃气血不足证。

5. 加味四君子汤 由党参9~18g,茯苓、白术各6~9g,炙甘草、当归、阿胶(烊化)3~6g,红枣6~12g组成,红糖(兑服)适量。每日1剂,水煎服。功用:益气健脾,补血养心。用于缺铁性贫血属气血两虚者。

6. 皂矾补血散 由生皂矾、人工牛黄、紫草茸各50g,银杏叶、炒白术各100g,大枣200g组成。上药按比例配伍后,依法制成冲剂。<1岁每次服1.5g,<2岁每次2.5g,<3岁每次3.5g,<4岁每次4.5g,<5岁每次服5g。每日2次,30日为1个疗程。功用:健脾清热,补血生血。用于婴幼儿缺铁性贫血。

7. 三参五仙汤 由南沙参、炒党参、丹参各15g,仙灵脾、仙鹤草、焦三仙各10g组成。若气虚明显加炙黄芪15g,炒白术6g;大便干结加炒白芍10g,制大黄3~6g;夜寐不宁者加何首乌、首乌藤各10g。每日1剂,每剂浓煎至200~300ml,每日服药3~4次,每次60~100ml。10日为1个疗程。功用:益气,养血,补肾,运脾。用于小儿缺铁性贫血。

(三) 中成药

1. 小儿生血糖浆 由熟地黄、炒山药、大枣、硫酸亚铁组成。口服,每服:1~3岁10ml、3~5岁15ml,1日2次。用于脾胃虚弱证、心脾两虚证、肝肾阴虚证。

2. 健脾生血颗粒 由党参、茯苓、炒白术、甘草、炒鸡内金、黄芪、山药、龟甲、南五味子、麦冬、大枣、牡蛎、硫酸亚铁等组成。口服,每服:小于1岁2.5g、1~3岁5g、3~5岁7.5g、5~12岁10g,1日3次。用于脾胃虚弱证、心脾两虚证。

3. 归脾丸 由党参、白术炒、炙黄芪、炙甘草、茯苓、远志制、酸枣仁炒、龙眼肉、当归、木香、大枣去核组成。口服,浓缩丸每服:1岁以下3~4丸、1~3岁4~5丸、4~7岁6~7丸、7岁以上8~10丸,1日3次。用于心脾两虚证。

4. 养血饮口服液 由当归、黄芪、鹿角胶、阿胶、大枣组成。口服,每服:小于3岁5ml、大于5岁10ml,1日2次。用于脾胃虚弱证、心脾两虚证。

5. 归芪口服液 由当归,黄芪,大枣组成。口服,每服10ml,1日3次。用于气血两虚证。

6. 儿康宁糖浆 由党参、黄芪、白术、茯苓、山药、薏苡仁、麦冬、制何首乌、大枣、焦山楂、炒麦芽、桑枝组成。口服,每服10ml,1日3次。用于脾胃虚弱证。

(四) 针灸治疗

常用穴位:四缝、足三里;备用穴位:合谷、三焦俞、脾俞、胃俞、上脘、中脘。第一次以常用穴位配合腹部备用穴位,第二次以常用穴位配合背部备用穴位。穴位按照常规消毒,除四缝穴用三棱针放出黄水外,其余各穴均用28号1寸长毫针,采用快速进针法,轻微捻转,不留针。根据体征、贫血程度,每隔 3~5 天针刺 1 次(重症隔 3 日,轻症隔 5 日)。10 次为 1 疗程。

(五)其他特色疗法

1. **推拿疗法**　施术者两手握拳,两食指抵于脊背,分别与双手拇指将皮肤捏起,从患儿尾闾骨端的长强穴起,沿督脉向上推拿至大椎或风府穴,随推、随捏、随捻、随放、随提,连续进行 6 次,当捏拿第 4 次时,每捏拿 2、3 下,用手向上提拿 1 下,以加强刺激。最后以拇指揉按两侧肾俞穴。治疗 4 周,前 2 周每日捏 1 次,后 2 周隔日捏 1 次。用于脾胃虚弱证。

2. **饮食疗法**　可食动物血、动物肝脏、瘦肉、蛋黄、枸杞子、黑豆、芝麻、黑木耳、龙眼肉、红枣等含铁丰富的食品,以及新鲜绿叶蔬菜、水果等富含维生素 C 的食品。

3. **中药穴位敷贴**　取穴:足三里、血海、三阴交、膈俞、脾俞、神阙、气海、中脘。药物制备:党参、苍术、白术、茯苓、黄芪、丹参、骨碎补、陈皮、使君子、莱菔子、丁香、肉桂、冰片等制成药膏备用。每次选单侧穴位 4 个,交替轮换,每个穴位敷药膏直径 1cm 左右,然后外覆消炎止痛膏贴牢。每周换 2 次,10 周为 1 个疗程。

4. **穴位注射**　常用穴位:膈俞、脾俞、心俞;备用穴位:足三里、肝俞、悬钟。每次选用常用穴位和备用穴位各 1 个(双侧)。连接 5 号齿科枕头的注射器吸入维生素 B_{12} 注射液(含量 0.1mg/ml),穴位常规消毒,直刺得气后,中等速度推入药液,每次注入 0.5ml。每日 1 次,10 次为 1 个疗程。

5. **耳穴压丸**　取穴:心、肝、脾、肾、耳中、肾上腺。每次选双侧耳穴 3~4 穴,交替使用。按常规将耳穴消毒,用洁净的王不留行籽贴于正方形胶布中心,贴压耳穴。嘱其家人或小儿自行每日按压耳穴 3~4 次,每次 1~2 分钟,每 3~5 天更换耳穴 1 次,6 次为 1 个疗程。

三、西　医　治　疗

本病的治疗原则为祛除病因和补充铁剂。

1. **祛除病因**　对饮食不当者应纠正不合理的饮食习惯和食物组成,有偏食习惯者应予以纠正。如有慢性失血性疾病,如钩虫病、肠息肉、肠道畸形等,应予以及时治疗。

2. **铁剂治疗**

(1)口服铁剂:铁剂是治疗缺铁性贫血的特效药,若无特殊原因,应采用口服法给药;二价铁盐容易吸收,故临床均选用二价铁盐制剂。目前口服铁剂品种较多,但仍以硫酸亚铁最为常用,婴幼儿则可用 2.5% 硫酸亚铁合剂;其他制剂如富马酸亚铁、葡萄糖酸亚铁、琥珀酸亚铁也可采用,但价格较贵且优点不明显。口服铁剂的剂量为元素铁每日 4~6mg/kg,分 3 次口服,一次量不应超过元素铁 1.5~2mg/kg。按此量可达到最高吸收率,超过此量吸收率反而降低,而且对胃肠道刺激作用增加。口服铁剂以饭前空腹时口服吸收较好,但容易引起胃肠道刺激症状,如恶心、呕吐、胃部不适或腹泻等;饭后服可减少上述胃肠道刺激症状,但食物中磷化物易与铁结合成不溶解磷酸盐,降低铁的吸收;因此,以两餐之间口服为宜,既可减少对胃黏膜的刺激,又利于吸收。为了减少胃肠道副作用,可从小剂量开始,如无不良反应,可在 1~2 日内加至足量。同时服用维生素 C,可使三价铁还原为二价铁,使易于溶解,增加吸收。牛奶、茶、咖啡以及抗酸药等与铁剂同服均可影响铁的吸收,故以上食物或药物不宜与铁剂同时口服。近年国内、外采用每周口服 1~2 次方法代替每天 3 次防治缺铁性贫血,疗效肯定且小儿对口服铁剂顺应性增加。

(2)注射铁剂:注射铁剂较容易发生不良反应,甚至可发生过敏性反应致死,故应慎用。其适应证:①诊断肯定但口服铁合剂后无治疗反应者;②口服后胃肠道反应严重,虽改变制剂类型、剂量以给药时间仍无改善者;③由于胃肠疾病胃肠手术后不能应用口服铁剂或口服铁剂不良者。

铁剂治疗后反应:口服铁剂 12~24 小时后,细胞内含铁酶开始恢复,临床症状好转,烦躁精神症状减轻,食欲增加;36~48 小时开始出现红系增生现象;网织红细胞于服药后 48~72 小时开始上升,5~7 日达高峰,以后逐渐下降,2~3 周后下降至正常;治疗 1~2 周后血红蛋白逐渐上升,1~3 周每天上升 1~3g/L,以后减慢,通常于治疗 3~4 周达到正常;如 3 周内血红蛋白上升不足 20g/L,注意寻找原因,如剂量不足、制剂不良、影响铁吸收因素存在或有继续失血。如治疗反应满意,血红蛋白恢复正常后再继续服用铁剂 6~8 周,以增加铁储存。

铁剂的副作用:部分患儿口服铁剂有恶心、呕吐、腹泻或便秘、黑便、食欲减退、胃部不适等反应。肌内注射铁剂时局部疼痛、荨麻疹,还可有发热、关节痛、头痛或局部淋巴结肿大,个别发生过敏性休克。静脉注射可发生局部静脉痉挛、静脉炎,如外溢可引起剧痛和炎症;全身反应轻者面部潮红、头痛、头晕,重者肌肉酸痛、发热、寒战、恶心、呕吐,严重者可气促、前胸压迫感、心动过速、出大汗,个别亦可发生过敏性克。

3. 输红细胞 不应输血。输注红细胞的适应证是:①贫血严重,尤其是发生心力衰竭者;②合并感染者;③急需外科手术者。贫血愈严重,每次输红细胞的量愈应少些。Hb 在 30g/L 以下者,应采用等量换血的方法;Hb 在 30~60g/L 者,每次可输注浓缩红细胞 5~10ml/kg;贫血为轻~中度者,不必输血或红细胞。

【特色疗法述评】

1. 缺铁性贫血是目前全球四大营养缺乏性疾病之一,也是我国重点防治的四病之一,我国目前儿童缺铁和IDA总体发病率接近50%,严重危害儿童的生长发育和健康水平。中医药在治疗该病方面具有显著优势,特别是与西药补铁剂合用更能快速、显著改善患儿贫血症状。因此,近年来,中医药学界对该病进行了深入研究,开发了一系列治疗该病的中成药,取得了可喜的成绩。

2. 中医、中西医结合治疗缺铁性贫血研究进展　①辨证论治:目前中医儿科界对该病的发生发展规律和辨证分型意见比较统一。但有些医家依据临床实践提出了新的认识,如郁氏将该病分为4型:脾胃虚弱证、心脾两虚证、肝肾阴虚证、脾肾阳虚证;而邓氏从贫血程度和证型关系入手,认为小儿缺铁性贫血贫血程度以中度贫血为主,临床上中医分型以脾胃虚弱和心脾两虚较多见。②专病专方研究:徐氏运用双屏散(由黄芪、麦芽、柴胡、党参、白术、枳实、防风、白芍、甘草组成)治疗小儿营养性缺铁性贫血,并设葡萄糖酸亚铁糖浆为对照组,结果显示两组均能显著减少病人患病次数、增强食欲、改善营养性缺铁性贫血,但治疗组作用更持久、疗效更稳定,且在减少病人患病次数、增强食欲方面显著优于对照组。江氏运用运脾养血散(苍术、陈皮、大枣、皂矾等)治疗小儿缺铁性贫血,设复方枸橼酸铁胺为对照组,实验组升高血红蛋白显著优于对照组,并且还能显著改善患儿食欲。③外治疗法研究:目前治疗缺铁性贫血常用的外治疗法包括捏脊疗法、推拿疗法、针灸疗法等,这些方法主要通过调理脾胃功能,促进对铁剂的吸收,这些方法通过临床试验研究证实均能显著改善患儿的贫血症状。④中西医结合治疗:目前中西医结合治疗缺铁性贫血主要采用中医辨证论治选方基础上,同时使用西药补铁剂,如琥珀酸亚铁、富马酸亚铁等,中西医结合治疗不仅能够减少铁剂的副作用,提高患儿对铁剂的耐受,也能改善患儿脾胃功能,提高铁剂的吸收和利用。

【主要参考文献】

1. 王明明,赵丽萍,郁晓维. 血康糖浆治疗小儿缺铁性贫血48例[J]. 河北中医,2004,26(9):662-663.

2. 李玉权,麦露丝,常惠礼,等. 复方红衣补血口服液与硫酸亚铁治疗小儿缺铁性贫血疗效比较[J]. 第一军医大学学报,2005,25(6):732-733.

3. 徐袁明. 双屏散治疗小儿营养性缺铁性贫血40例[J]. 陕西中医,2008,29(3):287-288.

4. 马荣华. 中西医结合治疗小儿缺铁性贫血临床观察[J]. 四川中医,2004,22(10):70-71.

第二节　再生障碍性贫血

　　再生障碍性贫血,又称全血细胞减少症,简称再障,是物理、化学、生物或不明因素作用使骨髓造血干细胞和骨髓微环境严重受损,造成骨髓造血功能减低或衰竭所致的一种全血细胞减少综合征。临床以贫血、出血和反复感染,全血细胞同时减少,无肝脾或淋巴结肿大为主要表现。再生障碍性贫血一般分为先天性与后天性两大类。先天性再障又称范可尼综合征,是一种常染色体隐性遗传性疾病,其特点除全血细胞减少外,尚伴有多发性先天畸形。后天获得性再障按其病因又可分为特发性与继发性两大类。临床所见多为特发性,而继发性仅占10%左右,本节主要介绍特发性再生障碍性贫血。

　　特发性再障其发病率为2/10万,是小儿时期较常见的一种贫血,50%发生在6~9岁,3岁以前少见,男孩多于女孩,且病情较成人为重。特发性再障根据病程可分为急性再障和慢性再障。急性再障起病急,病程短(平均约4个月),预后差。慢性再障起病缓,病程长(可达4~25年),大部分病例经过治疗可以好转和缓解,少数死亡。小儿再障以急性居多,占55%~70%。

　　该病在中医古代典籍中无专门论述,散见于虚劳、虚损、急劳、血证、亡血、温毒等病证中。目前,中医药对该病的认识,是建立在古代医家论述的基础,结合临床实践总结提出了各家之说。20世纪70年代末,医家逐渐重视"邪毒"在发病中的作用。认为急慢性再障均与邪毒内侵相关,从病程中呈现的一派热毒充斥之象来看,治重攻邪解毒。近年来认为急性再障多为邪实正虚,外感邪毒,伤及脾肾,耗夺精气,髓损血枯;慢性再障以正虚为主,精气内夺,阴阳气血亏损。特别是实验提示中药大菟丝子饮与十四味建中汤能对抗环磷酰胺对小鼠骨髓造血干细胞的毒害,给再障的中医药治疗开拓了思路,提高了疗效。但总的来说,本病仍然是一种难治的疾病。

【病因病机】

一、中　医

　　中医认为该病多为药毒、化学物品、放射性物质、肝炎、肿瘤、感染等"邪毒"损伤五脏,致使五脏亏虚,气血化生乏源而致。

　　中医学认为血的生成虽来源于后天脾胃所汲取的水谷精微,但脾气的健旺又赖肾气的温煦,肾精充足造血功能才能旺盛。因此,造成再障的病理主要与脾肾两脏的虚损,尤其是肾气的虚损关系最为密切。

水谷入胃,需脾为胃行其津液。其清者入脉中为营,浊者行脉外为卫。营卫运行,泌其津液,化赤为血。脾损则水谷不能化生精微,气血来源不足,而出现气血虚损症。脾虚统摄无权,血溢脉外,又易导致出血症状,故再障的发生与脾损有关。

肾为生命之根,元阴元阳之室。肾精是肾阴肾阳的物质基础,一旦肾精失充,骨髓空虚,肾阴肾阳就会偏颇。阴损及阳,阳损及阴。阴精亏损则阳气生化乏源,阳气虚衰则阴津化生不足,孤阴则不生,独阳则不长,最终导致阴阳俱虚,精血难以再生,产生严重的贫血证候。如肌肤憔悴,面色萎黄无华,口腔黏膜、爪甲苍白,头晕目眩,气促乏力以及全身浮肿等;日久精血虚衰,骨髓枯竭,卫外不固,邪毒乘虚而入,故病程中经常反复产生感染性发热,最后导致正不胜邪,气血衰败而夭亡。

此外,肾阳虚则不能温养脏腑,肾阴亏则不能滋养络脉,气虚则血脉运行无力,血虚则髓海失荣,致使血行阻滞,髓海瘀阻,瘀血不去,新血不生,精血难以再生,成为再障。

二、西　医

1. **病因**　该病常见病因包括:①免疫功能紊乱:机体免疫功能紊乱可介导骨髓功能衰竭。②辐射:辐射可引起骨髓异常增生,从而引起骨髓造血功能障碍。③药物和化学物质损伤造血功能:细胞毒药物、苯和芳香烃碳氢化合物、氯霉素、非甾体类药物、精神和神经药物、金和其他重金属、抗甲状腺药物、抗菌药等。④生物因素:主要是病毒感染可引起机体免疫功能紊乱,从而出现骨髓抑制。

2. **发病机制**　目前,该病发病机制尚未完全清楚,可能的发病机制包括:①造血干/祖细胞内在缺陷,包括量的减少和质的异常。再障 CD34$^+$ 细胞减少的程度与病情严重性呈正相关。②异常免疫反应损伤造血干细胞/祖细胞。大量实验研究结果进一步表明,再障与 T 淋巴细胞及其分泌的某些造血负调控因子所致的造血干/祖细胞增殖及分化损伤有密切关系。多数研究表明,相当比例再障患者及外周血 T 淋巴细胞亚群分布及表型表达异常,骨髓造血功能衰竭主要与活化的细胞毒性 T 淋巴细胞有关。③造血微环境支持功能缺陷。某些再障致病因素(如氯霉素)在损伤造血干/祖细胞或诱发异常免疫反应的同时也累及了造血微环境中的基质细胞。骨髓基质细胞通过直接作用,分泌胞外基质及释放 HGFS 支持和调节造血细胞生长发育,与骨髓造血功能密切相关。④遗传倾向:临床资料显示本病有一定遗传倾向,部分患者存在对某些致病因素诱发的特异性异常免疫反应易感性增强及"脆弱"骨髓造血功能倾向。

【临床表现】

该病主要为外周全血细胞减少,从而使患者出现出血、贫血和感染。

1. **出血** 血小板减少所致出血常常是患者就诊的主要原因,表现为皮肤瘀点和瘀斑、牙龈出血和鼻出血。在大龄女性儿童还可出现月经过多和不规则阴道出血。严重内脏出血,如泌尿道、消化道、呼吸道和中枢神经出血少见,且多在病程晚期。患者出现严重鼻出血、视物不清、头痛、恶心呕吐,常是致命性颅内出血先兆表现,临床要充分予以注意。

2. **贫血** 红细胞减少所致贫血常为逐步发生,患者出现乏力、活动后心悸、气短、头晕、耳鸣等症状。患者血红蛋白浓度下降较缓慢,多为每周 10g/L 左右。少数患者因对贫血适应能力较强,症状可较轻。

3. **感染** 白细胞减少所致感染为再生障碍性贫血最常见的并发症。轻者可以有持续发热、体重下降、食欲不振,重者可出现严重系统性感染,此时因血细胞低致使炎症不能局限,常缺乏局部炎症表现,因而严重再障患者发热时应即刻先凭经验应用广谱抗生素,并多次做细菌培养以寻找病原学证据。某些患儿因粒细胞减少而反复发生口腔黏膜溃疡、坏死性口炎及咽峡炎,甚至并发败血症。

【辅助检查】

1. **血常规** 典型再障常是外周血三系细胞减少,而在发病初期,以中性粒细胞和血小板下降最明显,中性粒细胞内常有中毒颗粒,血小板形态异常,偶可见大的异常血小板,红细胞形态正常,但自动血细胞计数仪常显示大红细胞增多,淋巴细胞比例相对增高,但许多患者有淋巴细胞和单核细胞绝对值减少。

2. **骨髓涂片** 建议髂骨穿刺,重点分析造血增生程度,小粒造血细胞面积,粒系、红系和淋巴系各阶段细胞所占百分率,全片巨核细胞计数及其形态,其他非造血细胞百分率,是否存在形态学异常、异常细胞或肿瘤细胞浸润等。对于初次诊断不符合诊断标准的疑似病例,应在 2~3 个月后复查骨髓象。

3. **骨髓活检** 骨髓病理检查是必备条件,通过评估骨髓增生程度、造血细胞和脂肪细胞比例、各系造血细胞增生状态,尤其是巨核细胞增生情况等获得诊断的重要依据,并为鉴别诊断提供重要线索。

4. **流式细胞术** 检测阵发性睡眠性血红蛋白尿(PNH)的异常细胞克隆(CD55 和 CD59、Flaer 分析等)。

5. **细胞遗传学** 常规核型分析、荧光原位杂交[del(5q33)、del(20q)、−7、

+8 等]以及遗传性疾病筛查(儿童或有家族史者推荐做染色体断裂试验),胎儿血红蛋白检测。

6. 基因检测　高度怀疑为先天性骨髓衰竭性疾病或有阳性家族史者建议进行先天性骨髓衰竭性疾病相关的基因检查。

7. 影像学　腹部 B 超、心脏彩超和初诊时胸部 X 线平片等,观察有无肝脾、淋巴结肿大、脏器先天畸形等。

8. 其他　除外可能导致血细胞减少的其他疾病,检测各类自身抗体、叶酸和维生素 B_{12}、肝炎相关病毒抗原和抗体、纤维蛋白原和血清铁蛋白等。

【诊断与鉴别诊断】

一、诊　　断

1. 诊断依据(2001 年中华医学会儿科分会血液病学组制定)

(1)全血细胞减少,网织红细胞绝对值减少(如两系减少,其中必须有血小板减少)。

(2)一般无脾肿大。

(3)骨髓至少一个部位增生减低或重度减低(有条件时应做骨髓活检)。

(4)排除其他全血细胞减少的疾病,如阵发性睡眠性血红蛋白尿、骨髓增生异常综合征、急性白血病等。

(5)一般抗贫血药物治疗无效。

具有上述(1)~(5)项可诊断再障,应再进一步分型诊断为急性型再障或慢性型再障。

2. 分型诊断标准

(1)急性型再障(重型再障Ⅰ型,SAA-Ⅰ型)

1)临床表现:起病急,进行性贫血,常伴严重感染、出血。

2)血象检查:除血红蛋白进行性下降外,须具有下列 3 项中的 2 项:①网织红细胞 <1%,绝对值 $<15 \times 10^9/L$。②白细胞明显降低,中性粒细胞绝对值 $<0.5 \times 10^9/L$。③血小板 $<20 \times 10^9/L$。

3)骨髓象检查:多部位增生减低,三系造血细胞明显减低,非造血细胞明显增多,淋巴细胞增多(>70%);骨髓小粒中非造血细胞明显增多。

(2)慢性型再障(CAA)

1)临床表现:起病慢,病情进展缓慢,贫血轻度或中度,感染和出血较轻。

2)血象检查:网织红细胞、白细胞、血小板 3 项中至少有 2 项减低(包括血小板减少)。

3）骨髓象检查：两至三系细胞减低（巨核细胞系必须减低），淋巴细胞增多（>30%）。骨髓小粒中非造血细胞增多。

（3）重型再障Ⅱ型（SAA~Ⅱ型）：此型为慢性型再障病情加重，网织红细胞、白细胞、血小板减低，与急性型再障相似。

二、鉴 别 诊 断

1. **西医**　本病应与以下3类疾病相鉴别：①遗传性骨髓衰竭综合征：范科尼贫血（Fanconi anemia）、先天性角化不良、儿童胰腺功能不全并中性粒细胞减少（施瓦赫曼 - 戴蒙德综合征，Shwachman-Diamond syndrome）；②引起全血细胞减少的良性疾病：巨幼细胞性贫血、病毒感染、神经性厌食、免疫因素引起的血细胞减少疾患、阵发性睡眠性血红蛋白尿症；③引起全血细胞减少的恶性疾病相鉴别：急性白血病、非恶性肿瘤浸润、骨髓增生异常综合征。

2. **中医**　本病应与虚劳、虚损、急劳、血证、亡血、温毒相鉴别。

【治疗】

一、一 般 措 施

1. 立即去除可能引起骨髓损伤的因素，避免接触周围环境中的有毒物质，禁用一切对骨髓有抑制作用的药物。

2. 重视个人和周围环境的卫生，避免感染性疾病的发生。各种注射、穿刺应严格遵守无菌操作技术。白细胞计数特别低下者，应予以隔离治疗。

3. 加强营养，锻炼身体，增强体质。

4. 严重贫血和出血明显的患者应卧床休息，减少活动，以免加重出血。

5. 密切注意观察病情变化，若患儿突然出现剧烈头痛、项强、烦躁或昏睡、瞳孔不等大、喷射状呕吐，要警惕颅内出血可能。

二、中 医 治 疗

再生障碍性贫血目前仍是一个较为复杂的难治性疾病，其临床当分急性和慢性以辨证论治。急性再障首先要解除出血和感染，应采用清热解毒、凉血止血以治其表，病情稳定后再予补益脾肾、滋养气血以治其本，或标本兼顾，固本与解毒并进。慢性再障重在补肾填精，壮骨生髓。

（一）辨证论治

1. 温毒髓枯

主症：起病急骤，持续高热，汗出热不退，口渴烦躁，口腔溃疡，齿衄鼻衄，皮下大片紫癜,尿血,便血,心悸气短,面色苍白,神疲乏力,舌淡无津,苔黄腻,脉浮数无根。

治法:清热泻火,凉血解毒。

方药:凉血解毒汤加减。羚羊角(另服)1.5g、水牛角(先煎)10g、牡丹皮10g、生地黄15g、麦冬10g、茜草10g、板蓝根10g、黄芩10g、贯众10g、地肤子10g、生龙骨(先煎)15g、生牡蛎(先煎)15g、三七粉(冲服)3g、琥珀粉(冲服)2g、苍耳子6g。感冒咳嗽者,加桑叶10g,菊花10g,金银花10g,连翘10g;痰中带血者,加阿胶(烊化)15g;呕血者,加藕节10g,云南白药(另服)6g;大便出血者,加地榆10g,槐花炭10g;小便出血者,加小蓟10g,大蓟10g,白茅根15g;神昏抽搐者,可鼻饲安宫牛黄丸或至宝丹;兼口腔溃疡者,用绿袍散外敷,久不愈者涂锡类散。(以6岁为例)

2. 气血两虚

主症:面色苍白或萎黄,口唇爪甲淡白,神疲乏力,心悸气短,头晕眼花,少寐,或肌衄、齿衄、鼻衄,舌质淡,苔薄滑,脉虚细。

治法:补益气血,壮骨生髓。

方药:人参养荣汤加减。党参10g,黄芪15g,当归10g,白术10g,熟地黄15g,白芍10g,陈皮3g,茯苓10g,麦冬10g,五味子10g,鸡血藤15g,川芎10g,炙甘草3g,红枣10枚。血小板明显减少,出血较著者,加仙鹤草15g,参三七(研末吞服)6g、花生衣10g,血余炭10g,鱼鳔胶10g;红细胞明显减少者,加阿胶(烊化)15g;血白细胞降低明显者,加鸡血藤10g,虎杖10g,补骨脂10g,鹿角胶(烊化)15g。(以6岁为例)

3. 肾阴虚衰

主症:面色苍白,口唇爪甲淡白,头晕目眩潮热,或低热久羁,五心烦热,两颧潮红,夜间盗汗,口干咽燥,夜眠不安,皮肤紫斑,齿鼻衄血,或尿血、便血,舌淡红无津或有血疱,苔少,脉细数或弦数。

治法:益肾填精,清热凉血。

方药:大菟丝子丸加减。菟丝子10g,制何首乌10g,巴戟天10g,枸杞子10g,桑椹10g,女贞子10g,黄精10g,熟地黄10g。潮热颧红、盗汗甚者,加青蒿10g,鳖甲(先煎)15g、白薇10g,地骨皮10g;感受外邪高热者,加金银花10g,连翘10g,蒲公英15g;气虚者,加黄芪15g,玉竹10g;出血明显者,加茜草10g,阿胶(烊化)15g、仙鹤草10g,白及10g,白茅根15g;口腔感染者,局部涂锡类散;肺部感染者,加生石膏(先煎)20g、黄芩10g,败酱草15g,鱼腥草10g,苇茎10g;颅内出血者,加服安宫牛黄丸或至宝丹。(以6岁为例)

4. 肾阳虚衰

主症:面色苍白,口唇爪甲淡白,畏寒肢冷,夜尿频多,自汗纳呆,便溏,肌衄、齿衄、鼻衄,舌淡胖嫩,边有齿印,苔白滑,脉弱。

治法:温壮肾阳,化生阴精。

方药:温阳益精汤加减。熟地黄 10g,鹿角胶(烊化)15g、补骨脂 10g,肉苁蓉 10g,巴戟天 10g,当归 10g,肉桂 6g,黄芪 15g。阳虚明显者,加鹿茸 10g,制附片(先煎)10g;兼气虚者,加红参 10g;出血明显者,加仙鹤草 10g,藕节炭 10g,血余炭 10g。(以 6 岁为例)

5. 阴阳两虚

主症:面色苍白,口唇爪甲淡白,畏寒肢冷,五心烦热,自汗盗汗,渴而不欲饮,精神倦怠,动则气短,纳呆便溏,皮下紫斑,齿鼻衄血,舌胖色淡白,脉虚弱细微。

治法:培补阴阳,滋填精髓。

方药:右归饮加减。熟地黄 15g,何首乌 10g,枸杞子 10g,山茱萸 10g,山药 15g,鹿角胶(烊化)15g、仙茅 10g,淫羊藿 10g,补骨脂 10g,肉苁蓉 10g,肉桂 6g。虚热明显者,加青蒿 10g,地骨皮 10g,鳖甲(先煎)15g;出血不止者,加三七(研末吞服)6g、阿胶(烊化)15g、仙鹤草 10g;精血大损者,兼服龟鹿二仙膏。(以 6 岁为例)

(二)特色专方

1. 固本生血丸 由猪脊髓、紫河车、龟板胶、鹿角胶、阿胶、人参、黄芪、当归、生地黄、熟地黄、灵芝、补骨脂、牡丹皮、泽泻、白薇、秦艽、茯苓、陈皮、炙甘草、谷芽、麦芽、丹参组成。功用:滋肾健脾,补益气血,调补阴阳。用于再生障碍性贫血属气血两虚,脾肾不足之证。

2. 凉血解毒汤 由羚羊角、丹皮、黄芩、生地黄、麦冬、苍耳子、辛夷花组成。功用:滋阴补肾,凉血解毒。用于急性再生障碍性贫血属温毒髓枯者。

3. 首乌补肾方 由何首乌 20g,女贞子 12g,枸杞子 12g,熟地黄 15g,仙鹤草 15g,当归 10g,菟丝子 12g,巴戟天 10g,党参 10g,阿胶 15g,墨旱莲 15g,甘草 3g 组成。功用:滋补肾精。用于本病各证。

4. 补肾生血方 由熟地黄、山茱萸、枸杞子、淫羊藿、巴戟天、鹿茸、红参、黄芪、丹参、鸡血藤、白花蛇舌草、猪苓组成。功用:补肾填精,益气生血,祛瘀解毒。用于再生障碍性贫血属肾精不足证。

5. 加味参芪仙补汤 由人参、生黄芪、补骨脂、仙鹤草、当归、鸡血藤、仙灵脾、附片、肉桂、肉苁蓉组成。功用:温补脾肾,填精益髓。用于急性再生障碍性贫血属髓枯虚寒者。

6. 二仙温肾汤 由仙茅、仙灵脾、黄芪、巴戟天、人参、五味子、当归、赤小豆、甘草组成。功用:温补脾肾。用于再生障碍性贫血属脾肾阳虚者。

7. 补益气阴方 由北沙参 30g,百合 15g,山药 10g,五味子 6g,生地 10g,

当归 10g,生牡蛎 24g,阿胶 10g,黄精 15g,莲子肉 10g,白芍 10g,石斛 10g,龙眼肉 10g 组成。水煎服,日 1 剂。功用:益气养阴。用于再生障碍性贫血属气阴不足者。

（三）中成药

1. **再障生血片**　由菟丝子、红参、鸡血藤、阿胶、当归、女贞子、黄芪、益母草、熟地黄、白芍、制何首乌、淫羊藿、黄精、鹿茸、党参、麦冬、仙鹤草、白术、枸杞、墨旱莲、补骨脂组成。口服,每次 5 片,1 日 3 次,小儿酌减。再生障碍性贫血,服药时间不得少于 3 个月。功用:滋阴补肾、补气生血、活血止血。用于再生障碍性贫血属气血两虚者。

2. **乌鸡白凤丸**　由乌鸡、鹿角胶、鳖甲、牡蛎、桑螵蛸、人参、黄芪、当归、白芍、香附、天冬、甘草、生地黄、熟地黄、川芎、银柴胡、丹参、山药、芡实、鹿角霜组成。口服,1 次 9g,1 日 1 次;或将药丸加适量开水溶后服。功用:补气养血。用于再生障碍性贫血属气血两虚者。

3. **河车大造丸**　由紫河车、熟地黄、天冬、麦冬、杜仲、牛膝、黄柏、龟甲组成。口服,大蜜丸 1 次 1 丸,1 日 2 次。功用:滋阴清热,补肾益肺。用于再生障碍性贫血属气阴两虚者。

4. **十全大补丸**　由党参、白术、茯苓、炙甘草、当归、川芎、白芍、熟地黄、炙黄芪、肉桂组成。口服,小蜜丸 1 次 9g,1 日 2~3 次。功用:温补气血。用于再生障碍性贫血属气血两虚者。

5. **血宝胶囊**　由熟地黄、当归、漏芦、丹参、党参、鸡血藤、附子、桂枝、枸杞子、仙鹤草、川芎、黄芪、补骨脂、制何首乌、虎杖、牛西西、连翘、赤芍、女贞子、牡丹皮、狗脊、刺五加、鹿茸、紫河车、阿胶、白术、陈皮、人参、水牛角浓缩粉、牛髓组成,口服,1 次 4~5 粒,1 日 3 次,小儿酌减。功用:补阴培阳,益肾健脾。用于再生障碍性贫血,白细胞缺乏症,原发性血小板减少症,紫癜。

（四）针灸治疗

1. **针刺疗法**

（1）取大椎、脾俞、肝俞、关元、气海、足三里、地机、血海、箕门。每次 5~6 穴,采用艾灸,每穴灸 3~5 壮,或留针 15 分钟左右,每日 1 次,15 次为 1 个疗程。

（2）常用穴位:膈俞、脾俞、肾俞、足三里;备用穴位:脊中、胃俞、三阴交、阴陵泉。取常用穴位、备用穴位各 2 穴,交替使用。穴位按常规消毒,采用 1.0~1.5 寸长 30 号毫针,背部俞穴进针时,针尖斜向脊椎刺 0.5~0.8 寸,不宜过深。针刺得气后即出针,一般不留针,四肢穴位用提插、捻转法,得气后留针 15~20 分钟。隔日 1 次,10 次为 1 个疗程。

2. **艾灸疗法**　穴位:足三里、膏肓、脾俞、三阴交、命门。每次取 2~3 穴（双侧）,按常规消毒,首先针刺得气后,即出针;然后用艾卷,一端点燃,距皮肤

1cm 左右,用回旋灸法,局部皮肤以红润潮湿为度。每穴 5 分钟左右,灸完所选的穴位。每日 1 次,10 次为 1 个疗程。

(五)其他特色疗法

1. **耳针** 取皮质、肾上腺、肝、肾、脾、肠、内分泌、脊柱,每次 3~4 穴,每日 1 次,10 日为 1 个疗程。

2. **电针疗法** 第一组:大椎、肾俞、足三里;第二组:大椎、膏肓、合谷、血海。使用电脉冲医疗刺激仪,将输出端导线连接各组穴位上,以连接和起伏波形交替,频率 60~200 次 / 秒,每次 30 分钟,电流以耐受最大量为限,每日 1 次。两组穴位交替使用,15 次为 1 疗程,疗程之间休息 3 日,一般用 2~3 个疗程。

3. **饮食疗法**

(1)猪肝绿豆汤:绿豆 50g,大枣 200g,淘净加水,适量煮粥,快煮烂时加入洗净切碎的猪肝 100g,猪肝熟透即可食用,不宜加盐。用于本病各证。

(2)羊骨粥:羊骨 1 000g,粳米 50g,细盐少许,葱白 2 茎,生姜 3~5 片,煮食。用于本病肾阳虚证。

(3)补髓汤:鳖 1 只,猪脊髓200g,葱、姜、胡椒粉、味精各适量。将鳖宰杀,洗净,切成块,放入砂锅内,加入适量清水和葱、姜、胡椒粉,先用武火煮沸,再用文火炖煮 1 小时左右。待鳖肉煮熟后投入洗净的猪脊髓再煮,待其熟后,酌加少量味精,佐餐食用,吃肉喝汤。用于肝肾阴虚证。

4. **穴位注射疗法** 常用穴位:足三里、膈俞、肾俞、膏肓。备用穴位:发热加大椎、曲池;出血加血海。药液:50% 胎盘组织液、当归注射液、丹参注射液。每次选用常用穴位 2 穴(双侧)交替使用,根据不同症状配合相应的备用穴位。上药任选一种。用 5 号齿科注射液针头刺入(背部穴宜向脊柱方向斜刺,不提插),得气后,以中等强度略作提插,然后推入药液,胎盘组织液每穴 1ml,当归或丹参注射液 0.5ml。穴位注射要求是:根据患儿情况,进针要适当深些,推药要适当快些,针感要求显著。穴位注射隔日 1 次,亦可 1 日针刺上穴,1 日穴位注射。10 次为 1 个疗程,间隔 5 天后再行第 2 疗程。

三、西 医 治 疗

再生障碍性贫血的治疗原则:①支持疗法:包括输注红细胞、血小板和白细胞维持血液功能,发生感染时使用有效抗生素;②使用雄激素与糖皮质激素等刺激骨髓造血功能的药物,促使贫血缓解;③免疫抑制剂;④骨髓移植;⑤冻存胎肝输注法。此外如有适应证可考虑做脾切除手术。各种疗法简述如下:

1. **雄性激素** 丙酸睾丸酮,每次 1~2mg/kg,肌内注射,每周 3 次;康复龙(羟甲雄酮)0.25~4mg/(kg·d),分 3 次口服;大力补(美雄酮)0.25~0.5mg/(kg·d),分 2~3 次口服。以上可任选一种,连用 3 个月,若无效则停药,有效者连用 6 个月以上。

2. 同化类固醇　苯丙酸诺龙 0.5~1mg/（kg·d），肌内注射，每周用 1~3 次。或葵酸诺龙 1~1.5mg/（kg·d），肌内注射，每周 1~3 次。

3. 肾上腺皮质激素　泼尼松 10~15mg/d，严重出血时可用氢化可的松，5~10mg/（kg·d），控制出血症状，可增强雄性激素的作用，目前主张小剂量应用。

4. 免疫治疗　抗淋巴细胞球蛋白（ALG）或抗胸腺细胞球蛋白（ATG），其他如长春新碱、环磷酰胺、左旋咪唑、环孢霉素 A、植物血凝素、转移因子等，可能对免疫紊乱所致再障有效。

5. 大剂量免疫球蛋白。

6. 异基因造血干细胞移植。

7. 其他　如应用莨菪类药物、士的宁、一叶秋碱等改善骨髓微环境。

【特色疗法述评】

1. **再生障碍性贫血的发病机制研究进展**　目前，再生障碍性贫血的发病机制尚未完全清楚，但临床和实验研究发现与免疫系统、造血微环境、基因遗传等关系密切，主要包括以下几个方面：

（1）免疫机制异常：①固有免疫异常：自然杀伤细胞（NK 细胞）质和量异常；NKT 细胞的质和量异常；树突状细胞（DC）数和量异常。②适应性免疫异常：体液免疫异常、细胞免疫异常：Treg 的缺陷可能减弱了 T 细胞免疫抑制功能，进而促使效应性 T 持久活化状态，最终导致自身免疫调节失衡。③细胞因子异常：干扰素 -γ 和肿瘤坏死因子 -α 水平增高均可加速 CD_3^{4+} 的凋亡，从而导致骨髓衰竭。

（2）间充质干细胞对造血微环境的影响。

（3）造血干 / 祖细胞质和量异常。

（4）基因水平改变：①遗传缺陷；②端粒酶基因突变；③miRNA 表达异常。

2. **中医对再生障碍性贫血的认识**　中医古代典籍中无该病的专门论述，但可见到类似于改变的记载，多散见于虚劳、虚损、急劳、血证、亡血、温毒等病症中。现代医家根据古代医家的论述，同时结合临床实践，对再障的发生发展规律以及临床辨证论治进行了研究。目前较为统一的认识认为该病的病机主要归于：脾肾亏损、髓海瘀阻、毒入骨髓、肝火伏热等，因此常用治疗大法包括：补肾健脾生血法、活血化瘀通络法、清热解毒凉血法、疏肝泻火解毒法等。也有部分医家结合临床实践提出了新的观点，如周氏认为该病的发生与心、肝、脾、肾相关，尤与肾的关系最为密切，肾虚是根本。陈氏认为急性再障以肾虚髓枯为本,以脾虚气血不足为标,而血瘀痰浊、邪毒既是病理产物,又是髓枯难复的致病因素。也有医家从中医理论出发认为心之阳气不足是本病发病之本,心阳是血液产生的根本,即"奉心化赤",因此从心论治该病,并选用炙甘草汤进行了研究,发现炙甘草汤能够促进骨髓增殖的作用。黄氏依据水火相济、肝肾相关、精血同源的中医理论,认为再障的病机为肾精亏虚为本,肝火伏热为标,并结合临床实践提出了"泻肝清火,寓泻于补"的治疗大法以治之。

3. 中医药治疗再障的研究进展 ①辨证论治:梁氏将急性再障分为 2 型,急痨髓枯温热型,治以凉血解毒;病情缓解后转为急痨髓枯虚寒型,治以温补脾肾,填精益髓;将慢性再障分为初期、中期、后期、末期 4 个阶段治疗,初期滋阴益肾,中期滋阴济阳,后期温补肾阳,填精益髓,后期选用再障生血灵与造血丸交替巩固治疗。周氏对急性再障多采用滋阴凉血、清热解毒兼补气之法,将慢性再障一般分为:气血两虚证、心脾两虚证、肾阴虚证、肾阳虚证、肾阴阳两虚证。②专方专药:汤氏运用二仙温肾汤(仙茅、仙灵脾、黄芪、巴戟天、人参、五味子、当归、赤小豆、甘草)温补脾肾治疗再障,脾阳虚者加用理中汤,偏肾虚者加用补骨脂、肉苁蓉、锁阳、菟丝子、紫河车等,结果显示总有效率为 92.5%。邱氏以补肾复方冲剂(红参须、熟附子、肉桂、鹿角片、炙龟板、菟丝子、党参、熟地)治疗阳虚型再障,总有效率 92.5%。李氏以青马鸡丝汤(青蒿、马钱子、鸡血藤、菟丝子、补骨脂等)治疗再障 36 例,总有效率 75.00%。

【主要参考文献】

1. 江育仁,张奇文.实用中医儿科学[M].上海:上海科学技术出版社,2005.

2. 李玮.健脾补肾方联合西药治疗小儿慢性再生障碍性贫血 25 例[J].中医研究,2007,20(4):61-62.

3. 钟华,马存谟.凉血化瘀补肾法治疗小儿再生障碍性贫血 45 例[J].山东中医杂志,2004,23(5):279-280.

4. 关冬梅,赵彩云.中西医结合治疗小儿慢性再生障碍性贫血 35 例临床观察[J].中医药信息,2008,25(2):40.

5. 杨利丽,李如江,耿秀芳,等.中药对再障染色体损伤的修复作用[J].中国优生与遗传杂志,2003,11(1):55-56.

第三节 特发性血小板减少性紫癜

特发性血小板减少性紫癜是因免疫机制异常致使机体血小板破坏增多

的临床综合征,又称原发性血小板减少性紫癜、自身免疫性血小板减少性紫癜。临床以皮肤、黏膜自发性出血,血小板减少,骨髓巨核细胞数正常或增多,出血时间延长,血块收缩不良,束臂试验阳性。本病分为急性型、慢性型与反复型3种类型,在小儿中以急性型多见,约占80%,大多能在半年内痊愈。有10%~20%转为慢性型及反复发作型。慢性型大约需要3年时间才能恢复。发病年龄以2~8岁最为常见,9岁以后很少发病,无明显性别差异。每年以春季的发病率为最高,占全年的1/3左右,其预后较成人为好。主要死亡原因是颅内出血,可在疾病早期4周内出现。此外,感染和外伤引起的大出血也是导致死亡的重要原因。

中医学中无特定的病名与本病相对应,但据本病的主要症状是皮肤、黏膜出现瘀点瘀斑,常伴有鼻衄、齿衄等,故属于中医学中的血证范畴,与虚劳、肌衄、葡萄疫、鼻衄等病证相近。目前,本病的治疗多采用中西医结合治疗,特别是急性型、血小板极低、有明显出血的患儿,经糖皮质激素或丙种球蛋白治疗效果显著。近年来,中医学和中西医学专家学者对该病进行了系统的研究,对该病的病因病机以及发生发展规律有了更深的认识,特别是在治疗慢性型方面具有显著优势。

【病因病机】

一、中　医

本病病因分为外感因素和内伤因素两个方面。外感因素是指外感风热燥火疫毒等不正之气,内扰营血,灼伤血络,使血液渗出于血脉之外,留着于肌肤之间而出现紫癜。内伤因素主要由于饮食、疲倦等因素导致脏腑气血虚损,尤以脾肾虚损为要,使气不摄血,脾不统血,精血不足,阴虚火旺,阴阳失衡。阳络伤则血外溢而见肌衄、鼻衄、齿衄;阴络伤则血内溢而见便血、尿血。

1. **风热伤络**　外感四时不正之气,尤以风热邪毒入侵,酿成热毒,郁于皮肤,血络受损,血液外溢而形成紫癜。

2. **血热妄行**　不论外感之热毒或内生之郁热,均可使血脉受到火热熏灼,热迫血行,血从肌肤腠理溢出脉外,少则成点,多则成片,瘀积于肌肤之间而成紫癜。

3. **气不摄血**　脏腑内伤,脾气亏虚,正气不足,不能统血摄血,血液散漫,外溢肌肤形成紫癜。若久病不愈,反复出血,血出既多,气亦随血而损,以致气血两虚。气虚则不能摄血,脾虚则不能统血,血失统摄,溢于肌肤而成紫癜。

4. **虚火灼络** 反复大量出血之后,阴血耗损,肾阴不足,精血匮乏,虚火内生;或久服温热之剂,脏腑阴阳乖张,阴不能抑阳,均可导致虚火灼络、血脉受损而成紫癜。

5. **脾肾阳虚** 病情迁延,气随血损,阳气日耗,虚寒之象显露,精血难以化生,血脉失去温煦,血液溢于络外。

二、西 医

本病病因和发病机制尚未完全清楚。约80%病儿在发病前3周左右有病毒感染史,多为上呼吸道感染,还有20%病人的先驱病是风疹、麻疹、水痘、腮腺炎、传染性单核细胞增多症、肝炎、巨细胞包涵体病等疾病。约1%病例因注射活疫苗后发病。目前认为病毒感染引起特发性血小板减少性紫癜不是由于病毒的直接作用,而是因为免疫机制异常所致。因为常在病毒感染后2~3周发病,且患者血清中大多数存在血小板表面包被抗体(PAIgG)增加,引起血小板被吞噬细胞所破坏。急性型比慢性型抗体量更高,血小板破坏更多。有的病人同时发生血小板减少性紫癜和自身免疫性溶血;新生儿患者约半数母亲患有同样疾病;这些发现均支持特发性血小板减少性紫癜是免疫性疾病。

【临床表现】

1. **急性型** 此型较为常见,多见于1~6岁小儿,男女发病数无差异。患儿于发病前1~3周有急性病毒感染史,如上呼吸道感染、流行性腮腺炎、水痘、风疹、麻疹、传染性单核细胞增多症等,偶亦见于接种疫苗后发生。起病急骤,常有发热,以自发性皮肤和黏膜出血为突出表现,多为针尖大小的皮内或皮下出血点,或瘀斑和紫癜,分布不均,通常以四肢较多,在易于碰撞的部分更多见,躯干则较少见,常伴有鼻衄或齿龈出血,胃肠道大出血少见,偶见肉眼血尿。青春期女性患者可有月经过多。少数患者可有结膜下和视网膜出血。颅内出血少见,如一旦发生,则预后不良,出血严重者可致贫血。淋巴结不肿大。肝脾偶见轻度肿大。本病呈自限性经过,85%~90%患儿于发病后1~6个月内能自然痊愈。约有10%患儿转变为慢性型。病死率约为0.5%,主要致死原因为颅内出血。

2. **慢性型** 病程超过6个月者为慢性型,多见于学龄期儿童。男女发病数相等或女略多于男。起病缓慢,出血症状较急性型轻,主要为皮肤和黏膜出血,可为持续性出血或反复发作性出血,每次发作可持续数月甚则数年,病程呈发作和间歇缓解交替出现。间歇期的长短不一,可自数周至数年,在间歇期可全无出血或仅有轻度鼻衄,约 30% 患儿于发病数年后可自然缓解。反复发作者脾脏常轻度肿大。

【辅助检查】

1. **血常规**　血小板计数降低,急性型通常 $<20 \times 10^9/L$;慢性型多为($30\sim 80$)$\times 10^9/L$,亦可 $<20 \times 10^9/L$。出血轻重与血小板减少程度成正比。出血不严重者,多无红、白细胞的改变,偶见异常淋巴细胞,提示由于病毒感染所致。急性出血期或反复多次出血之后,可见贫血样改变。慢性型可见血小板形态大而松散,染色较浅。出血时间延长,凝血时间正常,血块收缩不良或不收缩;凝血酶原消耗减少,凝血活酶生成不良。

2. **骨髓象**　骨髓巨核细胞数急性型正常或增多,慢性型常明显增多,多在 $0.2 \times 10^9/L$($200/mm^3$)以上,甚至高达 $0.9 \times 10^9/L$;巨核细胞的胞体大小不一,以小型巨核细胞较为多见,幼稚巨核细胞增多,核分叶减少,胞质少且常有空泡形成、颗粒减少等现象,产生血小板的巨核细胞明显减少。出血严重者可见反应性造血功能旺盛。

3. **血小板抗体测定**　主要是血小板表面 IgG(PAIgG)增高,阳性率 66%~100%。如同时检测 PAIgG、PAIgM、PAIgA 可提高检测阳性率。采用荧光标记、酶联免疫或放射免疫法等方法测定,特异性较低,不能区别免疫性和非免疫性血小板减少。而最新的蛋白特异性分析法,如抗原捕捉法和血小板抗原单克隆抗体固定法,能够测定结合在血小板表面的糖蛋白以及血小板内的抗 GP II b/III a 自身抗体,特异性较高,并且能区分免疫性或非免疫性血小板减少。

4. **束臂试验**　束臂试验可见新增出血点 10 个以上。

5. **血小板寿命测定**　应用同位素 ^{51}Cr 或 ^{111}In 标记血小板输给病人:进行测定,病人血小板明显缩短,甚则只有几小时(1~6 小时,正常为 8~10 天)。

【诊断与鉴别诊断】

一、诊　断

参照《原发性血小板减少性紫癜诊疗建议》(中华医学会儿科分会血液病组,1999 年)。

1. **诊断标准**

(1)血小板 $<100 \times 10^9/L$。

（2）骨髓巨核细胞增多或正常,有成熟障碍。成熟障碍主要表现为幼稚型和/或成熟型无血小板释放的巨核细胞比例增加。巨核细胞颗粒缺乏,胞质少。

（3）皮肤出血点、瘀斑和/或黏膜出血等临床表现。

（4）急性型脾脏多无肿大。慢性型可有脾大。

（5）具有以下4项中的任何1项:①糖皮质激素治疗有效。②脾切除有效。③血清血小板相关抗体(PAIg 或 PAC3)或特异性抗血小板抗体阳性。④血小板寿命缩短。

（6）排除其他可引起血小板减少的疾病,如再生障碍性贫血、白血病、骨髓增生异常综合征(MDS)、其他免疫性疾病以及药物性因素。

具有上述第(1)~(6)项者可诊断为特发性血小板减少性紫癜。

2. 分型诊断

（1）急性型:起病急,常有发热,出血一般较重,血小板计数常 $<20 \times 10^9/L$,病程≤6个月。

（2）慢性型:起病隐匿,出血一般较轻,血小板计数常为 $(30 \sim 80) \times 10^9/L$,病程 >6 个月。

3. 病情分度

（1）轻度:血小板 $>50 \times 10^9/L$,一般无自发出血,仅外伤后易发生出血或术后出血过多。

（2）中度:血小板 $(25 \sim 50) \times 10^9/L$,有皮肤黏膜出血点或外伤后瘀斑、血肿,外伤后出血延长,但无广泛出血。

（3）重度(具备下列一项即可):①血小板 $(10 \sim 25) \times 10^9/L$,皮肤广泛出血、瘀斑或多发血肿,黏膜活动性出血(齿龈渗血、口腔血疱、鼻出血)。②消化道、泌尿道或生殖道暴发性出血或发生血肿压迫。③视网膜或咽后壁出血。④外伤处出血不止,经一般治疗无效。

（4）极重度(具备下列一项即可):①血小板 $\leq 10 \times 10^9/L$,皮肤黏膜广泛自发性出血、血肿或出血不止。②危及生命的严重出血(包括颅内出血)。

二、鉴 别 诊 断

1. 西医 本病应与急性白血病、再生障碍性贫血、过敏性紫癜和继发性血小板减少性紫癜(如严重细菌感染和病毒血症、化学药物、脾功能亢进、部分自身免疫性疾病、恶性肿瘤侵犯骨髓和某些溶血性贫血等)相鉴别。

2. 中医 本病应与血证、肌衄、葡萄疫、鼻衄、汗血等相鉴别。

【治疗】

一、一 般 措 施

1. 在急性出血期应以住院治疗为宜,尽量减少活动,避免外伤,明显出血时应绝对卧床休息。

2. 积极预防及控制感染,避免服用影响血小板功能的药物(如阿司匹林等)。

3. 本病急性期密切观察病情,注意出血的量、色和部位。若出现头痛眩晕、呕吐者,应高度怀疑颅内出血,进行相关检查和处理。

4. 饮食应以易消化的食物为主,忌食干、硬、刺激性食物。

二、中 医 治 疗

本病以八纲辨证为纲。据起病、病程、紫癜颜色等临床症状辨别虚实寒热,据伴随症状以及出血量的多少判断病情的轻重。本病各证均有不同程度的瘀血症状,辨证时应注意血瘀证的轻重以及在其证候中的重要性。本病治疗当遵审因治本,不应见血止血。如遇大出血等危重病例,急当回阳固脱,益气救逆,并同时采用西医治法以急治其表而抢救。

(一)辨证论治

1. 风热伤络

主症:多见于婴幼儿,春季发病较多,多先有寒热、微恶风寒、咳嗽咽红、全身酸痛、食欲不振等病史,后见针尖大小的皮内或皮下瘀点,或大片瘀斑,分布不均,以四肢较多,常伴有鼻衄、齿衄等,舌质红,苔薄黄,脉浮数。本证多见于急性期或慢性型急性发作,先有风热表证,后见皮肤紫癜,或表证与紫癜并见。

治法:祛风清热,凉血安络。

方药:银翘散加减。金银花10g,连翘10g,牛蒡子10g,薄荷(后下)6g,荆芥10g,板蓝根12g,紫草10g,蝉蜕6g,茜草10g,生地黄10g,牡丹皮10g。咳嗽咽红者,加杏仁10g、黄芩10g;鼻衄者,加白茅根15g、仙鹤草10g、藕节炭10g、血余炭6g;大便出血者,加苦参10g、地榆炭10g、槐花炭10g;出血较重者,加阿胶(烊化)10g、参三七粉(吞)3g。(以6岁为例)

2. 血热妄行

主症:起病较急,出血倾向较重,除出现皮肤瘀斑,斑色深紫外,多伴有鼻衄、齿衄、咽红等,甚则可见壮热面赤、烦躁口渴、咽干喜冷饮、大便干结、小便短赤、舌质红绛,或有瘀斑、苔黄燥、脉弦数或滑数。本证多见于急性型,其证里热著,出血多,也可兼见表热或阳明里热证。

治法:清热解毒,凉血化斑。

方药:清瘟败毒饮加减。生石膏(先煎)20g、知母10g,水牛角(先煎)10g、生地黄15g,玄参10g,牡丹皮10g,赤芍10g,黄连3g,山栀10g,黄芩10g,紫草10g。风热未尽者,加连翘10g,竹叶10g,桔梗6g;鼻衄量多不止者,加白茅根15g,茜草炭10g;血尿者,加小蓟10g,仙鹤草10g;便秘者,加制大黄10g;大便出血者,加地榆炭15g;烦躁不宁者,加青黛10g,钩藤10g;若热陷心营,邪陷心包而见神昏谵语者,加服安宫牛黄丸或神犀丹。(以6岁为例)

3. 气不摄血

主症:紫癜反复出现,斑色较淡,面色萎黄或苍白少华,神疲乏力,纳少肌瘦,头晕心悸,唇舌淡红,舌苔薄白,脉象细弱。本证多见于慢性型,病程较长,因反复发作而现虚象。

治法:补气摄血,滋养化源。

方药:归脾汤加减。生晒参10g,黄芪15g,白术10g,熟地黄10g,白芍10g,当归10g,阿胶(烊化)10g、参三七(吞)3g。肾虚精血亏损者,加山茱萸10g,女贞子10g,枸杞子10g,桑椹10g,鹿角胶(烊化)10g、菟丝子10g,肉苁蓉10g;阳虚寒凝,肢冷便溏者,加附子(先煎)10g、肉桂6g,炮姜炭10g;血热者,加生地黄10g,牡丹皮10g,黄芩10g;血瘀气滞者,加土大黄10g,红花10g,桃仁10g,丹参10g,蒲黄10g。若因大量出血而见面色苍白、冷汗淋漓、四肢厥逆等阳虚欲脱之象时,应宗"有形之血不能速生,无形之气所当固",急服独参汤(以别直参、野山参为佳)益气固脱,病情较缓者也可用补中益气汤加味。(以6岁为例)

4. 虚火灼络

主症:皮肤紫斑时发时止,病程较长,兼有鼻衄、齿衄、低热、盗汗、心烦不宁、手足心热、口燥咽干、两颧潮红,舌红少津,脉细软。本证多见于慢性型。因营血暗耗,日久渐成阴虚火旺诸证。在肾上腺皮质激素治疗过程中多见此等证候。

治法:滋阴降火,凉血止血。

方药:大补元煎合茜根散加减。生地黄15g,牡丹皮10g,玄参10g,知母10g,龟板(先煎)15g,女贞子10g,墨旱莲10g,茜草10g,侧柏炭6g,阿胶(烊化)10g、甘草3g。阴虚明显者,加鳖甲(先煎)10g,地骨皮10g,银柴胡10g;盗汗明显者,加煅牡蛎(先煎)20g;鼻衄齿衄者,加焦山栀10g,白茅根15g,乌梅10g;兼有腰膝酸软者加二至丸。(以6岁为例)

5. 脾肾阳虚

主症:皮肤紫癜色黯,以下肢为多,可伴有齿衄、鼻衄,兼见形寒肢冷,面色少华,头晕气短,精神困倦,纳少便溏等,舌质淡红或有瘀点瘀斑,苔薄白,脉沉或细弱。本证常见于慢性型,病情反复,出血不已,或素体脾肾阳虚,或肾上腺皮质激素治疗后血小板计数升后又降,或无效而停药,日久脾肾阳虚诸证日渐显露,气血虚衰,生化乏源,迁延不已。

治法:温补脾肾,益血生髓。

方药:右归丸加减。生地黄 10g,熟地黄 10g,山药 15g,枸杞子 10g,山茱萸 10g,菟丝子 10g,鹿角胶(烊化)10g、龟板胶(烊化)10g、补骨脂 10g,当归 10g,墨旱莲 10g。气虚者,加黄芪 15g,玉竹 10g,白术 10g;阳虚者,加巴戟天 10g,肉苁蓉 10g,鹿茸 10g;血瘀者,加参三七(冲服)3g、牡丹皮 10g,赤芍 10g;脾虚纳呆者,加焦山楂 15g,茯苓 10g,砂仁(后下)3g。(以 6 岁为例)

(二)特色专方

1. **小儿健脾汤**　由白术 5g,糯稻根 9g,怀山药 9g,布渣叶 9g,麦芽 12g,炒扁豆 12g,生苡仁 10g,莲子肉 10g 组成。水煎服,每日 1 剂,分服。用于脾胃虚弱,血失统摄者。

2. **三黄四物汤**　由黄连 1.5g,黄芩 10g,黄柏 10g,当归 10g,生地 10g,赤芍 10g,白芍 10g,川芎 5g 组成。诸药同煎 20 分钟,取汁。药渣再次加水煎煮 20 分钟。两煎药汁混合,分 3 次温服。婴幼儿可分多次服。用于湿热迫血妄行者。

3. **清热凉血方**　由白茅根 30g,紫草 15g,丹皮 10g,清连翘 15g,青黛 10g,白芍 10g,天花粉 18g,玄参 15g,藕节 10g,侧柏叶 10g 组成。水煎服,每日 1 剂。用于阴虚血热者。

4. **育阴养血汤**　由黄精 30g,山药 6g,女贞子 15g,桑椹子 10g,乌梅 10g,天花粉 18g,墨旱莲 15g,甘草 10g 组成。水煎服,每日 1 剂。用于阴虚血弱者。

5. **四物四胶饮**　由党参 50g,焦白术 50g,黄芪 50g,冬虫夏草 50g,熟地黄炭 80g,虎骨胶 50g,鹿角胶 50g,龟板胶 50g,阿胶 50g,炒当归 50g,炒川芎 50g,炒白芍 30g,三七粉 30g 组成。共研细面,兑红糖 250g,每服 5g,白开水送下,日服 1 次。用于慢性型重症之精血亏虚者。

6. **引血入络基础方**　由黄芪 30g,郁金 15g,姜黄 10~15g,川红花 10g,三七粉 3~6g,沉香 3~6g,丹参 15~30g,木通 16g 组成。随症加减:证见皮肤青紫:加当归 15g,炒白芍药 15g;若大便干燥:去当归,加生何首乌 30~60g;若气虚甚者,去沉香、丹参,加苏条参 10~15g;证见皮肤大片红斑者:加丹皮 15g,生地 15g,玄参 30g,知母 15g,紫草 10g,凉血止血散血。皮肤瘙痒者:加蝉蜕 15~30g,炒荆芥花 10g,祛风止痒;出血严重者:加炒地榆 15~30g,炒槐角 10~30g,大蓟 15~30g,小蓟 15~30g,仙鹤草 15~30g,止血。水煎服,每日 1 剂。用于脾气亏虚,运化无力,停滞为瘀者。

7. 血得安颗粒 由黄芪、党参、当归、阿胶、牡丹皮、茜草根等组成。用于特发性血小板减少性紫癜。

（三）中成药

1. 乌鸡白凤丸 由乌鸡、鹿角胶、鳖甲、牡蛎、桑螵蛸、人参、黄芪、当归、白芍、香附、天冬、甘草、地黄、熟地黄、川芎、银柴胡、丹参、山药、芡实、鹿角霜组成，口服，每服半丸，1 日 2 次。用于气不摄血证、阴虚火旺证。

2. 血宁糖浆 主要成分为花生衣，口服，每服 5~10ml，1 日 3 次。用于气不摄血证。

3. 血康口服液 主要为肿节风，口服，每服 5~10ml，1 日 3 次。用于血小板减少性紫癜。

4. 驴胶补血颗粒 由阿胶、黄芪、党参、当归、白术、熟地黄组成，口服，开水冲服，每次 1 袋，每日 2 次。用于气血两虚者。

5. 贞芪扶正冲剂 由黄芪、女贞子组成，口服。每次 1 袋，每日 2 次。用于气阴不足者。

6. 知柏地黄丸 由知母、黄柏、熟地黄、山茱萸制、山药、牡丹皮、茯苓、泽泻组成，口服，每服 3g，1 日 3 次。用于虚火灼络者。

（四）针灸治疗

1. 针刺

（1）主穴取足三里、曲池，配穴取合谷、血海，每日 1 次。

（2）取双侧涌泉穴，针刺行强刺激手法，不留针，每日 1 次，7 日为 1 疗程，间隔 3 日，视情况再行下一疗程。用于本病无明显出血者。

2. 艾灸 主穴取八髎、腰阳关，艾炷隔姜灸，每次 45 分钟，每日 1 次。

（五）其他特色疗法

1. 饮食疗法

（1）羊骨粥 生羊胫骨 1~2 根，敲碎，加水适量煮 1 小时，去渣加糯米适量，红枣 10~20 枚，煮稀粥，每日 2~3 次分服。用于脾肾两虚者。

（2）枸杞子 10~15g，红枣 10 枚，党参 15g，鸡蛋 2 个，放入砂锅同煮，蛋熟去壳取蛋，再煮片刻，食蛋饮汤，每日或隔日 1 次，连服 6~7 剂。用于气不摄血者。

（3）黄花鱼鳔 200g，墨旱莲 60g，置砂锅内，加水慢火炖 1 日，时时搅拌，防止烧焦，使鱼鳔全部炖化，去渣，分 4 次服，每日 2 次，连服数剂，服时加热。用于热毒郁蒸者。

2. 敷贴法

（1）马勃 5g，研末，外用压迫局部，每日敷 1 次，3 次为 1 疗程。用于齿衄者。

（2）大蒜 5g，捣泥，取适量，敷贴涌泉穴，外用胶布固定，12 小时更换 1 次，连续 5 日为 1 疗程。

3. **吹鼻法**　蒲黄粉 3g,或马勃孢子 3g。取 0.3g 吹拭鼻腔内,再加纱布塞鼻。每日 1 次,3 次为 1 疗程。用于鼻衄者。

4. **耳针疗法**　取肾上腺、膈、肝、肺、内分泌。急性型加胃、心。慢性型加脾、肾。每次取 2~3 穴,局部消毒,用毫针刺之。急性出血者可用强刺激。每次 20 分钟,1 日 1 次,10 次为 1 疗程。

5. **耳压法**　主取脾、肝、胃;配穴:肺、口、皮质下、三焦。耳部按摩 1 分钟,至充血为度。将王不留行籽用胶布贴到穴位上,并嘱患儿或家长每天自行按压 3~5 次,每次 1 分钟,隔日 1 次,两耳交替,半月为 1 疗程,疗程间隔 3 日。

6. **穴位注射法**　选血海、阴陵泉、足三里、尺泽。每次选用 1~2 穴,依病情选用当归注射液或附子注射液、参麦注射液 2ml。每穴注入 0.1~0.2ml,每日 1 次,7 日为 1 疗程。

三、西医治疗

1. **糖皮质激素**　其主要药理作用是:降低毛细血管通透性;抑制血小板抗体的产生;抑制单核—巨噬细胞系统破坏抗体吸附的血小板。常用泼尼松,剂量为每日 1.5~2mg/kg,分 3 次口服。出血严重者可用冲击疗法:地塞米松,每日 0.5~2mg/kg,或甲基泼尼松每日 20~30mg/kg,静脉滴注,连用 3 天,症状缓解后改口服泼尼松。用药至血小板数回升至接近正常水平可逐渐减量,疗程一般不超过 4 周。停药后如有复发,可再用泼尼松治疗。

2. **丙种球蛋白**　其主要作用:封闭巨噬细胞受体,抑制巨噬细胞对血小板的结合与吞噬,从而干扰单核—巨噬细胞系统吞噬血小板的作用;在血小板上形成保护膜抑制血浆中的 IgG 或免疫复合物与血小板结合,从而使血小板免受吞噬细胞破坏;抑制自身免疫反应,使抗血小板抗体减少。单独应用大剂量丙种球蛋白的升血小板效果与糖皮质激素相似,常用剂量为每日 0.4~0.5g/kg,连续 5 天静脉滴注;或每次 1g/kg 静脉滴注,必要时次日再用 1 次,以后每 3~4 周 1 次。副作用小,偶有过敏反应。

3. **新鲜血或血小板悬液输注**　主要用于抢救危重出血、外科手术或有严重并发症。血小板输入后存活时间短,且反复输注不同抗原血小板,患者体内可产生相应的同种抗体,结果可血小板输注反应与输入血小板迅速破坏而无效。

4. **抗 -D 免疫球蛋白**　其作用机制尚不完全清楚,可能存在以下机制:封闭网状内皮细胞的 Fc 受体。用药剂量为 25~50μg/(kg·d),静脉注射,连用 5 天为 1 疗程。其升高血小板的作用较糖皮质激素和丙种球蛋白弱,但持续时间较长。

5. **免疫抑制剂治疗**　因非激素类免疫抑制剂除了非特异性抑制免疫反

应外,还有抑制细胞生长和阻止细胞分裂的作用,所以目前一般不作首选治疗。治疗适应证:①长期使用糖皮质激素疗效不明显;②脾切除后无效或复发;③对糖皮质激素禁忌,又不适宜切脾者;④初治后数月至数年后复发的病例,通常与糖皮质激素合用,常用药物:环孢素 A、长春新碱、环磷酰胺、硫唑嘌呤等。

6. **脾切除** 脾切除术治疗本病的有效方法之一,其有效率约为 70%。适应证:①糖皮质激素治疗 3~6 个月无效。②糖皮质激素治疗虽有效但发生对激素依赖性,即在停药或减量后复发或需较大剂量(10mg/d 以上)维持者。③对糖皮质激素有禁忌者,怀孕 6 个月以内有严重出血者。④ ^{51}Cr 标记血小板体表扫描脾区放射指数较高或脾与肝的比值增高者。⑤有颅内出血倾向者,10 岁以内发病的患者,其 5 年自然缓解机会较大,尽可能不行该手术。术前必须做骨髓检查,巨核细胞数减少者不宜做脾切除术。术前 PAIgG 极度增高者,脾切除的疗效较差。

7. **其他** 如达那唑、氨苯砜、氨肽素、小剂量肝素、美罗华、血浆置换、部分脾栓塞术、脾区放射治疗等。

【特色疗法述评】

1. 特发性血小板减少性紫癜的发病原因至今仍然尚未完全清楚,但近年来,随着免疫学、分子生物学基础的发展,对该病的发病原因有了更新的认识,与该病相关的病毒已知的有十余种,包括微小病毒 B19、疱疹病毒、人类免疫缺陷病毒、巨细胞病毒、肝炎病毒等。病毒感染所致的多为急性血小板减少性紫癜,并与慢性血小板减少性紫癜的反复持续有关。病毒感染引起的血小板减少的可能机制是:①直接抑制巨核细胞,导致血小板生成减少;②病毒抗原与相应抗体结合形成免疫复合物,沉积到血小板和巨核细胞上,血小板和巨核细胞作为靶组织被清除;③病毒可改变血小板膜糖蛋白的结构,使抗原性发生变化,形成血小板抗体,抗血小板抗体介导单核—巨噬细胞和补体破坏血小板;④机体产生的抗病毒抗体通过分子模拟机制与血小板表面糖蛋白发生交叉反应,从而介导单核—巨噬细胞和补体破坏血小板。此外,近年来有报道幽门螺杆菌和肺炎支原体感染也可引起血小板减少。

2. 中医药对特发性血小板减少性紫癜的研究 目前中医学界对该病的发展变化规律、辨证论治的认识比较统一,一般从虚实结合脏腑进行辨证论治。但近年来,有部分专家提出了新的认识,有些专家认为瘀血阻滞在该病的发生发展中起着重要作用,也是该病反复迁延不愈的重要原因,因此临床越来越重视活血化瘀在该病治疗中的重要意义,实验研究也证实活血化瘀药物有抗变态反应及抑制抗体形成的作用,通过调整免疫功能和抗炎等作用,进而消除外源性致病因素,并降低毛细血管的通透性,阻断疾病的发展,临床观察也发现活血化瘀类中药能够升高患儿血小板,降低血小板抗体,具有免疫抑制作用。有些专家认为本病的病机关键在于本虚标实,以脾肾亏虚为本,火热血瘀为表,虚实之间也常相互转化、相互影响,临证当审标实本虚孰轻孰重,以祛邪扶正治疗。亦有专家认为对该病的治疗当分期论治,认为急性期为实证,当以祛实为主,或解表凉血止血,或清热凉血止血,慢性期多为虚证,当以补虚治本为要。对于慢性型,有些专家认为当从脾肾论治,健脾补肾以养血补血,为治疗慢性型的重要治则。

3. 近年来,中医药治疗特发性血小板减少性紫癜有着显著的疗效,特别在难治性特发性血小板减少性紫癜方面。对于难治性特发性血小板紫癜,目前诸多学者认为其病因病机主要归为:火、虚、瘀。以火为因,以虚为本,以瘀为标。火有实火虚火之分,实火有胃火炽盛,肝郁化火,或感火热之邪,内伏营血;虚火是指久病肾阴虚火旺,灼伤脉络。虚者多归于脾肾,血失统摄或化生不足,或肝肾阴虚,阴虚内热,迫血妄行。瘀由火热伤络,络伤血瘀,或气虚血瘀,瘀血阻络伴随整个病程。辨证多从肝、脾、肾入手,辨其热、虚、瘀,治以补肾填精,健脾益气,泻火宁血,活血化瘀等法。也有学者采用专方专用者,然大法仍不离此。

【主要参考文献】

1. 吴大真,乔模. 现代名中医儿科绝技[M].北京:科学技术文献出版社,1993.

2. 江育仁,张奇文. 实用中医儿科学[M].上海:上海科学技术出版社,2005.

3. 汪受传,韩新民. 儿科疾病中医治疗全书[M].广州:广东科技出版社,2000.

4. 胡亚美,江载芳. 诸福堂实用儿科学[M].7版.北京:人民卫生出版社,2002.

5. 王忠武. 从痰、从瘀、从虚论治难治性特发性血小板减少性紫癜[J].新中医,2004,36(5):69-70.

6. 何煜舟,徐璎. 徐志瑛辨治难治性特发性血小板减少性紫癜的经验[J].浙江中医杂志,2009,44(11):783.

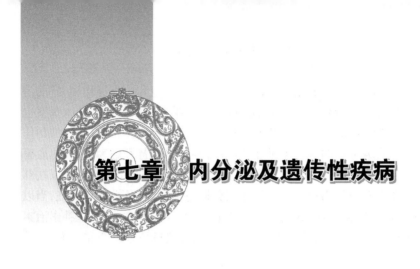

第七章　内分泌及遗传性疾病

第一节　性　早　熟

性早熟是指女孩在8岁以前，男孩9岁以前出现第二性征，或女孩月经初潮发生在10岁以前的一种内分泌疾病。性早熟分为真性性早熟和假性性早熟两大类，现按其发病机制将真性性早熟称为中枢性性早熟（CPP）或GnRH依赖性性早熟，它必须具有垂体—性腺轴的发动、成熟呈进行性直至具有生育能力。假性性早熟又称为周围性性早熟或非GnRH依赖性性早熟，多为外源性激素所致，无性腺轴发动，不具备生殖能力。还有一类称之为不完全性性早熟，仅有乳房或阴毛提前发育，为下丘脑部分性激活，但卵巢并未真正发育。中枢性性早熟可因下丘脑—垂体的器质性病变引起，如肿瘤、炎症，未能发现中枢病变者称之为特发性CPP。真性性早熟发病率近年有逐渐上升的趋势，女孩发病率为男孩发病率的4~5倍，80%~90%的女性患儿为特发性真性性早熟，而男孩真性性早熟属特发性者仅约40%，故对男性真性性早熟尤应注意探查原发疾患。

中医学中无特定的病名与本病相对应。现代对本病有了较深入的研究，认为本病的病变主要在肾、肝、脾脏，其发生多由阴虚火旺、相火妄动，肝郁化火、肝火上炎，或脾虚痰结、湿热下注所致。治疗多采用滋阴降火、疏肝解郁、化痰清热等法，取得了较满意的疗效。中西医结合专家学者多采用促性腺激素释放激素拟似物与中医辨证论治相结合治疗，疗效显著。

【病因病机】

一、中　医

本病的发生多因疾病、过食某些滋补品、含生长激素合成饲料喂养的禽畜类食物,或误服某些药物,使阴阳平衡失调,阴虚火旺、相火妄动,肝郁化火,或痰热互结,扰于肝经,导致"天癸"早至。其病变主要在肾、肝、脾脏。

1. **阴虚火旺**　肾藏精,寓元阴元阳,主生长发育与生殖,具有促进机体生长发育和生殖的生理功能。小儿肾常虚,在致病因素作用下,易出现肾之阴阳失衡,常为肾阴不足,不能制阳,相火偏亢则天癸早至,第二性征提前出现。火性炎上,故同时表现出烦躁易怒,面红潮热,多汗等症。

2. **肝郁化火**　肝藏血,主疏泄,为调节气机之主司。小儿肝常有余,若因疾病或精神因素导致肝气郁结,郁而化火,肝火上炎,除可导致"天癸"早至,出现性早熟外,因气机升降失司,阻遏于胸,则为痛为聚,出现乳房胀痛,胸闷不适;肝经郁阻,湿热熏蒸于上,则脸部出现痤疮;湿热下注,则带下增多、色黄。

3. **痰热互结**　"脾为生痰之源",小儿脾常不足,脾失健运,则水湿停聚,凝聚不散则变化成痰,痰湿久郁化热;若长期阴虚内热造成胃强脾弱,亦可导致痰热内生。痰热互结,聚于肝经,扰动天癸,则见第二性征提前出现。

二、西　　医

儿童中枢性性早熟的发病机制较复杂,与神经内分泌功能密切相关。下丘脑 GnRH 脉冲频率与幅度增加是人体进入青春发育的重要标志,由于某些原因可使下丘脑—垂体—性腺轴提前兴奋,GnRH 脉冲释放明显增加而致中枢性性早熟。此外,中枢神经系统的器质性病变也会直接扰乱 GnRH 脉冲发生器的调节机制而致病。除遗传因素以外,性早熟的发生还涉及环境(包括社会、经济、营养)的因素。此外,环境雌激素污染问题可能与此也相关,即一些非甾体类激素样物质影响相关激素受体的敏感性,由此干扰性腺功能。不同类型性早熟的病因如下:

特发性中枢性性早熟:由于诸多因素(如社会、经济等因素)导致下丘脑对性激素的负反馈的敏感性下降,使促性腺释放激素过早分泌所致。

继发性中枢性性早熟:多见于中枢神经系统异常,包括:①肿瘤或占位性病变;②下丘脑错构瘤、囊肿、肉芽肿;③中枢神经系统感染;④获得性损伤:外伤、术后、放疗或化疗;⑤先天性发育异常:脑积水、视中隔发育不全等。

外周性性早熟:①性腺肿瘤:卵巢颗粒—泡膜细胞瘤、黄体瘤、睾丸间质细胞瘤、畸胎瘤等;②肾上腺疾病:肾上腺肿瘤、先天性肾上腺皮质增生等;③外源性:如含雌激素的药物、食物、化妆品等;④其他疾病:如 McCune—Albring 综合征。

【临床表现】

性早熟以女孩多见,女孩发生特发性性早熟约为男孩的 9 倍;而男孩性早熟以中枢神经系异常的发生率较高。中枢性性早熟的临床特征是提前出现的性征发育与正常青春期发育程序相似,但临床表现差异较大。一般女孩先有乳房发育,阴唇发育,色素沉着,接着阴道分泌物增多,出现阴毛、腋毛,最后月经来潮。男孩先睾丸增大,继之阴茎增粗,可有阴茎勃起,阴囊皮肤皱褶增加、着色,出现阴毛、腋毛、痤疮以及胡须、喉结,变声,甚至有夜间遗精。患儿同时伴有线性生长加速。

在青春期前的各个年龄组都可以发病,症状发展快慢不一,有些可在性发育一定程度后停顿一段时期再发育,亦有的症状消退后再发育。在性发育的过程中,男孩和女孩皆有身高和体重过快的增加和骨骼成熟加速。早期患儿身高较同龄儿童高,但由于骨骼的过快增长可使骨骺融合较早,成年后的身材反而较矮小。在青春期成熟后,患儿除身高矮于一般群体外,其余均正常。

外周性性早熟的性发育过程与上述规律迥异。男孩性早熟应注意睾丸的大小。睾丸容积增大提示中枢性性早熟;如果睾丸未见明显增大,但男性化进行性发育,则提示外周性性早熟,其雄激素可能来自于肾上腺。

颅内肿瘤所致的性早熟患儿在病程早期常仅有性早熟表现,后期始见颅内压增高、视野缺损等定位征象,需加以警惕。

【辅助检查】

1. **血清激素水平测定** 血清黄体生成素(LH)、卵泡刺激素(FSH)、雌二醇(E2)、泌乳素(PRL)、睾酮(T)等性激素水平,随着性早熟的进程而明显增高。促性腺激素释放激素(GnRH)激发试验可以帮助鉴别是否为真性性早熟。怀疑先天性甲状腺功能减低症伴性早熟应检查血甲状腺功能。

2. **骨龄** 真性性早熟患儿骨龄往往较实际年龄提前,但是单纯性乳房早发育患儿的骨龄常无增速或呈轻度增速。

3. **骨密度** 真性性早熟患儿骨密度常高于同龄儿童。

4. **超声检查** 女孩应行子宫、卵巢、乳腺B超,男孩应行睾丸、阴囊B超,可判断乳腺、子宫、卵巢、睾丸的发育程度以及排除器质性病变。怀疑肾上腺增生或器质性病变时可行腹部B超检查。

5. **磁共振成像(MRI)** 怀疑中枢神经系统器质性病变时行头颅MRI平扫,重点观察下丘脑及垂体部位,必要时行增强扫描。

6. **CT扫描** 协助排除腹部及盆腔占位性病变。

7. **颅骨及四肢X线摄片** 需除外McCune-Albright综合征时行颅骨及四肢长骨X线摄片。

【诊断与鉴别诊断】

一、诊　　断

本病诊断包括 3 个步骤:首先要确定是否为性早熟;其次判断性早熟属于中枢性或外周性;最后寻找病因。本病诊断主要依据临床表现和实验室检查。

1. **临床表现**　女孩 8 岁以前,男孩 9 岁以前,出现第二性征。一般女孩先有乳房发育,继之阴道分泌物增多,阴毛随同外生殖器的发育而出现,最后月经来潮和腋毛出现。男孩表现为过早的阴茎和睾丸同时增大,以后可有阴茎勃起,出现阴毛、痤疮和声音低沉,甚至可有精子成熟并夜间泄精,体力较一般同龄儿强壮。

2. **实验室检查**　①血清性激素水平测定:促性腺素释放激素(GnRH)试验,促卵泡生成素(FSH)、促黄体激素(LH)、雌二醇(E2),血浆睾丸酮等,其含量随性早熟的发展而明显增高。②X 线摄片:手腕骨正位片显示骨龄成熟超过实际年龄,与性成熟一致。③阴道脱落细胞涂片检查:观察阴道脱落细胞成熟度是诊断体内雌激素水平高低简单可靠的方法,是衡量雌激素水平的活性指标,也是诊断和鉴别真假性早熟的重要依据,它比血清雌激素测定更稳定、更可靠。④盆腔 B 超:了解患儿子宫、卵巢的发育。

二、鉴 别 诊 断

本病应与下丘脑、垂体器质性病变所致的真性性早熟,先天性甲状腺功能减低症伴性早熟,先天性肾上腺皮质增生症,肾上腺皮质肿瘤,卵巢或睾丸肿瘤,McCune—Albright 综合征,外源性性激素所致的假性性早熟相鉴别。

【治疗】

一、一 般 措 施

1. 儿童禁止服用含有性激素类的滋补品,如人参蜂王浆、鹿茸、新鲜胎盘、花粉等,以预防假性性早熟的发生。不使用含激素的护肤品。不食用含生长激素合成饲料喂养的禽畜类食物。

2. 对患儿及家长说明特发性性早熟发生的原因,解除其思想顾虑。提醒家长注意保护儿童,避免遭受凌辱,造成身心创伤。

二、中医治疗

本病临床应辨别其虚实,虚者为肾阴不足,实者为肝郁化火,或痰热互结。治疗当以滋阴降火,疏肝泻火,清热化痰为主。

(一)辨证论治

1. 肾阴不足

主症:女孩乳房发育及月经提前来潮,男孩生殖器增大,有阴茎勃起。伴颧红潮热,盗汗,头晕,烦热,舌红少苔,脉细数。

治法:滋阴降火。

方药:知柏地黄丸加减。知母10g,黄柏10g,生地黄15g,龙胆草3~9g,泽泻10g,牡丹皮10g,山药10g,玄参10g,龟板10g,茯苓10g。方中龙胆草应从小剂量开始,逐渐加量,以免过量引起克伐胃气之弊。阴道分泌物多者,加椿根白皮10g,芡实10g;阴道出血者,加墨旱莲10g,仙鹤草10g;五心烦热者,加竹叶10g,莲子心10g;潮热盗汗者,加地骨皮10g,五味子10g。(以6岁为例)

2. 肝郁化火

主症:女孩乳房等第二性征发育,月经来潮;男孩阴茎及睾丸增大,声音变低沉,面部痤疮,有阴茎勃起和射精。伴胸闷不舒,心烦易怒,嗳气叹息,大便秘结,舌红苔黄,脉弦滑数。

治法:疏肝清热,解郁散结。

方药:丹栀逍遥散加减。牡丹皮10g,山栀10g,当归10g,白芍6g,柴胡10g,龙胆草3~9g,夏枯草10g,枳壳6g,薄荷6g。乳房胀痛明显者,加青陈皮各6g,郁金10g;硬结明显者,加橘核10g,橘络10g,天花粉10g;烦躁、便秘者,加决明子15g。(以6岁为例)

3. 痰热互结

主症:女孩乳房发育,阴道分泌物增多,甚至月经早潮;男孩阴茎及睾丸增大,喉结明显,有阴茎勃起。伴形体偏胖,少动懒言,呕恶纳呆,舌苔厚腻,脉滑数。

治法:化痰清热,健脾利湿。

方药:二陈汤合二妙散加减。法半夏10g,陈皮6g,茯苓10g,苍术6g,知母10g,黄柏10g,柴胡10g,泽泻10g,甘草6g。乳房硬结明显者,加天花粉10g,海藻10g,昆布10g;白带多者,加芡实10g,薏苡仁10g,椿根皮10g。(以6岁为例)

(二)特色专方

1. 滋肾阴泻肝火方

由生地、知母、黄柏、炙龟板、龙胆草、丹皮、夏枯草、玄参等组成。加减:肝经郁热者,加柴胡、郁金;肝气郁结化火者,加栀子、柴胡、薄荷;湿邪偏盛而见阴道分泌物增多者,加泽泻、茯苓健脾渗湿止带,或加椿根皮、芡实;阴道流血者,加墨旱莲、仙鹤草;乳房压痛、易怒者,加逍遥丸(包煎)9g;痰邪明显者,加半夏、陈皮、甘草燥湿化痰、健脾益气;乳房硬结明显者,加三棱、莪术、海藻、昆布、山慈菇化痰软坚、泻热散结;有瘀血征象者,加当归、赤芍活血化瘀。功用:滋阴降火。用于性早熟诸证。

2. **性早熟合剂**　由柴胡、黄芩、山栀各 5g,太子参、白芍、象贝、橘核、夏枯草、昆布、生麦芽各 10g 组成。每日 1 剂,每服 6 剂停药 1 天。同时服用知柏地黄丸,每日 3 次,每次 3g。治疗 1 个月为 1 个疗程,连服 3 个月。功用:滋阴除热,清肝散结。用于性早熟诸证。

3. **栀早颗粒**　由柴胡、栀子、白芍、瓜蒌、夏枯草、浙贝母、郁金、煅牡蛎、荔枝核组成。由江苏江阴制药有限公司制备为颗粒剂。4~7 岁每日 2/3 剂;7~10 岁每日 1 剂,分早晚 2 次重复,疗程 6 个月。功用:疏肝解郁,清热泻火,软坚散结。用于性早熟诸证。

4. **三草汤**　由夏枯草 10g,龙胆草 8g,墨旱莲 15g,生地 15g,黄柏 10g,知母 10g,青蒿 10g,女贞子 10g,地骨皮 10g,丹皮 6g 组成。每日 1 付,分 3 次服用,2 月为 1 个疗程。功用:滋阴潜阳,泻火散结。用于性早熟诸证。

5. **柴胡橘叶汤**　由柴胡、橘核、郁金、知母、黄柏各 6g,生地黄、丹皮、白芍药、当归、夏枯草、生麦芽各 10g,生甘草 3g 组成。每日 1 剂,水煎分 2 次温服,疗程 2~6 个月。功用:散肝郁、滋肝肾、清相火。用于性早熟属肝郁气滞证。

6. **和元缓癸汤**　由生地、黄芪、太子参各 20g,茯苓 10g,山萸肉、知母、黄柏、炒当归、炒白芍、制香附、制何首乌各 8g,鳖甲 6g,穿山甲 2g,羚羊角 1.5g 组成。制药及服法:羚羊角锉末,鳖甲、穿山甲醋炒酥研末,余药冷水浸泡 1 小时,煎煮 2 次各 150ml,混合分装,每袋 150ml,每日 2 次,早晚餐后 1 小时温服 1 袋(将羚羊角末、鳖甲、穿山甲粉均分冲入药汁);1 月后每日晚饭后服 1 袋;3 个月后隔日 1 袋。功用:滋阴降火,凉肝解郁,健脾化痰。用于性早熟诸证。

7. **消结合剂**　由生地 70g,丹皮 70g,知母 70g,黄柏 70g,制半夏 70g,陈皮 35g,茯苓 70g,甘草 35g,三棱 70g,莪术 70g,海藻 70g,昆布 70g,广郁金 42g,软柴胡 21g,麦芽 70g,山慈菇 70g 组成,熬制成 500ml,每日 2 次,每次 35ml,每个疗程 3 个月。功用:滋阴降火,消痰散结。用于性早熟属肾阴不足,痰火互结。

(三) 中成药

1. **知柏地黄丸**　由知母、黄柏、熟地黄、山茱萸、山药、牡丹皮、茯苓、泽泻组成。口服,每服 3g,1 日 3 次。用于阴虚火旺证。

2. **大补阴丸**　由熟地黄、知母、黄柏、龟甲、猪脊髓组成。口服,每服水蜜丸 6g,1 日 2~3 次;大蜜丸 1 丸,1 日 2 次。用于阴虚火旺证。

3. **丹栀逍遥丸**　由牡丹皮、栀子、柴胡、白芍、当归、白术、茯苓、薄荷、炙甘草组成。口服,每服 6~9g,1 日 2 次。用于肝郁化火证。

4. 龙胆泻肝丸 由龙胆、柴胡、黄芩、栀子、泽泻、木通、车前子、当归、生地黄、炙甘草组成。口服,每服浓缩丸 8 丸,1 日 2 次;水丸半袋 ~1 袋(每袋 6g),1 日 2 次;大蜜丸 1~2 丸,1 日 2 次。用于肝郁化火证。

(四)针灸治疗

取三阴交、血海、肾俞、肝俞、太冲。穴位常规消毒,用 1.5 寸长 30 号毫针,背俞穴针尖斜向脊柱,深 0.5 寸,不宜过深,手法以泻法为主,不留针。其余穴位采用泻法,视患儿配合情况不留针或留针 15~20 分钟,每日或隔日 1 次,10次为 1 疗程。

(五)其他特色疗法

耳穴贴压法 取交感、内分泌、肾、肝、神门、脾。先将耳郭用 75% 酒精消毒,以探棒找阳性反应点,然后将带有王不留行籽的胶布贴于阳性反应点处,手指按压,使耳郭有发热胀感。每日按压 5 次,每次 5 分钟,1 周换贴 1 次,两耳交替。用于阴虚火旺证、肝郁化火证。

三、西 医 治 疗

本病治疗依病因而定。中枢性性早熟的治疗目的:①抑制或减慢性发育,特别是阻止女孩月经来潮;②抑制骨骼成熟,改善成人期最终身高;③预防与性发育有关的精神社会问题。

1. 病因治疗 肿瘤引起者应手术摘除或进行化疗、放疗;甲状腺功能低下所致者予甲状腺制剂纠正甲状腺功能;先天性肾上腺皮质增生症患者可采用肾上腺皮质激素治疗。

2. 药物治疗

(1)促性腺激素释放激素拟似物(GnRHa):目前临床应用的缓释剂主要有曲普瑞林和亮丙瑞林。临床推荐用量为 80~100µg/kg,或通常应用每次 3.75mg,每 4 周肌内注射 1 次。对于青春期出现早且进展快的,骨龄增长 / 年龄增长 >1,生长加速明显且骨龄大于实际年龄 2 岁以上,预测成年身高,女孩 <150cm,男孩 <160cm 者,可以考虑使用。治疗中应监测生长速度、骨龄和性激素水平。

(2)甲孕酮:口服剂量为 10~20mg/d,分次口服。或 100mg 肌内注射,每 2周 1 次,出现疗效后减量。能反馈抑制垂体分泌促性腺激素,使性激素水平下降,从而使性征消退。此药有抑制肾上腺皮质功能,或发生高血压、糖尿病等副作用,使用时需注意。

(3)达那唑:10mg/kg,服药 10~14 天减量至 6~8mg/(kg·d),睡前顿服。此药抑制第二性征发育及改善成年身高。

【特色疗法述评】

1. **西医学对性早熟病因以及发病机制的研究进展** 近年来,性早熟的发病率有逐年升高的趋势,西医学对其病因和发病机制进行了大量的流行病学调查和实验研究。目前,研究发现性早熟的发病因素涉及以下两个方面:①遗传因素:目前发现性早熟的发生与多个基因具有相关性,如 Kiss-1 基因、LHR基因、FSH 受体基因等;②环境因素:环境内分泌干扰物增多,环境雌激素污染、心理和社会因素、饮食与营养因素、光污染因素等均与性早熟的发生有着密切关系。

2. **中医药对性早熟的研究进展** 近年来,中医儿科学界对该病的研究逐渐增多,对该病的发生发展规律和辨证论治有了一定的认识。

(1)病因病机研究:目前,对该病的病机以及辨证分型的认识比较统一,认为该病的病机主要为肾阴不足,阴虚火旺;肝郁化火,内扰相火;痰热互结或痰湿阻滞,内扰肝经相火。但对于其病因的认识分歧较大,如蔡氏认为患儿多因先天肾阴不足,生后受到饮食、环境等因素的影响,易出现肾阴不足更甚,出现肾阴不足、相火偏亢的病理状态从而出现性早熟;而金氏则认为小儿性早熟主要是由于肝经郁久化火,耗夺肝肾阴血造成相火亢盛,引发冲任损伤,致使天癸早至,发展为性早熟;陈氏则认为肝经久郁化火,体内火动致使天癸提前到来,从而出现性早熟。也有学者认为本病病机主要为脾肾俱虚,痰湿凝结。

(2)治疗研究:辨证论治:一般依据临床辨证选用相应方剂,如肾虚火旺者,选用知柏地黄丸加减;肝经郁火者,选用丹栀逍遥散加减;痰火或痰湿阻滞者,选用化痰散结类中药治疗。临床上,患儿多是虚实夹杂,多种证型相合为患,因此应注意辨证用药的灵活性。但也有部分医家提出了新的认识,如任氏认为幼女性早熟与进食补品有关,过食甘温,易致血热妄行而阴道出血,因此针对此医凉血止血固经,用先期汤加减治疗。

(3)临床研究进展:①中药对患儿下丘脑—垂体—性腺轴功能的调节作用:主要观察中医药治疗前后患儿血清 FSH、LH、E2 或 T 的变化情况,以及GnRH 兴奋试验的 LH 峰值的变化等。②中药改善患儿骨骼发育方面:主要观察血清 BGP、IGFs 水平的变化等。

【主要参考文献】

1. 汪受传,俞景茂.中医儿科临床研究[M].北京:人民卫生出版社,2009.

2. 龚勤,李智平,俞建.中医药治疗儿童性早熟的研究进展[J].中国医药指南,2012,10
（18）:31-32,36.

3. 孙丽英,高微,胡晓阳,等.中医学对儿童性早熟病因病机的认识[J].中医药学报,2012,
40（4）:10-11.

4. 俞建,时毓民,汪永红,等.中药早熟3号与早熟2号治疗女童性早熟的对照研究[J].上
海中医药杂志,2005,39（2）:33-35.

5. 莫珊,邓丽莎,李元伟,等.疏肝养阴法对ICPP女孩预测身高的影响[J].中医药学刊,
2006,24（8）:1577-1578.

6. 王旭,孙青,李海浪,等.滋阴泻火方对性早熟大鼠血清类胰岛素样生长因子-Ⅰ水平的
影响[J].现代医学,2006,34（5）:316-319.

第二节　肝豆状核变性

　　肝豆状核变性,又称威尔逊氏病,是一种常染色体隐性遗传性疾病,因P
型ATP7B基因异常,导致铜在体内贮积。临床上以肝硬化、眼角膜K-F环和
锥体外系三大表现为特征。本病肝损害比较突出是本病在儿童期发病的特
点。因而,小儿发病常以黄疸、肝脾肿大、食欲不振等肝系症状为主诉,或伴震
颤、吐涎、言语不清等神经症状。年长儿亦可以神经症状起病。本病发病率约
1∶30 000,我国南方沿海地区的发病数量较内地多。起病年龄最小为3岁,最
大的可以在50岁以后才发病,以7~12岁发病最常见,但至40岁时95%的病
人已出现症状。学龄期至青少年期发病者最多。本病特点为铜沉着在肝、脑、
肾和角膜等组织,由此引起一系列的症状。因而治疗用促进铜排泄的药物排
出体内过量的铜,避免铜在体内继续累积。一般在尚未出现症状时即开始治
疗可不发病。早期肝、脑、肾损害较轻者用药后症状消失,坚持用药可不再出
现症状;若不治疗则在数年内逐渐恶化;晚期病例疗效差,预后不良。

　　中医学根据其肝脾肿大、震颤、语言困难三大主症,认为其属积聚、慢惊风
范畴。临床多从痰湿、瘀滞、肝风、热毒辨证治疗。

【病因病机】

一、中　医

　　1. **病因**　本病主要由于先天禀赋不足,元阴亏虚,肝肾阴虚,肾水不能涵
木,虚风内动所致。小儿稚阴稚阳之体,肝肾阴虚而肝气郁结,气滞血瘀,以致

积聚。由于肝气横逆,气机阻滞不畅,血行瘀阻,经脉阻塞,积为痞块,小腹胀痛,肝脾肿大,面色晦黯。

2. 发病机制

(1)病位在肝肾脾胃:本病病位在肝肾脾胃,以肝为主。无论患儿出现肝脏肿大,还是表现震颤强直,均与肝的功能失调有关。肝居胁下,职司疏泄,调畅气机。肝为"罢极之本","主身之筋膜"。若肝阴不足,筋失所养,或肝失疏泄,气滞血瘀,则可变生上述各种症状。肾为先天之本,肝肾同源,肝肾之阴相互润养;脾为生痰之源,木旺则土衰,土虚则木亢,故肝之功能失调与肾、脾胃关系密切。

(2)病机属性以虚为主:本病病因主要责之于先天元阴亏虚,整个病理演变以肝之阴血不足为基础,其病机属性以虚为主。然因痰湿、热毒、瘀滞等病理因素,临床又可出现虚中夹实之证。

(3)病理因素为痰湿、热毒、瘀滞、肝风。

1)气滞血瘀:禀赋不足,肝肾阴虚以致肝气郁结,气滞血瘀而成积聚。《景岳全书·杂证谟·积聚》指出:"积聚之病,凡饮食、血气、风寒之属,皆能致之。"并指出聚证以气机阻滞为主,积证以瘀血壅滞为要。气滞日久,可致血瘀而成有形之积;有形之血瘀,亦必阻滞气机,气滞血瘀,经脉阻塞,积为痞块,小腹胀痛,肝脾肿大,面色晦黯。若瘀血阻滞胆道,胆汁外溢,则见黄疸。积聚日久,气血壅滞更甚,脾失健运,肾失开阖,气、血、水瘀积腹内,以致腹部逐渐胀大而为臌胀。

2)痰湿阻络:先天元阴不足,肾水不能滋养肝木,木旺土衰,加之小儿脾常不足,脾失健运,不能运化水湿,内生痰浊,痰湿阻络,经脉不利,肌肉僵直,行动困难,或见面具样表情;痰阻络脉,上扰舌根,则言语不清,张嘴流涎。甚则痰浊动风,临床出现阵挛抽搐。

3)热毒内盛:脾失健运,水湿内阻,郁久化热,湿热蕴毒,热毒内扰,心神不宁,则在四肢抽搐、肌肉僵直症状表现基础上,出现哭闹不休,甚至狂妄不宁,幻觉妄想,冲动打人或自伤行为等。

4)土虚木亢:肝失疏泄,横逆犯脾,脾失健运,水湿停留,进而壅塞气机,水湿气血停瘀蕴结,病延日久,积聚不散,愈伤脾胃,土虚木贼,肝亢生风,临床除见肝脾肿大、黄疸、腹水症状外,还可出现手足震颤、搐搦无力等慢惊之候。若病情进一步发展,损及肾脏,脾肾阳衰,以致慢脾风,则预后不良。

5)阴虚风动:禀赋不足,元阴亏乏,水不涵木,肝失濡养。肝属木,木失滋养,则肝血不足,筋无所养,虚风内动,筋脉牵引挛急,震颤语艰,即所谓"水不涵木,阴虚风动"的慢惊之证。

二、西　医

本病是常染色体隐性遗传病。缺陷基因定位于染色体 13q14.3,基因产物为 P 型铜转运 ATP 酶。基本的生化病变是铜排泄障碍,引起铜在体内各种组织中沉积,影响细胞正常功能。

在病理学方面,肝细胞最初呈现脂肪浸润改变,以门静脉区周围为显著。溶酶体内含有脂质颗粒,过氧化酶体形态不一,且其基质呈颗粒状或絮状。随病程进展,肝组织出现纤维化和肝硬化改变。脑的病变主要位于基底神经节的豆状核及尾状核,胶质细胞内及毛细血管周围可见铜沉积。肾脏可见肾小管上皮细胞变性,胞质内有铜沉积。角膜铜颗粒主要沉积于周边部,形成环状,称为 K-F 环。

【临床表现】

本病临床表现变异较大,整个病程大致可以分为无症状期和发病期。

1. 无症状期　从出生至发病前,在此期间,患儿除有轻度尿铜增高外,其余一切正常,甚少被发现。

2. 肝损害期　随着肝细胞中铜沉积量的增加,逐渐出现肝脏受损症状,发病隐蔽。初时因症状轻微,易被忽视,或可反复出现疲乏、食欲不振、呕吐、黄疸、浮肿或腹水等。其中有部分病例可能并发病毒性肝炎,多数与慢性活动性肝炎不易鉴别,亦有少数病情迅速发展至急性肝功能衰退者。有时初诊就发现肝硬化,出现肝、脾质地坚硬,腹水、食管静脉曲张、脾功能亢进、出血倾向和肝功能不全的表现。轻者仅见肝脾肿大,而无其他临床症状。

3. 神经系统的症状也较为常见,较多在 10 岁以后出现,症状轻时不易发现,当家长察觉时疾病已进入中后期,患者可出现程度不等的锥体外系症状,如腱反射亢进,病理反射等,有肌张力改变、精细动作困难、动作笨拙或不自主运动、肢体震颤、面无表情、书写困难、构语困难、吞咽困难。发展到晚期时精神症状更为明显,罕见癫痫发作或偏瘫,无感觉障碍,一般没有严重的智力低下。

4. 约 15% 肝豆状核变性患儿在出现肝病症状前或同时发生溶血性贫血,一般呈一过性。溶血是由大量铜由肝脏释放到血循环中,直接损伤红细胞膜所致。由于此时常无 K-F 环的特殊体征,易被漏诊。

5. 肾脏主要表现肾小管重吸收功能障碍症状,如蛋白尿、糖尿、氨基酸尿和肾小管中毒表现,少数患者可有 Fanconi 综合征表现。

6. 角膜色素环常伴随神经系统症状出现,开始时铜在角膜周缘的上、下方沉积,逐渐形成环状,呈棕黄色,是本病特有的体征,初期需用裂隙灯检查。

7. 约 20% 患儿发生背部或关节疼痛症状,最易受损的关节是膝、踝关节,双下肢弯曲变形。

【辅助检查】

1. **血清铜蓝蛋白测定** 低血清铜蓝蛋白是诊断肝豆状核变性的重要依据之一,但血清铜蓝蛋白值与病情、病程和驱铜疗效无关。小儿正常含量为200~400mg/L,患者通常低于200mg/L,甚至低于50mg/L以下。但有5%~10%的肝豆状核变性患儿血清铜蓝蛋白不低或在正常低限,多为不典型肝豆状核变性。

2. **血清铜氧化酶活性** 该酶活性能间接反映血清铜蓝蛋白水平,用于早期诊断肝豆状核变性。有人认为血清铜氧化酶活性下降比血清铜蓝蛋白含量减低更能提示肝豆状核变性的发生。该酶活性的正常光密度(OD)值为0.17~0.57,肝豆状核变性者该酶活性明显降低。

3. **24 小时尿铜排量** 高尿铜是本病的显著生化异常之一,检测尿铜排量可作为辅助临床确诊、评估疗效和指导药物剂量以及观察患者对治疗的依从性均颇有帮助。正常小儿尿铜低于40μg/24h;未经治疗的肝豆状核变性患儿明显增高,常达100~1 000μg/24h。由于其他原因所致肝病,包括慢性活动性肝炎、胆汁滞留、肝硬化等,亦常有尿铜排出增高情况,在判断时应予以鉴别。

4. **血清铜测定** 大多数肝豆状核变性患者血清铜含量显著降低。由于血清铜易受血浆蛋白以及饮食影响,可有假阳性,且与病情严重程度、病程、疗效无关。故其对该病的诊断价值有限。

5. **眼科 K-F 环检查** 在角膜边缘可看见形成的呈棕灰、棕绿或棕黄色的色素环,色素环宽1~3mm。K-F环自角膜上缘开始出现,然后成为环状。早期需在眼科裂隙灯下检查,以后肉眼亦可见到。

6. **头颅 CT、MRI 检查** 患者CT总异常率可达85%,多见征象是脑室扩大、脑干和小脑萎缩、大脑皮质和白质萎缩以及基底节低密度改变等,但以双侧豆状核区低密度灶最具特征性;头颅MRI比CT更具有价值,异常信号常见于基底节,其次在丘脑、脑干和齿状核。T2加权像低信号是本病与铜沉积相关的较具特征性改变。

7. **X 线检查** 常见骨质疏松、关节间隙变窄或骨赘生等病变。

8. **基因突变检测** 肝豆状核变性主要因 ATP7B 基因突变,导致铜蓝蛋白和铜氧化酶活性降低,国内多家医院可开展基因突变检测,进行基因诊断。基因诊断也可应用于患者家系中的致病基因携带者、症状前患者的检测以及产前诊断。

【诊断与鉴别诊断】

一、诊　断

1. **病史**　父母为近亲婚配、同胞中有本病时对诊断有帮助。

2. **临床表现**　发病缓慢,病变迅速,临床可表现下述一方面或几方面的症状,因而对于任何原因不明的肝病、锥体外系或其他神经症状、溶血性贫血、肾小管功能不全及代谢性骨病,都应考虑本病的可能。

（1）肝脏症状:多见于起病年龄较小者,如食欲不振、疲乏、黄疸、肝脾肿大、肝有压痛、腹水等。

（2）神经症状:多见于年龄较大的小儿,如肢体震颤,吃饭、写字等精细动作困难,语言不清,肌张力障碍,或有手足徐动;锥体束征及情感不稳,注意力不集中,行为异常等,偶有惊厥。

（3）角膜 K-F 环:又称角膜色素环,即角膜边缘有棕灰色或棕绿色的色素环,必要时需用裂隙灯检查,阳性者可确诊。

（4）溶血性贫血。

（5）肾脏症状:如尿中氨基酸、糖、尿酸、钙、磷及蛋白增加,比重低,或有肾小管性酸中毒,偶见血尿。

（6）骨骼改变:下肢交叉如"X"形或"O"形腿,关节痛和自发性骨折等。

3. **实验室检查**

（1）血清铜蓝蛋白减低:正常小儿铜蓝蛋白为 200~400mg/L。血清铜氧化酶活性也可代表铜蓝蛋白的含量。

（2）尿铜增加:正常小儿 <40μg/d,病人 >100μg/d,甚至可达 1 000μg/d以上。

（3）血铜减低或正常:正常小儿血铜 72~186μg/dl。

（4）必要时可考虑作肝穿刺肝铜定量或 ^{64}Cu 定量:肝铜在本病尚未出现症状时即明显增加,100μg/g(干重),多数 >250μg/g(干重);正常人 <45μg/g(干重)。静脉注射同位素 ^{64}Cu 后正常人血中 ^{64}Cu 活性升高之后逐渐下降,在 4~48 小时期间由于肝合成的铜蓝蛋白释放至血中, ^{64}Cu 又一次上升;病人血的 ^{64}Cu 下降慢,无第二次的 ^{64}Cu 上升。

二、鉴 别 诊 断

1. **西医**　本病肝病症状应与急性肝炎、慢性肝炎、肝硬化、急性黄色肝萎缩或斑替氏综合征相鉴别。仅有神经症状者,注意与双侧性手足徐动、扭转痉挛及癔病相鉴别。

2. **中医**　本病需与积聚、慢惊风等相鉴别。

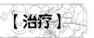
【治疗】

一、一 般 措 施

1. **限制铜的摄入**　每日食物中含铜量不应 >1mg,避免使用含铜量高的食物,如肝、贝壳类、蘑菇、蚕豆、豌豆、玉米和巧克力等。在中医药治疗过程中,注意避免使用含铜量高的药物,如全蝎、蜈蚣、僵蚕、地龙等。

2. 吞咽困难者,应予易消化的半流质和流质饮食。对排尿困难、抽搐、四肢强直、生活不能自理的患儿,要注意卫生,保持其清洁、干燥。

二、中 医 治 疗

本病临床辨证时,应着重辨痰湿、热毒、瘀滞、肝风,同时注意脏腑的虚实偏重。肝豆状核变性的治疗,以滋肝肾、熄内风为基本治则。临床根据证候虚实及痰湿、热毒、瘀滞、肝风等病理因素,可采用活血化瘀、化痰通络、健脾祛湿、清热解毒、扶土抑木、养血荣筋、柔肝熄风等多种治疗方法。

(一)辨证论治

1. 气滞血瘀

主症:面色晦黯,食欲不振,神疲乏力,皮肤黄染,色深不泽,鼻衄瘀斑,腹胀腹痛,胁肋下有积聚痞块,甚则肚腹臌胀,腹壁青脉怒张。或见肌肤鳘黑,言语不清,肢体震颤等。舌质紫,可有瘀点,苔薄黄,脉弦涩。

治法:理气活血,祛瘀消痞。

方药:金铃子散合失笑散加减。金铃子 10g,延胡索 10g,五灵脂 6g,蒲黄 6g,丹参 10g,陈皮 6g,郁金 10g,柴胡 10g,甘草 10g。痞块甚者,加三棱 10g,莪术 10g,穿山甲(研末吞服)3g;大便秘结者,加生大黄(后下)5g;伴有腹水者,加济生肾气丸。腹中气聚攻窜,胀痛时聚时散者,可用柴胡 10g,郁金 10g,丹参 10g,当归 10g,赤芍 10g,金钱草 12g。若肌肤鳘黑,震颤不已,积聚不著者,可用桃红四物汤为主和血通络。(以 6 岁为例)

2. 痰湿阻络

主症:言语不清,张嘴流涎,表情呆板,呈面具样,咳痰脘痞,纳差呕恶,饮水或进食时发呛,动作迟缓笨拙,肢体震颤,肌肉僵直,甚则成为固定的奇特姿势,或见阵挛抽搐。舌苔腻,脉弦滑。

治法:祛湿化痰,通络利脉。

方药:涤痰汤加减。茯苓10g,法半夏10g,胆南星6g,陈皮6g,枳壳6g,石菖蒲10g,郁金10g,竹茹10g,怀牛膝10g,木瓜10g。若腹胀便秘者,加厚朴6g,大黄(后下)5g;兼阵挛抽搐者,加天麻10g,钩藤10g。(以6岁为例)

3. 热毒内盛

主症:四肢抽搐,肌肉僵直,急躁易怒,哭闹不休,甚则狂妄不宁,冲动打人或自伤行为,胁肋灼痛,口干口苦,便秘尿黄,舌质红,苔黄,脉数。

治法:通腑泄热,泻火解毒。

方药:泻心汤加减。大黄5~10g,黄连3g,黄芩10g,鱼腥草15g,半枝莲10g。若火热炽盛,肢体抽搐者,加山栀10g,钩藤10g,天麻10g。(以6岁为例)

4. 土虚木亢

主症:形神疲惫,面色萎黄,食欲不振,胁下痞块,腹中肠鸣,或腹大胀满,按之如囊裹水,四肢不温,大便溏薄。并见震颤、流涎、言语不清,或动作笨拙,肢体强直。舌质淡,苔薄白,脉沉弦无力。

治法:健脾柔肝,扶土抑木。

方药:逍遥散或缓肝理脾汤加减。党参10g,茯苓10g,白术10g,扁豆10g,白芍10g,柴胡6g,枳壳6g,甘草15g。痞块明显者,加桃仁10g,红花10g,牛膝10g;腹水显著者,加车前子(包煎)10g、牛膝10g,或配合济生肾气丸加减;搐搦较甚者,加天麻10g,钩藤10g。(以6岁为例)

5. 阴虚风动

主症:虚烦疲惫,情感不稳,或行为异常,面色潮红,低热起伏,手足心热,肢体震颤,吃饭、写字等精细动作困难,言语不清,构音障碍,大便干结,舌光无苔,质绛少津,脉细数。

治法:滋水涵木,育阴熄风。

方药:大定风珠加减。白芍10g,鸡子黄(冲服)10g、阿胶(烊化)15g、干地黄10g,麦冬10g,枸杞子10g,石菖蒲10g,天麻10g,钩藤10g,鸡血藤15g。潮热者,加青蒿10g,地骨皮10g,银柴胡6g;口干欲饮者,加西洋参(另煎)10g、石斛10g,玉竹10g;大便秘结者,加生大黄(后下)6g。(以6岁为例)

(二)特色专方

1. **肝豆汤** 由大黄6~9g,黄连、黄芩各10g,穿心莲、半枝莲、萆薢各20g组成。用法:水煎,每日1剂,连服4周。功用:清热解毒,通腑利尿。用于肝豆状核变性属热毒内盛者。

2. **坚胆汤**　由人参、白术各 15g,茯苓、天花粉、酸枣仁各 9g,白芍 6g,生铁落、朱砂、竹茹各 3g 组成。水煎服,每日 1 剂。功用:益气健脾,滋阴安神,镇静祛痰。用于肝豆状核变性属脾气不足,痰湿阻络者。

3. **肝豆排铜丸**　由石菖蒲、郁金、川芎、地龙、柴胡、萆薢、金钱草、茯苓、白术、炙甘草、硫酸锌组成。采用煮沸提取法,取汁浓缩成浸膏,按比例加入药用硫酸锌适量。按照中国药典中药制剂规程,制成浓缩丸,使每克水丸含生药 8~10g,含硫酸锌 10~20mg。功用:疏肝利胆,活血排铜。用于肝豆状核变性诸证。

4. **肝豆片**　由大黄、黄连、姜黄、金钱草、泽泻、三七组成。功用:解毒活血,利湿排铜。用于肝豆状核变性诸证。

5. **肝豆灵片**　由大黄、黄连、金钱草、姜黄、泽泻、莪术、鸡血藤、丹参组成。功用:清热解毒,利胆通腑,利尿除湿,泄浊化瘀。用于肝豆状核变性诸证。

6. **泻铜熄风汤**　由大黄 5g,黄连、黄芩各 6g,鱼腥草、半枝莲、泽泻各 12g 组成。水煎服,每日 1 剂。取汁 200ml,分 2~3 次服,4 周为 1 疗程。此为 10 岁左右儿童量。临证可视年龄大小而加减用量。功用:清热解毒,利胆除湿,熄风定惊。用于肝豆状核变性。

（三）中成药

龟鹿补肾丸　由龟甲胶、鹿角胶、熟地黄、淫羊藿、菟丝子、锁阳、续断、狗脊、制何首乌、金樱子、覆盆子、炙黄芪、酸枣仁、炙甘草、陈皮、山药组成。口服,水蜜丸 1 次 4.5~9g(1~2 袋),1 日 2 次。功用:壮筋骨,益气血,补肾。用于肝豆状核变性属肝肾虚亏者。

（四）针灸治疗

风池、太冲、神门、三阴交、血海、肝俞、肾俞。根据临床表现辨证选取穴位。穴位常规消毒,用 1.5 寸长 30 号毫针,背俞穴针尖斜向脊柱,深 0.5 寸,不宜过深,手法以补法或平补平泻为主,不留针。四肢穴位,中强刺激,平补平泻。视患儿配合情况不留针或留针 15~20 分钟,每日或隔日 1 次,10 次为 1 疗程。

（五）其他特色疗法

1. **耳针疗法**　取肝、肾、命门、神门及运动区。每次取上述耳穴,耳郭局部按常规消毒,用 0.5 寸长 28~30 号毫针,快速刺入耳穴,顺时针方向轻轻捻转数次,轻刺激,留针 1 小时,每 10 分钟捻针 1 次,隔日针刺 1 次,10 次为 1 疗程。

2. **灌肠疗法**　大黄 10g,黄芩 15g,黄连 5g,车前子 15g,丹参 20g,生石膏

30g。将上药加水 1 000ml，煎煮 30 分钟，将药汁滤除后，去药渣，将药汁浓缩至 150ml。将药汁温度平衡至 37℃，行保留灌肠 30 分钟左右。每日 1 剂，1 月为 1 疗程。功用：清热解毒排铜。用于肝豆状核变性属热毒壅盛者。

三、西 医 治 疗

本病的治疗原则是减少铜的摄入和增加铜的排出，避免铜在体内沉积，以恢复和维持机体正常功能。患者应终身治疗。开始治疗越早，预后越好。早期治疗可使症状消失。

1. 促进铜排泄的药物

（1）右旋青霉胺：目前最常用强效金属螯合剂药物，并促进尿铜排出。剂量为每日 20mg/kg，分 2~3 次饭前半小时口服。首次服用应作青霉素皮内试验，阴性才能使用，阳性者酌情脱敏试验后服用。治疗期间应定期检查血、尿常规和 24 小时尿铜变化。一般在服药数周后可改善神经系统症状，而肝功能好转则常需要 3~4 个月治疗。因青霉胺可能有拮抗维生素 B_6 的作用，故应每日应补充维生素 B_6 10~20mg，每日 3 次。该药的副作用有药物疹、血小板减少、蛋白尿、关节炎等，但发生率不高，必要时可药物减量或短期合并应用糖皮质激素。

（2）二巯基丙醇：适用于不能使用青霉胺的患者，儿童剂量每次 30~50mg/kg，连续肌注 10~14 天，停药 1~2 周后可重复使用。维持期间每周肌注 1 次。不良反应可有口臭、头痛、恶心、乏力、四肢酸痛、牙龈出血、溶血等。

（3）盐酸三乙撑四胺及连四硫代钼酸胺：适用于不能使用青霉胺者。

2. 减少铜吸收的药物

常用锌制剂，服后大便排铜增加，减少体内铜的蓄积。常用制剂为硫酸锌，儿童用量每次 0.1~0.2g，每日 2~3 次口服。年长儿可增至每次 0.3g，每日 3 次。服药后 1 小时内禁食以避免影响锌吸收。重症患者不宜首选。

青霉胺与锌盐联合治疗可减少青霉胺用量，青霉胺每日 7~10mg/kg，4~6 个月后仅用锌作维持治疗。轻症者单用锌盐也可改善症状。两药合用时最好间隔 2~3 小时，以免影响疗效。

【特色疗法述评】

1. 肝豆状核变性是一种遗传代谢性疾病，目前尚无有效的治疗方法，西医学主要采用促进铜排泄的药物，同时结合减少铜的摄入或吸收以治疗。近年来，中医学对该病进行了系统的研究，初步总结了该病的病因病机以及临床辨证论治规律，并对中医药治疗该病的作用机制进行了研究。

2. 中医药对该病病因病机的认识　目前,中医学者对该病的病因病机认识尚未达成共识,多是根据本病临床特征,结合自身临床实践经验提出的。杨氏认为该病应属先天禀赋不足,肾阴素亏,精不化血,精血两虚,筋脉失养乃至火生风动,铜毒内聚,肝胆温热内蕴。鲍氏认为该病病位在肝肾,涉及心、脑、脾,病性为本虚标实,以肝肾阴虚、气血不足为本,肝风、邪热、痰浊、瘀血为标;起病早期以肝风、邪热、痰浊、瘀血等标象突出,晚期则正气大衰,天后天俱损;部分年幼发病者,病之初即见肾精亏耗,虚风内动,肝脾肾受损的表现,此类病人的病情进展较快。杨氏通过临床观察认为该病的病因病机主要包括:禀赋不足,铜毒内生;铜浊邪毒,酿生湿热;火热燔灼,引动肝风;痰瘀互结,形成癥积。邓氏认为该病多因肝气郁结、肝气犯脾、痰浊郁毒内生、痹阻经脉、筋脉失养而发病。王氏认为该病属内生毒邪为患,铜浊毒邪贯穿该病发生、发展和变化的整个病变过程。

3. 中医、中西医结合对该病治疗的研究

(1)辨证论治:于氏主张从肝风论治该病,认为该病属肝肾阴虚,肝失所养,木失条达,虚风内动所致,治疗当按"内中风"进行辨证论治,治以滋养肝肾,镇肝熄风为主。谌氏认为本病可分为肝风内动、湿困脾胃、痰浊阻络、热毒内盛等证型,分别以大定风珠、藿朴夏苓汤、涤痰汤、龙胆泻肝汤加减论治。刘氏将本病分为三型:肝气郁结、气滞血瘀型,脾胃积热、痰湿阻络型,肝肾不足、肝风内动型,分别自拟方药以治之。

(2)专方专药:①肝豆汤:由大黄、泽泻、姜黄、黄连、金钱草、生三七组成,实验研究显示本方具有细胞内排铜作用和使细胞内锌含量增加的作用。另,据本方组成制成的肝豆片通过临床研究和实验研究显示具有显著排铜的作用。②肝豆排铜丸:由石菖蒲、郁金、川芎、地龙、柴胡、萆薢、金钱草、茯苓、白术、炙甘草等加硫酸锌制成,通过临床研究显示经治疗后,患儿血清铜接近正常,尿铜明显增加。③坚胆汤:由人参、白术、茯苓、天花粉、酸枣仁、白芍、生铁落、朱砂、竹茹等组成,临床研究显示效果显著。

(3)单味中药研究:目前研究发现生石膏能抑制铜的吸收,大黄、黄连、半枝莲可促进体内铜离子的排泄,苍术对维持体内铜的平衡、减少体内铜离子蓄积及其对神经系统的损害有作用。柴胡、萆薢具有很强的疏肝利胆、促进胆汁分泌的作用,可加速肝脏代谢可通过胆汁排铜;金钱草、茯苓具有明显的利尿作用,可促进铜从尿液排出。甘草有调节多种酶的活性并有改变第二信使的作用。

(4)中西医结合治疗:中西医结合治疗多采用中医辨证论治的基础上加用促铜排泄或影响铜吸收的药物,如二巯基丙醇、青霉胺、二巯基丁二酸钠、二巯基丁二酸、二巯基丙磺酸钠、三乙烯-羟化四甲胺、硫酸锌、葡萄糖酸锌等。

【主要参考文献】

1. 江育仁,张奇文.实用中医儿科学[M].上海:上海科学技术出版社,2005.

2. 杨文明,韩辉,鲍远程,等.中医对肝豆状核变性病因病机及辨证论治的探索[J].北京中医药大学学报(中医临床版),2012,19(4):6-9.

3. 袁学山,陈金亮.中医药治疗肝豆状核变性进展[J].医学综述,2008,14(14):2205-2207.

4. 杨文明,赵广峰,董婷,等.治疗肝豆状核变性中医药研究进展[J].中国实验方剂学杂志,2008,14(2):71-73.

5. 杨任民.肝豆状核变性的中西医结合治疗[J].中国中西医结合杂志,2007,27(9):773-775.

6. 张召平,吴洪洲,石庆涛.自拟肝豆排铜丸治疗肝豆状核变性[J].实用医药杂志,2008,25(1):50-51.

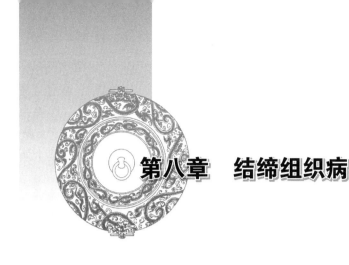

第八章　结缔组织病

第一节　过敏性紫癜

过敏性紫癜(简称紫癜)是一种儿童时期常见的血管炎性出血性疾病,主要是机体对致敏物质发生变态反应,导致毛细血管和细小动脉通透性和脆性增加,引起出血。临床上表现为皮肤瘀斑、瘀点,关节肿痛,腹部症状及肾脏损害,其中多以皮肤紫癜为首发症状。因皮肤紫癜系出血性,所以高出皮肤,压之不退色,呈对称性分布,双下肢伸侧多见。本病好发年龄为3~14岁,但以学龄儿童多见,男孩多于女孩,春秋二季发病率高。多数病例呈急性经过,少数病例尤其是出现肾脏损害者病程多迁延,且易反复。

过敏性紫癜属中医学"血证""紫癜""肌衄""葡萄疫"等范畴。西医学无特殊疗法,以对症治疗为主。随着中医学理论的发展和中西医结合临床应用经验的积累,中医、中西医结合疗法具有明显的优势和特色。

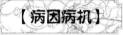【病因病机】

一、中　医

引起过敏性紫癜的原因很多,但小儿素体正气亏虚是发病的内因,外感风热时邪及其他异气是发病之外因。若感染风热邪毒及异气蕴阻于肌表血分,迫血妄行,外溢肌肤孔窍,以实证为主。若素体心脾气血不足,肾阴亏损,虚火上炎,血不归经所致,以虚证为主。

1. **时感外邪,热毒内蕴**　小儿腠理疏松,卫表不固,不耐六淫之邪,"六气之邪,皆从火化"。邪热与气血相搏,灼伤血络,血溢脉外,留于肌肤之间,发为紫癜。若外邪怫郁,热毒内发,不仅可以外发肌表而为紫癜,还常因血随火动,上出清窍为吐衄;移热下焦而为便血、尿血。

2. **气血亏虚，统摄无权** 血为气之母，气为血之帅。气能摄血、裹血。气血之生成及其功能的正常发挥与心脾两脏关系密切。"心主血脉"，"脾胃为气血生化之源"。小儿脾常不足，兼有调护不当，饮食不节，故脾胃病尤多。脾胃之气受损，气血生化不足，统摄之权随之削弱。气虚不能生血、摄血，血不循经，溢于脉外，出现紫癜、衄血、便血、尿血等证。

3. **阴虚火旺，血随火动** "血本阴精，不宜动也，动则为病……盖动者多由于火，火盛则迫血妄行。"（《景岳全书》）实火如此，虚火亦然。小儿体禀阴不足而阳有余，若久病失调，肝肾阴亏，虚火内生，则血随火动，以致离经妄行，表现为各种出血症状。

4. **瘀血阻滞，血不归经** "血和则经脉流利"，若气滞不行，血液运行不畅，或气虚无力推动血液运行，皆可造成局部血流凝涩，脉络瘀阻，出现各种血液外溢的病症。离经之血溢于肌肤则为紫癜；郁于肠胃则有腹痛；凝于关节或夹湿邪则见关节肿痛。

综上可知，本病内因为气血不足，阴精亏损，外因为感受风热邪毒、异气等。病位在心、肝、脾、肾。早期多为风热伤络，血热妄行，属实证；病久由实转虚，或素体亏虚，则多见虚证，或虚实夹杂证。

二、西　医

1. 本病的病因尚未明确，一般认为感染，尤其是链球菌性上呼吸道感染是最常见的诱发因素。其他如食物（鱼虾等异性蛋白）过敏、药物（阿司匹林、抗生素等）及疫苗接种、花粉、油漆、尘螨等与过敏性紫癜发病有关，但均无确切证据。

2. 本病的发病机制亦未完全阐明，一般认为变态反应贯穿了发病始终。体液免疫异常是过敏性紫癜发病的主要机制，尤其是 IgA 的作用；此外 T 细胞功能改变、细胞因子和炎症介质的参与、易感基因、遗传学等因素在其发病中也起着重要作用。

【临床表现】

一、症　状

多为急性起病，症状表现不一，以皮肤紫癜为首发症状者最为多见，少数病例以腹痛、关节痛或肾脏病变为首发。起病前 1~3 周常有上呼吸道感染病史，可伴有低热、乏力、食欲不振等全身症状。

1. **皮肤紫癜** 亦称皮疹型。具有皮肤紫癜反复出现的特点。皮疹大小不一,可融合成片,颜色从淡红色到黯紫色。多见于双下肢伸侧及臀部,呈对称分布,高出皮肤,压之不退色。部分可伴有荨麻疹和血管神经性水肿。

2. **胃肠道症状**　又称腹型。一般以阵发性剧烈腹痛为主,常位于脐周或下腹部,可伴有恶心、呕吐、腹泻、便血等。偶可并发肠套叠、肠梗阻、肠穿孔、消化道出血,甚至胆囊炎、胰腺炎等。大部分腹型紫癜的皮疹出现于腹痛之前,但有部分患儿发病时无皮疹,而在数日或数周后出现出血现象。

3. **关节症状**　又称关节型。除皮肤紫癜外,尚有膝、踝、肘、腕等大关节的红肿疼痛,活动受限。疼痛反复发作,呈游走性。关节腔可有浆液性积液,吸收后不留畸形。

4. **肾脏症状**　即过敏性紫癜性肾炎。肾脏症状多发生于起病的 1~8 周,12%~65% 的患儿有肾脏损害的临床表现,可见皮肤紫癜、蛋白尿、血尿,甚至管型。少数病变会累及整个肾而发展为慢性肾炎或肾病综合征,甚至会发展为尿毒症。

5. **其他**　偶可累及中枢神经系统、呼吸系统,少数可累及心脏,引起房室传导阻滞。

二、体　征

无特异性体征,极少数累及神经、呼吸、循环等系统时才出现相应的体征。

【辅助检查】

1. **血常规**　白细胞正常或增加,中性粒细胞和嗜酸性粒细胞可增高;出血量多时可出现贫血;血小板计数正常甚至升高,出血和凝血时间正常,血块退缩实验正常,部分患儿毛细血管脆性实验阳性。

2. **尿常规**　出现肾脏损害时可有红细胞、蛋白、管型,严重者有肉眼血尿。

3. **大便隐血试验**　腹型紫癜出现便血或消化道出血时,大便隐血试验阳性。

4. **尿细胞形态学分析(尿 MDI)**　紫癜伴有肾脏损害,出现血尿,以此判断血尿是否为肾小球性。表现为均一型者,可排除肾小球性血尿,而多形型、混合型可判断为肾小球性血尿。

5. **尿微量白蛋白及尿 β_2- 微球蛋白检测**　过敏性紫癜并发肾脏损害时,尿微量白蛋白及尿 β_2- 微球蛋白敏感性的升高,可作为过敏性紫癜出现早期肾损害的指标。

6. **体液免疫检测**　红细胞沉降率轻度增快;血清 IgA 升高,IgG 和 IgM 变化不一;C_3、C_4 正常或升高;若为链球菌感染时,抗"O"试验阳性;重症血浆黏度增高。

7. **过敏原检测**　接触过敏原,导致变态反应是过敏性紫癜发病的重要诱因,测定变应性指标结合病史有助于对患者的病因诊断和脱离致敏因素的接触。

8. **腹部超声检查**　有利于早期诊断肠套叠。

【诊断与鉴别诊断】

一、诊　断　标　准

1. **临床表现**

(1) 发病前 1~3 周有低热,咽痛,上呼吸道感染及全身不适等症状。

(2) 以下肢大关节附近及臀部分批出现对称分布,大小不等的斑丘疹样紫癜为主,可伴荨麻疹或水肿,多形性红斑。

(3) 病程中可有出血性肠炎或关节痛,少数患者腹痛或关节痛可在紫癜出现前 2 周发生,常有紫癜性肾炎。

2. **实验室检查**　血小板计数正常或升高,血小板功能和凝血时间正常。

3. **组织学检查**　受累部位皮肤真皮层的小血管周围中性粒细胞聚集,血管壁可有灶性纤维样坏死,上皮细胞增生和红细胞渗出血管外,免疫荧光检查显示血管炎病灶有 IgA 和 C_3 在真皮层血管壁沉着。

4. **除外其他疾病引起的血管炎**　如冷球蛋白综合征,良性高球蛋白性紫癜,环形毛细血管扩张性紫癜,色素沉着性紫癜性苔藓样皮炎等。

二、鉴　别　诊　断

1. **西医**　本病需与特发性血小板减少性紫癜、风湿性关节炎、其他肾脏疾病及外科急腹症等相鉴别。

2. **中医**　主要与各类血证相鉴别。

【治疗】

一、一　般　措　施

1. 积极防治上呼吸道感染,控制扁桃体炎、龋齿、鼻窦炎,以及肠道寄生虫,如蛔虫、钩虫等疾病。

2. 应尽可能找出过敏原,对可疑的食物、药物等应予以避免。

3. 急性期或出血量多时,应限制患儿活动,应尽量卧床休息,消除紧张情绪,并积极抢救治疗。

二、中 医 治 疗

(一)辨证论治
1. 风热伤络
主症:发热微恶风寒,紫斑多发于四肢,尤以下肢及臀部为甚,常呈对称性分布,斑色鲜红,成丘疹或红斑样,大小形态不一,可以融合成片。舌质红,苔微黄,脉浮数。

治法:祛风清热,凉血止血。

方药:银翘散合荆防败毒散加减。金银花、连翘、牛蒡子、升麻、葛根、丹皮、赤芍、荆芥炭各 10g,薄荷、炒防风各 6g。皮肤瘙痒者加地肤子、浮萍、蝉衣各 10g;腹痛便血者加地榆炭、延胡索各 10g,广木香 6g;尿血者加白茅根、大小蓟、墨旱莲各 15g。(以 8 岁为例)

2. 血热妄行
主症:起病急骤,出血倾向较重,皮肤瘀斑成片,斑色深紫外,壮热、面赤、烦躁、口渴、咽干、喜冷饮,大便干燥,小便短赤,舌质红绛,苔黄燥,脉弦数或滑数。

治法:清热解毒、凉血化斑。

方药:犀角地黄汤加减。水牛角 15g,生地、丹皮、赤芍、玄参、知母、连翘、桔梗各 10g,生石膏 20g,栀子、黄芩各 6g,甘草 3g。鼻衄者加白茅根、藕节各 15g,炒栀子 8g;尿血加小蓟、仙鹤草各 10g;便血加地榆炭、槐花各 15g。

若出血过多,突然出现面色苍白,烦躁不宁,四肢厥冷,汗出如油,舌色青黯,苔白滑,脉微欲绝者,为阳气欲脱。治宜回阳救逆固脱,方用参附汤加味。附片(先煎)10g,干姜 10g,人参 15g,炙甘草 10g。气阴两衰者,宜救阴生津,益气生脉,用生脉散加减:人参 20g,麦冬、五味子各 15g,附片(先煎)20~30g,干姜、炙甘草各 10g。(以 12 岁为例)

3. 虚火灼络
主症:皮肤紫斑时发时止,兼有鼻衄齿衄,低热盗汗,心烦不宁,手足心热,口燥咽干,两颧发红,舌红少津,脉象细数。

治法:滋阴降火,凉血止血。

方药:大补阴煎合茜根散加味。熟地、丹皮、玄参、知母、女贞子、墨旱莲各 10g,茜草根、侧柏叶各 12g,龟板 20g,甘草 6g。低热者加青蒿、地骨皮、银柴胡各 10g;盗汗明显者加煅牡蛎、煅龙骨各 10g,浮小麦 15g;鼻衄齿衄者加焦栀子、白茅根各 10g。(以 12 岁为例)

4. 气不摄血

主症:紫癜反复出现,颜色较淡,病程较长,面色萎黄,神疲乏力,纳差,头晕心慌,唇舌淡红,舌苔薄白,脉象细软无力或芤。

治法:补气摄血,益气养心。

方药:归脾汤加减。党参、白术、茯苓、熟地、白芍、当归、墨旱莲各10g,黄芪12g,阿胶、广木香6g,酸枣仁15g,甘草3g。皮下瘀斑多者加棕榈炭、仙鹤草、茜草各10g;兼脾肾虚寒,神疲肢软,畏寒恶风者加山萸肉、鹿角胶、菟丝子各10g。(以12岁为例)

5. 瘀阻经络

主症:瘀斑色紫而黯,腹中剧痛阵作,恶心呕吐,大便下血,关节肿痛,或有腹中积块,舌质紫,有瘀点,脉弦或涩。

治法:消瘀止血,益气止痛。

方药:桃红四物汤加减。桃仁、红花、赤芍、丹参、生地、当归各10g,阿胶6g。气虚者加党参、黄芪、山药各12g;气滞者加陈皮、青皮、木香6g;腹痛剧烈者加制乳没、延胡索各10g;瘀斑或血肿严重,舌质紫黯者,加三七粉、云南白药、血竭、琥珀等分为末,每次服1.5g,日服2次。(以12岁为例)

(二)特色专方

1. 凉血化瘀方 由水牛角(先煎)20g,生地、丹皮、赤芍各10g,徐长卿、紫草、益母草各15g,大、小蓟各10g,川芎10g,六月雪20g,甘草5g组成。水煎服,日1剂,可连服7~15天。本方系孙轶秋教授经验方,用于小儿过敏性紫癜伴肾损害有较好的临床疗效。

2. 疏风解毒汤 由黄芩、防风、连翘、鸡血藤、牛膝、侧柏叶、白茅根、白鲜皮、地肤子、海桐皮、秦艽各10g组成。随症加减,日1剂,水煎服,可连用7~14天。本方是原晓风教授经验方,具有疏风开肺,解毒通络之功,用于风热伤络型过敏性紫癜。

3. 清热凉血方 由水牛角粉15g,丹皮、知母、连翘、紫草、玄参、黄芩、茜草、白茅根各10g,生地、栀子、甘草各6g组成。日1剂,水煎服,可连用2周。本方是肖洪俊教授经验方,具有清热解毒,凉血止血的作用,用于血热妄行型。

4. 蠲斑汤 由连翘、生地、紫草、丹参、蝉衣、板蓝根、丹皮各10g,水牛角(先煎)15g,大小蓟各15g,桔梗、甘草各6g组成。随证加减,每日1剂,水煎服,可连用7~15天。本方是傅振强教授经验方,用于小儿过敏性紫癜血热妄行证。

5. 肾复康Ⅱ号方 由太子参12g,生地、女贞子、墨旱莲、知母、黄柏、茜草、地锦草、山茱萸、丹参、益母草各10g组成。水煎服,日1剂,可连用20~30天。本方是陕西中医学医附属医院的院内制剂,用于过敏性紫癜出现肾损害者阴虚火旺型。

6. **丹芍颗粒Ⅱ号** 由水牛角 1g,生地黄 3g,赤芍 1.5g,丹参 2g,鸡血藤 1g,小蓟 1g,蝉蜕 0.5g,甘草 0.5g 组成。水冲服,日 1 剂,可连续服用 15~30 天。本方是袁斌教授经验方,具有凉血化瘀、清热通络的作用,适用于小儿过敏性紫癜伴有肾脏损害者。

（三）中成药

1. **复方丹参注射液** 由丹参、降香组成。用法用量:用 2~4ml 加入 5%~10% 的葡萄糖注射液 100~250ml 内静脉滴注,亦可加入 25% 葡萄糖溶液 20ml 中推注,每日 1 次。肌注每次 1~2ml,每日 1 次。复方丹参是我国传统中药,用于治疗过敏性紫癜已得到广泛肯定。西医学研究发现本药具有抗血小板聚集、对已经聚集的血小板有解聚的作用,并能扩张小动脉,改善微循环,同时复方丹参又具有钙通道阻滞剂的作用,能减轻水肿,有利于血管炎的恢复。可用于瘀阻经络型。

2. **美能注射液** 是以 β- 甘草酸为主要成分的复方制剂。用法用量:成人 5~20ml 加入 5%~10% 的葡萄糖注射液 100~250ml 内静脉滴注,每日 1 次,儿童适当减量。具有强大的抗炎、抗变态反应、调节免疫和类固醇样药理作用。能够阻断炎症介质产生,发挥双重抗炎作用。用于各型过敏性紫癜。

3. **雷公藤多苷** 主要成分是雷公藤多苷。用法:口服,每日 2mg/kg,分 3 次口服。有较强的抗炎和免疫抑制作用,可改善肾小球毛细血管的通透性,有较强的消除尿中蛋白和红细胞的作用,可以减轻肾组织损伤,有类似激素的作用而无激素的不良反应,主要用于过敏性紫癜伴有肾脏损害者的治疗。高氏用雷公藤多苷联合双嘧达莫治疗儿童过敏性紫癜性肾炎,结果显示雷公藤多苷联合双嘧达莫能显著提高过敏性紫癜性肾炎的临床控制率,较好地改善症状,且不良反应小。用于过敏性紫癜伴有肾损害者。

4. **昆明山海棠片** 主要成分是昆明山海棠。用法:口服,每日 2mg/kg,分 3 次口服。现代药理实验证实,火把花根片具有抗炎、抑制免疫的作用,但无细胞毒的毒副作用,可抑制毛细血管通透性,改善肾小球微循环,减少炎症渗出,抑制纤维增生。

（四）针灸疗法

主穴:曲池、足三里。备穴:合谷、血海。先刺主穴,效果不佳可刺备穴。腹痛者加刺三阴交、太冲、内关。每日 1 次,2 周为 1 疗程。

（五）其他特色疗法

1. 中药熏洗 苦参 40g,枯矾 30g,羌活 30g,地肤子 30g,生甘草 15g。研磨成粉,放入无纺布袋中,加水 4 000~6 000ml 浸泡 5 分钟,武火煎 10 分钟,再文火煎 15 分钟,控制温度在 38~43℃,将双腿置于木桶中洗浴,每日 1 次,7 天为 1 个疗程。

2. 生石膏 30g,焦黄柏 15g,儿茶 6g,五倍子 15g(或蔷薇根 15g),浓煎噙口,每次 5~10 分钟,可以止牙龈出血。

3. 百草霜 15g,龙骨 30g,枯矾 30g,共研细末,用湿棉条蘸药塞鼻,可以治鼻衄不止。

三、西 医 治 疗

1. **一般治疗**　急性期卧床休息,积极寻找和祛除致病因素,补充维生素,注意水电解质平衡。如有感染,予有效抗生素或抗病毒药物。

2. **对症治疗**　有荨麻疹或血管神经性水肿时,应用抗组胺药物和钙剂。腹痛时予解痉剂,可静脉滴注西咪替丁,推荐剂量为每日 20~40mg/kg。奥美拉唑亦可使用。

3. **抗凝治疗**

(1)阿司匹林:每日 3~5mg/kg,或 25~50mg/ 日,每天 1 次服用。

(2)双嘧达莫:每日 3~5mg/kg,3 次 / 日。

(3)肝素:每次 0.5~1mg/kg,首日 3 次,次日 2 次,以后每日 1 次,连续 7 天。

(4)尿激酶:每日 1 000~3 000U/kg 静脉滴注。

(5)其他:钙通道拮抗剂如硝苯地平,每日 0.5~1mg/kg,分次服用。

4. **糖皮质激素及免疫抑制剂**　激素可有效缓解患儿急性期腹痛、关节痛。当出现严重消化道出血及肾脏损害时,可使用激素口服,静脉滴注或冲击治疗。临床上常用泼尼松每日 2mg/kg。分次口服,或甲基泼尼松龙每日 5~10mg/kg 静滴。甲基泼尼松龙冲击治疗,每次 10~30mg/kg(总量 <1g),每日或隔日 1 次,3 次为 1 个疗程。

免疫抑制剂能选择性抑制辅助性 T 细胞及细胞毒性 T 细胞的功能,多用于重症紫癜性肾炎激素治疗效果不佳时,目前常用的有环磷酰胺、硫唑嘌呤、环孢素、霉酚酸酯等。

5. **丙种球蛋白**　对于危重患者,如消化道出血,腹痛剧烈,肾脏受累严重患儿,可使用大剂量丙种球蛋白 400mg/(kg·d),3~5d。或 2mg/(kg·d),2~3 天。

6. **血液净化技术**　近年来血液净化技术的发展和成熟,此技术已用于治疗重症过敏性紫癜,尤其是多次复发且药物治疗效果欠佳及重症紫癜性肾炎患儿,采取血液灌流或血浆置换治疗已取得明显疗效。

【特色疗法述评】

1. 近年来,儿童过敏性紫癜发病率呈上升趋势。目前西医学尚无特异性治疗方案,以缓解临床症状为主,包括祛除病因、抗过敏、激素、免疫抑制剂等药物治疗手段。疾病的预后与肾脏的受累程度有关,但西医治疗并不能延缓过敏性紫癜的病程,更不能预防肾损害的发生。

2. 大量的临床报道证明,中医药能迅速缓解症状,缩短病程。孙轶秋在治疗上提出"早期清热解毒、凉血祛风;中期解毒化瘀、凉血止血;后期养阴活血、滋肾清利"辨证施治三部曲,并倡导活血化瘀、脱敏调免的治疗原则应贯穿始终的思想。特别是在防止紫癜并发肾损害方面,根据"上工治未病"之古训,提出预防为主,早期切断传变途径的主张,在肾脏未受邪之前,即投以祛风化湿,滋肾清利之品以先安未受邪之地,实践证明能够减少肾脏损害的并发率,显示了中医学治疗紫癜性肾炎的特色优势。

3. 随着中西医结合应用研究的深入,在研究过敏性紫癜免疫学发病机制上取得了一定的进展。对雷公藤的研究显示,雷公藤能有效抑制 Th2 细胞活性,纠正 Th1/Th2 失衡,阻止 B 淋巴细胞多克隆活化。其免疫抑制作用涉及多种细胞和介质,具有多环节、多靶点、多部位的特点。其他中药如大黄具有抑菌和抗病毒作用,能够消除致敏物质,减少毛细血管脆性及通透性,促使损伤脏器和组织的修复。紫草中的紫草素抑制毛细血管通透性的亢进和局部水肿。这都为进一步提高中西医结合治疗本病的临床疗效提供有力的理论依据。体现了现代中医学个体化治疗的原则,显示出极大的优势和潜力。西医能快速地控制感染,明确致敏原,针对治疗。但目前还存在一些不足:中医对本病的分型和治疗尚缺乏统一的规范和标准;多数有效方剂缺乏相应的实验和药效学研究。肾脏损害是过敏性紫癜最常见的并发症之一,且易复发,如何减少复发,预防肾损害等并发症的出现是广大临床医务人员需要研究的问题。

【主要参考文献】

1. 王伯岳,江育仁.中医儿科学[M].北京:人民卫生出版社,1984.

2. 汪受传.中医儿科学[M].北京:中国中医药出版社,2004.

3. 沈晓明,王卫平.儿科学[M].北京:人民卫生出版社,2008.

4. 董永绥.儿科免疫学[M].武汉:湖北科学技术出版社,1998.

5. 杨锡强.儿童免疫学[M].北京:人民卫生出版社,2001.

6. 舒萍,张君.儿童过敏性紫癜的中医治疗进展[J].中国医药指南,2011,14(9):36-38.

7. 舒萍,张君.儿童过敏性紫癜的西医治疗进展[J].中国医药指南,2011,16(9):56-58.

8. 李雁.中医治疗过敏性紫癜的研究进展[J].中医儿科杂志,2012,1(8):56-58.

9. 王士杰,鹿玲.过敏性紫癜患儿血 IL-21、TGF-β1、TNF-α 和免疫球蛋白变化及意义[J].临床儿科杂志,2011,2(29):159-161.

10. 袁斌,孙轶秋,任现志,等．凉血化瘀通络法预防过敏性紫癜肾损害临床研究[J].中国中医急症,2011,20(9):1381-1383.

第二节　风　湿　热

风湿热是常见的风湿免疫性疾病,多数病人发病前 1~5 周先有咽炎或扁桃体炎等上呼吸道感染史。起病时周身疲乏,食欲减退,烦躁。主要表现为关节炎和心脏炎,可伴有发热,毒血症,皮疹,皮下小结,舞蹈症等。其中心脏炎是最为严重的表现,急性期可危及患儿生命,反复发作可导致不可逆性心脏瓣膜病变。本病好发年龄在 5~15 岁,冬春季节多发,复发多在初发后 3~5 年内。随生活条件的改善和预防措施的开展,其发病率已有显著下降。我国各地发病情况不一,风湿热总发病率约为 22/10 万,其中风湿性心脏病患病率为 0.22‰。

中医学中无风湿热病名的记载,根据其临床特点,可将其归为"痹证"的范畴。西医治疗风湿热,主要有抗生素、抗风湿及对症处理等手段,颇有成效。风湿热是一种可以预防的疾病,其与链球菌的关系十分密切。因此,防止链球菌感染的流行是预防风湿热最重要的环节。

【病因病机】

一、中　医

小儿痹证的形成因素很多,虽与风寒湿邪有关,但由于体质的不同,表现又有寒热之别。经络痹阻是基本病机。

1. **风寒湿邪,闭阻经络**　小儿久卧湿地,触冒风雨,或饥饱失调,致使腠理空疏,风寒湿邪侵入,搏结于肌肉、筋骨,致气血经络闭阻,留着关节筋骨,使关节肌肉酸楚疼痛,皮下结节,关节肿痛。

2. **风寒湿邪,郁久化热**　感受风寒湿三气之后,郁于肌肤筋骨之间,日久寒从热化,湿郁化热,而成热痹。

3. **风湿热邪,注络成痹**　小儿为纯阳之体,阳气素盛,感受风湿热邪,游走脉络,以致气血运行不畅,而为热痹,出现关节红肿热痛。

4. **元气不足,阳虚成痹**　小儿禀赋不足,肝肾亏损,气血两虚,或病后体弱,以致正气虚弱,元气不充,致小儿卫阳不固,腠理疏松,风寒湿邪乘虚侵入而成。气候条件、生活环境是致病之标,体质及御邪能力是致病之本。

总之,小儿痹证的形成,是在儿体正气先虚的条件下,外邪侵袭,壅阻血脉经络之间,络脉不通,气血运行不畅而成。病位主要在肌肉筋骨关节,涉及五脏。

二、西　　医

1. 咽部 A 组乙型溶血性链球菌(GAS)感染是引起风湿热的主要原因,皮肤及其他部位感染则不会引起。另外,一些人群有明显的易感性,说明遗传学也是一种潜在的致病因素。

2. 目前本病的发病机制并未明确,广泛为人们所接受的是自身免疫学说,即 GAS 介导的机体病理性免疫反应。

【临床表现】

一、症　　状

1. **发热**　热势不一,脉率加快,汗出较多,但与体温不成比例。

2. **心脏炎**　是临床上最重要的表现,儿童患者中有 65%~80% 有心脏病变,急性风湿性心脏炎是儿童充血性心力衰竭的常见原因。

(1)心肌炎:二尖瓣和主动脉瓣杂音是急性风湿性心肌炎最早的临床表现,尤其是二尖瓣区。病变轻微者可无症状,弥漫性心肌炎可有心前区不适、胸痛、心悸、呼吸困难、水肿等心包炎和充血性心力衰竭的临床症状。

(2)心内膜炎:主要侵犯二尖瓣和 / 或主动脉瓣,造成关闭不全。临床上出现心尖区轻度收缩期杂音时多属功能性。器质性二尖瓣关闭不全时,心尖部出现 2~3/6 级粗糙收缩期杂音,向腋下传导,伴有第一心音减弱。主动脉瓣关闭不全时胸骨左缘第 3 肋间可闻舒张期叹气样杂音,伴有水冲脉及其他周围血管征。

(3)心包炎:出现于风湿热活动期,与心肌炎同时存在,是严重心脏炎表现之一。临床出现心前区疼痛、心包摩擦音、心包积液等,易发生心力衰竭。

3. **关节炎**　典型病例为游走性多关节炎,以膝、踝、肘、腕等大关节为主。表现为关节红、肿、热、痛,活动受限。持续数日后自行消退,愈后不留畸形。

4. **皮肤**　可见多形性红斑和风湿小结。

5. **舞蹈症**　表现为全身或部分肌肉无目的不自主快速运动,常伴肌无力和情绪不稳定。少数患儿遗留不同程度神经精神后遗症。

二、体　　征

风湿热出现心脏炎时可见心动过速,心脏扩大。听诊可闻及奔马律,第一心音减弱,心尖区或主动脉瓣区可听见收缩期吹风样杂音。当并发肺炎时则可出现相应的体征。

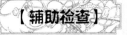

【辅助检查】

一、链球菌感染证据

1. **咽拭子培养**　常呈溶血性链球菌阳性。已用抗生素治疗者,培养可呈假阴性。

2. **血清溶血性链球菌抗体测定**　如抗链球菌溶血素"O"、抗链球菌激酶、抗链球菌酸酶等。这些抗体的增加,说明患者最近曾有溶血性链球菌感染。

二、风湿炎症活动证据

1. **血常规**　白细胞计数轻度至中度增高,以中性粒细胞为主,核左移;常有正细胞正色素性贫血的表现。

2. **非特异性血清成分**

（1）红细胞沉降率:红细胞沉降率加速,合并心力衰竭或经糖皮质激素或水杨酸制剂抗风湿治疗后,红细胞沉降率可不增快。

（2）C- 反应蛋白:风湿活动期,C- 反应蛋白阳性,缓解期消失。

（3）黏蛋白:风湿活动期,胶原组织破坏,血清中黏蛋白浓度增高。

（4）蛋白电泳:白蛋白降低,α_2 和 γ 球蛋白常升高。

3. **免疫指标检测**

（1）循环免疫复合物检测阳性。

（2）血清总补体和补体 C_3:风湿活动时降低。

（3）免疫球蛋白 IgA、IgG、IgM:急性期增高。

（4）抗心肌抗体:80% 患者抗心肌抗体呈阳性,且持续时间长,可达 5 年之久,复发时又增高。

【诊断与鉴别诊断】

一、诊 断 标 准

沿用修订的 Jones 诊断标准:主要依靠临床表现和辅助实验室检测。若有 2 项主要表现,或 1 项主要表现加 2 项次要表现,并有先前链球菌感染的证据,即可诊断为风湿热。

修订的 Jones 诊断标准

主要表现	次要表现	链球菌感染证据
心脏炎	发热	咽拭子培养阳性或快速链球菌抗原试验阳性
多关节炎	关节痛	抗链球菌抗体滴度升高
舞蹈病	红细胞沉降率增高	
环形红斑	CRP 阳性	
皮下小结	P-R 间期延长	

注:主要表现为关节炎者,关节痛不再作为次要表现;主要表现为心脏炎者,P-R 间期延长不再作为次要表现。在有链球菌感染证据的前提下,存在以下 3 项之一者亦应考虑风湿热:①排除其他原因的舞蹈病;②无其他原因可解释的隐匿性心脏炎;③以往已确诊为风湿热,存在一项主要表现,或有发热和关节痛,或急性期反应物质增高,提示风湿热复发。

二、鉴别诊断

1. **西医**　应与其他病因的关节炎、亚急性感染性心内膜炎、病毒性心肌炎、链球菌感染综合征、系统性红斑狼疮等疾病相鉴别。
2. **中医**　主要与痿证、心悸、胸痛等疾病相鉴别。

【治疗】

一、一般措施

1. 注意卫生,加强体育锻炼,增强体质,提高健康水平,防止外邪侵入。
2. 防寒保暖,避免潮湿,避免汗出当风,防止感冒,预防复发。

二、中医治疗

小儿痹证的形成,是在正气先虚的条件下,感染风寒湿之邪,侵袭经络,气血运行不畅,因而发生。所以初病多为实证,治以散邪为急,久病多为虚证,治以扶正为先。

(一)辨证论治

1. 风热外袭

主症:发热咽痛、乳蛾红肿,或有鼻塞、流黄涕、身疼骨痛、口干口苦,大便结,小便黄,舌边尖红,苔薄黄,脉浮数。

治法:疏风清热通痹。

方药:清瘟败毒饮加减。生石膏 20g,生地、犀角(用水牛角代)、栀子、知母、赤芍、玄参、连翘、竹叶、丹皮各 10g,桔梗、黄芩、黄连各 6g,甘草 3g。发热甚者可加青蒿(后下)15g、柴胡 25g;咽喉肿痛者可加板蓝根 15g、蒲公英 15g。(以 12 岁为例)

2. 湿热痹阻

主症:发热,肢体关节疼痛,局部红肿灼热,疼痛较剧,拒按,口渴欲饮,大便秘结或便时灼痛,舌质红,舌苔黄厚腻,脉滑数。

治法:清湿热通痹。

方药:蠲痹汤合三妙散加减。羌活、独活、秦艽、海风藤、桑枝、当归、乳香、木香各 10g,槟榔、苍术、黄柏、桂枝、川芎各 6g,甘草 3g。关节肿痛明显者可加秦艽 15g、独活 15g。(以 12 岁为例)

3. 寒热夹杂

主症:因受凉而起或冬天发病,恶寒发热,关节局部红肿热痛,但得温稍舒,或关节肿痛不热,但苦热喜冷,得冷则舒,舌苔白黄相兼,脉弦或滑。

治法:祛风散寒,清热除湿。

方药:桂枝芍药知母汤合麻黄连翘赤小豆汤加减。桂枝、麻黄、知母、防风各 12g,生姜、白术、桑白皮、赤小豆各 15g,附子 10g,麻黄、连翘、杏仁、炙甘草各 6g,芍药 9g,大枣 4 枚。(以 12 岁为例)

4. 久病入心

痹证日久不愈,尚可入心,即西医中的风湿性心脏病。久病入心者通常有两种证型,即心气阴两虚证、心气血两虚证。

(1)气阴两虚

主症:痹证日久不愈,骨节疼痛或有红肿灼热,疲倦无力,低热盗汗,心慌,大便干结,小便黄短,舌红少苔,脉数无力或结代。

治法:养心益气,清热蠲痹。

方药:生脉散合秦艽鳖甲汤加减。地骨皮、柴胡、鳖甲各 10g,秦艽、知母、当归各 12g,人参、麦门冬各 9g,五味子 6g。(以 12 岁为例)

(2)气血两虚

主症:痹证日久不愈,骨节酸痛,屈伸不利或肌肤麻木,头晕心悸,疲乏无力,脸色苍黄,纳呆便溏,舌质淡红,舌苔薄白或少苔,脉微细或涩数结代。

治法:益气养心,补血通痹。

方药:复脉汤合独活寄生汤加减。炙甘草 12g,桂枝、人参、生地、阿胶、麦冬各 10g,生姜、麻仁、独活各 9g,桑寄生、杜仲、牛膝、细辛、秦艽、茯苓、肉桂、防风、川芎、人参、甘草、当归、芍药、干地黄各 6g,大枣 10 枚。全方益气养心,补血通痹。心悸气促可加莲子心 2g,麦冬 15g。(以 12 岁为例)

5. 久痹风动

主症:痹证日久不愈,伤阴风动,除原有骨关节疼痛外,尚有筋惕肉跳,肢体痉挛跳动,舌质淡红,苔少,脉弦。

治法:熄风止痉,养血通痹。

方药:定振丸(《证治准绳》)加减。熟地、生地、当归、川芎、白芍、钩藤、制何首乌、枸杞子各15g,黄芪24g,白术、天麻、防风、威灵仙各10g,全蝎6g,蜈蚣2条。惊则舞动者加天麻12g,全蝎6g。(以12岁为例)

(二)特色专方

1. **芍药甘草附子汤** 芍药、制附片、当归、生地、桃仁、红花各10g,甘草6g。本方源于《伤寒论》,具有温经通络、养血止痛的作用,用于痹已成,关节拘挛,不得屈伸者。

2. **薏苡仁汤** 薏苡仁15g,苍术、乌药、当归、川芎、乳香、没药、秦艽、防己、麻黄、生姜各10g,桂枝6g。本方出自《重订严氏济生方》,诸药共用,具有利湿通络,祛风散寒之功,用于湿邪闭阻经络者。

3. **蠲痹汤合生脉散加减** 防己15g,忍冬藤各30g,老桑枝30g,黄柏15g,蒲公英25g,苍术15g,秦艽15g,苡米30g,党参20g,麦冬15g,五味子6g,甘草8g。本方是黄春林教授经验方,用于风热偏盛兼有心悸者。

4. **清热养心汤** 党参、丹参、知母、麦冬、郁金、大青叶各20g,丹皮、栀子、黄柏各15g,金银花、连翘各30g,柴胡10g。水煎服,日1剂,可连用7~15天。本方为李恒敏教授的经验方,有益气养阴,清热化瘀之功,用于邪热入里,心脉损伤者。

5. **燥湿健脾汤** 苍术12g,薏苡仁15g,茯苓、大腹皮、炒神曲、厚朴、知母、黄芩、银柴胡、地骨皮、玉竹各10g,陈皮、甘草各6g。水煎服,日1剂。此方系在二妙散、异功散的基础上加减化裁而成,具有运脾化湿,养阴清热之功效。用于痹证后期见湿邪蕴脾,阴虚低热者。

6. **银翘散** 银花、连翘各15g,牛蒡子12g,鲜芦根25g,板蓝根、锦灯笼、山豆根、赤芍、丹皮各10g;桔梗、薄荷各6g,生甘草5g。水煎服,日1剂。此方源于《温病条辨》,有疏风利咽、清热解毒的作用,用于风湿热发病初期。因发热时间较长,故疗程也要长,必须在咽痛消失之后方能停药。

7. **泻肺平喘温经汤** 麻黄10g,杏仁10g,生石膏30g,瓜蒌10g,薤白10g,法半夏6g,干姜6g,细辛3g,五味子3g,茯苓10g,桂枝10g,白芍10g,白术10g,附片6g,甘草6g。水煎服,日1剂。本方乃麻杏石甘汤、瓜蒌薤白半夏汤、苓桂术甘汤三方加减而成,诸药寒温并用,祛风除湿,温阳化瘀。用于风湿热出现心血瘀阻,水气凌心之证。

（三）中成药

1. **清开灵注射液** 牛黄、郁金、黄连、黄芩、山栀、朱砂等。每次 2~6ml 加入 5% 葡萄糖注射液 250ml~500ml 静滴,每日 1 次。用于风湿热痹。

2. **双黄连注射液（口服液）** 金银花、黄芩、连翘。每千克体重用本品 1ml,加入生理盐水或 5% 葡萄糖注射液中,静脉滴注,每日 1~2 次;口服,每日 3 次,儿童每次 20ml,可起到加强抗炎作用。用于风湿热痹。

3. **蓝芩口服液** 板蓝根、黄芩、栀子、黄柏、胖大海等。5~10ml/ 次,1 日 3 次口服。用于风湿热痹。

4. **疏筋活络丸** 五加皮、威灵仙、羌活、豨莶草、胆南星、川芎、独活、桂枝、木瓜、当归、牛膝、地枫皮。1 粒 / 次,1 日 2 次口服。用于关节肿痛、屈伸不利者。

5. **豨桐丸** 臭梧桐叶、豨莶草。1 粒 / 次,1 日 2 次口服。用于关节屈伸不利者。

6. **参桂再造丸** 红参、肉桂、麻黄、熟地黄、甘草（蜜炙）、大黄（制）、防风、片姜黄（炒）、乌梢蛇、草豆蔻、独活、白芷等。1 粒 / 次,1 日 2 次口服。用于风寒湿痹。

（四）针灸治疗

1. 选患侧足运感区,采用长 30mm 毫针沿皮肤快速进针至帽状腱膜下,快速捻转针体 2~5 分钟,平补平泻,留针 30 分钟,留针期间每 10 分钟用同样的方法捻转 1 次,行针后嘱患者活动。并取患侧四白穴,针尖向下,稍捻转出现针感即可。每天 1 次,10 天为 1 疗程,共治疗 2 个疗程。治疗因风湿热引起的膝关节肿痛有一定的疗效。

2. 取穴 以督脉穴为主,配合肝、肾经穴对症取穴。主穴:百会、大椎、风府、人中。配穴:三阴交、太冲、合谷、阳陵泉、足三里等。对症取用穴:发热取曲池,烦躁时取神门穴,摇头时取风池穴,弄舌努嘴取颊车、廉泉,上肢动时取肩髃穴、曲池、阳溪、合谷、八邪,下肢痛时取环跳、阳陵泉、悬钟、承扶、足三里、解溪、八风穴等。

方法:阳经穴多使用泻法,阴经穴多使用补法。风府穴和大椎穴刺针时要根据患者年龄严格控制进针深度,风府穴不超 1.5 寸,大椎穴不超 2 寸。得气后针感会向上肢或四周传导。每次留针 15~30 分钟,5 分钟行 1 次刺激针体、形成针感。太冲穴和三阴交两个阴经穴要取用补法行针,留针时间约 20 分钟。百会穴和人中穴刺针得气后,使针感向远端传导的程度提插或捻转手法来提高刺激强度。同时配穴随病情轮流配用。每日 1 次,10 次为 1 个疗程。休息 3 天后再行下 1 个疗程。治疗舞蹈症疗效确切,3 个疗程多可治愈。

（五）其他特色疗法

1. **TDP 神灯中药熏贴**　羌活 50g,独活 50g,川椒 50g,鸡血藤 50g,海风藤 50g,防风 50g,川乌 50g,络石藤 50g。将上药研碎,加工成粉,用蜂蜜和水调和成糊状,放置冰箱冷藏备用。TDP 神灯先预热 3~5 分钟,病人取合适体位,将药糊涂在大小适宜、折叠为 4~6 层的纱布上,先将药糊用神灯预热 3 分钟,然后再敷于患处,用胶布妥善固定,将神灯置于熏药部位上 10~20cm,照射治疗,每次 20~40 分钟,1 次 / 天,治疗时注意为患者保暖。

2. **中药热敷**　生艾叶 15g,生川乌、生草乌、白芷、川芎、羌活各 9g。上药共为粗末,分为两份,各装入布口袋,封口放入水中煎煮。煮时加鲜大葱 4~5 根,生姜 1 片,均捣碎,老酒 1 杯,煮沸 20 分钟,取出一个口袋,将水压干,趁热敷贴痛处,两口袋轮流使用,每次热敷 15 分钟,每日 2 次。热敷时注意不要当风,敷后擦干,注意保温。

3. **中药擦洗**　庵闾子 15g,南星 10g,川草乌各 6g,细辛 5g,荜茇 6g,当归 5g。将上药于 75% 酒精 500ml 中浸泡 7 天,过滤外用,擦患处。

4. **泥疗**　将含有矿物质、有机物、多种微量元素和某些放射性物质的泥类加温后,敷于身体,或在泥浆里浸泡以达到健身祛病的养生、保健、治疗的一种方法。泥疗属于一种温热疗法,对虚寒性疾病有其独到的疗效。治疗选用天然矿泥,泥温控制于 40~43℃,将矿泥做成 3cm 厚的泥膜,用布将泥膜包裹在双膝上,将 2 个 30cm×30cm 的板状电极包裹于双膝对侧泥膜上,调整短波仪器频率为 13.56MHz,输出功率固定为 200W,波长调整固定为 22m。每次治疗时间为 15 分钟,每天治疗 1 次,15 次为 1 个治疗周期。短波局部泥疗具有以下几个方面作用:①温热作用。通过轴突反射、调节血管活性物质的释放使血管扩张,改善血液循环。②镇痛作用。通过降低感觉神经的兴奋性缓解肌肉痉挛。③化学作用。热矿泥中多种离子态矿物质及微量活性元素可进入到机体深层组织,改善机体代谢紊乱。④非热效应。短波电能通过改善血液循环促进渗出物的吸收,改善关节软骨的营养供给,促进损伤软骨的修复。

三、西医治疗

1. **清除链球菌感染**　应用青霉素 80 万 U 肌注,每日 2 次,持续 2 周。或长效青霉素（苯唑西林）120 万 U 肌注 1 次。青霉素过敏者可改用其他有效抗生素如红霉素,每次 0.5g,每日 4 次,共 10 天,儿童减量。

2. **抗风湿热治疗**　心脏炎时宜早期使用糖皮质激素,泼尼松每日 2mg/kg,最大量≤60mg/d,分次口服,2~4 周后减量,总疗程 8~12 周。无心脏炎的患儿可用阿司匹林,每日 100mg/kg,最大量≤3g/d,分次服用,2 周后逐渐减量,疗程 4~8 周。

3. **舞蹈症治疗**　可用苯巴比妥、地西泮等镇静剂。亦可用睡眠疗法。

4. **其他疗法**　有充血性心力衰竭时应视为心脏炎复发,及时给予大剂量静脉注射糖皮质激素,如氢化可的松或甲基泼尼松龙每日 1 次,剂量为 10~30mg/kg,共 1~3 次。多数情况在用药后 2~3 天即可控制心力衰竭,应慎用或不用洋地黄制剂,以免发生洋地黄中毒。应予以低盐饮食,必要时氧气吸入、给予利尿剂和血管扩张剂。

【特色疗法评述】

1. 风湿热的治疗目标为清除链球菌感染,祛除诱发风湿热的病因;控制临床症状,使心脏炎、关节炎、舞蹈病及其他症状迅速缓解,解除风湿热带来的痛苦;处理各种并发症和合并症,提高患者身体素质和生活质量,延长寿命。

风湿热是一种可预防的疾病,预防的关键是防止链球菌感染的流行。初级预防包括防止上呼吸道感染、积极彻底地治疗急性链球菌感染性疾病如中耳炎、扁桃体炎等。二级预防主要是预防风湿热的复发,推荐使用长效青霉素 120 万 U 肌注,每月 1 次,过敏者可改用磺胺嘧啶,儿童 0.25~0.5g/d,成人 0.5~1.0g/d,分次口服。有研究显示,无预防或不规则预防用药组风湿热复发的概率较完全预防用药组高 10 倍,但是不规则预防用药对治疗风湿热也是有一定的疗效的。可见西医处理风湿热,主要有抗生素、抗风湿及对症处理等手段,颇有成效。中医应吸收西医的基础理论,为我所用,因此可以借鉴西医治疗风湿热的方法,选用中药,即辨病治疗。风湿热的发生与溶血性链球菌感染有着密切关系,与柯萨奇病毒感染亦有一定关系,因此及时有效地控制感染,可以阻止风湿热病情的发展。选用具有抗溶血性链球菌及抗病毒作用的中药,如连翘、苦参、大黄、虎杖、黄柏、射干、鱼腥草、苦参、龟板、射干、桑寄生、秦艽、威灵仙等。其中,苦参、龟板、射干等兼具有抗柯萨奇病毒作用,桑寄生、秦艽、威灵仙具有非特异性消炎止痛作用。急性风湿热多属热痹,治疗宜用祛风清热化湿之法;慢性风湿热多属寒痹,宜用温经散寒除湿的治疗方法。针刺、中药热敷等疗法对缓解关节症状也有一定的效果。

2. 中医药治疗痹证方法多样,疗效肯定,避免了西医治疗带来的毒副作用。并且,现代中医药研究不再局限于临床病例观察,而是对临床经验进一步客观化、科学化,进行大量基础的实验性工作,对其进行定量、定性研究,分析其治疗作用途径或机制。另外,中医药界大量的剂型研究工作弥补了中药剂型的不足。

3. 虽然中医药治疗痹证有疗效,但并非对所有类型的痹证都有明显的作用。风湿热的发病机制并不明确,从中医理论来研究痹证的发病途径,对痹证进行治疗,很有现实意义,可以进一步探讨痹证的发病机制和关节损害机制。此外,临床缺乏统一的分型标准,只有大样本的严格临床流行病学调查所得出的临床辨证分型证据,更具有科学意义和临床指导价值。

【主要参考文献】

1. 王伯岳,江育仁.中医儿科学[M].北京:人民卫生出版社,1984.
2. 沈晓明,王卫平.儿科学[M].7版.北京:人民卫生出版社,2008.
3. 陈灏珠,林果为.实用内科学[M].13版.北京:人民卫生出版社,2009.
4. 董永绥.儿科免疫学[M].武汉:湖北科学技术出版社,1998.
5. 中华医学会风湿病学分会.风湿热诊断和治疗指南[J].中华风湿病学杂志,2011,15(7):483-486.
6. 谢旭晶,徐莉,陈磷,等.近十年风湿热的演变[J].中华风湿病学杂志,2009,13(7):467-469.
7. 薛巨茂,李秀云.中医辨证治疗风湿热体会[J].新疆中医药,2012,30(6):96-97.
8. 金春花.针灸治疗小儿舞蹈症29例[J].长春中医药大学学报,2010,26(4):567.
9. 宋丽燕.中药熏药治疗痹证的护理[J].长春中医药大学学报,2008,24(5):557.

第三节 幼年型类风湿性关节炎

　　幼年型类风湿性关节炎(JRA)是以慢性关节炎为特征的一组疾病,其起病方式、病程和转归都各不相同,该病命名繁多,诸如Still病、儿童慢性关节炎、幼年关节炎、幼年慢性多关节炎等,不同国家命名不同。国际风湿病学联盟儿科常委专家组将儿童时期不明原因关节肿胀持续6周以上这类关节炎统一定为幼年特发性关节炎(JIA),从而取代幼年类风湿关节炎和幼年慢性关节炎两个分类标准。本病临床表现多样化,早期诊断困难,病程迁延,易反复发作,晚期可引起关节畸形和功能障碍,甚至并发巨噬细胞活化综合征危及生命。本病可发生于任何年龄,以2~3岁和8~10岁两个年龄组为发病高峰,女孩较为多见。

　　本病属于中医学"痹证"范畴。本病缠绵难愈,易于反复发作,不易根除,在骨节肿大变形后,短期内很难完全恢复。如治疗不当,病情可逐渐加重,部分严重者最后可发生关节畸形、强直、功能丧失,导致终身残疾等严重后果,故预后较差。

【病因病机】

一、中　医

小儿痹证是内外二因合而为病。风寒湿三气杂至，侵袭人体是发病外因；劳累过度，腠理疏松，营虚体弱是发病内因。

1. **三气邪闭经络**　小儿久卧湿地，触冒风雨，或饥饱失调，致使腠理空疏，风寒湿三邪侵入，搏结于肌肉、筋骨，致气血经络闭阻，留着关节筋骨，是关节肌肉酸楚疼痛，皮下结节，关节肿痛。

2. **风寒湿郁久化热**　感受风寒湿三气之后，郁于肌肤筋骨之间，日久寒从热化，湿郁化热，而成热痹。

3. **风湿热闭阻经络**　小儿纯阳之体，阳气素盛，感受风湿热邪，游走脉络，以致气血运行不畅，而为热痹，出现关节红肿热痛。

4. **体弱阳虚成痹**　小儿禀赋不足，肝肾亏损，气血两虚，或病后体弱，以致正气虚弱，元气不充，致小儿卫阳不固，腠理疏松，风寒湿邪乘虚侵入而成。气候条件、生活环境是致病之标，体质及御邪能力是致病之本。

5. **阳盛蓄热致痹**　如小儿素体经络蓄热，阳气偏盛，或阴虚不充，感邪之后，易从热化，发病较急，呈现一派热象。

综上可见，小儿痹证的形成，是在小儿正气先虚的条件下，外邪侵袭，壅阻血脉经络之间，络道不通，气血运行不畅，因而产生痹痛。

二、西　医

病因至今尚不明确，可能与感染、遗传、免疫学等多种因素有关。

本病发病机制并不完全清楚，目前认为是在免疫异常易感性基础上，在感染及环境因素等外源性因素作用下出现的细胞免疫和体液免疫异常。

【临床表现】

一、症　状

临床表现各型极为不同，婴幼儿全身症状主要表现为弛张热和皮疹等，较大儿可出现多发性关节炎或仅少数关节受累。

1. **全身型**　为10%~20%，以全身性表现为特征，发病急。发热是显著特点，常>40℃，呈弛张热。患儿精神不振，热退后好转，但热势容易反复。皮疹也是典型症状,高热疹出,随体温升降而时隐时现。皮疹通常为圆形充血性斑丘疹,可融合成片。关节痛或关节炎,大小关节均可受累,多少不一。疼痛随热势高低或加剧,或减轻。可发展成慢性关节炎,导致关节畸形。淋巴结、肝、脾可有不同程度增大,可伴有轻度肝功能异常及胸膜炎、心包炎等浆膜炎表现。

2. **多关节型**　见于 30%~40% 的患儿。特点是晨僵、慢性对称性多发性关节炎,受累关节≥5 个,尤以指趾小关节较为突出。起病急缓不一,先累及踝、膝、腕、肘等大关节,常为对称性,逐渐波及指、趾小关节,呈典型梭形肿胀。1/2 患儿颈椎关节受累,疼痛,活动受限。晚期可有髋关节受累,股骨头破坏,引起跛行。此型约 1/4 患儿类风湿因子(RF)阳性,常见类风湿结节,关节症状重,半数以上发生关节强直变形和肌肉萎缩。全身症状较轻,可有轻度肝、脾及淋巴结肿大。

3. **少关节型**　占 JIA 的 40%~50%。以踝、膝、腕、肘等大关节为好发部位,受累关节≤4 个,常为非对称性。偶尔侵犯颞颌关节或个别指趾关节。关节炎反复发作,但很少遗留严重功能障碍。关节外表现主要是慢性虹膜睫状体炎,影响视力,甚至失明。部分年长儿可出现髋、腰及骶髂关节病变。

二、体　　征

表现为受累关节的红肿热痛,甚至强直变形。不同程度的淋巴结、肝、脾肿大。当出现心包炎等心脏受累时,可发现心音遥远,心率增快,心脏扩大及心包摩擦音,通常位于胸骨左缘。

【辅助检查】

一、炎症反应证据

1. **红细胞沉降率**　红细胞沉降率明显加快,但少关节型患者的红细胞沉降率多数正常。

2. **C-反应蛋白**　CRP 在全身型和多关节型患者中急性期增高,有助于随访时了解病程。

二、自身抗体

1. **类风湿因子**　RF 阳性提示严重的关节病变及有类风湿结节。RF 阴性中约有 75% 患儿能检测出隐匿型 RF,对 JIA 患者的诊断也有一定帮助。

2. **抗核抗体(ANA)**　40% 的患儿出现低中滴度的 ANA。

三、其　他

1. **血常规**　常见轻～中度贫血,外周血白细胞总数和中性粒细胞增高,可伴类白血病反应。

2. **骨膜液分析**　有利于化脓性关节炎、结核性关节炎、滑膜肿瘤等的鉴别。

3. **血清补体**　活动性 JIA 补体 C_3 常常升高。

4. **影像学**　早期(病程 1 年左右)X 线表现不明确,晚期才能看见关节面骨破坏,以手腕关节多见。另外,CT、骨放射性核素扫描、超声波和 MRI 均有助于发现骨关节损害。

【诊断与鉴别诊断】

一、诊　断　标　准

美国风湿协会(ACR)诊断标准:

1. 发病年龄在 16 岁以下。

2. 1 个或几个关节炎症,表现为关节肿胀或积液,并具备 2 种以上体征,如关节活动受限,关节活动时疼痛或触痛及关节局部发热。

3. 病程在 6 周以上。

4. 根据起病最初 6 个月的临床表现确定临床类型:①多关节型:受累关节≥5 个。②少关节型:受累关节≤4 个。③全身型:弛张热,>39℃,类风湿皮疹,关节炎,肝、脾及淋巴结肿大。

5. 除外其他原因导致的儿童关节炎。

二、鉴　别　诊　断

1. **西医**　本病应与化脓性关节炎、关节结核、风湿热、强直性脊柱炎、血液病等疾病相鉴别。

2. **中医**　可与痿证等相鉴别。

【治疗】

一、一　般　措　施

1. 加强体育锻炼,增强抗病能力,提高身体健康水平,预防外邪入侵。

2. 注意防寒保暖,避免潮湿。

3. 除急性发热外,应参加适当活动。定期性裂隙灯检查以发现虹膜睫状体炎。

4. 心理治疗也很重要,克服因慢性疾病或残疾造成的自卑心理,增加战胜疾病的信心。

二、中 医 治 疗

中医学认为,本病的发生是在素体营虚体弱、腠理疏松的基础上感受风寒、湿、热之邪导致气血运行不畅,气滞血瘀,肢体筋脉失养而挛缩。基本病机为外感时疫、风寒、湿热之邪,由气入营,内侵脏腑,导致心肺肝等脏腑功能失调。所以本病的治疗,发作期以祛邪为主,缓解期以温阳散寒通络、滋补肝肾、健脾养血为主。

(一)辨证论治

1. 湿热内盛

主症:发热、恶心或泛泛欲吐,纳呆,大便溏泄。舌苔厚腻,舌质红,脉滑数。

治法:清热利湿。

方药:二妙散合宣痹汤加减。苍术 9g,黄柏 6g,薏苡仁 21g,连翘 9g,滑石 12g,双花藤 21g,晚蚕砂、秦艽各 9g,木瓜 6g,茵陈 21g,云苓 9g。若热重湿轻,口渴引饮,大汗出者,加生石膏、知母清气分之热;大便秘结者加大黄。(以 12 岁为例)

2. 寒湿痹阻

主症:发病缓慢,肢体关节疼痛肿胀较剧,屈伸不利,畏寒肢冷,遇冷加重,得温则痛减,舌质淡,苔白,脉弦紧。

治法:温经散寒、祛风除湿。

方药:乌头汤加减。川乌(先煎)6g,麻黄、桂枝、当归、焦白术、白芍、黄芪 15g,陈皮、甘草各 6g。关节强直重着者加海桐皮、秦艽、防己各 10g;疼痛剧烈者加乳香、没药各 10g,北细辛 3g;小便不利,身有浮肿者加泽泻、猪苓、茯苓各 10g。(以 12 岁为例)

3. 热痹阴虚

主症:患儿关节疼痛,或有肿胀热感,甚则轻度变形,常有低烧,五心烦热,形体消瘦,口干咽燥,大便干结,小便短少,舌红无苔,或苔少,脉象细数。

治法:养阴清热,利湿宣痹。

方药:丁氏清络饮加减。白薇、地骨皮、生地、赤芍、石斛、秦艽、威灵仙、松节、地龙各 10g,丝瓜络、银花藤各 15g。口温者加生石膏 20g,天花粉、麦冬各

10g；夜热甚者加元参、丹皮各 10g，并重用生地；大便干燥者加制大黄 10g。（以 12 岁为例）

4. 肝肾虚损

主症：关节反复疼痛，僵硬，筋脉拘急，屈伸不利，头晕，腰痛，肢体发软，脉细弱。

治法：滋补肝肾，通经活络。

方药：健步壮骨丸加减。虎骨（以狗脊代）20g，牛膝、锁阳、熟地、桑寄生、枸杞子、山萸肉、党参、焦白术、乌梢蛇各 10g，蜈蚣 2 条。上肢寒痛者加桂枝、姜黄各 10g；下肢寒痛加木瓜、独活、肉桂各 10g；游走性疼痛者加羌活、紫苏各 10g。（以 12 岁为例）

（二）特色专方

1. **四妙散** 苍术、白术、桑枝、黄柏、当归、防己、桃仁、红花、紫苏各 12g，川牛膝、青风藤、威灵仙各 15g，生薏苡仁 30g，炙甘草 6g。水煎服，日 1 剂。来源于《丹溪心法》，全方清热除湿、祛风活血、化瘀通络，用于湿热痹。

2. **九味蠲痹汤** 炒黄柏 30g，苍术 3g，薏苡仁 30g，防己 12g，当归 9g，牛膝 9g，乌梢蛇 15g，蜈蚣 3 条，紫苏叶 9g，地龙 10g，白豆蔻 10g，忍冬藤 30g。诸药配伍可清热疏风、除湿通络、活血消瘀、蠲痹止痛。临床随症加减，水煎服，日 1 剂，可连服 15~20 天。此方为李少川教授经验方，用于风湿热痹。

3. **黄芪益气汤** 党参 12g，黄芪、当归、炒白术、升麻、柴胡、红花、没药、黄柏各 10g，细辛 3g，陈皮、甘草各 6g。水煎服，日 1 剂。本方源于《医宗金鉴》，全方可益气通络，散寒除湿，用于痛痹不愈，再感风寒，皮肤麻木者。

4. **当归拈血汤** 羌活、黄芩、茵陈、云苓、苍术、泽泻、人参、防风、升麻、苦参、当归、知母、猪苓、白术各 10g，葛根 15g，炙甘草 6g。水煎服，日 1 剂，可连用 7~15 日。本方出自《幼科全针》，有燥脾行血、祛风除湿的作用，适用于肝血不充、寒湿闭阻所致痹证。

5. **清热除湿汤** 丁公藤、忍冬藤各 15g，独活、豨莶草、威灵仙、川芎、苍术、黄柏、苡米、川牛膝、知母、生地、赤芍、防己各 10g，生石膏 20g，川乌（先煎 1 小时）、土元各 6g。水煎服，日 1 剂，3 个月为 1 疗程。本方由四妙散化裁而成，具有清热利湿、活血通络止痛的功效，用于湿热痹。

6. **独活寄生汤** 独活、羌活、寄生、桑枝、桂枝、赤芍、鸡血藤、钩藤、忍冬藤、红花、川芎、焦三仙、大枣各 10g，牛膝 8g，黄芪 15g，炙甘草 5g，生姜 3 片。水煎服，日 1 剂，可连用 10~20 日。本方出自《备急千金要方》，全方有祛风除湿、益气活血通络的作用，适用于风寒湿痹。

7. **金匮桂枝芍药知母汤** 桂枝 9g，芍药、知母、当归、生地、川芎、桃仁、红花各 10g，丁公藤 12g，甘草 6g。水煎服，日 1 剂，可连用 7~15 日。本方源于《金匮要略》,用于邪从热化,出现红肿者。

8. 黄芪防己逐痹汤 黄芪 30g,防己 12g,肉桂 10g,秦艽 10g,细辛 6g,鸡血藤 20g,补骨脂 12g,杜仲 10g,地龙 10g,川芎 10g,牛膝 6g,白芍 12g,蜈蚣 3 条、甘草 6g。本方为苏建华主任经验方,治以搜风祛湿,止痛通络。

（三）中成药

1. 雷公藤多苷片 雷公藤多苷。用法:按每 1kg 每日 2mg,分 3 次饭后服用。具有抗炎和免疫抑制作用。用于治疗疾病引起的关节肿痛,疗程 4 周。雷公藤多苷对 JIA 患者 Th1、Th2 细胞因子的产生有一定的抑制作用,是治疗儿童 JIA 的重要机制。

2. 养阴通络糖浆 西洋参、鸡血藤、雷公藤、陈皮、冰糖等。每次 0.5ml/kg,每日 3 次,饭后服用,25 天为 1 疗程。用于热痹阴虚者。

3. 痹祺胶囊 马钱子、地龙、党参、茯苓、白术、甘草、川芎、丹参、三七、牛膝等。用法:每次口服 0.6~1.2g,每日 3 次。用于肝肾亏虚者。

4. 正清风痛宁缓释片 盐酸青藤碱。口服,每次 30~60mg,2 次 / 日。直到疾病缓解以后维持治疗 1 年以上。用于热盛阴虚型。

5. 热痹冲剂 防风、苍术、川牛膝等。每次口服 2.5~5g,每日 3 次。用于风湿热痹。

（四）针灸治疗

1. 薄氏腹针 腹针是薄智云教授发明的一种刺激腹部穴位调节脏腑失衡来治疗全身疾病,以神阙布气假说为核心的一个微针疗法。常用腹穴:①经穴与经外奇穴:中脘、建里、下脘、商曲、滑肉门、水分、神阙、天枢、大横、气海、气旁、关元、中极、气穴、水道、外陵。②新穴:上风湿点:滑肉门旁开 5 分上 5 分;上风湿外点:滑肉门旁开 1 寸;下风湿点:气海旁开 2.5 寸;风湿下点:石门旁开 3 寸。

常用薄氏腹针穴位:①天地针:中脘为天,关元为地。②引气归元穴:由中脘、下脘、气海、关元组成。③开四关:双侧滑肉门和外陵。④调脾气:由双侧大横穴组成,常与风湿点合用治疗关节炎等。⑤风湿点:是薄教授的经验穴,包括上风湿点、上风湿外点、上风湿上点、下风湿点、下风湿下点、下风湿内点,分别对应肘关节、腕关节、掌指关节、膝关节、踝关节、足趾关节。

选穴:君穴:引气归元穴、四关、调脾气;使穴:包括上风湿点、上风湿外点、上风湿上点、下风湿点、下风湿下点、下风湿内点,分别对应肘关节、腕关节、掌指关节、膝关节、踝关节、足趾关节。

操作规范:进针顺序为引气归元、腹四关、调脾气、相应风湿点;各穴针刺深度为:引气归元深刺,腹四关、调脾气中刺,相应风湿点浅刺;行针手法:进针后只均匀捻转,不提插,风湿点进针后相对应关节不适症状,应有缓解,如果未缓解,应重新量穴,进针,直至相对应关节症状缓解方为正确穴位点,留针30分钟。其间注意腹部保暖,出针时捻转向上出针,不允许提插动作,出针顺序按照进针顺序,每天1次,10次为1疗程。

2. 隔物温和灸 取穴:关元、双侧足三里,于穴位处置附子饼(用炮附子粉、黄酒、饴糖调制成直径约2cm、厚0.3~0.5cm的圆饼,于饼中间戳火柴棒粗细样小孔5~6个)。

方法:用简便艾灸器将大小适宜的艾灸悬置于附子饼上方1cm处点燃,过程中将已燃尽艾灰去掉,保持艾灸与附子饼之间的距离和火候,所有穴位艾灸时间约为30分钟,保证穴位皮肤泛红但不灼伤。每日1次,每周5次,5次为1疗程。对JIA伴有贫血患儿的贫血状况有一定的改善作用。

(五)其他特色疗法

1. 热电药透疗法 川芎、桃仁、红花、雷公藤等各50g,95%酒精10L。将诸药浸泡在适宜的大缸或密封的容器中,用布盖严,密闭,浸泡10天,以备药液作药透用;行疼痛关节热电药透仪理疗,每天1次,10~15天为1疗程。辅助药物治疗幼年型类风湿性关节炎疗效较好。

2. 中药外洗 ①麻黄、桂枝、川芎、细辛、羌活、独活、紫苏叶、荆芥、陈艾叶、菖蒲各30g,葱白5根。将上药水煎30分钟,煮沸,熏洗患肢,每天2次,每次不小于1小时。②三七、当归、川芎、独活、羌活、威灵仙、桑寄生、秦艽、防风、桂枝、麻黄、川乌、草乌、寻骨风、伸筋草、透骨草各30g,细辛、乳香、没药、木瓜、五加皮各20g。将上药水煎30分钟,煮沸,熏洗患肢,每天2次,每次不小于1小时。

3. 单验方 ①苍术、滑石、黄柏、川牛膝、桑枝。水煎服,对热痹有效。②鸡血藤、海风藤、制川乌、制草乌各10g。水煎服,对风寒痹有效。

三、西 医 治 疗

1. 非甾体类抗炎药(NSAIDs) 是治疗JIA、改善临床症状必不可少的一线药物。

(1)肠溶阿司匹林:剂量每天60~90mg/kg,分4~6次口服。病情缓解后逐渐减量,最后以最低临床有效剂量维持,可持续数月至数年。

(2)萘普生:剂量每天10~15mg/kg,分2次服用。最大量每次500mg,每天2次。根据药物口味和使用方便,萘普生最为常用。

(3)布洛芬:剂量每天30~40mg/kg,分4次服用。最大量每次800mg,每天3次。

(4)双氯芬酸钠:剂量每天0.5~3mg/kg,分3~4次服用。

2. 病情缓解抗风湿药(DMARDs) 为二线药物,从药物应用到出现临床疗效的时间较长。

（1）羟氯喹：剂量每天 5~6mg/kg，不超过 0.25g/日，分 1~2 次服用。每周口服用 5~6 天，停 1~2 天。疗程 3 个月至 1 年。不良反应可有视网膜炎、白细胞减少、肌无力和肝功能损害。

（2）柳氮磺吡啶：剂量为每天 50mg/kg，但为减少副作用，建议从每天 10mg/kg 开始，每周增加 10mg/（kg·d），直到有效剂量。一般需 4 周起效，服用至少 3 个月也才可判断有无效果。副作用包括恶心、呕吐、皮疹、哮喘、贫血、溶血、骨髓抑制、中毒性肝炎和不育症等。

（3）青霉胺：开始剂量每天 5mg/kg，分次服用，2 周后渐增至每天 10mg/kg。见效时间长，常与 NSAIDs 药物合用。

3. 肾上腺皮质激素　不作为首选或单独使用的药物，应严格掌握指征。

（1）全身型：主要用于此型。常用泼尼松 1~2mg/（kg·d），总量≤60mg/（kg·d），分次服用。症状控制后可合并为晨起顿服，然后逐渐减量至停用。

（2）多关节型：对 NSAIDs 和 DMARDs 未能控制的严重病儿，可加用小剂量泼尼松隔日顿服。

（3）少关节型：不主张用肾上腺皮质激素全身治疗，可酌情在单个病变关节腔内抽液后，注入醋酸氢化可的松混悬剂局部治疗。

（4）虹膜睫状体炎：轻者可用肾上腺皮质激素类眼药水点眼。严重影响视力患者，除局部注射肾上腺皮质激素外需加用泼尼松口服。虹膜睫状体炎对泼尼松很敏感，无需大剂量。

4. 免疫抑制剂

（1）甲氨蝶呤：剂量每周 10mg/m²，餐前 1 小时服用。若效果欠佳可改为皮下注射，剂量同口服。

（2）来氟米特：剂量 0.2~0.3mg/（kg·d），不良反应主要有乏力，上腹不适，皮疹及可逆性肝酶升高。

（3）其他：可选择使用环孢素 A、环磷酰胺（CTX）、硫唑嘌呤。但治疗 JIA 的有效性与安全性尚需慎重评价。

【特色疗法评述】

1. JIA 治疗原则是控制炎症活动，减轻关节症状，预防关节损害及功能障碍。治疗上目前以西医治疗为主，中医治疗为辅。近年来，中西医结合疗法在临床上取得了肯定的效果，尤其在疾病后期，中医的作用明显。西医方面，随着生物技术和医学的结合，对本病的病因和发病机制的研究较为深入。首先在病因上，关于病理学始动因素的研究很多，从遗传学、环境、感染三方面阐述了本病的发生原因,与中医"风寒湿三气杂至,侵袭人体是发病外因;劳累过度,腠理疏松,营虚体弱是发病内因"的观点不谋而合。其次在发病机制上,医学界同认为 JIA 是一种由于免疫系统功能紊乱引起的自身免疫性疾,涉及了多种免疫细胞和细胞因子。

2. 中医方面,小儿生理特点如初升旭阳、生机旺盛,"阳常有余,阴常不足",在病理方面每有易于"化热"的趋向。幼年型类风湿性关节炎在活动期或发作期也有"热病居多""较少寒证"的临床特点,虽有风、寒、湿、痰、瘀之因,久之亦多化热。正如《临证指南医案·幼科要略》所说:"体属纯阳,所患热病最多。"这时临证常见患儿舌红、脉滑数,患处多有红肿热痛,其理亦然。是以在诊治本病中,虽见患儿遇阴雨天症状加重,仍不可作寒湿论处。故在治疗过程中清热消炎凉泄之药不可少,且量宜大。在治疗幼年型类风湿性关节炎时,其病理产物以湿、痰、瘀浊最难剔除。所以在治疗中要始终不忘利湿、化瘀和消痰。所谓"治风先治血""久病多瘀""顽疾多痰"即是。幼年型类风湿性关节炎治疗时间长,缠绵胶滞,易于反复,在辨证辨病的基础上,应守法守方,坚持服药,不能一见临床症状消失就停药息治。即使实验室复查结果正常、转阴,也应坚持治疗一段时间,方可逐渐停止服药,以免病邪余焰未尽而复燃,卷土重来,功亏一篑。临床疗效方面,中医药疗效稳定,药效持久,方法多样,防治结合,寓治于防,显示出中医药的特点。而西医药服用方便、控制病情迅速、控制感染效果好(尤其对重度和危重病人),这是目前中医药所不及的。因此,如何研究出高效、稳定的中药针剂、改善给药途径是值得重视的研究领域。有关本病的基础和临床研究还有待进一步开展,许多问题还有待进一步阐明。

3. 明确本病的病因病机是诊断、治疗该病的重点。单纯的西药治疗效果肯定,但毒副作用较多。有关本病的中西医结合治疗报道虽然很多,亦取得了较好的疗效,但缺乏真实性、客观性,有特效且重复性强的中成药制剂尚未出现。这些问题需要广大医学工作者今后大量的临床和理论研究。

【主要参考文献】

1. 王伯岳,江育仁 . 中医儿科学[M]. 北京:人民卫生出版社,1984.

2. 沈晓明,王卫平 . 儿科学[M]. 7 版 . 北京:人民卫生出版社,2008.

3. 陈灏珠,林果为 . 实用内科学[M]. 13 版 . 北京:人民卫生出版社,2009.

4. 董永绥 . 儿科免疫学[M]. 武汉:湖北科学技术出版社,1998.

5. 陶可,熊累,曾晖 . Tolicizumab 研究进展[J]. 国际免疫学杂志,2011,34(5):264-268.

6. 安云飞,赵晓东 . 幼年特发性关节炎发病机制及进展[J]. 中国医药指南,2008,12(6):

46-48.

7. 莫建勋,叶烨,莫春荣,等.综合疗法治疗幼年型类风湿性关节炎132例[J].中医中药, 2008,13(5):76.

8. 幺远,马松春.幼年特发性关节炎的诊治进展[J].中国误诊学杂志,2007,7(3):448-450.

9. 张春萍.中药分期分型治疗幼年类风湿性关节炎66例[J].中医药临床杂志,2006,18 (3):296-297.

第四节　皮肤黏膜淋巴结综合征

　　皮肤黏膜淋巴结综合征(川崎病,KD),是一种急性全身性中、小动脉炎,表现为发热、口唇潮红皲裂、结膜充血、皮疹、手足硬性水肿及淋巴结肿大。KD常累及中小血管特别是冠状动脉,15%~25%未经治疗的患儿发生冠状动脉损害。发生的冠状动脉瘤及扩张引起的血栓性梗死和心肌梗死等是最严重的并发症,成为儿童获得性心脏病的首要原因,也是KD的主要死因。本病四季均可发病,但冬春季节较为流行。发病年龄以5岁以下儿童为主,尤其是1~2岁幼儿,男:女约为1.5:1。

　　古籍文献中并无川崎病的病名记载,一般根据病证变化特点将其归为温病范畴。

【病因病机】

一、中　医

　　本病的发病原因较为复杂,与素体体虚、饮食不节、邪毒外感等均有密切关系。

　　1. **阴精先亏**　素体阴亏是小儿感受温病的内在原因。小儿藩篱疏薄,卫外不固,易感外邪,内蕴化热,或热病伤阴,或用药过汗、过下、过吐,劫伤阴液。小儿阴常不足,阳常有余,冬日穿衣过暖,常致腠理开泄,汗出津伤。又小儿脾常不足,饮食失调,脾胃运化失司,食滞内停,蕴久化热,灼伤阴液。

　　2. **时感邪毒**　外感温热邪毒是发病的直接原因,也是主要因素。温热邪毒从口鼻而入,循卫气营血传变。邪毒初犯肺卫,蕴于腠理,则生发热。外邪迅速入里,热盛化火,内入肺胃,阳热亢盛,炽于气分,熏蒸营血,见壮热不退、皮肤斑疹、口腔黏膜及眼结膜充血等症。热炼痰凝,臖核肿痛;热盛伤津,致口干、舌红、草莓舌;热炽营血,血液凝滞,运行不畅,造成胸闷、心痛等血瘀诸症。

病之后期,邪热去而气阴耗伤,故神疲乏力、口唇干燥、指趾端脱皮脱屑。

总之,本病以侵犯营血为甚,里热炽盛、瘀血内阻的特点贯穿于整个疾病。病变脏腑以肺胃为主,累及心肝肾诸脏。

二、西　医

1. 本病病因未明,有关致病原因的学说主要有细菌(葡萄球菌、链球菌)毒素介导学说;感染免疫介导学说;感染、遗传易感及细菌超抗原介导学说。其中第三种学说更为人们所接受。

2. 本病的发病机制尚不清楚,主要有超抗原学说和热激蛋白学说。

【临床表现】

一、症　状

1. 主要表现

(1)发热(>40℃)持续5~15天或更长,抗生素治疗无效。

(2)早期出现双侧非化脓性结膜炎。

(3)口腔炎症表现为唇部皲裂、杨梅舌、咽喉壁红斑样充血。

(4)皮疹多样,呈多形性或环形,或猩红热样皮疹。肛周皮肤发红、脱皮。

(5)手掌、脚底发红、硬性水肿。恢复期自指、趾端出现膜状脱屑。

(6)淋巴结(主要是颈部或腹股沟)肿大,可有压痛,质硬无波动感。

2. 心脏表现　病程第1~6周可出现心包炎、心肌炎、心内膜炎、心律失常等症状。约在发热10日后出现冠状动脉损害,也可发生于恢复期,表现为冠状动脉瘤或扩张。

3. 其他　可有间质性肺炎、无菌性脑膜炎、消化系统症状(腹痛、呕吐、腹泻、麻痹性肠梗阻、肝大、黄疸等)、关节痛和关节炎。

二、体　征

本病无特异性体征。当并发间质性肺炎时,早期肺部呼吸音降低,实变期可闻及散在或弥漫性的中细湿啰音。心率增快,出现冠状动脉损伤时更为明显,可闻及收缩期杂音、心动过速、奔马律、心音低钝。

【辅助检查】

1. 血液检查　周围血白细胞增高,以中性粒细胞为主,伴核左移,轻度贫血,血小板早期正常,第 2~3 周时升高。红细胞沉降率增快,C- 反应蛋白等急相蛋白、血浆纤维蛋白原和血浆黏度增高,血清转氨酶升高。

2. **免疫学检查** 血清 IgG、IgM、IgA、IgE 和血循环免疫复合物升高;总补体和 C_3 正常或增高。

3. **心电图** 早期示非特异性 ST-T 变化;心包炎时可有广泛 S-T 段抬高和低电压;心肌梗死时 S-T 段明显抬高、T 波倒置及异常 Q 波。

4. **胸部平片** 可示肺部纹理增多、模糊或有片状阴影,心影可扩大。

5. **超声心动图** 急性期可见心包积液,左室内径增大,二尖瓣、主动脉瓣或三尖瓣反流;可有冠状动脉异常,如冠状动脉扩张(3mm< 直径≤4mm 为轻度;4~7mm 为中度)、冠状动脉瘤(≥8mm)、冠状动脉狭窄。

6. **冠状动脉造影** 超声波检查有多发性冠状动脉瘤或心电图有心肌缺血表现者,应进行冠状动脉造影,以观察冠状动脉病变程度,指导治疗。

【诊断与鉴别诊断】

一、诊 断 标 准

(一)典型 KD 的诊断标准

发热 5 天以上,伴下列 5 项临床表现中 4 项者,排除其他疾病后,即可诊断为川崎病:

(1)四肢变化:急性期掌跖红斑,手足硬性水肿;恢复期指趾端膜状脱皮

(2)多形性红斑

(3)眼结合膜充血,非化脓性

(4)唇充血皲裂,口腔黏膜弥漫充血,舌乳头突起、充血呈草莓舌

(5)颈部淋巴结肿大

注:如 5 项临床表现中不足 4 项,但超声心动图有冠状动脉损害者,亦可确诊为川崎病。

(二)不完全性 KD 的诊断

1. 不明原因发热≥5 天,伴其他诊断标准 5 项中的 2 项或 3 项。

2. 婴儿(≥6 个月)除发热,仅有其他标准中的 1 项或 2 项者,进行心脏彩超检查,评价 ESR 及 CRP。

3. 早期肛周脱屑。

4. 血小板显著升高(7 天后),CRP、ESR 明显增加。

5. 超声心动图示有冠状动脉损害。

二、川崎病的分期

川崎病临床可分为急性期、亚急性期和恢复期。

1. 急性期 主要表现有：①高热，39~40℃，持续7~14天或更长；②双侧非化脓性结膜炎；③口唇部可见皮肤皲裂、杨梅舌、咽喉壁红斑样充血；④皮疹呈多形性或环形，或猩红热样，肛周皮肤发红、脱屑；⑤手掌、脚底发红、硬性水肿；⑥颈部淋巴结肿大，可有压痛，无化脓；⑦部分患儿出现心包炎、心肌炎、心内膜炎、心律失常等心脏受损；⑧可伴有间质性肺炎、无菌性脑膜炎、消化系统症状（腹痛、呕吐、腹泻、麻痹性肠梗阻、肝大、黄疸等）、关节痛和关节炎。

2. 亚急性期 可持续3周，其特征有关节炎、心脏病、皮肤脱屑、血小板增多。外周性血管炎、血管痉挛和血栓形成可导致肢体坏疽，尤其是婴幼儿及治疗较晚的患儿更易发生。

3. 恢复期 是指病程达3个月以上，此期实验室指标仍可异常，仍有患心脏病和因血栓形成导致猝死的可能。

三、鉴 别 诊 断

1. 西医 本病需与渗出性多形红斑、幼年特发性关节炎全身型、败血症、猩红热及传染性单核细胞增多症等疾病相鉴别。

2. 中医 主要与急性出疹性传染病如麻疹、烂喉痧等相鉴别。

【治疗】

一、一 般 措 施

1. 合理喂养，加强体育锻炼，增强体质，以防外邪入侵。
2. 饮食宜清淡新鲜，富有营养，补充足够水分。
3. 保持口腔清洁，适度卧床休息。
4. 密切关注病情变化，及时发现并发症。

二、中 医 治 疗

中医学理论认为，感受温热邪毒，循卫气营血传变是本病的主要病因病机。邪热炽盛，蕴于肺卫，迅速入里，气营两燔，耗伤津液，导致一个邪实或虚实夹杂的证候。因此，治疗上应重清里解表、凉营解毒之法，佐以养阴生津、益气活血之品。恢复期温热毒邪耗气伤阴，且小儿"阴常不足"，易出现津亏液少，气阴两虚的症状。

（一）辨证论治

1. 急性期与亚急性期的治疗

（1）卫气同病

主症：发病急骤,持续高热,微恶风,口渴喜饮,目赤咽红,手掌足底潮红,躯干皮疹显现,颈部臖核肿大,舌质红,苔薄,脉浮数。

治法：辛凉透表,清热解毒。

方药：银翘散加减。金银花、连翘、焦山栀、黄芩、玄参、薄荷(后下)、淡竹叶各 10g,桔梗各 6g,牛蒡子 15g,鲜芦根 30g,甘草 6g。高热烦躁者加生石膏(先煎)20g,知母 10g;淋巴结肿大者加浙贝、僵蚕各 10g;手足掌底潮红者加生地、丹皮各 15g;口渴唇干者加天花粉、麦冬各 15g;关节肿痛者加桑枝、虎杖各15g。(以 8 岁为例)

（2）气营两燔

主症：壮热不退,昼轻夜重,咽红目赤,唇赤干裂,烦躁不宁或有嗜睡,肌肤斑疹,关节痛,颈部臖核肿痛,手足硬肿,随后指趾端脱皮,舌质红绛,状如草莓,舌苔薄黄,脉数有力。

治法：清气凉营、解毒化瘀。

方药：清瘟败毒饮加减。水牛角 15g,生石膏(先煎)20g,丹皮、赤芍、知母、黄芩、栀子、玄参、生地各 10g,银花、连翘各 8g,甘草 3g。腹痛泄泻者加黄连 2g,木香 6g,苍术、焦山楂各 10g;颈部臖核增多明显者加夏枯草、蒲公英各10g。(以 8 岁为例)

（3）热盛阴伤

主症：壮热不退,斑疹密布,疹色赤紫可融合成片,唇红唇干破裂,口腔黏膜鲜红,双目红赤,颈部触及肿大淋巴结,四肢末肿胀发硬,皮肤干燥,心悸,胸闷,舌红起刺,苔光,脉细数无力。

治法：清热养阴生津。

方药：竹叶石膏汤加减。淡竹叶 10g,石膏(先煎)20g,麦冬 15g,西洋参10g,沙参 10g,丹参 10g,丹皮 10g,生地 10g,赤芍 10g,黄连 3g,甘草 6g。大便秘结加用生大黄 6g;热重伤阴者加麦冬、鲜石斛、鲜竹叶、生地各 10g。(以 8 岁为例)

2. 恢复期治疗

气阴两伤

主症：身热渐退,倦怠乏力,动辄汗出,咽干唇裂,口渴喜饮,指趾端脱皮或潮红脱屑,心悸,纳少,舌质红,舌苔少,脉细弱不整。

治法：益气养阴,清解余热。

方药：沙参麦冬汤加减。用沙参 10g,麦冬、玉竹、天花粉、生地、玄参、太子参、白术、扁豆各 8g,五味子 3g。纳呆加茯苓、焦山楂、焦神曲各 10g;低热不退加地骨皮、银柴胡、青蒿各 10g;大便硬结加瓜蒌仁、火麻仁各 8g;心悸、脉律不整、加用丹皮、丹参各 10g,黄芪 8g。(以 8 岁为例)

(二)特色专方

1. 解毒地黄汤　由连翘、水牛角、生地各 12g,丹皮、赤芍、川芎、当归、地龙各 6g,红花、桃仁、蝉蜕、乌梢蛇各 5g,黄连 4g 组成。水煎服,日 1 剂,连用 7~10 天。本方是刘弼臣教授治疗川崎病验方,用于气营两燔证。

2. 清热活血方　由水牛角(先煎)15g,石膏 20g,生地、丹参、丹皮、银花、连翘、板蓝根、川芎、赤芍、夏枯草、郁金各 10g,红花 6g,天花粉 15g 组成。本方是王俊宏教授临床经验方,用于气营两燔证。

(三)中成药

1. 清开灵注射液　由牛黄、郁金、黄连、黄芩、山栀、朱砂等组成。用法:每次 4~8ml 加入 5% 葡萄糖注射液 100ml 静滴,每日 1 次。用于急性期患者的辅助治疗。

2. 双黄连注射液(口服液)　含金银花、黄芩、连翘。用法:注射剂,每千克体重 1ml,加入生理盐水或 5% 葡萄糖注射液中,静脉滴注,每日 1 次;口服液,口服,每次 10ml,每日 3 次,可起到加强抗炎和抗病毒作用。

3. 复方丹参注射液　含丹参、降香。用法用量:用 4~10ml 加入 5%~10% 的葡萄糖注射液 100~250ml 内静脉滴注,每日 1 次。肌注每次 1~2ml,每日 1 次。可用于气营两燔、血热瘀阻型。

4. 生脉注射液　由红参、麦冬、五味子组成。用法:每次 10~20ml,用 5% 葡萄糖注射液 150~200ml 稀释后静脉滴注,每日 1 次。用于后期气阴两伤,见心悸、胸闷者。

(四)针灸治疗

选穴:头痛穴、降压穴、过敏穴、颈痛穴、胸痛穴、腹痛穴、升提穴。每日 1 次,平衡针刺,连续 3~5 日。具有良好的退热效果。

三、西 医 治 疗

1. 丙种球蛋白　每日 400mg/kg,2~4 小时内输入,连续 5 日。用于发病 10 日以内,早期静脉滴注。

2. 阿司匹林　每日 50~100mg/kg,分 3~4 次服,连续 14 天;以后减至每日 5mg/kg,顿服,直至红细胞沉降率、血小板恢复正常后。一般在发病后 6~8 周停药。

3. 糖皮质激素　对首次使用丙种球蛋白治疗无反应的患儿建议尽早应用,有反应者慎用。常用药物注射用甲泼尼龙注射 5mg/kg 用 3 天,退热后改为 2mg/kg，约 2 周后减量停药。亦可直接口服泼尼松 2mg/kg，退热后逐渐减量，用药 4~6 周。

4. 如有心源性休克、心力衰竭及心律失常者，予以相应治疗。

5. 介入及外科手术治疗：主要针对巨大冠状动脉瘤（CAA）并血栓形成；对有严重心肌梗死而导致心脏功能不全的患儿，可考虑心脏移植。

【特色疗法评述】

1. 目前西医治疗本病缺乏特异性，以对症处理为主，近年来随着中医学现代研究的发展，中医辨证治疗川崎病急性期疗效显著。

2. 本病中医属"温病"范畴，主要病机为热入营分，阻滞血脉，耗伤阴津，导致气阴两伤；其病变主要在心、脾二经；治疗以清热解毒凉血为原则。利用中医温病中的卫气营血辨证加以分析辨证施治，本病的急性期，表现为持续高热、口干渴、双眼结膜充血、皮疹、口唇干红皲裂、杨梅舌、脉数。属于中医气血两燔，在西医治疗的同时，应用白虎汤治疗，经临床对照，在缓解症状、抑制炎症反应、缩短病程、减少冠状动脉瘤和血栓的形成、减少西药的用量及疗程，从而减少其副作用等方面发挥了显著的优势，在临床上取得满意的疗效，值得推广应用。中药通过调节机体免疫系统，可降低川崎病急性期过度的炎性反应，同时预防血栓形成，充分发挥了中医药整体调控和多因素调节的优势。一些中医辨治川崎病的临床报道也取得了令人瞩目的效果。同时急性炎症的有效控制，也有效减少患儿后期心脏病的发病危险。并有研究发现，中医药治疗本病具有一定的优势，能够快速缩短主要症状和体征消失的时间，有利于升高的白细胞、血小板、红细胞沉降率、C- 反应蛋白的恢复。调节免疫异常、促进血栓消散，减轻心脏损害及控制并发症。西医联合应用免疫球蛋白（IVIG）和阿司匹林（ASA）是治疗 KD 的首选治疗方案，具有作用明确，疗效迅速的特点，能减少冠状动脉病变（CAL）的发生。

但是，川崎病的中医研究也存在诸多的不足，缺乏统一的诊断和疗效评定标准，存在样本量少、科研设计不严谨、缺乏更具体的量化指标等问题，难以科学、准确地评定其临床效果；中药剂型以口服汤剂为主，儿童依从性较差。建议今后加强中医诊疗规范、研究设计、剂型以及其他疗法（如熏洗、灌肠）的研究，以更好发挥中医药在川崎病治疗中的优势。

【主要参考文献】

1. 汪受传. 中医儿科学［M］. 北京：中国中医药出版社，2002.

2. 沈晓明,王卫平.儿科学[M].7版.北京:人民卫生出版社,2008.

3. 董永绥.儿科免疫学[M].武汉:湖北科学技术出版社,1998.

4. 杨锡强.儿童免疫学[M].4版.北京:人民卫生出版社,2001.

5. 张晓梅,孙景辉.川崎病诊治进展[J].实用儿科临床杂志,2011,26(1):52-55.

6. 申广生,赵霞,王文革.川崎病中医研究概述[J].吉林中医,2010,30(6):550-552.

7. 卢燕,龚方戚.川崎病病因及发病机制研究进展[J].国际儿科学杂志,2009,36(4):351-354.

8. 陈新民.川崎病的诊断治疗现状[J].实用儿科临床杂志,2008,23(9):719-720.

9. 罗泽民,樊映红,刘德.不完全川崎病的早期诊断和临床特征[J].实用儿科临床杂志,2011,26(9):671-673.

10. 夏珣,鹿玲.101例儿童川崎病临床分析[J].安徽医科大学学报,2012,47(3):302-304.

11. 黄敏,杨晓东.不完全川崎病的诊断与治疗[J].实用儿科临床杂志,2008,23(1):76-78.

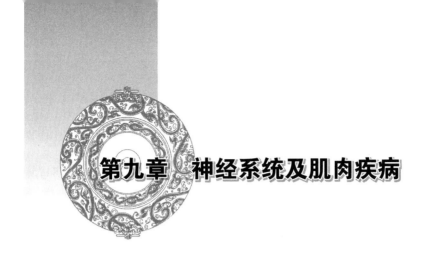

第九章 神经系统及肌肉疾病

第一节 癫 痫

癫痫是由多种原因引起的一种脑部慢性疾患,其特征是脑内神经元群反复发作性过度放电引起突发性、暂时性脑功能失常。临床以突然仆倒,昏不知人,口吐涎沫,两目上视,四肢抽搐,惊掣啼叫,喉中发出异声,发过即苏,醒后一如常人为特征。癫痫的发病率为3‰~6‰,大多数患者起病于儿童时期,以4岁以上年长儿较为多见。每次发作均起病突然,持续短暂,恢复较快,但有时可呈持续状态。患儿平时可无异常,但易反复发作,呈持续状态者预后不良,部分患儿可有智能落后。

根据本病的临床表现,一般将其归类于中医学痫证、癫病、癫疾、癫痫,中医学的癫痫是西医学癫痫病中的一个类型,即全身强直—阵挛发作。近年来治疗癫痫的西药不断涌现,对患者肝脏损害及认知功能影响与原来该类药物相比相对较小。中医药治疗癫痫以其疗效显著、毒副作用较低而著称,尤其是有些药物具有改善患儿认知功能的作用,对于癫痫伴有智力障碍的患儿,还有增智作用。

【病因病机】

一、中 医

癫痫的病因有顽痰内伏、暴受惊恐、惊风频发、外伤瘀血等。外感发热、情绪紧张、过度疲劳、声光刺激等,则可诱发本病。

1. **先天因素** 小儿癫痫与遗传有关,孕期受惊,气血逆乱,出生后可发生本病。先天元阴不足,肝木克土伤心,小儿在生后2~3月,即可发生癫痫。

2. **顽痰阻窍** 小儿脾运不健,水谷精微不能化生气血,凝聚为痰,阻塞经络,上逆窍道,脏腑气机升降失常,阴阳不相顺接,清阳蒙蔽而发作。

3. **血滞心窍**　产时手术损伤,或跌仆脑部受伤,血络受损,瘀血停积,血滞心窍,孔窍不通,以致神明失守,昏乱不省人事,筋脉失养,出现抽搐而发病。

4. **惊后成痫**　古人说"惊风三发便痫成",惊风重症,反复发作,风邪与痰浊互结,阻塞心窍,横窜经络,后遗成痫,因而时发时止,形成癫痫。

总之,本病的发生多为内外诸因导致风痰上涌,邪阻心窍,内乱神明,外闭经络而致。其病位在心、肝、脾、肾四脏。因痰有聚散,风有动静,故发作无常。频发日久,气血受伤,肝肾之气亏损,证属虚候,则难以控制及治愈。

二、西　　医

本病西医学亦称癫痫,根据病因不同分为三类:特发性癫痫(原发性癫痫),指除遗传因素外不具有其他病因的癫痫;症状性癫痫(继发性癫痫),指由已知病变引起的癫痫;隐源性癫痫,指尚未找到确切病因,但疑为症状性癫痫。若癫痫发作只有在一定的诱因存在时才表现出来,称为反射性癫痫。引起癫痫的病因主要与遗传、脑部病变或代谢异常有关。

【临床表现】

典型者可分三期,即强直期、阵挛期和惊厥后期,小儿发作常不典型。发作时意识突然丧失,全身肌肉强直收缩;也可尖叫一声突然跌倒、呼吸暂停、面色发绀、双眼上翻、瞳孔散大、四肢躯干强直,有时呈角弓反张状态;持续数秒至数十秒钟进入阵挛期,出现全身节律性抽搐,持续 30 秒或更长时间逐渐停止。阵挛停止后患儿可有尿失禁。发作后常表现为头痛、嗜睡、乏力,甚至在完全清醒前可出现自动症,称之为发作后状态。

癫痫持续状态　癫痫发作连续 30 分钟以上,或反复发作持续 30 分钟以上、发作间意识不恢复者。持续状态以癫痫大发作最多,有持续性强直或阵挛性抽动。复杂部分性癫痫可有非抽动性持续状态,如持续自动症、感情行为异常等,处于意识蒙眬状态。Lennox—Gastaut 综合征持续状态表现为持续性非典型失神和眼肌阵挛,智力显著下降。癫痫持续状态在原有癫痫的病儿发生者多由于突然停药、药物中毒或其他诱发因素(如高热等)导致。在原无癫痫的病儿,则多因各种因素导致脑部病变所致,高热惊厥也可发生持续状态。各种原发性、全身性癫痫发生持续状态的概率较少。

【辅助检查】

1. **脑电图检查** 脑电图是诊断癫痫和确定发作类型的客观指标之一，如果出现棘波、尖波、棘慢波、尖慢波、多棘慢波等痫性放电，对癫痫的诊断有重要意义，但是在癫痫患儿发作间期常规脑电图近40%接近正常。1次正常脑电图不能排除癫痫，必要时可做动态脑电图（AEEG）或录像脑电图（video-EEG）。

2. **影像学检查** CT和MRI可发现脑结构异常，凡有局灶性症状体征、抗癫痫治疗效果不好或进行性恶化或有颅内压增高症状者，均应及时做CT或MRI检查，以明确病因。

3. **其他实验室检查** 根据需要可选做遗传代谢病筛查、基因分析、染色体检查、血生化、脑脊液检查等。

【诊断与鉴别诊断】

一、诊断要点

1. 主症：①猝然仆倒，不省人事；②四肢抽搐，项背强直；③口吐涎沫，牙关紧闭；④目睛上视；⑤瞳仁散大，对光反射迟钝或消失；⑥或表现为发作性愣神，失语，精神失常，激怒狂笑，头痛、腹痛等症。

2. 反复发作，可自行缓解。

3. 急性起病，经救治多可恢复，若日久频发，则可并发健忘、痴呆等证。

4. 病发前常有先兆症状，发作可有诱因。

5. 脑电图异常，表现有棘波或尖波、棘慢或尖慢复合波、高幅阵发性慢波等癫痫波型。

6. 继发性癫痫的病因诊断，可依据病史、体检、神经影像学检查等分析，必要时可进行代谢病筛查及脑脊液、染色体、血生化等检查。

主症中有①、②、⑤，并具备2、3两项条件者，结合先兆、诱因、脑电图等方面的特点，即可确定诊断。

二、鉴别诊断

本病应与高热惊厥、婴儿手足搐搦症、晕厥、癔病性发作、睡眠障碍、习惯性阴部摩擦、多发性抽动症等鉴别。

【治疗】

一、一般措施

1. 控制发作诱因,如高热、惊吓、紧张、劳累、情绪激动等。发作期间禁止玩电子游戏机、看恐怖影视剧。

2. 嘱咐患儿不要到水边、火边玩耍,或持用刀剑锐器,以免发生意外。

3. 抽搐时,切勿强力制止,以免扭伤筋骨,应使患儿保持侧卧位,用纱布包裹压舌板放在上下牙齿之间,使呼吸通畅,痰涎流出,避免咬伤舌头或发生窒息。

4. 抽搐发作后,往往疲乏昏睡,应保证患儿休息,避免噪声。

二、中医治疗

(一)辨证论治

1. 惊痫

主症:起病前多有受惊恐史,发作前心中惊恐,发作时吐舌惊叫大啼,恍惚失魂,惊惕不安,面色时红时白,原地转圈,舌苔薄白,脉弦滑。

治法:镇惊安神。

方药:镇惊丸加减。茯神 10g,枣仁 10g,珍珠(研末冲服)15g,辰砂(分冲)2g,石菖蒲 10g,远志 10g,钩藤 15g,胆南星 10g,天竺黄 10g,水牛角(先煎)15g,麦冬 10g,黄连 3g,甘草 3g。诸药合用,共奏镇惊安神之功。发作严重者,加全蝎 3g,蜈蚣 2 条,僵蚕 8g,熄风止痉;心神不安者,加磁石 15g,琥珀(分冲)3g,镇惊安神;痰多胸闷者,加川贝母 5g,砂仁(后下)3g,化痰宽胸;头痛明显者,加天麻 5g,菊花 10g,白芍 12g,平肝潜阳;口干舌红者,加生地 10g,龟板(先煎)10g,养阴清热。(以 8 岁为例)

2. 痰痫

主症:发作时突然跌仆,神志模糊,痰涎壅盛,喉间痰鸣,口吐痰沫,抽搐不甚,或精神恍惚而无抽搐,瞪目直视,呆木无知,舌苔白腻,脉弦滑。

治法:豁痰开窍。

方药:涤痰汤加减。橘红 10g,半夏 6g,胆南星 6g,石菖蒲 3g,远志 10g,枳实 10g,竹茹 10g。抽搐频繁者,加天麻 5g,钩藤 10g,全蝎 3g,熄风止痉;精神恍惚者,加珍珠母(先煎)15g,灵磁石(先煎)10g,重镇安神;痰涎壅盛加白金丸祛痰解郁;纳呆、腹胀加神曲 10g,莱菔子 6g,消食导滞;神疲乏力加党参 10g,白术 10g,茯苓 10g,健脾益气。(以 8 岁为例)

3. 风痫

主症:发作前头昏眩晕,发作时昏仆倒地,人事不知,四肢抽搐,颈项强直扭转,两目上视或斜视,牙关紧闭,面色红赤,脉弦滑,苔白腻。

治法:熄风止痉。

方药:定痫丸加减。羚羊角粉(另吞服)0.3g,天麻6g,全蝎3g,钩藤10g,蝉蜕5g,石菖蒲5g,远志10g,川贝3g,胆南星6g,半夏6g,竹沥10g,琥珀(分冲)3g,辰砂(分冲)2g,茯神10g。抽搐不止加蜈蚣2条,僵蚕8g,熄风定痉;心神不安加磁石10g,龙齿10g,镇惊安神;痰鸣吐涎,苔厚白腻加陈皮5g,郁金10g,行气化痰;烦躁不安加黄连1.5g,山栀5g,竹叶10g,清心降火;头痛明显加龙胆草10g,菊花10g,清肝泻火。(用药以8岁患儿为例)

4. 瘀血痫

主症:多有外伤及产伤史,发作时头晕眩仆,昏不知人,四肢抽搐,头部刺痛,痛处固定,面唇青紫,形体消瘦,肌肤枯燥色黯,大便干结,舌黯有瘀斑,脉细涩。

治法:化瘀通窍。

方药:通窍活血汤加减。桃仁8g,红花6g,川芎8g,赤芍10g,麝香0.2g,全蝎3g,地龙10g,生姜9g,老葱3节,红枣5枚。频频发作不止者,酌加失笑散行瘀散结;抽动乏力,发作后肢体软弱无力加党参10g,黄芪10g,健脾益气;流涎苔腻加半夏6g,陈皮5g,燥湿化痰。(以8岁为例)

5. 脾虚痰盛

主症:癫痫发作频繁或反复发作之后,神疲乏力,面色无华,时作眩晕,食欲欠佳,大便稀薄,舌质淡,苔薄腻,脉濡缓。

治法:健脾化痰。

方药:六君子汤加味。人参10g,白术10g,茯苓10g,陈皮5g,半夏6g,枳实10g,远志10g,天麻5g,钩藤10g,白芍10g,甘草3g。抽搐明显者,加僵蚕8g,全蝎3g,熄风止痉;大便稀薄者,加山药10g,扁豆6g,藿香6g,健脾燥湿;纳呆食少者,加焦山楂10g,砂仁(后下)3g,醒脾开胃。(以8岁为例)

6. 脾肾两虚

主症:发病年久,屡发不止,瘛疭抖动,神疲乏力,少气懒言,时有眩晕,智力迟钝,腰膝酸软,四肢不温,睡眠不宁,大便溏薄,舌质淡,舌苔白,脉沉细无力。

治法:补益脾肾。

方药:河车八味丸加减。紫河车10g,鹿茸3g,茯苓10g,山药10g,泽泻6g,生地黄10g,五味子6g,麦冬10g,牡丹皮10g,附子3g,肉桂6g。抽搐频繁者加鳖甲(先煎)10g,白芍10g,滋阴潜阳熄风;智力迟钝者,加益智仁10g,石

蒲5g,补肾开窍;大便稀溏者,加炮姜3g,扁豆10g,温中健脾。(以8岁为例)

(二) 特色专方

1. **止痫片** 由南星、葛根各3.5kg,礞石5kg,橘红、钩藤、珍珠母各4kg,全虫、天虫各1.5kg,乳香、没药各2kg,黄芩3kg,蜈蚣50条组成。制成0.5g片剂。用法:3~4片/次,每日3次,3个月1疗程。本方是刘新武方,功能祛痰熄风,解肌止痫为主,可用于癫痫或风痰混合痫或风痫。但少数患者服药后有恶心、头晕等反应,无需停药,可对症处理。

2. **白石丸** 由石菖蒲10kg,白僵蚕3kg组成,蜜为丸,每丸含药石菖蒲5g,白僵蚕1.6g。用法:儿童每次0.5~1丸,每日3次,3个月1疗程。本方是李作田经验方。功能熄风化痰,醒神开窍,主治风痫、痰痫与惊痫。

3. **五虫丸** 由全蝎、蜈蚣、乌蛇、僵蚕、地鳖虫各等分组成。共研极细面,蜜为丸,每丸重5g。用法:小于5岁每次服5g,6~10岁10g,成人15g,每日服2次。15日为1疗程,可以连续服用2~3个疗程。本方是张华方经验方,功能熄风止痉,治风痫为宜。

4. **痫定散** 由粉葛、郁金、木香、香附、丹参、南星各30g,白胡椒(7岁以下不用)、白矾、朱砂各15g组成。共研细面。用法:7岁以下每次1.5g,7~15岁3g,16岁以上7g,每日服2次。30日为1疗程,有效者停10日后续服1疗程。本方是刘天峰经验方,功能行气化痰为主,佐用活血安神法,主治痰痫。个别患者服药初期症状加重,但继续服用可获效。剂量过大时有恶心、胃灼热感,进食后可减轻。

5. **痫风散** 由熊胆、白矾、牛黄各6g,炙蜈蚣、炙僵蚕、朱砂各10g,炙全蝎、制半夏、马宝、橄榄、郁金各18g,生大黄30g组成,混匀。共研细末。用法:休止期日服1次,发作时日服2次,每次服6g,轻者半量,重者用1~3倍用量。本方是唐文轩经验方,功能涤痰熄风,宣窍定痫,对痰、热、惊、风诸痫均宜,但方中之熊胆、马宝、牛黄均稀有之物。

6. **磁朱白金散** 由磁石(研细水飞)60g,朱砂(研细水飞)30g,明白矾30g,郁金60g,清半夏60g,生赭石60g组成。上药共研为细末。1~3岁,每服0.9~1.8g;3~6岁小儿,每服1.2~2g;6~9岁小儿,每次服用1.5~3g;9~12岁小儿,每次服1.8~6g。日服3次,开水送下。本方是贾方经验方。用于惊痫属肝火痰浊,扰动心神者,症见惊惕不安,面色乍红乍白,吐舌惊悸,抽搐烦躁,脉弦或忽大忽小,指纹青。

(三) 中成药

1. **医痫丸** 由生白附子、制天南星、制半夏、猪牙皂、僵蚕、制乌梢蛇、蜈蚣、全蝎、白矾、雄黄、朱砂组成。每袋3g。成人剂量:开水冲服,每服3g,1日2~3次。用于惊痫。

2. 羊痫风丸 由白矾、郁金、煅金礞石、全蝎、黄连、乌梅组成。每 100 粒 6g。成人剂量每服 6g,1 日 1~2 次;儿童每服 1.5~3g,1 日 1 次。用于痰痫。

3. 朱砂安神丸 由朱砂、黄连、地黄、当归、甘草组成。小蜜丸每丸 9g,水 蜜丸每丸 6g。每服 1.5~3g,1 日 2 次。用于惊痫证。

4. 癫痫白金丸 由郁金、明矾组成。每服 3g,1 日 2 次,饭前服用。用于 痰痫证。

5. 镇痫片 由牛黄、朱砂、石菖蒲、广郁金、胆南星、红参、甘草、珍珠母、 莲子心、麦冬、酸枣仁、茯苓、远志组成。成人剂量:每服 3~4 片,1 日 3 次,饭 前服用。儿童酌减。用于痰痫证。

(四)针灸疗法

1. 体针 实证取人中、十宣、内关、涌泉,针刺,用泻法;虚证取大椎、神门、 心俞、丰隆、合谷,针刺,平补平泻法;并灸百会、手三里、足三里。均隔日 1 次。

2. 癫痫持续状态,针刺取穴 ①内关、人中、风府、大椎、后溪、申脉。②长 强、鸠尾、阳陵泉、筋缩。③头维透率谷、百会透强间。

3. 耳针 取脑点、神门、心、脑干、皮质下、肝、肾,每次 2~4 穴,强刺激,留 针 20~30 分钟,或埋针 3~7 天。

(五)其他特色疗法

1. 推拿疗法 分阴阳,推三关,退六腑,推补脾土,推肺经天门入虎口,运 八卦,赤风摇头,揉中清,捏总筋,捏揉行间,掐揉昆仑。

2. 埋线疗法 常用穴:大椎、腰奇、鸠尾。备用穴:翳风。每次选用 2~3 穴,埋入医用羊肠线,隔 20 日 1 次,常用穴和备用穴轮换使用。

3. 外治疗法 吴茱萸敷贴:将生吴茱萸研细末,加冰片少许,取生面粉适 量,用凡士林调为膏状。贴敷时,先将吴茱萸涂在穴位上,覆盖纱布块,外用胶 布固定(夏季纱布块宜小,透气好)。风痫者以吴茱萸敷神阙穴,痰痫者敷脾 俞穴,惊痫者敷肝俞穴,其他或混合发作型以贴神阙为主,另可任选肝俞、脾俞 之一。并根据症状适当加穴,如痰多加膻中,夜晚多发加涌泉,热重者加大椎。 隔日 1 次,每次 12 小时(从晚 8 时到早 8 时为佳)。治疗 1 个月为 1 疗程,连 续治疗 12~16 个疗程。

三、西 医 治 疗

(一)一般治疗

要使患儿家长、学校和社会正确认识癫痫,帮助患儿树立信心,坚持正规 治疗。合理安排患儿生活与学习,避免一切诱发因素,注意安全。

(二)病因治疗

对症状性癫痫的某些可治性病因,如颅内占位、代谢异常等应及时治疗。

（三）药物治疗

癫痫明确诊断后应尽早给予抗癫痫药物，根据发作类型正确选择药物，尽量选择采用单药治疗，但对于难治性癫痫患儿，有时需联合用药。用药应先从小剂量开始，逐渐增加，直到达到临床疗效为止。服药要规律，疗程要长，停药过程要慢。在治疗过程中，应定期复查血常规、尿常规、肝肾功能等。

常用抗癫痫药物有：①传统抗癫痫药物：苯巴比妥、丙戊酸、卡马西平、苯妥英钠、氯硝西泮等。②抗癫痫新药：托吡酯、拉莫三嗪、氨己烯酸、奥卡西平、加巴喷丁等。

（四）癫痫持续状态

1. 原则 ①尽快控制发作；②保持呼吸道通畅；③保护脑和其他重要脏器功能，防治并发症；④病因治疗；⑤发作停止后，给予抗癫痫药以防再发。

2. 控制发作

（1）首先给予苯二氮䓬类快速止惊药物。地西泮 0.25~0.5mg/kg 静脉注射，必要时 20 分钟后可再用，24 小时内可用 2~4 次。氯硝西泮每次 0.01~0.06mg/kg 或咪达唑仑 0.1~0.2mg/kg 缓慢静脉注射。

（2）苯妥英钠：可首先给予负荷量 15~20mg/kg，分 2 次静脉注射（每分钟 <1mg/kg）；24 小时后改为维持量 5mg/（kg·d）。

（3）苯巴比妥：负荷量 20mg/kg，分次静脉注射（速度每分钟 <50mg）或肌注，24 小时后改为维持量 3~5mg/（kg·d）。

（4）其他：还可用 10% 水合氯醛 0.5mg/kg 稀释灌肠；也可用丙戊酸钠静脉注射。若仍不能控制，可在备好气管插管和辅助呼吸设备的情况下使用硫喷妥钠等麻醉药物。

【特色疗法述评】

1. 按 WTO 关于健康的新概念，癫痫治疗的最终目的应是在控制发作的同时提高患者的生活质量，对于儿童患者来说，改善认知和行为是提高生活质量的重要环节。抗癫痫药的认知功能损害一直是临床医生所关注的问题，目前约 75% 的癫痫患者需要抗癫痫药来控制痫性发作，而抗癫痫药对认知功能的损害不同程度地影响了患者的生存质量及其对药物的依从性。中医药从整体观念出发，强调辨证论治，重在抗痫的基础上，改善认知功能，抗痫与益智并举，开发有效中药新药，是中医药治疗小儿癫痫的特色优势所在，也可以弥补西医治疗的不足之处。

2. 近 20 年来，临床医生意识到了不同类型的癫痫有不同的病因，需要不同的方法进行治疗。功能磁共振、CT、正电子发射电子计算机断层扫描、单光子发射电子计算机断层扫描、视频脑电图、动态脑电图的广泛应用不仅使医务人员对癫痫定位有了更多的把握，而且对癫痫的病因也有了更为深刻的认识。分子生物学的应用使许多形态学检查没有异常发现的"原发性"或"隐源性"癫痫的病因在基因水平找到了新的答案。

3. 癫痫发作前常有先兆，如头昏胸闷、心慌眼花、肢麻恐惧等。发作时症状有轻有重。轻者，意识丧失时间短，抽搐轻微或无，面色苍白，或突然动作停止，或短暂两目上视、眨眼、点头、咀嚼动作；重者，意识丧失时间长，抽搐涎涌，惊叫啼哭，小便自遗，频繁发作。一般初起较轻，如反复发作，正气渐衰，痰结不化，愈发愈频而正气愈虚，症情逐渐加重。发作时局部抽动多属风痰中络；全身抽动多属肝风煽动；面色青紫，舌黯红，脉涩为瘀血阻络；面色时红时白，脉弦滑乍大乍小为惊恐气乱；痰鸣气粗，舌红苔黄腻为痰火偏盛；痰鸣流涎，舌苔白腻为痰湿偏盛。平素面色萎黄为脾胃虚弱；面色晦黯为肝肾阴虚；面色苍白为心脾两虚；面色潮红为阴虚火旺；小便黄少，心烦少寐，舌红为心肝有热；纳少脘痞，多寐少动，舌质胖嫩，苔腻为脾虚有痰；小便清长，四肢不温，舌淡为气阳不足。癫痫的治疗，宜分标本虚实。发作时以实证为主，宜先治其标，治疗原则为涤痰熄风，镇惊开窍。因惊所致者，治以镇惊安神；因风所致者，治以熄风定痫；因痰所致者，治以涤痰开窍；瘀血所致者，治以化瘀通窍。发作控制后，正气虚馁，宜治其本，多以健脾化痰，调气补血，养心益肾为主，固本培元。要坚持长期、规律服药，以图根治。

【主要参考文献】

1. 薛辛东. 儿科学[M]. 2版. 北京：人民卫生出版社，2010.

2. 汪受传. 中医儿科学[M]. 2版. 北京：人民卫生出版社，2008.

3. 汪受传，俞景茂. 中医儿科临床研究[M]. 北京：人民卫生出版社，2010.

4. 刘新武，李凤学，张敏，等. 止痫片对152例癫痫的治疗观察[J]. 河北医药，1981(1)：10-11.

5. 张华. 五虫丸治疗癫痫[J]. 江苏中医，1982(3)：21.

6. 刘天峰. 秘方"痫定"治疗癫痫48例[J]. 湖北中医杂志，1981(5)：48-49.

7. 唐文轩. "痫风散"治愈癫痫22例[J]. 江苏中医，1981(4)：11.

第二节　脑性瘫痪

小儿脑性瘫痪（简称脑瘫）是指从出生前到生后的脑发育早期阶段，各种原因所致的非进行性脑损伤及发育缺陷。主要表现为永久性中枢性运动障碍和姿势异常,可伴有智力低下、癫痫、精神行为异常、语言听力障碍及关节脱位等。其发病率国外报道为 1.2‰～2.5‰ 活婴,我国 1995～1997 年江浙部分地区7 岁以下小儿脑瘫(CP)患病率为 1.5‰～1.8‰。脑瘫患儿中,男孩多于女孩,男：女在 1.13：1 至 1.57：1 之间。随着围产期保健的广泛开展、急救医学的迅速发展,危重新生儿抢救成功率的不断提高,小儿脑瘫的发病率正呈现逐年上升的趋势,目前已成为儿童主要的致残原因,越来越受到人们的重视。

中医学中无特定的病名与本病相对应,根据本病的临床表现,一般将其归类于中医学五迟、五软、五硬。中医疗法从古至今一直广泛应用于瘫痪性疾病,其优势在于体现出中医的脏腑辨证与经络辨证相结合的辨证论治与整体康复理念。传统中医疗法针灸、推拿、中药内外治等可以纠正异常姿势,改善运动障碍,而且中医疗法还能够有效地改善患儿的体质,增强免疫力,为患儿的康复训练打下良好的基础。

【病因病机】

一、中　医

小儿脑瘫的病因主要为先天禀赋不足和后天失养。因人赖父母精血而成形,与父母体质、父母年龄、多孕多产、双胎有密切关系,因为其父母精血不充,成胎之时浇灌不足,受胎之后,气血难以长成,出生后身体怯弱,肝血肾精不充,筋骨失养而痿弱,以至瘫痪。产时及产后由于初生不啼、小产、感邪等因素造成瘀血、痰浊阻于脑络,以致脑髓失其所用,发而为病。

1. **肝肾亏虚**　肾藏精,肝藏血,精血同源,共滋脑髓。若肝肾精血不足,则脑髓空虚,出现痴呆、失语、失明、失听、智力发育迟缓等症状。肝主筋,肾主骨生髓,筋骨失养,则出现肢体不自主运动,手足震颤,动作不协调等症状。

2. **脾肾两亏**　脾主运化,主四肢肌肉;肾主骨生髓。若胎儿先天禀赋不足,肾精亏虚,后天脾胃运化功能失职,则筋骨、肌肉失养,可出现头项软弱不能抬举,口软唇弛,吸吮咀嚼困难,肌肉松软无力等症状。

3. **肝强脾弱**　肝主筋,脾主肌肉四肢,脾胃虚弱,土虚木亢,肝木亢盛,则出现肢体强直拘挛,肢体强硬失用,烦躁易怒。木旺乘土,使脾土更虚,导致肌肉瘦削等症。

4. **痰瘀阻滞**　痰湿内盛,蒙蔽清窍,则见智力低下;病程迁延,脉络不通,瘀阻脑络,气血运行不畅,脑失所养,则毛发枯槁,肢体运动不灵,关节僵硬。

总之,"脑为髓之海","脑主神明",髓海充实,方能职司神明。"肾藏精,主骨生髓","肝藏血,主筋","脾为后天之本,主肌肉四肢",因此,小儿脑瘫的发病与肝、脾肾关系密切,三脏功能失调则能损伤脑髓,导致本病的发生。

二、西　医

(一)病因

本病的致病因素较多,有的患儿可能是多种因素造成的。约有 1/3 的病例目前临床上难以确定原因。一般可将病因分为 3 类:

1. **出生前因素**　大致分为:①母体因素。母亲孕期大量吸烟、酗酒、理化因素、妊娠期感染、先兆流产、用药、妊娠中毒症、外伤、风湿病、糖尿病、胎儿期的循环障碍、母亲智力落后、母体营养障碍、重度贫血等。近年来,临床与流行病学资料都证实脑室周围白质软化(PVL)是脑瘫的一个重要危险因素,而感染是导致 PVL 发生的原因。②遗传因素。近年来研究认为,遗传因素对脑瘫的影响很重要,双胞胎同时患脑瘫、家族中已经有脑瘫患儿再发生脑瘫的概率偏高。单纯共济失调型脑瘫与常染色体隐性遗传有关,部分痉挛型双瘫、偏瘫患儿具有遗传倾向。

2. **围生期因素**　主要有:①患脑瘫的危险性随着出生体重偏离同胎龄标准体重的程度而增加,低出生体重儿或巨大儿患脑瘫的概率可高于正常体重数十倍。②早产是目前发现患脑瘫的最重要因素之一。③胎盘功能不全,缺氧缺血等被认为与脑瘫有关。

3. **出生后因素**　主要有:新生儿惊厥、呼吸窘迫综合征、吸入性肺炎、败血症、缺氧缺血性脑病、颅内出血、脑积水、胆红素脑病以及脑部感染、低血糖症、脑外伤等都被认为是脑瘫的危险因素。

(二)病理

其病理变化与病因有关,可见各种畸形与发育不良。但最常见的还是不同程度的大脑皮质萎缩和脑室扩大,可有神经细胞减少及胶质细胞增生。脑室周围白质软化变性,可有多个坏死或变性区及囊腔形成。胆红素脑病可引起基底节对称性的异常髓鞘形成过多,成为大理石状态。出生时或出生后的损伤以萎缩、软化或脑实质缺损为主。

【临床表现】

脑性瘫痪主要表现为运动功能障碍,还常伴有精神发育异常、感知觉异常以及其他神经征。

1. **运动功能障碍**　脑性瘫痪的运动异常表现复杂多样,但多数存在以下 4 种表现。

（1）运动发育落后、主动运动减少：运动发育落后先表现在粗大运动，随着儿童运动的发育逐渐觉察到精细运动的异常，协调性差。脑瘫患儿主动运动明显减少，更少见双侧协调交替运动，常常只用一只手抓物；一手持物后，另一只手高度紧张，运动减少，甚至不能再做其他随意运动。

（2）肌张力异常：多数脑性瘫痪表现为肌张力增高，但在不同发育阶段肌张力表现有所不同。

（3）姿势异常：表现多样，与肌张力异常、原始反射消失延迟以及异常牵张反射有关。

（4）反射异常：表现为深反射（膝反射、肱二头肌反射、跟腱反射等）活跃或亢进，有时还可引出踝阵挛及巴宾斯基（Babinski）征。此外，还表现为原始反射延缓消失、保护性反射减弱或延缓出现。

2. 其他功能异常　视脑损害的部位不同，脑性瘫痪可有一种或几种其他脑功能异常，但这些异常并非脑性瘫痪必备的表现。

3. 临床类型

（1）按肌张力分类

1）痉挛型：为最常见的类型，占全部脑瘫病人的 60%~70%。病变累及锥体束系统，肌张力明显增高，肢体活动受限。上肢常表现为肘关节屈曲内收，握拳。下肢常表现为大腿外展困难，常双下肢呈交叉状，足跖屈曲，跟腱挛缩，腱反射亢进，踝阵挛阳性，巴氏征阳性。

2）手足徐动型：约占全部脑瘫病例的 20%，病变累及锥体外系统，表现为难以用意志控制的不自主运动，紧张时或作定向运动时，不自主、不协调的无效运动增多；安静时异常动作减少。肌张力呈齿轮状增高，单纯手足徐动型脑瘫腱反射不亢进，不表现巴氏征阳性。

3）强直型：较少见。主要为锥体外系受损表现，肌张力呈铅管状或齿轮状增高，腱反射不亢进。

4）共济失调型：少见。表现为小脑症状，眼球震颤，指鼻不能，步态不稳。

5）震颤型：很少见。表现为四肢震颤，多为静止震颤。

6）肌张力低下型：虽然肌张力低下，但腱反射可引出，甚至亢进。

7）混合型：以上两种或两种类型同时在一个患儿身上出现。以痉挛型与手足徐动型同时存在最为多见。

（2）按瘫痪部位分类

1）四肢瘫：四肢及躯干均受累，上下肢瘫痪严重程度近似。

2）双瘫：双下肢受累较重，上肢及躯干较轻，与四肢瘫无严格界限。

3）截瘫：表现为双下肢瘫痪，而上肢及躯干正常。

4）偏瘫：一侧肢体及躯干受累，上下肢受累程度可不相等。

5）双重性偏瘫：四肢均受累，以双上肢重，且左右侧严重程度不一致。

6）三肢瘫：表现为三个肢体受累。

7）单瘫：单个肢体受累，以下肢多见。

【辅助检查】

一、影像学检查

1. **头颅 CT**　头颅 CT 在脑性瘫痪诊断中应用最广，阳性率也较高。主要异常表现有不同程度脑室扩大、脑萎缩、高及低吸收区、颅内出血、硬膜下积液、外部性脑积水、纵裂沟增宽、透明隔囊肿及各种脑畸形如脑裂、脑穿通、无脑回等。

2. **磁共振（MRI）**　MRI 能准确地反映出脑性瘫痪患儿病变的解剖部位、范围及与周围组织的关系，其显示病变程度较 CT 更为敏感且无放射性损伤，特别是对脑白质病变及各种脑先天畸形的诊断更具有特异性。

3. **头颅超声**　婴幼儿前囟未闭，这为超声检查提供了一个窗口。头颅超声检查优点是对脑室改变较灵敏。对脑室周围白质软化的诊断优于 CT 及 MRI。脑室周围白质软化是脑性瘫痪主要病变之一，被认为是预后不良的征兆。

二、脑电图检查

脑电图可以敏感地反映脑功能异常，有助于早期发现脑性瘫痪。同时脑电图改变对预测脑性瘫痪患儿是否已合并癫痫、能否发生癫痫以及指导治疗有重要价值，因此对脑性瘫痪患儿应定期进行脑电图检查以监测是否合并癫痫。

三、其他实验室检查

根据需要可选做染色体检查、TORCH、凝血机制检查等。

【诊断与鉴别诊断】

一、诊　断　条　件

引起小儿脑瘫的脑损伤为非进行性；引起运动障碍的病变部位在脑部；症状在婴儿期出现；有时合并智力障碍、癫痫、感知觉障碍及其他异常；除外进行性疾病所致的中枢性运动障碍及正常小儿暂时性的运动发育迟缓。

二、诊 断 依 据

（1）高危儿的筛查：对多胎、低出生体重，早产、新生儿缺血缺氧性脑病等高危因素的婴儿要注意临床观察。

（2）运动发育落后：正常小儿运动发育特点为由头至尾方向，由近位向远位发育，通常3~4个月能控制头颈、翻身；6~7个月可坐位，8个月可以爬，12个月可站立，13个月可步行，运动发育落后3个月为运动发育落后。

（3）异常运动模式：脑瘫患儿还表现在肢体运动不对称、不协调；分离运动困难；抗重力运动困难。

（4）神经系统症状：原始反射消失过晚或残存及姿势反射异常是脑瘫患儿的重要神经症状。

（5）肌张力异常：脑瘫患儿的不同类型，肌张力有不同的变化，可有肌张力的增强、低下。

（6）早期症状及临床表现。

三、鉴 别 诊 断

1. **西医**　本病应与脊肌萎缩症、先天性肌病、进行性肌营养不良、脑白质营养不良、大脑半球肿瘤等相鉴别。

2. **中医**　本病应与痿证、解颅等鉴别。

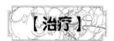
【治疗】

一、一 般 措 施

本病治疗主要以康复训练为主，包括中医传统康复疗法以及现代康复技术，具有很好的临床疗效。康复训练主要是促进运动功能的恢复与运动发育，纠正异常姿势，降低伤残等级，提高患儿的生活自理能力。小儿脑瘫的康复提倡早发现、早诊断、早干预、早康复，本病伴随儿童生长发育，需要长期、全面的康复过程。

二、中 医 治 疗

（一）辨证论治

1. **肝强脾弱**

主症：肢体肌肉强直拘挛，遇到外界刺激后加重，烦躁易怒，食少纳呆，肌肉瘦削，舌质胖大或瘦薄，舌苔少或白腻，脉象沉弱或细。

治法:柔肝健脾,舒筋通络。

方药:六君子汤合舒筋汤加减。党参 10g,白术 10g,陈皮 6g,茯苓 10g,制半夏 6g,熟地黄 8g,白芍 6g,怀牛膝 10g,甘草 3g。若肢体强直,加黄精 10g,当归 10g,白芍 6g,养阴柔筋;食欲欠佳,加焦山楂 10g,鸡内金 6g,健脾消食。(以 8 岁为例)

2. 脾肾两亏

主症:头项软弱,不能抬举。口软唇弛,吸吮或咀嚼困难。肌肉松软无力,按压失于弹性。面白,舌淡,脉细软或指纹淡紫。

治法:健脾补肾,生肌壮骨。

方药:补中益气汤合补肾地黄丸加减。党参 12g,黄芪 15g,白术 12g,山药 10g,茯苓 15g,熟地黄 10g,鹿茸 6g,山萸肉 10g,当归 10g,白芍 10g,川芎 6g,怀牛膝 10g,升麻 6g,柴胡 6g,炙甘草 3g。元气不足而哭声无力者,加太子参 12g,补脾益气;口角流涎加益智仁 10g,温脾摄涎;大便秘结者,加当归 8g,火麻仁 8g,润肠通便。(以 8 岁为例)

3. 肝肾亏虚

主症:肢体不自主运动,关节活动不灵,手足徐动或震颤,动作不协调。或语音不利,或失听失明,或失聪,舌淡,苔薄白,脉细软或指纹淡紫。

治法:滋补肝肾,强筋健骨。

方药:六味地黄丸合壮骨丸加减。熟地黄 10g,山茱萸 10g,龟板 9g,黄柏 5g,知母 10g,锁阳 6g,牛膝 10g,白芍 10g,当归 10g,怀山药 10g,茯苓 10g,泽泻 6g,牡丹皮 10g。失明者,加桑椹 10g,沙苑子 10g,养阴明目;失语者,加远志 10g,郁金 9g,石菖蒲 5g,开通心窍。(以 8 岁为例)

4. 痰瘀阻络

主症:自出生后反应迟钝,智力低下,肌肤甲错,毛发枯槁,口流痰涎,吞咽困难;关节强硬,肌肉软弱,动作不自主,或有癫痫发作,舌质紫黯,苔白腻,脉沉弦。

治法:涤痰开窍,活血通络。

方药:通窍活血汤合二陈汤加减。桃仁 10g,红花 10g,郁金 9g,丹参 10g,川芎 10g,赤芍 10g,麝香 0.2g,半夏 6g,陈皮 6g,茯苓 10g,远志 10g,石菖蒲 5g。肢体强硬,加当归 10g,鸡血藤 10g,养血舒筋;抽搐者,加龙骨(先煎)10g,牡蛎(先煎)10g,天麻 6g,钩藤(后下)10g,平肝熄风。(以 8 岁为例)

(二)特色专方

1. **治五迟方** 由鹿角、党参、牛膝各 6g,枸杞子、熟地黄、茯苓、当归、白芍、山药、菟丝子各 10g 组成,水煎服,每日 1 剂。本方是白兴华经验方。用于脑瘫脾肾两亏型。

2. **行迟散** 由生地、酸枣仁(酒浸去皮炒香)、肉桂、白茯苓、防风、当归、川芎、牛膝等分组成,研末,每次取 4.5g,入好酒数滴,以粥调服,餐前服用,每日 2 次。本方是白兴华经验方。用于脑瘫肝肾两亏型。

3. **补天益气养阴安神散** 由龟甲胶、炒枣仁、麦冬各 30g,鹿角胶、枸杞子、山萸肉、当归、五味子、盐炒黄柏、菖蒲、土茯苓、炒白术各 20g 组成。将上药焙干,共研细末,3~5 岁者每次服 3~5g,6~10 岁者每次服 6g,每日 2 次,白开水冲服。本方是白兴华经验方,用于虚脑瘫肝肾亏型。

4. **健脑通窍化瘀汤** 由黄芪、赤芍药、川芎、当归、桃仁、红花、葱白、龟板胶、鹿角胶、枸杞子、熟地黄、白芷等组成。本方是雷延风方经验方,功能补气生髓、益肾健脑、活血化瘀。用于脑瘫痰瘀阻络。

5. **脑瘫丸** 由桑椹、枸杞子、黄芪等组成。诸药合用,补肝益肾、健脾益气、醒神健脑。本方是王忠兰经验方,用于脑瘫肝肾亏虚。

(三)中成药

脑瘫灵颗粒剂(冲剂) 由党参、丹参、黄芪、赤白芍、厚朴、当归、枸杞、杜仲、猪脊髓、兔脑髓、川芎、三七粉、羊胫骨等药组成。成人和 12 岁以上的儿童每次服 1 包(10g),温开水冲服,每日 3 次;3~12 岁者每次半包,每日 3 次;3 岁以下者每次 1/3 包,每日 3 次。具有补气行气,活血化瘀,生精填髓,健脑益智,柔筋壮骨等功效。用于脾肾两亏和肝肾亏虚的脑瘫患儿。

(四)针灸疗法

1. **体针** 智力低下,取百会、四神聪、智三针;语言障碍,取通里、廉泉、金津、玉液;颈项软,取天柱、大椎、列缺;流涎取上廉泉、地仓;吞咽困难取廉泉、天突;上肢瘫取肩髃、曲池、手三里、三间;下肢瘫取环跳、足三里、阳陵泉、悬钟;腰部软瘫取肾俞、腰阳关;二便失禁取上髎、次髎、中极、关元等穴。根据肢体瘫痪部位的不同,分别针刺华佗夹脊穴的不同节段。

2. **头针** 取运动区、足运感区。若上肢瘫痪,取对侧顶颞前斜线中 2/5;下肢瘫痪,取对侧顶颞前斜线上 1/5 及顶旁线。

3. **艾灸疗法** 为了增强肌张力,在进行康复训练的同时,可将艾灸疗法应用到肌张力低下型脑瘫患儿的治疗中。通过艾灸的温热刺激作用,以达到温经通络、强肌健骨的作用,增强脑瘫患儿肌肉的力量。多与针刺配合应用,于针刺后施灸,以达针、灸并用,补中兼通。

(五)其他特色疗法

1. **推拿疗法** 推拿按摩直接刺激肌肉和神经组织,恢复肌组织弹性、改善骨和关节的活动性和稳定性,降低肌组织张力,恢复肌力平衡,按摩疗法改善经络功能活动,调节卫气营血,祛邪扶正,防止肌体畸形出现。肌张力较高时手法宜轻柔;肌力较低时手法宜重。应用摇、扳、拔伸等手法改善肌腱的挛缩,使患肢尽量恢复于功能位。

2. 中药药浴　辨证给予黄芪、当归、川芎、鸡血藤、红花、伸筋草等疏经通络、行气活血药,加水煮沸,将药液倒入浴盆中,待温度适当时,用药液浸洗患肢或全身,每次浸洗 30 分钟,每日 1 次,3 个月为 1 疗程。

3. 中药熏蒸　根据脑瘫患儿的不同类型,辨证给予伸筋草、透骨草、络石藤、木瓜等药物以舒筋活络、柔筋健骨。将药物煎煮后取得的药液放入中药熏蒸气疗仪内,透过皮肤的吸收、渗透、排泄的作用,使中药煎煮产生的药气熏蒸患儿肌体表面。每次熏蒸 15~30 分钟,依患儿大小而定,每日 1 次,3 个月为 1 疗程。

三、西 医 治 疗

(一)治疗原则
及早干预,综合治疗,家庭训练,长期坚持。

(二)功能训练
是脑瘫治疗的主要内容之一。根据功能障碍情况制定训练内容和方法。

(1)躯体训练:常用的有 Vojta 法和 Bobath 法等。以下肢功能训练为主,目的在于改善残存的运动功能,诱导正常的运动发育,抑制异常的姿势反射。

(2)技能训练:以上肢运动训练和手的功能训练为主,以提高日常生活能力及日后的就业工作能力。

(3)语言训练:包括发声训练、吞咽功能训练、换气训练等。如有听力障碍要及早佩戴助听器。

(三)药物治疗
脑细胞营养药有助于正常脑细胞的生长代偿,从而改善脑功能。小量安坦有助于改善强直型和手足徐动型的肌张力。临床常用肉毒杆菌毒素 A 局部肌注以改善肌张力。

(四)手术治疗
主要适用于痉挛型脑性瘫痪,手术包括:①矫形术,如跟腱延长术、骨关节手术;②神经手术,在多级肌电图监测下的选择性后跟切断术。

(五)矫形器应用
适当应用矫形器能促进正常运动的发育,抑制异常反射的出现,达到矫正异常姿势的作用。

【特色疗法述评】

1. 小儿脑瘫的治疗是一项长期、艰苦、细致的工作,必须医护、家长、患儿多方面配合才能收到良好疗效,早发现、早诊断、早治疗不可忽视。脑瘫的发生与产前、产时、产后的围产期保健密切相关,因此需要广泛普及优生、优育知识,开展婚前生殖健康教育工作,减少和防止脑瘫的发生。脑瘫的预防有赖于阐明脑瘫的危险因素或病因。现在已经查明了一些导致脑瘫的危险因素,如窒息、低出生体重、双胎、新生儿期感染及外伤等。消除这些因素无疑有助于脑瘫的预防,然而脑瘫的许多病因仍然未知。目前胎儿期要防止风疹、弓形体病、李斯特菌等感染,避免外伤、早产和难产,防止新生儿母子血型不合溶血病等。新生儿要防止脑缺氧、脑损伤等脑损害,如窒息缺氧、低血糖、高胆红素血症等。产时脑瘫患儿的临床治疗、护理以及长时间的康复训练与家长的配合有十分密切的关系。

2. 中医学没有脑瘫这一病名,根据其临床的表现,属于"五迟""五软""五硬"等范畴。综观历代医家对其病因病机的探究,有的从心肝肾亏虚立论,有的从心脾两虚分述,有的认为是胎禀不足,有的认为是调养失宜,还有的认为瘀阻脑络或痰湿内蒙,但总的病因不外乎先天因素和后天因素两个方面。病位在脑、肾、脾、肝,尤与先天之本肾和后天之本脾关系密切。近年来对脑瘫的辨证分型各有不同,有分肾精不足、肝肾阴虚、脾气亏虚、气血亏虚、阴津亏耗、瘀阻脑络、痰湿内蒙诸型,也有分为肾精不足、肝肾阴虚、阴津亏耗、瘀阻脑络、痰湿内蒙五型。最常用的分型是根据先后天因素之别分为肝肾不足和气血虚弱两型。中医学对于小儿脑瘫的治疗,从目前的文献报道日渐增多,取得了引人注目的进展,尤其在提高疗效、机制探讨方面,已显示出可喜的苗头。中医治疗 CP 主要采用的有中药、推拿、按摩、针灸等方法。中药治疗注重从患儿整体调理出发,给予辨证分型治疗。推拿按摩治疗具有舒经、理筋、整复、祛瘀、活血、改善内脏功能作用。其中针灸治疗 CP 确有较好效果。

3. 近几年来,采用中西医综合治疗脑瘫越来越显示其优势。现代康复弥补了传统中医治疗之不足,通过正规的物理疗法、作业疗法、言语治疗训练,以达到抑制异常姿势与异常运动模式促进大运动、精细动作、语言功能恢复的目的,起到了很好的协同作用。在长期治疗康复的过程中,要对脑瘫患儿进行评价,其目的在于确定脑瘫的分型、原因,决定治疗的目标,设计治疗方案,定期评价治疗效果。评价的内容有:①运动功能:如肌张力、姿势反射和运动能力等。②其他神经系统功能,精神心理状况,及社会的适应能力。③视觉、听觉能力。④语言能力。⑤生活能力。⑥体格发育状态等。

脑瘫患儿的临床治疗、护理以及长时间的康复训练与家长的配合有十分密切的关系。加强脑瘫病的宣传,强调早期治疗康复的重要性,提高医护人员和家长的责任感和使命感,小儿脑瘫的康复大有希望。给予物质和精神素质方面的帮助促进患儿全身心的发展和获得社会生活能力。如何进一步运用中医药治疗脑瘫患儿,提高临床疗效有待于中医儿科人员今后的不断努力和探索。

【主要参考文献】

1. 薛辛东.儿科学[M].2版.北京:人民卫生出版社,2010.
2. 黄绍良,陈述枚,何政贤.小儿内科学[M].北京:人民卫生出版社,2004.
3. 汪受传,俞景茂.中医儿科临床研究[M].北京:人民卫生出版社,2010.
4. 颜华.小儿脑性瘫痪早期诊断中的相关辅助检查[J].中国临床康复,2006,10(12):148-150.
5. 雷延风.综合治疗小儿脑瘫的体会[J].河北中医,2000,22(1):49.
6. 王忠兰,魏玉香,吴世铖.脑瘫丸配合针灸治疗小儿脑瘫36例[J].甘肃中医学院学报,2011,28(1):59-60.

第三节　重症肌无力

重症肌无力(MG)属于自身免疫性疾病,是一种神经肌肉接头处突触后膜受损,乙酰胆碱受体(AchR)萎缩、变性、数目减少的免疫性神经肌肉传导阻滞性疾病。临床特征为受累的横纹肌运动后容易疲劳,经休息或用抗胆碱酯酶类药物后症状可减轻或消失。轻者仅表现为上眼睑下垂、复视、斜视等,重者则有全身乏力,咀嚼无力,饮水呛咳,吞咽困难,呼吸困难,甚至危及生命。其年发病率为8/10万,可发生于任何年龄,主要发病年龄高峰为1~5岁,第二高峰为20~40岁,西方国家报道的发病高峰年龄女性为30~40岁,男性为40~50岁。

中医学无特殊病名与该病相对应,根据本病的临床表现,一般将其归类于中医学"睑废"或"胞垂""视歧""头倾""痿证""大气下陷"等范畴。中医疗法从古至今一直广泛应用于此类疾病,其优势在于体现出中医的脏腑辨证与经络辨证相结合的辨证论治与整体康复理念。传统中医疗法针灸、推拿、中药内外治等可以增加患儿肌张力,而且中医疗法还能够有效地改善患儿的体质,增强免疫力,改善患者情感功能以及提高总生活质量方面具有潜在优势。

【病因病机】

一、中　医

中医痿证的病因病机可归纳为先天禀赋不足,后天失养,或因情志刺激,或外邪所伤,或疾病失治,误治,或病后失养,使肌肉、筋脉失养而发病。

1. **中气不足**　脾胃为后天之本,气血生化之源,小儿脾常不足,又因喂养不当,易致脾胃功能失常。而脾主眼睑,若脾胃纳运功能失常,中气不足,则出现上睑下垂,少气懒言,肢体无力,纳呆便溏等症状。

2. **脾肾两虚**　脾主运化,主四肢肌肉;肾主骨生髓。若胎儿先天禀赋不足,肾精亏虚,后天脾胃运化功能失职,则筋骨、肌肉失养,可出现肌肉松软无力,步履艰难,腰膝酸软,咀嚼无力,吞咽困难,胸闷,气短等症状。

3. **气阴两虚**　脾肾两虚日久致气阴不足。肾阴不足则见咽干口燥,腰膝酸软,或燥热盗汗,五心烦热。脾气虚弱则见饮水则呛,咀嚼无力,脘痞纳呆。

4. **气血亏虚**　病程迁延日久,气血亏虚,不能濡养全身肌肉四肢,则局部或全身肌肉无力或肌萎缩,口唇无力则咀嚼困难,吞咽不利,血虚不能荣养面部则面白无华。

5. **气虚血瘀**　脾为气血生化之源,肾主纳气,气为血帅,久病肾气不足,气虚则血瘀,脉络不通,气血运行不畅,全身肌肉失于荣养,则肢软乏力,睁目困难。

总之,“肾藏精,主骨生髓”,“脾为后天之本,主肌肉四肢”,因此,小儿重症肌无力的发病与脾肾关系密切,脾肾功能失调则导致本病的发生。

二、西　医

1. **病因**　重症肌无力免疫学异常的病因迄今尚无定论。有人认为与胸腺的慢性病毒感染有关,且与人类白细胞抗原(HLA)型别有关。

2. **发病机制**　重症肌无力的本质是自身免疫反应性损伤,基本病理机制是终板突触后膜上乙酰胆碱受体(Ach-R)的减少。Ach-R 的破坏机制包括增加 Ach-R 降解,阻断 Ach-R 连接部位以及补体介导的神经肌肉接头处的破坏。细胞因子在重症肌无力发病机制中作用很大:参与 Ach-R 抗体的产生和细胞介导的免疫。但最近研究发现神经肌肉接头处其他抗体、抗原特异性 T 细胞、细胞因子、调节性 T 细胞、遗传因素等在重症肌无力的发病中也扮演了重要的角色,其中多种自身抗体的存在且作用不同,辅助 T 细胞 1(Th1)细胞因子如 IL-2、IL-12、γ 干扰素和肿瘤坏死因子(TNF-α)可能在重症肌无力和实验性自动免疫性重症肌无力中起到了一定的作用,而细胞因子如转化生长因子 β、α 干扰素可能有助于重症肌无力和实验性自动免疫性重症肌无力的形成。

【临床表现】

(一)儿童期重症肌无力

大多在婴幼儿期发病,2~3 岁是发病高峰,女孩多见。临床主要表现 3 种类型：

1. **眼肌型**　最多见。表现为眼睑下垂,睁闭眼无力。部分患儿可出现眼球外展、内收或上、下运动障碍,引起复视或斜视等。其肌无力的特征是晨轻暮重,休息后减轻,反复用力睁闭眼可使症状加重。

2. **脑干型**　主要表现为后组脑神经所支配的咽喉肌群受累。突出症状是吞咽困难、构音障碍、声音嘶哑等。

3. **全身型**　主要表现为四肢和躯干肌肉的疲劳无力,轻者仅表现为运动时的极易疲劳,严重者可致患儿卧床难起,甚至可因呼吸肌无力而引起重症肌无力危象。

（二）新生儿期重症肌无力

病因特殊,包括两种类型：

1. **新生儿暂时性重症肌无力**　又称新生儿一过性重症肌无力,仅见于重症肌无力母亲所生新生儿,可能于生后出现全身肌肉无力,严重者需要呼吸机辅助呼吸或胃管喂养。眼肌无力症状少见。数天或数周后,婴儿体内的抗体消失,肌力即可恢复正常。

2. **先天性重症肌无力**　又名新生儿持续性重症肌无力,多有家族史,呈常染色体隐性遗传,与母亲是否患重症肌无力无关。患儿出生后全身肌无力和眼外肌受累,重症很难自然缓解。

（三）肌无力危象和胆碱能危象

重症肌无力危象是指患儿本身病情加重或治疗不当引起呼吸肌无力所致的严重呼吸功能不全状态。而胆碱能危象除有明显肌无力外,还有抗胆碱酯酶药物过量的临床表现,如面色苍白、腹泻、呕吐、高血压、心动过缓、瞳孔缩小及黏膜分泌物增多等。如遇上述症状不典型病例,可借肌注滕喜龙 1mg 做鉴别诊断或指导治疗。如患儿用药后症状改善,可考虑为肌无力危象,仍可继续应用抗胆碱酯酶药。如用药后症状加重,则考虑为胆碱能危象,应停用抗胆碱酯酶药物。

【辅助检查】

一、疲劳试验

骨骼肌在持续收缩或重复活动后出现明显肌无力。

二、电生理检查

1. **单纤维肌电图**　单纤维肌电图用于病变肌肉的检查,可作为排除神经肌肉传递缺陷的金标准,特别适用于眼肌型重症肌无力患者。眼轮匝肌的单纤维肌电图是通过许多特殊的神经中枢进行检测的一项实验,它对于可疑的眼肌型重症肌无力患者有 100% 的敏感性和 15% 的假阳性率。

2. 重复电刺激 典型改变为低频(2~3Hz)和高频(10Hz 以上)重复刺激均能肌动电位波幅递减,递减幅度 10% 以上为阳性。80% 的病例低频刺激时呈阳性反应,用单纤维肌电图测定同一神经支配的肌纤维电位间的间隔时间延长,神经传导速度正常。该检查必须在停用新斯的明 17 小时后进行,否则可呈假阴性。

3. 冰敷实验 高热加剧肌无力症状,而低温则有助于提高肌力,低温冰敷实验通过冰袋敷在眼周围大约 2 分钟,在 2 分钟内即可显著提高眼睑组织的肌力,甚至恢复至正常水平。

三、抗胆碱酯酶药物试验

1. 滕喜龙试验 滕喜龙是溴化斯的明的类似物,正常人注射后不改变肌肉力量,重症肌无力患者用药后则力弱明显改善,通常在用药 1 分钟后见效,在 5 分钟内作用消失恢复到注射前状态。因为滕喜龙作用时间短、排泄快。目前多作试验的首选药物。用于儿童时每次 0.2mg/kg(最大不超过 10mg),静推或肌注。

2. 新斯的明试验 甲基硫酸新斯的明作用较慢,每次 0.04mg/kg,肌内注射,或新生儿 0.1~0.15mg,儿童 0.25~0.5mg,最大不超过 1mg。最大作用在用药后 15~40 分钟。为防治新斯的明引起的毒蕈碱样不良反应,注射该药前应先备好阿托品。

四、生 化 检 查

血清抗 Ach-R 抗体检查 阳性者对诊断有重要意义,但阴性者并不能排除该病。阳性率因检测方法不同而有差异。婴幼儿阳性率低,以后随年龄增加而增高。眼肌型又较全身型低。

五、其他实验室检查

根据需要可选做电解质、心电图检查及胸腺 CT 和 MRI 等。

【诊断与鉴别诊断】

一、诊 断 标 准

具有典型临床特征,受累骨骼肌的易疲劳和无力,经休息或用胆碱酯酶抑制剂后症状减轻或消失。具有下列条件之一即可诊断:甲基硫酸新斯的明药物试验阳性;低频重复神经刺激阳性;血清乙酰胆碱受体抗体阳性。

二、鉴 别 诊 断

本病应与脊髓灰质炎的延髓型、急性多发性神经根炎、脑干脑炎、脑肿瘤、进行性肌营养不良、线粒体疾病等相鉴别。

【治疗】

一、一 般 措 施

避风寒、防感冒,肌无力患者抵抗力较差,伤风感冒不仅会促使疾病复发或加重,还会进一步降低机体对疾病的抵抗力。饮食要有节,营养要调配恰当,不能偏食。注意适量运动,锻炼身体增强体质,特别是重症肌无力病人运动过量会加重症状。

二、中 医 治 疗

(一)辨证论治

1. 中气不足

主症:上睑下垂,晨轻暮重,复视,少气懒言,肢体无力,纳呆便溏,舌淡苔白,边有齿痕,脉细无力。

治法:益气健脾,补中升阳。

方药:补中益气汤加减。党参 10g,黄芪 10g,白术 10g,升麻 6g,柴胡 6g,白芍 6g,怀牛膝 10g,炙甘草 3g。若肢体软弱无力,哭声低弱,加太子参 10g,健脾益气;食欲欠佳,加焦山楂 10g,鸡内金 6g,健脾消食。(以 8 岁为例)

2. 脾肾两虚

主症:面色萎黄,四肢或颈项软弱无力,步履艰难,腰膝酸软,咀嚼无力,吞咽困难,言语謇涩,胸闷,气短,食少便溏,舌淡苔白,脉沉细;常伴形寒畏冷,腹痛肠鸣,汗出,清涎。

治法:温补脾肾。

方药:四君子汤合右归丸加减。党参 10g,白术 10g,山药 10g,茯苓 10g,熟地黄 10g,山萸肉 10g,当归 10g,枸杞 10g,鹿角胶(烊化)6g,肉桂 3g,制附子(先煎)3g,炙甘草 3g。流涎较多者,加益智仁 10g,温脾摄涎;肠鸣腹痛剧烈者,加白芍 10g 缓急止痛。(以 8 岁为例)

3. 气阴两虚

主症:肢软乏力,饮水则呛,咀嚼无力,咽干口燥,脘痞纳呆,腰膝酸软,或燥热盗汗,五心烦热,头昏耳鸣,舌质淡或红,少苔,脉细弱。

治法:益气健脾,滋肾养阴。

方药:四君子汤合六味地黄汤加减。党参 10g,白术 10g,山药 10g,茯苓 10g,熟地黄 10g,山萸肉 10g,当归 10g,白芍 10g,川芎 6g,怀牛膝 10g,炙甘草 3g。肢体无力者加地龙 6g,羌活 10g,独活 10g,疏经通络;呛咳或语言不清者加半夏 6g,石菖蒲 5g。(以 8 岁为例)

4. 气血亏虚

主症:局部或全身肌肉无力或肌萎缩,咀嚼困难,吞咽不利,心悸气短,语声低微,面白无华,舌淡苔白,脉细弱。

治法:补气养血。

方药:十全大补丸加减。党参 10g,白术 10g,川芎 10g,茯苓 10g,熟地黄 10g,炙黄芪 10g,山萸肉 10g,当归 10g,白芍 10g,肉桂 3g。(以 8 岁为例)

5. 气虚血瘀

主症:肢软乏力,睁目困难,气短懒言,咀嚼、吞咽不利,纳呆便溏,唇舌黯淡或舌有瘀斑,苔薄白,脉细涩。

治法:益气健脾,活血通络。

方药:四君子汤合桃红四物汤。党参 10g,白术 10g,茯苓 10g,桃仁 10g,红花 6g,熟地黄 10g,川芎 6g,炙甘草 3g。(以 8 岁为例)

(二)特色专方

1. **黄芪复方** 由黄芪 50g,太子参 25g,白术 15g,枳壳 15g,枸杞 15g,何首乌 15g,升麻 10g 等药物组成,水煎服,每日 1 剂,水煎成 200ml 药汁,早晚 2 次服用,连续服用 2 年。本方是鲍文晶经验方,具有益气健脾,升阳举陷之功。用于脾肾两虚证。

2. **资生振痿丸** 由党参、白术、山药、扁豆、莲子、茯苓、薏仁、泽泻、陈皮、砂仁、白蔻仁、焦山楂、神曲、黄连、橘红、黄芪、生地、熟地、当地、白芍、何首乌、黄精、狗脊、川断、地龙、水蛭、鸡血藤等组成,制成浓缩丸,每次 9g,每日 3 次,口服,小儿酌减。每 2 月为 1 个疗程,必要时可重复 2~3 个疗程。本方是刘维经验方。用于脾肾两虚证。

3. **强力水丸** 由熟地黄 30g,龟板 20g,枸杞子 20g,黄精 30g,穿山甲 20g,黄芪 60g,白芍 30g 等组成。将名贵中药经严格筛选按传统方法炮制加工、粉碎制成水丸装瓶备用。成人口服每日 3 次,每次 5~10g,小儿酌减。3 月为 1 疗程。连续用药 3 个疗程。本方是陈丽鸽经验方,用于气阴两虚证。

4. **升肌灵**　由党参 30g,黄芪 40g,附子 30g(先煎),白术 18g,桂枝 15g,升麻 9g,葛根 15g,仙茅 15g,当归 22g,紫河车 15g,陈皮 6g,马钱子 0.2g(冲)组成。水煎,早晚分服。1 个月为 1 疗程,儿童酌情减量。本方是谢孔媛经验方。用于脾肾两虚证。

（三）中成药

重肌灵冲剂　由黄芪、白术、茯苓、淫羊藿、紫河车、当归等组成。用法:成人每次口服 5~10g,每日 3 次,必要时每日 4 次,小儿酌减。每个疗程 3 个月,共治疗 1~4 个疗程。

（四）针灸疗法

1. **体针**　眼肌型患者取穴:阳白、攒竹、鱼腰、合谷、百会、睛明、风池。全身型患者取穴:脾俞、关元、大椎、百会、肝俞、三阴交、足三里、肾俞、胃俞、肩髃、曲池、解溪。

2. **艾灸疗法**　为了增强肌张力,在进行口服药物的同时,可将艾灸疗法应用到重症肌无力患儿的治疗中。通过艾灸的温热刺激作用,以达到温经通络、强肌健骨的作用,增强重症肌无力患儿肌肉的力量。多与针刺配合应用,于针刺后施灸,以达针、灸并用,补中兼通。

（五）其他特色疗法

1. **推拿疗法**　推拿按摩直接刺激肌肉和神经组织,恢复肌组织弹性、改善骨和关节的活动性和稳定性,恢复肌力平衡,按摩疗法改善经络功能活动,调节卫气营血,祛邪扶正,防止肌肉萎缩加重。

（1）治疗前准备:鲜姜 2 片、葱白 1 根放入 50ml 水中,煎 5 分钟,制葱姜水 30ml 备用。

（2）治疗手法操作:①患儿端坐,医者托患儿左手,用拇指螺纹面,补脾经 50~100 次,补肾经 50~100 次,掐一窝风 3~5 次。②让患儿仰卧,用备好的葱姜水做介质,用两手拇指直下而上地交替直推天门,连续推 30~50 次,用中指揉太阳 50 次,指端揉印堂 20~30 次,揉百会 20~30 次,按揉四白、阳白、瞳子髎 20~30 次,反复 3~5 遍,用中指点揉听宫、听会、耳门 1 分钟,掐合谷 3~5 次,揉足三里、三阴交 20~30 次,揉脾俞、肾俞、大肠俞、小肠俞 20~30 次,最后捏脊 5~7 次,整个手法治疗完毕。

2. **中药熏蒸**　全身型重症肌无力的患儿,辨证给予鸡血藤、络石藤、羌活、桑寄生、独活等药物以舒筋活络、强筋健骨。将药物煎煮后取得的药液放入中药熏蒸气疗仪内,透过皮肤的吸收、渗透、排泄的作用,使中药煎煮产生的药气熏蒸患儿机体表面。每次熏蒸 15~30 分钟,依患儿大小而定,每日 1 次,3 个月为 1 疗程。

三、西医治疗

(一)治疗原则

目前主张初次应首选溴吡斯的明,尤其是眼肌型。疗效不佳或多次复发病例则可改用激素治疗,病程至少 1 年。对激素无效,尤其是肌无力危象,可选用 IVIG、血浆置换或其他免疫抑制剂治疗。药物治疗的疗效与其类型、年龄及病程有关。

(二)药物治疗

1. 抗胆碱酯酶药　溴吡斯的明,口服剂量为 5 岁以下 2mg/(kg·d),每 4 小时 1 次;5 岁以上 1mg/(kg·d),每 4 小时 1 次。逐渐增量,达最大效应后即不宜再加大剂量,一旦出现毒性反应则停止加量。

2. 皮质类固醇　无论全身型或眼肌型,均可作为首选药物,治疗后期可加用抗胆碱酯酶药。泼尼松 1mg/(kg·d),症状完全缓解后,按原剂量持续治疗 3~4 个月,以后逐渐减至隔日口服 0.5mg/kg。维持 1~1.5 年。总疗程 1.5~2 年。部分患儿治疗初期可能出现一过性肌无力加重,故宜短期住院。

3. 免疫抑制剂　可选用环磷酰胺或硫唑嘌呤,应密切注意血常规变化,一旦白细胞低于 $3 \times 10^9/L$ 时即应停药,同时注意肝肾功能的变化。忌用对神经—肌肉传递阻滞的药物,如氨基糖苷类抗生素、心得安、氯丙嗪及各种肌肉松弛剂。

(三)胸腺手术治疗

胸腺切除术是重症肌无力的根本性治疗。胸腺切除术后症状可获不同程度改善,有时可完全缓解。特别是病程有 5 年以内的女性患者手术效果较好。对年龄在 14 岁以下患儿是否宜行胸腺手术,目前尚有争议。

(四)危象的处理

肌无力危象与胆碱能危象虽原因各异,但均表现为肌无力迅速进行性加剧,特别是肋间肌、膈肌与咽喉肌的极度力弱,导致呼吸困难与严重缺氧,如不及时抢救,可因窒息而死。

一旦发生呼吸肌瘫痪,应立即进行气管切开,应用人工呼吸器辅助呼吸。对肌无力危象,应加大抗胆碱酯酶药物剂量;对胆碱能危象,则立即停用抗胆碱酯酶药物剂量,待药物排出后可重新调整剂量,或改用皮质类固醇类药物等其他疗法。在危象过程中保证气管切开护理的无菌操作,并予雾化吸入、勤吸痰、保证呼吸道通畅,防止肺不张、肺部感染等合并症是抢救成功的关键。

【特色疗法述评】

1. 重症肌无力是乙酰胆碱受体抗体（AchR-Ab）介导的、细胞免疫依赖的和补体参与的神经—肌肉接头（NMJ）处传递障碍的自身免疫性疾病，病变主要累及 NMJ 突触后膜上乙酰胆碱受体（AChR）。本病应称为获得性自身免疫性重症肌无力，通常简称重症肌无力。20 世纪 70 年代由于烟碱型乙酰胆碱受体（nAchR）能够从电鱼放电器得到提纯，以及同位素标记蛇毒 α- 神经毒素放射免疫分析的应用，发病机制的研究取得了突破性进展，国内外证实 MG 主要是横纹肌肌膜烟碱型乙酰胆碱受体（nAchR）自体免疫性疾病。基本病理变化是突触后膜表面面积减少、nAchR 含量降低。临床特征是骨骼肌活动时容易疲劳，休息或用胆碱酯酶抑制药可以缓解。受累肌肉的分布因人因时而异，而并非某一神经受损时出现的麻痹表现。传统的分型有眼肌型、延髓肌型和全身型。本病可见于任何年龄，我国病人发病年龄以儿童期较多见。

2. 重症肌无力治疗要从全身调节入手，而不应单从某一处进行补益或抑制治疗。中医药治疗大多是从补益脾肺肾入手，方药大多用补中益气汤加减，在针灸治疗上多从脾经、肾经循行和眼周取穴，治疗效果较好。常见诱因有感染、手术、精神创伤、全身性疾病、过度疲劳、妊娠、分娩等，有时甚至可以诱发重症肌无力危象。在临床实践中发现许多药物都能引起 MG 症状加重，甚至恶化而引起危象，应尽量避免使用。中医病机分析，无论先天禀赋不足，还是后天形体劳倦内伤，均可导致脾虚，甚则由虚致损，脾胃虚损可直接影响心、肺、肝、肾四脏，因此调理五脏，平衡阴阳是一个缓慢的过程，所以单纯中医治疗疗效缓慢，但见效后疗效较稳定。

3. 中西医结合治疗本病可以使已接受西药治疗的病人，西药用量渐减，部分最终停用，减少了副作用的产生；对不宜选用或不能耐受激素及胸腺切除治疗的病人，提供有效治疗手段。配合西药及吸氧、手术等措施可以提高肌无力危象的抢救成功率。临床据病人病情和型别可选用不同的中药、西药及配合针灸、推拿、按摩、理疗、敷贴等方法。

【主要参考文献】

1. 薛辛东. 儿科学［M］. 2 版. 北京：人民卫生出版社，2010.

2. 黄绍良，陈述枚，何政贤. 小儿内科学［M］. 北京：人民卫生出版社，2004.

3. 鲍文晶，张静生，乔文军. 黄芪复方治疗重症肌无力 73 例［J］. 光明中医，2008，23（2）：208-209.

4. 陈丽鸽.自拟强力水丸治疗重症肌无力 101 例[J].河南中医,2002,22(6):58.

5. 刘维,李相中.资生振痿丸治疗重症肌无力疗效观察[J].黑龙江中医药,2000(5):30.

6. 陈金亮,许凤全.从奇经论治重症肌无力 120 例临床报告[J].光明中医,2000,15(4):44-45.

7. 谢孔媛,赵来泗.升肌灵治疗顽固性重症肌无力 40 例[J].中医杂志,1999,40(12):858-861.

第四节　急性感染性多发性神经根炎

急性感染性多发性神经根炎,过去多译为格林—巴利综合征,又称为吉兰-巴雷综合征。是由病毒感染或感染后以及其他原因导致的一种自身免疫性疾病其主要病理改变为周围神经系统的广泛性炎性脱髓鞘。临床上以四肢对称性弛缓性瘫痪为其主要表现。该病是进展迅速而又大多可完全恢复的以运动神经受累为主的周围神经病,多见于儿童,夏秋季好发,男略多于女。我国的年发病率为 1.6/10 万,农村高于城市。其主要临床特征是急性进行性对称性迟缓性麻痹,多为上行性进展,常有脑神经受累,重者可出现呼吸肌麻痹甚至危及生命。

中医历代文献中并无本病病名的记载,根据本病的临床表现,一般将其归类于中医学"痿证"等范畴,痿证是由邪热伤津,或气阴不足,或湿热浸淫而致经脉失养,以肢体软弱无力、经脉弛缓,甚则肌肉萎缩或瘫痪为主要表现的肢体病证。

【病因病机】

一、中　医

中医痿证的病因病机可归纳为先天禀赋不足,后天失养,或因感受外邪,或疾病失治、误治,或病后失养,使肌肉、筋脉失养而发病。

1. **肺热津伤**　温邪上受,首先犯肺,热耗肺津,进而伤及胃津,高热退后,肺胃之津液不复;或病后余邪未清,阴津继受亏损,或温病高热,持续不退,伤津耗液,肺不布津,两脉失养,阳明不调,宗筋弛纵,而发生痿证。

2. **湿热浸淫**　冒雨涉水,久居湿地,湿邪入侵,渐积不去,遏而生热;或饮食不节,嗜食膏粱,脾运无权,滋生内湿,郁久化热,湿热浸淫,阻滞气血,筋骨失养,因而成痿。"湿热不攘、大筋软短,小筋弛长,软短为拘,弛长为痿"。

3. **脾胃亏虚**　脾主运化,主四肢肌肉,若后天脾胃运化功能失职,则筋骨、肌肉失养,可出现肌肉松软无力,食少,便溏,面色无华等症状。

4. **肝肾亏损**　体虚久病,精血耗伤,或日久不愈等,导致肝肾亏损。肝藏血,主筋,为罢极之体;肾藏精,主骨,为作强之官;肝肾既亏,精血俱损,不能灌溉筋骨,而阴虚生内热,复能灼液伤津,致成痿证。

总之,"肝藏血,主筋";"肾藏精,主骨生髓","脾为后天之本,主肌肉四肢",因此,急性感染性多发性神经根炎的发病与肺脾肝肾关系密切,肺脾肝肾功能失调则导致本病的发生。

二、西　医

(一)病因及发病机制

急性感染性多发性神经根炎的确切病因至今不明。国内外学者一致认为该病是与感染有关的自身免疫性疾病,大多数患儿于发病前 2~3 周有上呼吸道感染或胃肠道感染等前驱疾病。

其发病机制与病原体和宿主组织成分的"分子模拟"有关。细菌或病毒的某些组分与宿主周围神经的髓鞘或轴索蛋白有共同的抗原决定簇,感染后导致机体免疫功能失常,出现针对自身周围神经髓鞘或轴索的免疫反应。除了空肠弯曲菌外,常见的肠道病毒和呼吸道病毒及巨细胞病毒、EB 病毒、水痘病毒、麻疹病毒、肝炎病毒、肺炎支原体等感染或疫苗接种后也可发生本病。

(二)病理

典型病理改变是神经根、周围神经干的急性、多灶性、阶段性髓鞘脱失,崩解的髓鞘被巨噬细胞吞噬;神经节和神经内膜水肿及多灶性炎细胞浸润。由于前驱感染病原体的不同以及患儿免疫状态的差异,导致了不同的病理类型及临床表现,目前主要分为以下 4 种:

1. **急性炎症性脱髓鞘性多发性神经病**(acute inflammatory demyelinating polyneuropathy,AIDP)　免疫损伤的主要部位是周围神经元纤维的髓鞘,轴索相对完整,运动和感觉纤维都受累。

2. **急性运动轴索神经病**(AMAN)　其主要病理特征为轴突的瓦勒样变性,仅有轻微的髓鞘脱失和炎症反应,此型与空肠弯曲菌感染的关系更为密切。

3. **急性运动感觉轴索性神经病**(AMSAN)　轴突瓦勒样明显变性,同时波及运动和感觉神经纤维。此型少见,病情多较重,恢复缓慢。

4. **Miller—Fisher 综合征**　为一特殊类型,主要表现为眼肌麻痹、共济失调和腱反射消失三联征,无肢体瘫痪。

【临床表现】

急性感染性多发性神经根炎是出现运动障碍,快速进展的双侧对称性肢体无力,伴有或不伴有呼吸肌受累,或脑神经支配的肌肉功能障碍。4周内运动障碍达到最高峰,大多数病人在患病2周时即可达到高峰症状,以后逐渐康复,持续的时间从数天至数月不等。感觉障碍主要表现为肢体疼痛、麻木或感觉异常。肢体无力可以起自肢体近端、远端或两者同时发生,但麻木和感觉异常经常累及肢体远端并且向心性扩展。自主神经受累较为常见,出现尿潴留和肠梗阻,还可以出现心律失常和体位性低血压。

临床分期:

按病程分为3期:发病期(从发病到症状发展高峰的时间,1~2周)、高峰期(从症状发展到高峰到好转开始的时间,>2~4周)、恢复期(好转开始直至痊愈或留有后遗症前的时间,>4周~6个月),恢复期又分恢复早期(>4周~2个月),恢复中期(>2个月~3个月),恢复晚期(>3个月~6个月)。

临床分型:

轻型:四肢肌力3度以上,可独立行走。

中型:四肢肌力3度以下,不能行走。

重型:Ⅸ、Ⅹ和其他脑神经麻痹,不能吞咽,同时四肢无力到瘫痪,活动时有轻度呼吸困难,但不需要气管切开人工呼吸。

极重型:在数小时至两天,发展到四肢瘫,吞咽不能,呼吸肌麻痹,必须立即气管切开人工呼吸,伴严重心血管功能障碍或暴发型亦并入此型。

【辅助检查】

1. **脑脊液检查** 多数患儿的脑脊液呈现蛋白细胞分离现象,即脑脊液中蛋白含量增高而白细胞数正常。然而,病初脑脊液蛋白可以正常,通常病后第2周开始升高,第3周达高峰,之后又逐渐下降。糖含量正常,细菌培养阴性。

2. **电生理检查** 电生理改变与吉兰-巴雷综合征的型别有关。AIDP患儿主要表现为运动和感觉传导速度减慢,远端潜伏期延长和反应电位时程增宽,波幅减低不明显。以轴索变性为主要病变的AMAN患儿,主要表现为运动神经反应电位波幅显著减低;AMASN患儿则同时有运动和感觉神经电位波幅减低,传导速度基本正常。

3. **其他实验室检查** 根据需要可选做电解质、心电图检查及血清抗体等。

【诊断与鉴别诊断】

一、诊 断 标 准

1. 进行性肢体无力,基本对称,少数也可不对称,轻则下肢无力,重则四肢瘫痪,包括躯体瘫痪、延髓性麻痹,面肌及眼外肌麻痹,最严重的是呼吸肌麻痹。

2. 腱反射减弱或消失,尤其是远端腱反射常消失。

3. 起病迅速,病情呈进行性加重,常在数天至 1~2 周达高峰到第 4 周停止发展,稳定,进入恢复期。

4. 感觉障碍主诉较多,客观检查相对较轻,可呈手套、袜套样感觉异常或无明显感觉障碍,少数有感觉过敏,神经干压痛。

5. 脑神经以舌咽、迷走、面神经多见,其他脑神经也可受损,但视神经、听神经几乎不受累。

6. 可合并自主神经功能障碍,如心动过速,低血压,高血压,血管运动障碍、出汗多,可有一时性排尿困难等。

7. 病前 1~3 周约半数有呼吸道、肠道感染,不明原因发烧、水痘、带状疱疹、腮腺炎、支原体、疟疾、淋雨受凉、疲劳、创伤、手术等。

8. 发病后 2~4 周进入恢复期,也可迁延至数月才开始恢复。

9. 脑脊液检查,白细胞常少于 $10 \times 10^6/L$,1~2 周蛋白升高呈蛋白细胞分离,如细胞超过 $10 \times 10^6/L$,以多核为主,则需排除其他疾病。细胞学分类以淋巴、单核细胞为主,并出现大量吞噬细胞。

10. 电生理检查,病后可出现神经传导速度明显减慢,F 波反应近端神经干传导速度减慢。

二、鉴 别 诊 断

本病应与脊髓灰质炎、急性脊髓炎、脊髓肿瘤、急性脑干脑炎、周期性麻痹等相鉴别。

【治疗】

一、一 般 措 施

因该病对患儿生命危险最大的症状是呼吸肌麻痹,其次是后组脑神经功能障碍。如能顺利度过急性期,大多恢复良好,因此急性期细心护理和综合治疗非常重要。

二、中医治疗

(一) 辨证论治

1. 肺热伤津

主症:病起发热,或热退后突然出现肢体软弱无力,心烦口渴,咳呛咽干,形体消瘦,五心烦热,两颧潮红,潮热,盗汗,小便短黄,大便干结,舌质红苔黄,脉细数。

治法:清热润燥,养肺生津。

方药:清燥救肺汤加减。太子参10g,麦冬、枇杷叶、桑白皮、北杏仁各10g,石膏(先煎)20g,玉竹10g,火麻仁8g,甘草3g。若大便干结明显,加生地10g,郁李仁8g,润肠生津通便;出汗明显者,加煅牡蛎、煅龙骨各10g,敛汗。(以8岁为例)

2. 湿热浸淫

主症:肢体困重,痿软无力,或麻木,微肿,尤以下肢多见,或足胫热气上腾,或有发热,胸痞脘闷,头晕目眩,小便短赤涩痛,苔黄腻,脉细数。

治法:清热利湿,通利筋脉。

方药:四妙丸加减。苍术10g,黄柏6g,牛膝10g,薏苡仁15g,萆薢10g,防己、木瓜、秦艽各8g,忍冬藤15g,桑枝10g,甘草3g。诸药合用,共奏清热利湿,通利筋脉之功。肢体软弱无力者,加黄芪10g,脾气健脾,升阳举陷;小便短赤涩痛者,加生地10g,车钱草10g,利尿通淋。(以8岁为例)

3. 脾胃虚弱

主症:肢体痿软无力,逐渐加重,食少,便溏,腹胀,面浮面色不华,气短,神疲乏力,苔薄白,脉细。

治法:补脾益气,健运升清。

方药:补中益气汤加减。黄芪、党参各15g,白术10g,升麻、柴胡各6g,当归10g,陈皮6g,山药10g,杜仲9g,续断9g,炙甘草3g。腹胀明显者,加厚朴3g,苍术6g,行气消痞;消化不良者,加鸡内金10g,焦山楂10g,健脾消食。(以8岁为例)

4. 肝肾亏损

主症:起病缓慢,下肢瘫软无力,腰脊酸软,不能久立,目眩耳鸣,舌红少苔,脉细数。

治法:补益肝肾,滋阴清热。

方药:壮骨丸加减。熟地黄、杜仲、枸杞子、黄精、龟板各 10g,锁阳、当归、白芍、牛膝各 8g,黄柏、知母各 6g。若气血虚者,可加党参、黄芪、何首乌各 10g,鸡血藤 20g。久病阴损及阳者,可酌加巴戟天 10g,补骨脂 10g,肉桂 5g,熟附子 3g,鹿角胶 8g。(以 8 岁为例)

(二)特色专方

1. **健步丸** 由羌活、汉防己、苍术各 12g,滑石 20g,防风、泽泻、苦参、黄柏各 10g,淮牛膝 15g,生黄芪、忍冬藤、鸡血藤各 30g,甘草 6g 组成。每日 1 剂,水煎服。(以 12 岁为例)具有清热祛湿通络之功。本方是伍定邦经验方,用于湿热浸淫证。

2. **金刚丸** 由萆薢、杜仲(炒去丝)、肉苁蓉(酒浸)、菟丝子(酒浸)各等分组成,为细末,酒煮猪腰子为丸。每服 20 丸,空腹时用温酒或淡盐汤送服。具有填精补肾,强筋壮骨之功。本方是阎孝斌经验方,可用于治疗肝肾不足引起的筋骨痿软,四肢无力,步履艰难。

(三)中成药

健步壮骨丸 由熟地黄、龟板、锁阳、枸杞子、菟丝子、补骨脂、杜仲炭、人参、黄芪、秦艽、防风、当归、白芍、木瓜组成,为细末,炼蜜为丸,每丸重 9g,每次 1 丸,日服 2 次,淡盐水或温开水送下。功能滋阴降火,强壮筋骨。可用于肝肾不足,阴虚内热之痿证。

(四)针灸疗法

体针 主穴:上肢取肩髃、曲池、合谷、阳溪;下肢取髀关、梁丘、足三里、解溪。配穴:肺热者加尺泽、肺俞;湿热者加阳陵泉、脾俞;肝肾阴亏者加肝俞、肾俞、悬钟、阳陵泉。肺热或湿热明显者,单针不灸,用泻法;肝肾阴亏、气血不足者,针灸同施,用补法。

(五)其他特色疗法

1. **捏脊疗法** 以双手拇、食、中指端,将患者腰弧部皮肤捏起,沿脊柱向头部捏捻,每捏捻 3 次,用力向上提拉 1 次,到大椎穴处。然后再以食、中、无名指端沿脊柱两侧,自大椎穴向下梳抹至腰髓部。根据病情轻重及病程长短每次 10~20 遍,日 1~3 次,操作前,先将捏脊部位皮肤及双手 10 个指末端涂以滑石粉,操作时动作要轻柔,用力适中,不可粗暴,以防损伤皮肤。本法适用于本病各个证型。

2. **中药熏蒸** 辨证给予鸡血藤、络石藤、羌活、桑寄生、独活等药物以舒筋活络、强筋健骨。将药物煎煮后取得的药液放入中药熏蒸气疗仪内,透过皮肤的吸收、渗透、排泄的作用,使中药煎煮产生的药气熏蒸患儿机体表面。每次熏蒸 15~30 分钟,依患儿大小而定,每日 1 次,3 个月为 1 疗程。

三、西 医 治 疗

（一）一般治疗

严密观察病情变化和呼吸情况。细心的护理对该病尤为重要：要保持瘫痪患儿体位舒适，勤翻身，维持肢体功能位，尽早进行康复训练；及时清除口咽部分泌物，保持呼吸道通畅；脑神经受累者进食要小心，吞咽困难时给予鼻饲，以防食物呛入气管；室内温度、湿度要适宜，保证营养、水分供应及大小便通畅等。

（二）支持疗法

1. **重症病人** 在疾病进展期严密观察呼吸肌的功能状况。如有呼吸变浅，肺活量低于 1L，呼吸节律加快，胸式呼吸减弱，脉搏加快，血压升高即应送入 ICU 观察，必要时行气管插管或气管切开，呼吸机辅助呼吸，定时监测血气分析，注意气管切开后的护理。

2. **一般病人** 进行常规免疫治疗，同时观察呼吸情况。

（三）药物治疗

抑制异常免疫反应，消除致病因子的神经损伤，促进神经再生。

1. **免疫球蛋白** 用于急性期病人，可缩短疗程；按 $400mg/(kg \cdot d)$ 计算，静脉滴注，连用 5 天。禁忌证：过敏或者存在 IgA 型抗体者、心力衰竭、肾功能不全患者。

2. **血浆交换** 推荐有条件者尽早应用，可清除特异的周围神经髓鞘抗体和血液中其他可溶性蛋白。宜在发病后 2~3 周内进行，用于重症或者呼吸肌麻痹病人，能改善症状、缩短疗程及减少合并症。每次血浆交换量为 30~50ml/kg，在 1~2 周内进行 3~5 次。禁忌证：严重感染、心律失常、心功能不全、凝血系统疾病等；其副作用为血流动力学改变可能造成血压变化、心律失常，使用中心导管引发气胸和出血以及可能合并败血症。

一般不推荐血浆交换和免疫球蛋白联合应用。少数患者在 1 个疗程的血浆交换或免疫球蛋白治疗后，病情仍然无好转或仍在进展，或恢复过程中再次加重者，可以延长治疗时间或增加 1 个疗程。

各种类型的急性感染性多发性神经根炎均可以用血浆交换或免疫球蛋白治疗，并且有临床有效的报道，但因发病率低，且疾病本身有自愈性倾向，MFS、泛自主神经功能不全和急性感觉型急性感染性多发性神经根炎的疗效尚缺少足够的双盲对照的循证医学证据。

3. **糖皮质激素** 国外的多项临床试验结果均显示单独应用糖皮质激素治疗急性感染性多发性神经根炎无明确疗效，糖皮质激素和免疫球蛋白联合治疗与单独应用免疫球蛋白治疗的效果也无显著差异。因此，不推荐应用糖皮质激素治疗急性感染性多发性神经根炎。

（四）对症治疗

1. **心电监护**　有明显的自主神经功能障碍者,应给予心电监护;如果出现体位性低血压、高血压、心动过速、心动过缓、严重心脏传导阻滞、窦性停搏时,须及时采取相应措施处理。

2. **营养支持**　延髓支配肌肉麻痹者有吞咽困难和饮水呛咳,需给予鼻饲营养,以保证每日足够热量、维生素,防止电解质紊乱。合并有消化道出血或胃肠麻痹者,则给予静脉营养支持。

3. **其他对症处理**　患者如出现尿潴留,则留置尿管以帮助排尿;对有神经性疼痛的患者,适当应用药物缓解疼痛;如出现肺部感染、泌尿系感染、压疮、下肢深静脉血栓形成,注意给予相应的积极处理,以防止病情加重。因语言交流困难和肢体肌无力严重而出现抑郁时,应给予心理治疗,必要时给予抗抑郁药物治疗。

4. **神经营养**　始终应用 B 族维生素治疗,包括维生素 B_1、维生素 B_{12}、维生素 B_6 等。

5. **康复治疗**　病情稳定后,早期进行正规的神经功能康复锻炼,以预防失用性肌萎缩和关节挛缩。

【特色疗法述评】

1. 本病患儿大多有前驱感染,主要为呼吸道或胃肠道感染症状,且发病多在夏秋季。夏秋之季天气炎热潮湿,湿热侵犯人体,易伤正气,阻滞经脉,气血运行不利,筋脉肌肉失去濡养而发生痿病。所以,急性感染性多发性神经根炎急性期易出现气虚、湿和热,恢复期主要表现为气虚和阴虚。故急性期清阳明湿热,恢复期益阳明气阴,治胃不忘健脾补肾,补中还需通络活血,另一方面应尽早采用针刺疗法、按摩、水针、穴位封闭、物理疗法(如红外线、超短波等)及主动与被动锻炼,以促进瘫痪肌肉的恢复,并防止肌肉的萎缩和关节畸形。护理是降低病死率,减少并发症的关键环节。保持呼吸道通畅,防止发生吸入性肺炎。痰液黏稠者可用雾化吸入疗法协助排痰,气管插管应定期吸痰,避免痰液阻塞。给予流质、半流质含丰富均衡营养的饮食,保证充分的营养供给,不能吞咽者要鼻饲。防止水、电解质平衡紊乱。勤翻身以防压疮,瘫痪的肌肉和受压的部位要常进行按摩,防止萎缩,并保持瘫痪肢体于功能位置。对咳嗽无力、排痰不畅者应积极吸痰、多翻身,并定期拍背协助痰液排出。严重时应考虑气管插管和气管切开。保持室内合适的温度、湿度及空气清洁,定期消毒。

2. 心理指导对急性感染性多发性神经根炎患者的恢复有重要意义。患儿突然瘫痪,并出现饮水呛咳、吞咽费力,患儿及家长因此产生恐惧、焦虑,对医疗护理工作不配合,应重视沟通技巧,在精神上给予患儿及家长支持、安慰,用娴熟的技术和友善的态度取得其信任、依赖与配合。此外对患儿家长的心理指导也很重要,由于家长对疾病知识缺乏了解,担心患儿日后不能行走而产生焦虑,应向患儿家长讲解疾病相关知识,并叮嘱家长加强监护,耐心教导,不能责骂患儿。

3. 本病尚未形成统一的辨证分型和疗效评定标准,缺乏大样本、多中心、系统的临床研究。因此制定疗效评价标准,规范临床观察方法,客观评价中医药在治疗吉兰 - 巴雷综合征的疗效仍是亟待解决的关键。

【主要参考文献】

1. 薛辛东 . 儿科学[M] . 2 版 . 北京 : 人民卫生出版社 , 2010.

2. 黄绍良 , 陈述枚 , 何政贤 . 小儿内科学[M] . 北京 : 人民卫生出版社 , 2004.

3. 伍定邦 . 暴瘫取效健步丸[J] . 湖北中医杂志 , 1999 , 21 (11) : 516.

4. 阎孝斌 , 董绍宏 . 加味金刚丸治疗瘫证[J] . 中医药学报 , 1997 (2) : 25.

5. 李淑娟 . Th17 和 Th22 细胞在吉兰 - 巴雷综合征发病机制中的作用[D] . 吉林 : 吉林大学 . 2012.

6. 高长玉 , 刘桂宇 , 韩淑芬 , 等 . 吉兰 - 巴雷综合征中医证候分布的研究[J] . 中国中医基础医学杂志 , 2007 , 13 (2) : 136-138.

7. 赵秀敏 . 吉兰 - 巴雷综合征分期辨证治疗研究[D] . 石家庄 : 河北医科大学 , 2009.

第五节　儿童多动症

儿童多动症(又称注意力缺陷多动障碍)是一种较常见的儿童时期行为障碍性疾病。以注意力不集中、不分场合的过度活动、情绪冲动,可伴有认知障碍与学习困难的一组症候群,但智力正常或基本正常。本病大多是在学龄前起病,男性多见,男女比(4~9):1,严重危害儿童的身心健康。

古代医籍并未有关于本病的专门记载,根据其症状特点有神智涣散、多语多动、冲动不安,可归于"妄动"证。从 20 世纪 70 年代开始,我国学者已向国内介绍有关本病的国外研究动态。20 世纪 80 年代开始国内对本病进行了多方面的综合研究,并从中医药角度认识与研究本病。鉴于国内外应用中枢兴奋剂治疗本病,虽可使部分患儿得到改善,但因具有食欲不振、头晕、抑制生长发育等副作用而影响其广泛应用。近年来,应用中医药治疗本病显示出较好的疗效和副反应少等优点,展示了良好的应用前景。

【病因病机】

一、中　医

1. **先天禀赋不足**　父母体质较差,母亲孕期多病,均可致胎儿先天不足,肝肾亏虚,精血不充,元神失藏。

2. **后天护养失当**　过食辛辣肥甘厚味之物,易心肝火旺、痰湿内浊;或者病后失养脏腑亏损均可致心神涣散,阴阳失调,导致注意力涣散和多动。

3. **产伤外伤瘀滞**　产伤、难产或窒息病史以及其他头部外伤史,导致患儿气血瘀滞,经脉不畅,而出现心神不宁、注意力不集中。

4. **社会不良因素**　有研究发现儿童饮食含有过多酪氨酸或色氨酸的食物,可能会诱发患儿注意力缺陷多动障碍;甚至工业污染所产生的铅污染易可损伤部分患儿中枢神经系统,导致注意力不集中。

由此可知,脏腑功能紊乱,阴阳平衡失调,阴静不足、阳动有余是病机关键,其主要病变部位与心、肝、脾、肾密切相关。

二、西　医

1. 本病病因目前还不十分清楚,目前认为多与轻微脑组织损害,遗传因素,脑内神经递质代谢异常,食物过敏,维生素缺乏,糖代谢障碍,铅污染,铁、锌等微量元素的缺乏以及家庭环境不良及教育方法不当等有关。

2. 本病发病机制并不完全清楚。

【临床表现】

一、症　状

多数患儿自婴幼儿时期即易兴奋、多哭闹、睡眠差、喂食较困难、不容易养成大小便定时习惯、随着年龄的增长,除活动增多外,有动作不协调,注意力不集中或集中时间很短,情绪易冲动而缺乏控制能力,上课不守纪律和学习困难。患儿智能正常,但因精神不集中,听觉辨别能力差和语言表达能力差,学习能力较一般孩子低。临床症状以学龄儿童较为突出:上课时话多、小动作多、激动、好与人争吵;行为目的不明确,如拿人东西,有时不避危险;在集体活动中不合群;在家长面前倔强、不听话、冒失、无礼貌。有些患儿采取回避困难的态度,变得被动、退缩。年龄增长后,不少儿童出现学习困难,但多动症儿童的智力水平大都正常或接近正常。

二、体 征

无特异性体征。

【辅助检查】

翻掌试验、指鼻试验、指—指试验阳性。

【诊断与鉴别诊断】

一、诊 断 标 准

参照 2012 年国家中医药管理局发布的《中医儿科常见病诊疗指南》关于"注意力缺陷多动障碍"诊断标准。

1. **病史** 起病于学龄前期,病程至少持续 6 个月。

2. **症状标准** 至少具备以下 4 条,其症状严重性可不同程度地影响学习和适应环境的能力。

（1）需要静坐的场合难于静坐,常常动个不停。

（2）容易兴奋和冲动。

（3）常常干扰其他儿童的活动。

（4）做事粗心大意,常常有始无终。

（5）很难集中思想听课、做作业或其他需要持久注意的事情。

（6）要求必须立即得到满足,否则就产生情绪反应。

（7）经常话多,好插话或喧闹。

（8）难以遵守集体活动的秩序和纪律。

（9）学习困难、成绩差,但不是由于智力障碍所引起。

（10）动作笨拙,精巧和协调动作较差。

3. **排除标准** 精神发育迟滞、儿童期精神病、焦虑状态、品行障碍或神经系统疾病等引起的行为障碍性疾病。

二、鉴 别 诊 断

1. **西医** 本病主要与正常顽皮儿童、多发性抽动症、孤独症等相鉴别。

2. **中医**　本病主要与惊风、癫痫、多发性抽动症等相鉴别。

 【治疗】

一、一般措施

针对患儿的不同发育时期,采用多学科、长期、多模式个体化的综合治疗,以改善临床症状,帮助患儿增强自信心,提高学习能力和社会适应能力。6 岁以下儿童以行为治疗为主,尽量不用药物治疗,减少对患儿的不良刺激,提高患儿自信心。

二、中医治疗

（一）辨证论治

1. 肝肾阴虚

主症:多动多语,急躁易怒,难于自控,神思涣散,注意力不集中,难以静坐,或记忆力欠佳,学习成绩低下,可伴有腰酸乏力,遗尿,或五心烦热,盗汗,大便秘结,舌质红,苔薄,脉细弦。

治法:平肝潜阳,滋养肝肾。

方药:杞菊地黄丸加减。枸杞子、熟地黄、山茱萸、茯苓、菊花、牡丹、泽泻、龙齿、龟板各 10g,山药 15g。夜寐不安者,加酸枣仁 10g,五味子 10g 养心安神;五心烦热者加女贞子 10g,墨旱莲 10g 滋阴清热;易怒急躁者加石决明 10g,钩藤 10g 平肝潜阳;大便秘结者加火麻仁 10g,桑椹 10g 润肠通便。(8 岁为例)

2. 心脾两虚

主症:神思涣散、注意力不能集中,神疲乏力,多动但不易暴躁,做事有头无尾,记忆力差,伴自汗盗汗;偏脾气虚者,形体虚胖,偏食纳少,面色无华,舌质淡,苔薄白,脉无力。

治法:健脾益气,养心安神。

方药:归脾汤合甘麦大枣汤加减。党参、黄芪、白术、茯神、远志、酸枣仁、龙眼肉、当归、浮小麦各 10g,炙甘草、木香各 6g,大枣 3 枚。思想不集中者加益智仁 10g,养心安神;记忆力差,苔厚腻者加陈皮 10g,半夏 10g,石菖蒲 5g 化痰开窍。(以 8 岁为例)

3. 痰火内扰

主症:多动多语,烦躁不宁,冲动任性,难于制约,注意力不集中,胸中烦闷,纳少口苦,便秘尿赤,舌质红,苔黄腻,脉滑数。

治法:清热泻火,化痰宁心。

方药:黄连温胆汤加减。方中黄连、石菖蒲各5g,半夏6g,陈皮、胆南星各8g,竹茹、瓜蒌、枳实、茯苓、珍珠母各10g。烦躁易怒加钩藤10g,龙胆草3g平肝泻火;小便黄赤加栀子10g,淡竹叶15g泻火利湿。(以8岁为例)

(二)特色专方

1. 静宁汤 由黄连6g,陈皮6g,制半夏10g,茯苓15g,白术10g,白芍10g,钩藤10g,菊花10g,远志10g,益智仁10g,山茱萸10g组成。随症加减,脾虚明显者加太子参10g;肾虚明显伴遗尿者加桑螵蛸10g,熟地黄10g,山药10g;纳差者加焦三仙各10g,鸡内金10g。水煎服,每日1剂。出自于作洋教授经验方,功效以健脾化痰,宁心安神为主。

2. 杞菊地黄丸加减 由生地10g,菊花10g,枸杞子15g,丹皮10g,胡黄连10g,夏枯草10g,谷精草10g,煅龙骨10g,煅牡蛎10g,白芍10g等组成。方中生地、枸杞子、白芍滋养肝肾之阴,"壮水之主以制阳光";龙骨、牡蛎平肝潜阳,安神定志;菊花、谷精草,夏枯草清热明目,泻火熄风;丹皮、胡黄连更增滋阴清热之力,出自汪受传教授经验方,诸药合用,共奏滋阴降火,柔肝止痉之效。

3. 安神定志灵 由醋柴胡6g,广郁金10g,黄芩10g,连翘10g,决明子10g,天竺黄10g,钩藤10g,石菖蒲10g,全当归6g,益智仁15g,制龟板10g,炙远志10g组成。临证可随症加减:大便干结者加炒大黄6g;阴虚火旺者加玄参10g,生地黄10g;纳谷不香者加焦山栀10g,炒谷麦芽各10g;躁动不宁者加山栀10g,煅龙牡各10g。方中黄芩、连翘苦寒清心泻火;醋柴胡、广郁金疏散肝郁之热;决明子清肝火,平肝阳,泄热通便;天竺黄清解无形之痰;钩藤平肝熄风止痉;石菖蒲豁痰开窍;全当归养血活血,滋肝之阴,润肠通便;益智仁补肾益智;制龟板滋补肝肾之阴;炙远志祛痰开窍,宁心安神。本方出自韩新民教授经验方。诸药合用清心平肝,豁痰开窍,可使心火得清、肝阳得平、肝肾得补、阴阳得调,多动不安、注意力不集中等症得以消除。

4. 天麻钩藤饮合甘麦大枣汤加减 由天麻15g,钩藤15g,生石决明15g,桑叶10g,菊花10g,陈皮10g,半夏10g,茯苓15g,羌活9g,僵蚕9g,黄芩10g,白芍15g,甘草6g,当归15g,浮小麦30g,大枣3枚,葛根30g,射干30g,焦山栀10g,焦神曲10g,炒麦芽10g,砂仁6g,鸡内金6g,山豆根6g组成。本方出自马融教授经验方,治法以平肝熄风,证属肝阳上亢适用。

5. 健脾止动汤 由太子参10g,炒白术10g,茯苓10g,半夏6g,陈皮6g,防风6g,钩藤10g,龙胆草3g,当归10g,川芎6g组成。本方是王素梅教授经验方,功以健脾化痰、清肝熄风为主。适用于脾虚肝旺的患儿。

(三)中成药

1. 安神定志灵颗粒 由醋柴胡6g,黄芩10g,连翘6g,钩藤10g,郁金10g,石菖蒲6g,决明子10g,天竺黄10g,当归10g,制龟板15g,益智仁15g,远志10g

组成,1 次 1 包,1 日 2 次,早、晚冲服。偏重实证,兼清心火、解郁豁痰、泄热通便。

2. 静灵口服液 由熟地黄 10g,山药 15g,茯苓 10g,牡丹皮 10g,泽泻 10g,远志 10g,龙骨 10g,女贞子 15g,黄柏 10g,知母(盐)10g,五味子 10g,石菖蒲 10g 组成。用法:每次 10~20ml,每日 2 次,1 月为 1 疗程,连服 1~3 个疗程。用于阴虚阳亢型。该型患儿除多动不安外,性情急躁、冲动任性、手足心发热、口渴盗汗、舌红则是其主要特点。

3. 小儿智力糖浆 由龟甲 15g,龙骨 10g,远志 10g,石菖蒲 10g,雄鸡 1 个组成。用法:每次 10ml,每日 3 次,2 月,1 疗程,服用半年。用于阴阳失调或先天发育不良的患儿。该型患儿会有失聪、健忘等特点。

4. 益智安神口服液 由益智仁 20g,远志、枸杞、山茱萸、菟丝子、酸枣仁各 10g 及小春花、何首乌适量等组成,出自福州市中医院院内制剂,有补肾培元,安神益智之功效。

(四)针灸疗法

1. 头针 焦氏头针:①运动区,上点在前后正中线中点后 0.5cm 处,下点在眉枕线和鬓角发际前缘相交处。如果鬓角不明显可从颧弓中点向上引垂线,与眉枕线交叉处向前移 0.5cm 为运动区下点,上下两点连线即为运动区。运动区又可分为上、中、下三部。上部是运动区的上 1/5,中部是运动区的中 2/5;下部是运动区的下 2/5,亦称言语一区。②言语二区,从顶骨结节后下方 2cm 处引一平行于前后正中线的直线,向下取 3cm 长直线。③言语三区,晕听区中点向后引 4cm 长的水平线。④舞蹈症状控制区,在运动区向前移 1.5cm 的平行线。

方法:用 28 号 1 寸不锈钢毫针,穴区常规消毒后,头部平刺进针 1 寸左右,平补平泻,间隔 10 分钟捻转 1 次,留针 1 小时,每天治疗 1 次,10 天为 1 疗程。本法可改善大脑皮质的功能活动、调整大脑皮质的兴奋和抑制状态、调节脑内神经递质水平,从而不同程度改善多动症的症状。

2. 腹针 穴取中脘、下脘、气海、关元、梁门、外陵、大横。操作:选用 0.22mm×30mm 毫针,常规皮肤消毒,避开血管、毛孔,对准穴位直刺,一般只捻转不提插,视腹壁厚度,针刺 3~8mm,留针 15 分钟。每天 1 次,10 次为 1 疗程,疗程间隔时间为 1 周,治疗 6 个月。

(五)其他特色疗法

1. 手足三里穴埋线 操作方法选用注线法,使用有针芯的专用一次性穴位埋线针,将磁化的蛋白线剪成。0.8~1.2cm 长度,浸泡于 75% 的乙醇内备用。患儿取仰卧位,双手掌向下,双肘自然微曲,双下肢自然伸直,选定穴位,用甲紫液做好标记,再用碘伏及乙醇常规消毒。取出适当长度的蛋白线,用 0.9%

的生理盐水冲洗后放入针头内,不用局麻,像注射一样直接快速破皮进入穴位及一定的深度,待患者局部得气后(有酸、胀、麻感后)用针芯推入蛋白线后出针,用消毒棉签局部压迫止血并常规消毒后,用无菌创可贴外贴。疗程:分为埋线治疗期(15 天埋线 1 次,2 次 1 疗程)和埋线巩固期(1 个月埋线 1 次,2 次 1 疗程)。

2. **梅花针叩刺**　取穴百会、四神聪。方法:轻叩刺以微出血为度,时间为5 分钟,隔日 1 次,7 次为 1 疗程,共治疗 4 疗程。

3. **耳穴贴敷疗法**　耳穴选穴:①心、肾、肝、脾、脑、内分泌、皮质下;②心、肾、肝、脾、脑、神门、交感、肾上腺。耳部常规消毒后,选用王不留行籽置于1cm 的胶布上,①②组交替使用并贴压在选取的耳穴上,耳穴贴敷完毕后要对贴敷处进行按压,力度不宜过大,以感到轻微疼痛、整个耳郭皮肤潮红发热为度,每日 1 次。

三、西 医 治 疗

1. **哌甲酯(利他林)**　0.2~0.5mg/(kg·d),个别可达 0.7~1.0mg/(kg·d),最大量不超过 40mg/ 日。从最小剂量开始,逐渐加量,每日 2 次口服,6 岁以下不宜服用,副作用:食欲不振、腹痛、失眠等,长期大量服用可能抑制生长发育。

2. **盐酸托莫西汀**　初始治疗 0.5mg/(kg·d),在 3 天的最低用量之后逐渐增加给药量,至每日总目标剂量 1.2mg/(kg·d),分两次服用,最大日用量不应超过 1.4mg/(kg·d),副作用少而轻,常见的有胃肠道不适。

【特色疗法述评】

1. 儿童注意力缺陷多动症,是一种常见的儿童时期起病的神经病学综合征,国际上仍无客观、统一的诊断标准,以往多依赖家长或老师的主诉,缺乏客观指标。并且任何单一的治疗往往难以达到显著持久的效果,需要综合的、多方位的治疗,并根据儿童的具体情况制定不同的治疗方案。对于学龄前儿童,主要是实施教育及行为治疗,很少需要药物治疗。因为在较小的儿童药物治疗副作用较明显,还可能出现分离性焦虑、依附行为、烦躁不安等不良反应,造成管理上更加困难。研究显示,多动症好发生在 6~10 岁的学龄儿童,除少数残留型外,其余则在患者进入青春期后,虽不经治疗,症状亦多会缓解或消失。这表明本病的发生与儿童的生理、病理特点有着密切的联系。应通过怎样的临床与实验研究来进一步揭示儿童的生理,病理与多动症的联系,也应作为今后研究的方向。

2. 近 20 年来,在整体观念及辨证论治原则指导下,中医学对本病证治积累了丰富的经验。首先,中医针对患儿不同的症状、证候进行辨证论治,这与西医倡导的个体化治疗不谋而合;从治疗所用药物看,多为复方制剂,其特殊的物质基础及相互作用机制可能对疾病的发生、发展各个环节进行不同程度的干预,对其多层次、多靶点整合发挥作用,这也对应了本病复杂的病理机制;通过调整人体脏腑、经络、气血、功能活动及整体功能状态,提高患儿对社会和自然环境的适应能力,使临床治疗真正体现以人为本的精神。其次,中医的治疗手段灵活多样,除中药内服外,还有针灸、推拿、耳穴、贴敷、食疗等。从众多文献报道看,中医药治疗本病不仅能改善核心症状,对影响患儿生活质量的一些伴随症状,如纳少、眠差等也有不同程度的疗效,其用药安全、可控,非常符合本病长期治疗的需要,且停药后复发率低;同时中西医相互配合,可提高临床疗效,减少西药不良反应。

3. 中医药治疗多动症无论是辨证分型,或单方单药、针灸、耳穴埋豆疗法,均有较明显的近期疗效,但各家报道中尚缺乏远期随访,因此今后中药治疗多动症临床研究的重点,应放在观察远期疗效及复发率方面。且治疗多动症的中药基本可分 2 类:一是调理脏腑功能,平衡阴阳治本的药物,二是方中大量使用了一些安神开窍治标的药物,如远志、菖蒲、珍珠母、磁石、龙牡、枣仁等,对于这两类药物在多动症治疗中的作用机制有学者观察到在使用了上述药物后,有的患儿在语言发育方面改善明显,有的患儿在注意力涣散方面改善明显,这之间的差别是疾病本身造成的还是药物作用的不同等,仍然是值得探讨的。

总之,ADHD 的治疗应着重于行为、心理治疗及教育,必要时辅以药物治疗。强调多项治疗支持,切实做好医院、学校、家庭三者间协作。

【主要参考文献】

1. 汪受传. 新世纪全国高等中医药院校教材·中医儿科学[M]. 北京:中国中医药出版社, 2007.

2. 汪受传. 中医儿科临床研究[M]. 北京:人民卫生出版社,2008.

3. 陆再英,钟南山. 内科学[M]. 7 版. 北京:人民卫生出版社,2010.

4. 苏林雁,李雪荣. 儿童注意缺陷多动障碍治疗进展[J]. 中华儿科杂志,1999,37(3):182-184.

5. 张新平,廖伯年. 柴胡加龙骨牡蛎汤加减治疗儿童多动症 30 例[J]. 四川中医,2005,23(7):86.

6. 徐世芬,朱博畅. 靳三针治疗抽动—秽语综合征 30 例[J]. 陕西中医,2009,30(12):1648-1649.

第六节　抽 动 障 碍

多发性抽动综合征(MT)又称抽动—秽语综合征或 Tourette 综合征,是一种常见的儿童行为障碍性疾病,临床以慢性、波动性、多发性运动肌快速抽动,并伴有不自主发声和语言障碍为特征。年发病率为 0.05/ 万。男女比例为(3~4):1,其病程在 1 年以上,常有起伏波动可自行缓解或加重的特点。

根据本病的症状特点,将本病归属于"慢惊",如《幼科证治准绳·慢惊》描述:"水生肝木,木为风化,木克脾土,胃为脾之腑,故胃中有风,瘈疭渐生,其瘈疭症状,两肩微耸,两手下垂,时复动摇不已,名曰慢惊。"并指出"风"是本病的主要病机和证候特点,为下一步治疗提供了理论依据。

【病因病机】

一、中　　医

多发性抽动症的病因是多方面的,与先天禀赋不足、产伤、窒息、感受外邪、情志失调等因素有关,多由五志过极,风痰内蕴而引发。

1. 饮食所伤　小儿脏腑功能尚不健全,表现为脾常不足,脾胃功能运化失常。加之小儿饮食不能自制,嗜食肥甘厚腻之品,易损伤脾胃功能,脾失健运,易聚液成痰,痰气互结于胸中,蒙蔽心神,则性情乖戾,易怒易动。

2. 疾病影响　若患儿久病,则素体真阴不足,或肝病日久伤肾,肾阴亏虚则易肢揢头摇,抽动无力。

3. 劳累所伤　由于患儿压力过大,不能合理调节,导致免疫力下降,反复多次,致心脾肾俱虚,痰浊内生,伏痰内隐,发为抽揢。

因此本病机关键在于"内伏胶固之痰",一遇侵扰,遂致气机逆乱引动伏痰,痰浊上蒙清窍,壅塞经络发为肢体抽揢,与心、脾、肾密切相关。

二、西　　医

1. 多发性抽动症的病因和发病机制目前尚未完全明了,其发病与遗传因素、神经递质失衡、心理因素和环境因素等诸多方面有关,可能是多种因素在发育过程中相互作用所引起的一个综合征。多发性抽动症的临床症状复杂,主要包括运动性抽动、发声性抽动以及伴随的心理行为症状。往往病程比较长,病情容易波动,时好时坏,有周期性缓解和复发的倾向。

2. 本病发病机制并不完全清楚,但具有明显的遗传倾向。

【临床表现】

一、症　状

由表情肌、颈肌或上肢肌肉迅速、反复、不规则抽动起病,表现为挤眉、撅嘴、摇头、仰颈、提肩等;以后症状加重,出现肢体及躯干的暴发性不自主运动,如躯干扭动、投掷运动、踢脚等。30%~40% 患儿因咽部肌肉抽搐而发出重复暴发性无意义的单调怪声,如犬吠声、喉鸣声和咳嗽声等,半数有猥亵言语。85% 患儿有轻中度行为异常,抽动在精神紧张时加重,入睡后消失。儿童智力可不受影响。

二、体　征

无特异性体征。

【诊断与鉴别诊断】

一、诊　断　标　准

1. 起病年龄多在 2~12 岁,可有疾病后及情志失调的诱因或有家族史。

2. 有复发性、不自主、重复的、快速的、无目的的抽动,影响多组肌肉。

3. 多种抽动和一种或多种发生抽动,两者同时出现于某些时候,但不一定必须同时存在。

4. 能受意志克制数分钟至数小时。

5. 在数周或数月内,症状的强度有变化。

6. 抽动一天发作多次,几乎天天如此。病程超过 1 年,且在同一年之中症状缓解不超过 2 个月以上。

7. 排除小舞蹈病、肝豆状变性、癫痫肌阵挛发作、药源性不自主运动及其他锥体外系病变。

二、鉴　别　诊　断

1. **西医**　可与习惯性抽搐,风湿性舞蹈病,肌阵挛性癫痫等相鉴别。

2. **中医**　可与惊风,癫痫,多动症等相鉴别。

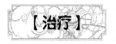【治疗】

一、一般措施

合理安排患儿日常作息时间和活动内容,避免过度紧张和疲劳,开展韵律性体育活动锻炼。减轻孩子心理压力,改善教育方式,包括心理行为治疗,让孩子心理放松下来,多数患儿不用药物治疗便可自愈。

二、中医治疗

(一)辨证论治

1. 气郁化火

主症:面红耳赤,烦躁易怒,挤眉弄眼,摇头耸肩,发作频繁,抽动有力,口出异声秽语,大便秘结,小便短赤,舌红苔黄,脉弦数。

治法:熄风镇惊,清肝泻火。

方药:清肝达郁汤加减。栀子10g,菊花10g,丹皮10g,柴胡6g,青橘叶6g,当归10g,白芍10g,甘草3g。眨眼、抽动明显者加钩藤10g,蝉蜕10g平肝熄风;肝火旺者加黄芩10g,龙胆草6g清肝泻火;心烦易躁加琥珀5g,茯苓10g宁心安神。(以8岁为例)

2. 脾虚痰凝

主症:面黄体瘦,精神不振,胸闷作咳,喉中声响,肢体摇动,脾气乖戾,夜寐不安,纳少厌食,舌质淡,苔腻,脉滑。

治法:平肝熄风,健脾化痰。

方药:十味温胆汤加减。党参8g,陈皮、半夏、五味子各6g,茯苓、枳实、远志、枣仁各10g,甘草3g。痰热甚者,去半夏加黄连2g,瓜蒌皮10g清化痰热;纳少厌食加焦神曲10g,炒麦芽10g健脾开胃。(以8岁为例)

3. 阴虚风动

主症:形体消瘦,两颧潮红,五心烦热,性情急躁,口出秽语,挤眉弄眼,肢体震颤,大便干结,舌质红绛,舌苔光剥,脉细数。

治法:滋阴熄风,柔肝潜阳。

方药:大定风珠加减。龟板10g,鳖甲10g,生牡蛎10g,生地黄10g,鸡子黄10g,麻仁6g,甘草3g。心神不定,惊悸者加茯神10g,钩藤10g,酸枣仁10g养心安神;血虚失养者加何首乌6g,玉竹10g,天麻6g养血柔肝。(以8岁为例)

（二）特色转方

1. 陈夏六君子丸合加味逍遥丸　六君子丸（大蜜丸）：陈皮 80g，半夏（制）160g，党参 160g，白术（土炒）160g，茯苓 160g，甘草（蜜炙）80g。1 次 1 丸，1 日 2 次，本方出自《医学正传》。同时加用口服加味逍遥丸：柴胡 300g，当归 300g，白芍 300g，白术（麸炒）300g，茯苓 300g，甘草 240g，牡丹皮 450g，栀子（姜炙）450g，薄荷 180g，1 次 6g，服药 1 个月为 1 个疗程，治疗 3 个疗程。本方出自《证治准绳·女科》，治以疏肝清热，健脾养血，理气化痰为主。用于脾虚肝旺的患儿。

2. 六味地黄汤加减　由熟地黄 10g，山茱萸 10g，山药 15g，泽泻 10g，丹皮 10g，茯苓 15g 组成。本方出自《小儿药证直诀》，同时根据不同症状、个体和抽动部位随证加减。①根据伴随症状加减，如伴多动加珍珠母 10g，磁石 10g；伴注意力不集中加石菖蒲 6g，远志 10g，益智仁 10g等；伴脾气暴躁加柴胡 6g，龙骨 10g，牡蛎 10g 等；伴扁桃体肿大加黄芩 10g，鱼腥草 10g，浙贝 10g，昆布 6g，玉蝴蝶 10g。②根据不同个体加减，气虚加四君子汤，血虚加四物汤，痰盛加二陈汤等。③根据不同抽动部位加减，如皱眉、眨眼加白蒺藜 10g，木贼 6g，防风 6g，僵蚕 6g 等；搐鼻加苍耳子 10g，辛夷 6g，蝉衣 6g；摇头加天麻 6g，钩藤 10g；耸肩加木瓜 10g，伸筋草 10g；腹部抽动加芍药甘草汤。采用上方水煎煮，每日 1 剂，6 周为 1 疗程。

3. 补脾止痉汤　由淮小麦 30g，杭白芍 30g，炙甘草 20g，全蝎 6g，白僵蚕 10g，蝉蜕 10g，大枣 5 枚组成。本方出自马炳祥教授经验方，功用健脾安神，柔肝熄风为主。根据临床表现适当加减，每日 1 剂，水煎服，分 3 次口服，连用 8 周为 1 疗程。用于脾虚肝旺的患儿。

4. 蝉蜕钩藤饮　由蝉蜕 10g，钩藤 10g，荆芥 10g，防风 10g，僵蚕 5g，当归 10g，熟地黄 10g，白芍 10g，川芎 3g，甘草 3g 组成。如食欲欠佳加山楂 10g，麦芽 10g；睡眠不安加茯神 10g；神疲肢倦加黄芪 10g，日 1 剂，水煎取汁，分早晚两次温服，本方出自张明亮教授经验方，用于治疗小儿抽动症之肝经风热、阴血亏虚型。

5. 涤痰汤加减　由半夏 10g，橘红 10g，枳实 10g，石菖蒲 8g，赤茯苓 10g，当归 10g，白术 10g，龟板 10g，竹茹 6g 组成。本方来自《奇效良方》，不同的病例可以对症加减：①思想不集中者加益智仁 10g，龙骨 10g 等；②烦躁、多怒者加丹皮 6g，炒栀子 10g；③夜寐不宁者加酸枣仁 15g，五味子 10g 等；④纳差加谷芽 10g，麦芽 10g 等；⑤精神疲乏、面色萎黄不华加黄芪 10g，白术 10g；⑥盗汗者加浮小麦 6g，煅牡蛎 10g 等。煎服法：将药物用水浸泡后半小时，沸腾后文火煮 30 分钟，头煎取汁 150ml，二煎取汁 150ml，每日分早晚各温服 150ml，日 1 剂，1 月 1 个疗程，连服 2 个疗程。用于脾虚痰凝的患儿。

6. **天麻钩藤饮合止痉散** 由天麻 6~12g,钩藤 10g,石决明 30g,杜仲 10g,川牛膝 10g,桑寄生 10g,黄芩 10g,栀子 10g,首乌藤 10g,益母草 10g,茯神 10g,全蝎 3~6g,蜈蚣 2 条组成。本方出自《杂病证治新义》,加减:头晕目眩、心烦失眠,加珍珠母 30g,酸枣仁 15g;大便干结,加决明子 10g,生大黄 3g;食欲不振,加焦三仙各 10g,砂仁 3g;腹肌抽动,加白芍 10g,僵蚕 10g;大便稀溏,去黄芩、栀子,加薏苡仁 10g,怀山药 10g。每日 1 剂,分 3 次服用,1 个月为 1 个疗程,连续治疗 3 个疗程。用于肝风内动的患儿。

7. **熄风静宁汤** 由辛夷 10g,苍耳子 10g,玄参 10g,板蓝根 20g,山豆根 10g,菊花 20g,蝉衣 10g,全蝎 6g,葛根 15g,伸筋草 30g,白芍 30g,甘草 6g 组成。临证加减:咽充血明显者加连翘 10g,薄荷 6g;喉中有痰加半夏 10g;肢体抽动明显者加蜈蚣 2 条;眨眼明显者加石决明 10g,夏枯草 10g;病程长者红花 10g,丹参 10g。用法用量:以上剂量为 7 岁左右小儿 1 日量,根据年龄大小调整用量,每日 1 剂,水煎 2 次,分 3 次服用。疗程:疗程 3 个月,2 个疗程后评定疗效。服药不到 2 个疗程发作控制者,上方制成水丸继服,巩固至 2 个疗程。本方出自刘弼臣教授经验方,在辨证时以风邪犯肺,引动肝风者,使用本法本方才有较好疗效。

8. **熄风祛痰汤** 由栀子、僵蚕、茯苓、葛根、白芍、天竺黄各 10g,法半夏、升麻、柴胡、蝉蜕、钩藤、白蒺藜各 6g,陈皮、炙甘草各 3g 组成。加减:伴眨眼、搐鼻、口角抽动加白附子 10g;肢体抽动明显加蜈蚣或生牡蛎等;喉部异常加射干 6g,蚤休 6g;兼气虚者加太子参 10g,黄芪 10g;痰热甚者加黄连 6g,瓜蒌皮 10g;痰湿壅盛者加胆南星 10g,石菖蒲 10g 等;胸闷不适加薤白 10g;筋惕肉眴加天麻 6g;舌质瘀黯加丹参 10g,红花 10g。每日 1 剂,水煎 2 次,分 2 次服。治疗 15 天为 1 个疗程,并嘱忌食煎炸燥热之品。本方出自赵春玲教授经验方,治以熄风止痉祛痰为主。用于肝风内动、痰湿壅盛的患儿。

(三)中成药

1. **菖麻熄风片** 由白芍、天麻、石菖蒲、珍珠母、远志等药物组成,口服。4~6 岁,1 次 1 片,1 日 3 次;7~11 岁,1 次 2 片,1 日 3 次;12~14 岁,1 次 3 片,1 日 3 次。疗程为 4 周。具有平肝熄风、安神化痰功效。用于轻中度小儿多发性抽动症属中医肝风内动挟痰证者。症见头、颈、五官或肢体不自主抽动,喉中发出异常声音,烦躁易怒,多梦易惊,舌红苔白腻,脉弦滑等。

2. **芍麻止痉颗粒** 由白芍、天麻、蒺藜、钩藤、灵芝、首乌藤、酸枣仁、醋五味子、栀子、胆南星、黄芩等药物组成,口服,5~12 岁,1 次 5g(2 袋),1 日 3 次;13~18 岁,1 次 7.5g(3 袋),1 日 3 次。疗程 8 周。具有平抑肝阳,息风止痉,清火豁痰功效。用于治疗 Tourette 综合征(抽动 - 秽语综合征)及慢性抽动障碍中医辨证属肝亢风动、痰火内扰者,症见头面部、颈、肩、躯干及四肢肌肉不自主的抽动或伴有口鼻、咽喉部的异常发声,急躁易怒、手足心热、睡卧不宁、大便偏干、小便短黄、舌红苔薄黄或薄黄腻。

3. **九味熄风颗粒**　由天麻、熟地黄、龙胆、龟板、钩藤、龙骨、僵蚕、青礞石、法半夏等药物组成,口服,4~7 岁,1 次 6g,1 日 2 次;8~10 岁,1 次 9g,1 日 2 次;11~14 岁,1 次 12g,1 日 2 次。疗程 6 周。具有滋阴平肝,熄风化痰功效。用于轻中度小儿多发性抽动症属中医肾阴亏损,肝风内动证者。症见头颈,五官及肢体不自主抽动,喉中发出异常声音,舌红苔少,脉细弦。

4. **静安口服液**　由生地黄 10g,白芍 10g,天麻 10g,钩藤 10g,地龙 10g,僵蚕 15g 等药物组成,按现代中药制剂工艺研制而成的南京市中医院院内制剂(含生药 1.1g/ml),≤6 岁,20ml/ 次,2 次 / 日,>6 岁,30ml/ 次,2 次 / 日,具有滋肾平肝、熄风化痰功效。用于本病肾虚肝亢、痰盛风动证患儿。

(四)针灸疗法

取百会、风池、风府、列缺(双)、照海(双)、太冲(双)。心烦、心悸配心俞;眨眼和搐鼻配太阳、迎香;口角抽动配地仓、颊车。穴位常规消毒,采用 0.35mm×25mm 不锈钢毫针快速刺入,得气后施捻转补法 3 分钟,刺百会穴沿皮双透头维穴,不提插,不捻转;针刺风池穴时,针尖向对侧眼窝下方刺,使针感向头顶或颞侧放射,行平补平泻法,不留针;照海用补法;列缺、太冲用泻法,不留针。每日治疗 1 次。

(五)其他特色疗法

1. **耳穴贴压**　主穴取抽动穴(位于耳尖下缘,经验穴)、神门、心、肾、肝、脑、内分泌、交感、皮质下、中耳背,配穴取眼、目 1、目 2、咽喉、口、内鼻,每次 5~6 穴,交替使用。选用备制王不留行籽贴敷在小方块医用胶布中央,耳郭消毒后,贴敷于耳穴上,嘱患者或其家长日间给予按压数次。起病初期隔日复诊,症状减轻后每 3 天复诊,逐渐每星期 1 次复诊至每月 1 复诊,根据病情更换穴位。贴压时注意医用胶布避免受潮、污染。如局部皮肤出现粟粒样丘疹并伴有痒感应停用或改用脱敏胶布。治疗达治愈或有效时,巩固治疗 1~2 次后停止治疗。

2. **推拿联合耳穴疗法**

(1)推拿治疗

1)面部:①用 2 个食指的螺纹面按揉患儿迎香、下关、颊车、地仓等穴位,酸胀为宜,并轻揉患儿双侧面颊;②用 2 只手拇指螺纹面紧贴患儿上眼眶,自内而外,先上后下刮眼眶,重复进行,酸胀为宜;③以食指螺纹面紧贴患儿太阳穴,按揉该穴,酸胀为宜。

2)上肢:①按揉肘关节周围,以 1 只手拇指螺纹面,在曲池、手三里、尺泽、曲泽等穴分别交替按揉,酸胀为宜;②擦肩,以 1 只手掌心紧贴肩部体表,上下擦动,以热为宜;③搓手,以 2 只手手掌夹患儿手面,相对用力搓动,由慢而快,搓热为止,2 只手交替;④捻指,以 1 只手拇、食 2 指,捏患儿手指,捻动指节,自上而下,轮换交替进行。

3)下肢:①擦涌泉,用 1 只手小鱼际紧贴足心,快速用力擦,发热为止,两足交替进行;②按揉大腿,以 2 只手掌根紧贴大腿,自上而下,用力按揉,酸胀为宜;③拿小腿,以 1 只手拇、食、中指指端,提拿腓肠肌,自上而下,用力柔和,酸胀为宜。

4)腹部:用 1 只手掌心贴患儿脐部,动作较快,用力要柔和,顺时针方向旋转揉动,2~5 分钟。4~6 岁患儿用上述推拿同时配合捏脊 20 分钟。隔日 1 次,1 月为 1 个疗程,连续 3 个疗程。

(2)耳穴疗法:主穴取神门、缘中、肝、脾、肾、心、肾上腺、皮质下、脑点、内分泌、丘脑及相应部位。痰火内扰加肺、交感;肝风内动加结节下、耳中、艇中;心脾不足加三焦、脑干、胆。操作:耳郭常规消毒,每穴用 0.5cm×0.5cm 胶布将王不留行籽固定于一侧耳穴上,嘱其每日按压 5 次,上、下午各 2 次,晚上睡觉前 1 次,每次按压 2~3 分钟;2 日后 2 耳交替。1 月为 1 个疗程,1 个疗程中治疗 3 周,间隔 1 周,连续 3 个疗程。

3. 推拿配合静神止痉汤

(1)推拿取穴:太冲、风池、百会、印堂、脊柱、小天心。采用点揉太冲、风池、百会、印堂;小天心采用捣法,脊柱采用捏脊法。其中太冲穴按揉 3 分钟,150~300 次,风池、百会穴按揉 3 分钟,约 300 次。小天心每次捣 3 分钟,150~300 次。脊柱:采用捏脊疗法,即"捏三提一法"。以上手法,每日 1 次,30天为 1 个疗程,治疗 2 个疗程。

(2)药物治疗:基本方由钩藤、天麻、石菖蒲各 10g,远志 10g,全蝎、蜈蚣各 3g,柴胡、白芍、甘草各 5g 组成(上方为 8 岁儿童 1 日剂量)。15 天为 1 个疗程,治疗 4 个疗程。此方法对心肝火旺型小儿抽动症效果良好。

三、西 医 治 疗

1. **氟哌啶醇**　起始剂量为 0.5mg,睡前服用,如疗效不明显,可每周增加 0.5mg,一般每日用量 0.5~6mg。服药期间注意副作用,及时对症处理。

2. **泰必利**　该药疗效不如氟哌啶醇,但不良反应较小。常用剂量为 50~100mg,每日 2~3 次。

3. **可乐定**　适用于伴有儿童多动综合征的多发性抽动患儿。起始量为 0.05mg/ 日,可每周增加 0.05mg,一般日量为 0.05~0.3mg,分 2~3 次服用,该药副作用小,少数有头晕、头痛现象。

【特色疗法述评】

1. 多数西医学者认为,大脑基底神经节及边缘系统的皮质多巴胺受体超敏及多巴胺更新率降低可能是其主要的发病机制,而中枢神经系统的器质性损伤、基因缺损则会影响基底神经节和边缘系统某些部位的发育过程。这些部位的神经元数目不适当地增加和神经元突触的过度派生,使患儿在幼年产生了多发性抽动症状。多巴胺(DA)为中枢神经系统中重要的儿茶酚胺类神经递质,占所有脑内儿茶酚胺类神经递质含量的80%。DA 与躯体运动、感觉、认知、情绪和行为密切相关。DA 神经元主要位于中脑和基底节,其中80%分布于黑质和纹状体,高香草酸(HVA)是多巴胺的代谢产物,存在于血浆及脑脊液中,是体现多巴胺活性的主要指标(氟哌啶醇治疗 MT 有效,疗后 HVA 水平增高),从而提示 MT 不但是存在中枢多巴胺活动过度,且有突触后受体超敏感,而超敏感的受体又会引起效应细胞的反应活动过度。

2. 近十年来,中医药治疗多发性抽动症的研究及优势不断增加,且取得明显疗效。有人认为是肝风证,强调从风痰立论;有认为属肝风内动、痰火扰心的慢惊证;有将之分为肝风内动、痰火扰神、脾虚肝亢、阴虚风动四型论治;有将之分为肝气郁结化热化火、肝经郁热化火伤阴、久病损及肝肾三型,从肝论治;认为与感受外邪关系密切,病根于肺,肺病日久损脾,从肺脾论治;认为病由脾虚痰聚、肝脉失调;认为肝气郁结久而成火,灼津成痰,痰瘀互结为病;也强调为脾失健运、痰湿内生、痰阻经络引动肝风的肝风证;认为证属心肝血虚,痰热内蕴;从肾虚肝亢脑髓不足筋骨失养论治等。有人提出 Tourette 综合征论治三步法,第一步为平肝化痰熄风,急则治标法,先顿挫病势,使患儿趋于安静,药选珍珠母、竹沥、半夏、制胆南星、竹茹、石菖蒲、僵蚕、地龙等;第二步为运脾柔肝治本,方用白芍、玉蝴蝶、谷精草、明天麻、鳖甲、龟板、牡蛎、白僵蚕、鸡子黄等;第三步为健脾益肾以获痊愈,在抽搐、秽语症状消失后,针对伴见的记忆力减退、学习成绩下降、计算能力差,反应迟钝等,采用健脾益肾,先后天兼顾,滋肾水涵养肝木,防其亢逆,方选参苓白术散合杞菊地黄丸加减也取得较好的疗效。从所收集的文献记载分析,多数学者认为,与风痰有关,病因为先天禀赋不足,后天脾虚肝旺,木火克金,心神不宁,先后天因素共同作用导致阴阳失调、阴不制阳,阳躁而动。证属本虚标实,以肝脾心肾四脏为本,风火痰湿为标。四脏功能失调,尤以肝失调最著。病机多归咎为肾亏、脾虚、痰扰,终致肝风动、筋脉急。

3. 现有的研究中对本病的临床治疗经验总结远较基础实验研究多,但是临床疗效判定由于缺乏有效的客观指标,没有公认的权威金指标,所以可重复性差,缺乏说服力,也就不便于推广。而且中药药理学研究多为复方制剂的有效性研究,缺乏对有效方药作用机制深入研究。

【主要参考文献】

1. 汪受传. 新世纪全国高等中医药院校教材·中医儿科学[M]. 北京:中国中医药出版社,2007.

2. 刘智胜. 小儿多发性抽动症[M]. 北京:人民卫生出版社,2002.

3. 汪受传. 中医儿科临床研究[M]. 北京:人民卫生出版社,2008.

4. 李华伟,马炳祥. 补脾止痉汤治疗小儿多发性抽动症的临床研究[J]. 中医学报,2011,1(9):1091-1093.

5. 孔群. 静安口服液治疗小儿多发性抽动症的药效学及其治疗作用机理的研究[D]. 南京:南京中医药大学. 2006:27-34.

6. 蒋明辉,韩晓丽. 马融教授治疗多发性抽动症二则[J]. 辽宁中医药大学学报,2008,5(5):71-72.

7. 郑毅. 抽动–秽语综合征病因现发病机制的研究进展[J]. 中国实用儿科杂志,2002,17(4):193-194.

8. 万国斌. 多发性抽动症的治疗[J]. 中国实用儿科杂志,2002,17(4):200-202.

9. 刘成全. 韩新民从心肝火旺论治儿童多动症的经验[J]. 中医药临床杂志,2007,19(6):211-212.

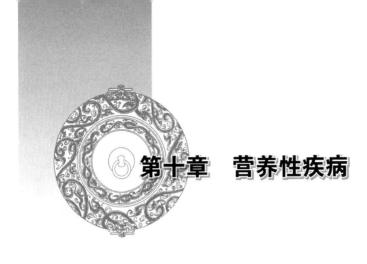

第十章 营养性疾病

第一节 蛋白质—能量营养不良

蛋白质—能量营养不良又称营养不良,是各种营养素缺乏的综合征,在儿科因蛋白质—能量缺乏引起营养不良较为常见,是世界范围内最常见的营养缺乏病之一。其特征为形体消瘦,饮食不调,甚则皮肤干燥松弛,精神烦躁或萎靡不振,动作、智力发育迟缓,并常伴有恶心、呕吐、腹泻等消化紊乱和慢性营养障碍(不良)的表现。病久则容易合并其他疾病甚至危及生命。本病各年龄组皆可发病,以 1~6 岁发病率高,本病不但影响小儿生长发育,而且影响心理与智力的发展,有些病例有永久性后遗症。新中国成立以来,由于儿童保健工作的不断发展,小儿营养不良发病率大大减低,但其他发展中国家仍是一个重要问题,以 2013 年 WHO 的粮农组织(FAO)估计,目前全世界有接近 8.7 亿人口营养不良。

根据本病的临床表现,一般将其归类于中医学"疳病"范畴,其属于古代儿科四大证(麻、痘、惊、疳)之一,古代医家通过长期的临床实践总结了大量关于本病的特色疗法,如调理脾胃的中药、刺四缝以及鱼际割治等对治疗本病都有良好的作用,现代研究显示,这些治疗方法能促进消化吸收,促进食物中所含微量元素的吸收和利用,增进体内代谢,较西医单纯补充疗效更为显著,值得借鉴。

【病因病机】

一、中　医

1. **病因**　多种病因可引起疳病,常见有伤食因素,正虚因素、用药过伤因素。

（1）伤食因素：小儿饮食不知自节，过食肥甘厚味，生吃瓜果，或家人溺爱，缺乏喂养知识，妄投高营养的滋补食品，饮食不能按时定量，或婴儿期不能按时添加辅食，乳食的数量、质量不足，长期不能满足小儿机体需要，导致胃不受纳，脾失健运，时日渐久，气液亏损，形体日渐消瘦成疳。《婴童百问·疳症》云："小儿脏腑娇嫩，饱则易伤，乳哺饮食，一或失常，不为疳者鲜矣。"强调"疳以伤得"，"疳因积成"。现代研究表明，营养不良是一种病理状态，是由于相对或绝对或两者兼有的营养缺乏，或因营养过剩而产生体内组织代谢异常与明显的体格变化，营养缺乏较营养过剩多见。

（2）正虚因素：小儿生理特点为"脾常不足肾常虚"，先天不足，形体瘦小，脾肾两虚，纳谷不香，食而不化，运化水谷精微力弱，不能荣养机体，形成疳病。或久病体虚，特别是呕吐泻痢等直接损伤脾胃的疾病，演化为疳。

（3）用药过伤：患病过用苦寒攻伐、峻下之品，损伤脾胃亦可成疳。《小儿药证直诀·脉证治法》："因大病或吐泻后，以药吐下，致脾胃虚弱，亡津液。"

2. 病机　疳证的主要病变部位在脾胃，其基本病理改变为脾胃受损，津液消亡。

初起仅表现脾胃失和，运化不健，或胃气未损，脾气已伤，胃强脾弱，正虚不著的疳气阶段；继之脾胃虚损，运化不及，积滞内停，壅塞气机，阻滞络脉，则呈现虚中夹实的疳积证候。若病情进一步发展或失于调治，脾胃日渐衰败，津液消亡，气血耗伤，元气衰惫者，则导致干疳。若脾病及肝，肝失所养，肝阴不足，不能上承于目，而见视物不清，夜盲目翳者，则谓之"眼疳"；脾病及心，心开窍于舌，心火上炎，而见口舌生疮者，称为"口疳"；脾病及肺，土不生金，肺气受损，卫外不固，易于外感，而见咳喘、潮热者，称为"肺疳"；脾病及肾，肾精不足，骨失所养，久致骨骼畸形者，称为"骨疳"；脾虚不运，气不化水，水湿泛滥，则出现"疳肿胀"。若脾虚失摄，血不归经，溢出脉外者，则可见皮肤紫斑瘀点及各种出血证候。重者脾气衰败，元气耗竭直至阴阳离决而猝然死亡。

二、西　医

1. 病因　非母乳喂养或喂养时间过短，断奶后未及时供给富含蛋白质的食物。另外，儿童患腹泻、感染或某些传染病时，机体对蛋白质的吸收利用发生障碍，而体内对蛋白质的需要又增加，结果造成蛋白质营养水平下降。胎儿时期营养不良、早产儿、出生体重过低的新生儿、孪生儿也易于发病。社会经济水平低下、食物供给不足、文化教育不普及、卫生事业不发达也是造成本病的原因。

2. 发病机制

（1）新陈代谢异常：包括蛋白质、脂肪、碳水化合物、水、盐代谢、体温调节能力下降等。

（2）各系统功能低下：包括消化系统、循环系统、泌尿系统、神经系统、免疫功能均明显降低。

【临床表现】

一、症　　状

临床表现：表现为体重不增或减轻，皮下脂肪减少，以后逐渐消瘦，体格生长发育减慢，皮肤干燥多皱弹性减低，头发枯黄易折断、脱落。肌肉松弛或萎缩，肌张力低下，可出现腹胀或舟状腹，常伴贫血，可为营养性混合性贫血。

二、体　　征

消瘦型营养不良多见于 1 岁以内婴儿。其最早出现的症状是体重不增，继之体重下降，皮下脂肪和肌肉逐渐减少或消失，久之可引起身长不增，智力发育落后。皮下脂肪减少的顺序为：首先是腹部（皮下脂肪层厚度可作为判断营养不良程度的重要指标之一），其次为躯干、臀部、四肢，最后为面颊部，严重者面部皮肤皱缩松弛、干瘪似"老头"，头发干枯。对外界刺激反应淡漠，体温低于正常，心率缓慢，心音低钝，呼吸浅表，全身肌张力低下，腹部如舟状，食欲低下。常出现饥饿性腹泻，表现为大便量少、频繁、带有黏液。蛋白质严重缺乏所致水肿型营养不良，又称恶性营养不良病，常见于 1~3 岁幼儿。由于水肿，故不能以体重来评估其营养状况。水肿可由足背部的轻微凹陷到全身性，常伴肝大，毛发稀疏，易脱落，呈黯棕色、红色或黄白色。躯干及四肢常见过度色素沉着及角化的红斑疹，严重时全身受压处可有表皮脱屑，常伴有舌乳头萎缩、念珠菌口炎。消瘦—水肿型营养不良临床表现介于上述两型之间。

【辅助检查】

1. **血清蛋白**　血清白蛋白浓度降低是最为特征性改变，但由于其半衰期较长（19~21 天），轻—中度营养不良变化不大，故不够灵敏。近年来认为某些代谢周期较短的血浆蛋白质水平降低具有早期诊断价值，如维生素 A 结合蛋白（半衰期 10 小时），转甲状腺素（半衰期 12 小时），前白蛋白（半衰期 1.9 天）、甲状腺素结合前白蛋白（半衰期 2 天），和转铁蛋白（半衰期 8 天）等。胰岛素样生长因子 - Ⅰ（IGF-Ⅰ）的水平反应灵敏，在营养不良早期，当体重身高等体格发育指标尚无改变前就已下降，且不受肝功能的影响，是 PEM 早期诊断的灵敏可靠指标。

2. 血清氨基酸　血清必需氨基酸降低,而非必需氨基酸变化不大,故二者之间比值降低。血清牛磺酸、支链氨基酸水平明显降低。重度 PEM 患儿,羟脯氨酸排泄减少,其排出量与生长速度有关,故通过计算尿羟脯氨酸指数可评价儿童的蛋白质能量营养状态。尿羟脯氨酸指数 = 尿羟脯氨酸浓度(mmol/L)/尿肌酐浓度(mmol/L)×kg(体重),正常学龄前儿童为 2.0~5.0,生长缓慢者 <2.0。3- 甲基组氨酸(是组氨酸构成肌纤维蛋白的多肽前体)排泄增加。

3. 其他　血清淀粉酶、脂肪酶、胆碱酯酶、转氨酶、碱性磷酸酶、胰酶和黄嘌呤氧化酶等活性均下降,甚至丧失,但经治疗后可迅速恢复至正常;血脂、血胆固醇均有不同程度的下降。血糖水平减低,但糖耐量曲线与糖尿病患儿相同。血清微量元素、维生素及电解质水平均下降。

水肿型营养不良较消瘦型营养不良血生化指标变化明显。

【诊断与鉴别诊断】

一、诊 断 标 准

目前尚无统一的 PEM 诊断标准,根据小儿的年龄、喂养史,临床上有体重下降、皮下脂肪减少,全身各系统功能紊乱及其他营养素缺乏的症状、体征及实验室检查,严重营养不良诊断一般不困难。但轻症或早期营养不良患儿常易漏诊,即使经过细致体格检查仍难以确诊,需依靠精确的饮食史,定期生长检测和营养评估及较敏感实验指标,才能确定诊断。

目前最常用的诊断指标有以下 3 项:

1. 体重低下　其体重低于同年龄、同性别人群正常值的均数减 2 个标准差,但高于或等于均数减 3 个标准差为中度;低于均数减 3 个标准差为重度。此指标主要反映儿童有慢性或急性营养不良。

2. 生长迟缓　其身长低于同年龄、同性别人群正常值的均数减 2 个标准差,但高于或等于均数减 3 个标准差为中度;低于均数减 3 个标准差为重度。此指标主要反映过去或长期慢性营养不良。

3. 消瘦　其体重低于同身高、同性别人群正常值的均数减 2 个标准差,但高于或等于均数减 3 个标准差为中度;低于均数减 3 个标准差为重度。此指标主要反映近期、急性营养不良。

二、鉴 别 诊 断

1. 西医　本病需与结核病以及慢性肝肾疾病等全身性疾病可有全身消

瘦等营养不良表现的疾病相鉴别。

2. **中医**　主要是与厌食症、积滞鉴别。

【治疗】

一、一般措施

1. 饮食有节,定时、定量、定质地喂养,勿暴饮易食、恣食肥甘生冷等,以免损伤脾胃,导致营养不良。

2. 合理喂养,提倡母乳喂养,若母乳不足或无母乳,应尽量以鲜牛奶或配方奶粉喂养,并按时添加辅食。

3. 培养小儿良好的饮食习惯,防止偏食挑食,尽量不吃或少吃零食,以免饮食单调,营养不足。

4. 调理饮食,补充营养,给予易消化、富有营养的食品,根据消化力的强弱,逐渐增加,不可操之过急。

5. 合理安排生活制度,保证小儿充足的睡眠,经常参加户外活动,以增强体质,增加食欲,提高消化能力。

6. 注意居室阳光充足、空气新鲜,适当增加户外活动,注意清洁卫生,衣着柔软,注意保暖,防止各种感染,预防并发症。

7. 积极预防各种急、慢性疾病,以防日久转化为疳。

二、中医治疗

治疗疳病时务必处处以顾护脾胃为本,调脾和胃,以助受纳和运化,使后天生化渐充,则可趋康复,疳病病情复杂,虚实有别,应灵活地采用先攻后补、先补后攻或攻补兼施的方法。江育仁提出"疳气以和为主,疳积以消为主,干疳以补为主"的治则,可供临证参照。还应配合全身支持疗法,以减少猝变。

（一）辨证论治

1. 常证

（1）疳气

主症:形体略见消瘦,面色少华,食欲不振,或食多便多,大便干稀不调,精神不振,好发脾气,舌苔腻,指纹淡,脉细滑。

治法:调和脾胃,益气助运。

方药:资生健脾丸。党参 10g,白术 10g,山药 15g,茯苓 15g,薏苡仁 15g,泽泻 10g,藿香 10g,砂仁 5g,扁豆 10g,麦芽 15g,神曲 10g,山楂 10g。食欲不振,腹胀苔厚腻,去党参、白术,加苍术 5g,鸡内金 10g,厚朴 5g,运脾化湿,消积除胀;性情急躁,夜卧不宁加钩藤10g,黄连3g,抑木除烦;大便稀溏加炮姜3g,肉豆蔻5g,温运脾阳;大便秘结加火麻仁10g,决明子10g,润肠通便。(以5岁为例)

（2）疳积

主症:形体消瘦明显,脘腹胀大,甚则青筋暴露、面色萎黄,毛发稀黄结穗,烦躁或见揉眉挖鼻,吮指磨牙,食欲减退。或善食易饥,大便下虫。或嗜食生米、泥土等异物,舌质偏淡,苔淡黄而腻,脉濡细而滑。多见于本病之中期。

治法:消积理脾,和中清热。

方药:肥儿丸加减。人参5g,白术10g,茯苓10g,神曲10g,山楂10g,麦芽15g,鸡内金10g,大腹皮10g,槟榔10g,黄连3g,胡黄连10g,甘草6g。腹胀明显加枳实5g,木香5g,理气宽中;大便秘结加麻仁10g,郁李仁10g,润肠通便;烦躁不安,揉眉挖鼻加栀子5g,莲子心5g,清热除烦,平肝抑木;多饮善饥加石斛10g,天花粉10g,滋阴养胃;恶心呕吐加竹茹10g,半夏10g,降逆止呕;胁下痞块加丹参10g,郁金10g,穿山甲10g,活血散结;大便下虫加苦楝皮10g,使君子10g,杀虫消积。治疗过程中须注意消积、驱虫药不可久用,应中病即止,积去、虫下后再调理脾胃。(以5岁为例)

（3）干疳

主症:极度消瘦,皮包骨头,呈老人貌,皮肤干枯有皱纹、精神萎靡,啼哭无力且少泪。或可见肢体浮肿,或见紫斑、鼻衄、齿衄等,舌淡或光红少津,脉弱,指纹隐伏不显。多见于本病之晚期。

治法:补益气血。

方药:八珍汤加减。党参10g,黄芪15g,白术10g,茯苓10g,熟地10g,当归10g,白芍10g,川芎10g,陈皮6g,扁豆10g,砂仁（后下）5g,甘草6g。四肢欠温,大便稀溏去熟地、当归,加肉桂5g,炮姜3g,温补脾肾;夜寐不安加五味子5g,首乌藤10g,宁心安神;舌红口干加石斛10g,乌梅10g,生津敛阴。若出现面色苍白,呼吸微弱,四肢厥冷,脉细欲绝者,应急施独参汤或参附龙牡救逆汤以回阳救逆固脱,并配合西药抢救。(以5岁为例)

2. 兼证

（1）眼疳

主症:两目干涩,眨目羞明,眼角赤烂,目睛失泽,甚者黑睛浑浊,白睛生翳,夜间视物不明等。

治法:养血柔肝,滋阴明目。

方药:石斛夜光丸加减。石斛10g,天冬10g,生地12g,枸杞子15g,菊花10g,白蒺藜10g,蝉蜕5g,木贼草10g,青葙子10g,夏枯草10g,川芎10g,枳壳5g。夜盲者选羊肝丸。(以5岁为例)

（2）口疮

主症：口舌生疮，面赤唇红，或发热，甚则口舌糜烂堆积，秽臭难闻，五心烦热，舌质红，苔薄黄或少苔，脉细数，指纹淡紫。

治法：清心泻火，佐以养阴。

方药：泻心导赤散加减。黄连 3g，栀子 5g，连翘 10g，灯心草 3g，竹叶 10g，生地 12g，麦冬 10g，玉竹 10g。内服药同时，加外用冰硼散或珠黄散涂搽患处。（以 5 岁为例）

（3）疳肿胀

主症：全身或目胞、四肢浮肿，面色无华，小便短少，舌淡胖，苔薄白，脉沉缓，指纹隐伏不显。

治法：温阳化气行水。

方药：防己黄芪汤合五苓散加减。黄芪 15g，白术 12g，茯苓 15g，猪苓 15g，泽泻 10g，防己 5g，桂枝 5g，甘草 6g。若浮肿明显，腰以下为甚，四肢欠温，偏于肾阳虚者，可用真武汤。（以 5 岁为例）

3. 合并症

（1）泄泻　古称疳泻。由于疳病患儿脾肾虚弱，易于合并泄泻多因外感或伤食泄泻，可参泄泻条治法治疗，但应照顾到患儿体质，注意中病即止，不可过用或久用苦寒清热燥湿之品，以免伤阳败胃，耗伤阴津。疳泻急性期易于伤阴伤阳，需密切观察病情变化，及时使用护阴救阳之品，必要时配合补液治疗。疳病合并泄泻易于转化为虚寒泻而迁延难愈，如便前哭闹不安，大便无热臭，小便清长等，应予调理脾胃治疗。健脾化湿如七味白术散、参苓白术散，暖脾温肾如附子理中汤、四神丸均为临床所常用。

（2）肺炎喘嗽　疳病患儿由于气虚卫外不固，脾虚痰湿易生，罹患外邪之后，易成肺闭之变，合并肺炎喘嗽。在风邪闭肺，痰热闭肺阶段，仍宗肺炎喘嗽一般治疗，以祛邪为主。但应注意的是，此种患儿易于发生心阳虚衰之变证，应密切观察病情变化，早期使用温补心阳，回脱救逆之品，如参附龙牡救逆汤加红花、丹参等。疳证合并肺炎，由于自身抗病无力，易致邪恋正虚，病程迁延。此类患儿的病理特点是邪少虚多，常表现为肺脾气虚或阴虚肺热证，均参照肺炎喘嗽正虚邪恋证候治法处理，结合使用外治法、饮食疗法，切不可屡施攻伐，愈伤其正。

（二）特色专方

1. 壮儿饮　由苍术 6g，党参 6g，黄芪 9g，山楂 6g，麦芽 6g，陈皮 3g，决明子 6g，胡黄连 3g 组成，水煎服，每日 1 剂。本方是汪受传教授治疗小儿疳积效方，并已制成江苏省中医院院内制剂"壮儿饮口服液"，功可健脾益气、运脾开胃、平肝泻火，对于食量减少、面色少华、急躁易怒、大便不调、咬齿磨牙者有较好疗效。动物实验结果表明,该方具有对实验大白鼠在不增加胃液和胃酸排出的情况下显著提高胃蛋白酶活性、提高血清胃泌素水平的作用。

2. **董氏苏脾饮** 由柴胡6g,山楂6g,鸡内金6g,枳壳6g,炒五谷虫9g组成,水煎服,每日1剂,待服至患儿疳化以后,用参苓白术散加减调理。本方是董廷瑶教授所创,消补兼施,具有理气疏肝运脾消食的功效,对治疗小儿疳气疗效较好。

3. **二陈汤加味** 由制半夏、橘红各9g,白茯苓、苍术各6g,炙甘草、制猪牙皂各3g,焦神曲、生山楂各10g组成,上药加适量水浸泡30分钟,煮沸后文火慢煎30分钟,趁热过滤药液,自然滴尽,二煎法同上,合并滤液浓缩至180ml,加入15%白砂糖,1日分3次服,服药2周,对治疗小儿疳积有一定疗效。

4. **生长灵** 由党参、茯苓、白术、枳壳、藿香、神曲组成,每日1剂,水煎2次,分两次服,≤1岁每次80ml,>1岁每次150ml。本方是詹起荪教授经验方,具有健脾益气、醒脾运滞的功效,临床治疗小儿疳证初期疗效显著。

5. **消疳散** 由炒香干蟾皮5g,胡黄连1g,人中白6g,白术6g,炒白芍6g,建神曲6g,蜈蚣2条,焦谷芽6g,焦麦芽6g,山楂6g,麝香0.5g组成,上药混匀共碾细末,可冲服或入汤剂(包煎)使用。本方是绍兴名中医陈祖皋经验方,具有消疳积、健脾胃、清疳火的功效,对治疗小儿疳积有一定疗效。

6. **消疳理脾汤** 由芜荑、三棱、莪术、青皮(炒)、陈皮、芦荟、槟榔、使君子肉、甘草(生)、川黄连、胡黄连、麦芽(炒)、神曲(炒)组成,日1剂,水煎服,中病即止,不可过服,本方出自《医宗金鉴》,具有健脾益气化湿、杀虫消食导滞的功效。

7. **蟾砂散** 取大蟾蜍1只,去头足内脏,以砂仁研末纳入腹中,缝口,外以黄泥封固,炭火煅存性,待冷,研成极细末,每次0.5~1g,每日2~3次,内服。本法选自江育仁等《中医儿科学》,有健脾行气消积的功效,用于疳积患儿肚腹膨胀,或兼有食积、虫积者。

8. **健脾补血汤** 由党参、焦三仙、仙灵脾各15g,白术、茯苓、熟地黄各10g,丹参10g,甘草6g组成。水煎服,每日1剂。小儿药量酌减。本方选自蔡化理《中西医结合儿科试用新方》,用于干疳证。

(三)中成药

1. **肥儿丸** 由肉豆蔻(煨)、木香、六神曲(炒)、麦芽(炒)、胡黄连、槟榔、使君子仁组成,每丸重3g,每次1~2丸,日1~2次口服;3岁以内小儿酌减。用于脾虚肝旺,食滞虫积患儿。

2. **十全大补丸** 由党参、白术、茯苓、炙甘草、当归、川芎、白芍、熟地黄、炙黄芪、肉桂组成,大蜜丸,每丸重9g,每次1丸,每日2~3次口服,适用于干疳气血两虚患儿。

3. **香港疳积散** 具体成分不详。服量:未满 1 岁每服半瓶,1 至 6 岁每服 1 瓶,6 岁以上每服 2 瓶。服法:宜晨早空腹白粥开服,服后如有虫痂切要连服 5 日,休息 3 日后再服 5 日直至大便不见有虫为止。如无虫痂每隔 10 日服散 1 次。用于疳积虫积,心跳惊吓、面黄肌瘦、不思饮食,易哭易怒、磨牙挖鼻、大便闭结。

4. **肥儿疳积颗粒** 由使君子(炒去壳)、莲子、芡实、牵牛子(炒)、茯苓、苍术(炒)、鸡内金(炒)、乌梅(炒)、车前子、薏苡仁(炒)、苦楝皮、槟榔(炒)、白芍(酒炙)、抚芎藭、蓼实子、山药(炒)、麦芽、蓝花参、雷丸(炒)、甘草、白术、百部组成,开水冲服,每次 5~10g,每日 2 次。用于脾弱肝滞,面黄肌瘦,消化不良之小儿疳积。

5. **化积口服液** 由茯苓(去皮)、海螵蛸、鸡内金(炒)、三棱(醋制)、莪术(醋制)、红花、槟榔、雷丸、鹤虱、使君子仁组成,每支 10ml,周岁以内幼儿每次 5ml,每日 2 次口服;2~5 岁以内儿童每次 10ml,日 2 次口服;5 岁以上儿童,每次 10ml,日 3 次口服,用于小儿疳气型疳积,腹胀腹痛,面黄肌瘦,消化不良。

6. **健脾化食口服液** 由太子参、黄芪、焦白术、鸡内金、二丑、鳖甲、厚朴、甘草组成,为武汉市儿童医院制剂,口服,2~3 岁者,10ml/ 次;4~5 岁者,15ml/次;5 岁以上者,20ml/ 次,每日 2 次。20 天为 1 个疗程,连续用药 3 个疗程,具有健脾养阴、消食化积之功效。

7. **肥儿宝冲剂** 由稻芽(炒),广山楂,甘草,鸡内金,夜明砂,叶下珠,山药(炒),茯苓,海螵蛸,党参,莲子,使君子组成,开水冲服或嚼服,5 岁以下 1 次 5g,五岁以上 1 次 10g,1 日 2 次,用于小儿疳积,暑热腹泻,纳呆自汗,烦躁失眠。

8. **红黑丸** 红丸:巴豆、郁金、知母、黄芩、朱砂;黑丸:巴豆、郁金、厚朴、黄连、百草霜、木香,红黑丸合用,每次小儿每岁各 1 粒,每次最多合计不得超过 9 粒,适用于湿热内蕴、损伤脾胃的小儿疳积具有一定疗效。

(四)针灸疗法

1. **体针** 取穴:太白、足三里、气海、备穴中脘、商丘、脾俞、胃俞、神门。每次取 4~5 穴,1 岁以下用 30 号 3cm 毫针,进针深 1~1.5cm,轻捻不留针,1 岁以上可针尖顺经方向刺入,补法行针 3~5 分钟,每日 1 次,7 次为 1 疗程,隔 1 周行第 2 疗程。

2. **艾灸** 取穴:脾俞、足三里、中脘、天枢、四缝。备穴:公孙、百虫窝(血海穴上 1 寸)。每次取 4 穴,以艾条悬灸各穴,每穴灸 5~10 分钟,灸至穴区皮肤红润为度。每日 1 次,5 次为 1 疗程,隔 3 天后行第 2 疗程,2 疗程后停灸观察半个月。

3. **点刺** 取穴:四缝、阿是穴(中指掌侧第 1 节中点),穴位常规消毒。取小号三棱针或 26 号 0.5 寸毫针,在穴位上快速点刺,挤压出黄色黏液或血数滴,每日1次,5次为1疗程。

（五）其他特色疗法

1. **割治疗法** 取穴:鱼际。穴位消毒后以2%普鲁卡因液局麻,医者持手术刀在鱼际纵行划开。切口长0.5cm,深0.3cm,用止血钳取出绿豆大黄白色脂肪,压迫止血,盖消毒敷料,再用胶布固定,5天后揭去敷料,先割治左手,隔1周后割治右手穴,2次为1疗程。

2. **推拿疗法**

（1）推三关,退六腑,分阴阳,推脾土;运土入水,推板门,揉阴陵泉、足三里,揉胃俞,揉腹摩脐,用于疳气。腹泻加推上七节骨,呕吐加推天柱骨,腹胀加揉天枢,发热加推天河水。

（2）捏脊疗法:捏脊的部位为脊背的正中线,从尾骨部（长强穴）起至第7颈椎（大椎穴）。患儿裸背取俯卧位,握半拳两手食指放背脊长强穴之上,两手拇指在食指前方合力夹起皮肉提起,然后食指向前拇指向后退,两手同时向前移动翻卷患儿背脊皮肉,一直捏到大椎穴,反复捏6次,捏到第3次后每捏2~3下将皮肤向上提捏2~3下。每日捏1次,7天为1个疗程,观察2个疗程。

3. **梅花针叩刺法** 患儿由其家长抱住,取俯卧位,将梅花针和取穴部位的皮肤消毒后,手握梅花针,自上而下,先从大椎至骶尾部沿脊柱作纵行轻叩,再分别叩刺两侧足太阳膀胱经循行的部位,反复轻叩3~4遍,叩刺强度为弱刺激,以局部皮肤略潮红为度。不要刺伤皮肤。隔日1次,10次为1疗程,连续治疗3个疗程。本法能激发调节脏腑经络的功能活动,调畅气机,调和气血,调理脾胃,恢复脾胃纳运动功能,对早、中期的疳气和疳积型疗效较好。

4. **穴位敷贴法**

（1）巴豆敷足三里法:用去壳生巴豆籽1粒,优质大枣1粒,将巴豆籽3/4嵌于大枣内,1/4露出大枣外,露出大枣外的巴豆面外贴于足三里（男左女右）,用胶布固定,待局部有轻度烧灼感去掉即可（一般为30~60分钟）。金普放称本法扶正祛邪,虚者能补,实者可泻,标本同治,相辅相成,使脾胃运化有权,积滞消磨,专而不杂,对治疗小儿脾疳有一定疗效。

（2）疳积贴敷脐（神阙穴）法:由焦山楂、炒神曲、炒麦芽各10g,炒鸡内金、炒莱菔子、栀子各5g,共研细末,加水调成糊状,敷贴神阙穴,每天1次,每次6~8小时,5天为1疗程。本法简单易行,患儿乐于接受,对治疗疳积疗效明确。

5. **吹鼻法** 青黛散（青黛、细辛、黄连、瓜蒂、芦荟、地龙、朱砂、干蟾）共研细末,每次约0.5g,于夜间患儿入睡时吹入鼻中,每日1次,7日为1疗程,本法宋代较为流行,《幼幼新书》有专门论述,可用于好哭闹,不愿服药的患儿,疗效与口服药相似。

三、西　医　治　疗

营养不良应采取祛除病因,调整饮食,营养支持和积极治疗并发症的综合措施。

(一)祛除病因

关键在查明病因,并积极治疗原发病。

(二)营养治疗

1. 调整饮食及补充营养物质　营养不良时,其基础代谢率和营养素需求量均减低,消化道也适应低营养的摄入,因此,在营养重建过程中,应根据营养不良的程度、消化能力和对食物耐受情况,逐渐增加热量和营养物质的供应量。

2. 药物治疗　①胃蛋白酶、胰酶及 B 族维生素等可促进消化。②苯丙酸诺龙是蛋白同化类固醇制剂,在供给充足热量和蛋白质的基础上可应用。每次肌注 0.5~1mg/kg,每周 1~2 次,连续 2~3 周。③正规胰岛素 2~3U,肌内注射,每日 1 次,可降低血糖,增加饥饿感提高食欲,注射前先服葡萄糖 20~30g,每 1~2 周为一疗程。④锌剂可提高味觉敏感度,增加食欲,每日可口服元素锌 0.5~1mg/kg。

(三)治疗并发症

1. 及时处理各种危重情况如严重腹泻、自发性低血糖、各种感染、电解质紊乱及各种维生素缺乏。

2. 严重贫血可少量多次输血,每次 <10ml/kg,输血速度应慢。

(四)加强护理

良好的护理可减少继发感染的机会,食具要消毒,保证充足的睡眠适当的户外运动,纠正不良的饮食习惯。

【特色疗法述评】

1. 蛋白质—能量营养不良主要是由于能量摄入不足、消耗过多或机体对食物吸收利用差,导致机体不能维持正常的生理代谢,常是多种疾病的基础病或合并症。目前,西医对于本病的治疗主要是祛除病因、调整饮食、促进消化、对症支持和处理并发症为主,但从中医观点看,患儿在积滞未化、食欲未振、脾气未健的情况下,一味补充营养,反而更加导致积滞不化的可能,而中医治疗本病消补结合,内外治同用,对治疗小儿营养不良疗效较好,所以临床上经常遇到西医"介绍"前来"调理"的患儿。

2. 西医学的"营养不良"一定程度上相当于中医学中的"疳病",目前,我国严重的营养不良已经很少见，多继发于某些慢性疾病，而随着人们生活水平的提高，且近来独生子女增多，家长们又缺乏喂养知识，盲目地加强营养，反而加重了脾运的负荷，伤害了脾胃之气，滞积中焦，使食欲下降，营养缺乏，故现在的疳病多由营养失衡造成。

近年来，国内运用中西医结合方法开展对小儿"疳病"病因病理及防治方法等诸多方面均取得了一定的成果。首先，药效学研究方面，汪受传以疳积大鼠模型研究壮儿饮口服液治疗疳积的效果，结果发现，该方能够提高实验大鼠胃蛋白酶活性和血清胃泌素水平，这种作用途径既不同于西医助消化药如胃蛋白酶的被动补给，也不同于某些中药增加胃液量及胃酸的分泌，体现出中医药补运兼施法的综合作用，此外该方能够提高疳病患儿尿 D- 木糖排泄率及尿淀粉酶含量，体现出对小肠吸收及胰酶分泌的促进作用；时毓民用益气健脾化湿法治疗疳病，并检测患儿治疗后血清锌含量较前明显升高，铜 / 锌比值下降；闵福伟用健脾益胃养阴法治疗脾虚胃阴不足型疳病，结果显示治疗后患儿唾液由弱碱性变为酸性，发现锌含量恢复到正常水平；田菲等研究发现通过疳病的治疗，不仅能改善患儿贫血的状态，而且对免疫功能的恢复有一定的促进作用。

然而，即便中医对治疗疳积有很好的疗效，但由于中药汤剂量多，口感差，服药疗程较长，故幼儿不易耐受，因此临床上为外治法治疗疳积提供了广阔的空间，目前主要有割治、刺四缝、推拿、穴位敷贴、食疗等疗法，每一种均具有一定的疗效。然而中医讲求整体观念，倡导全息医学，故现代研究发现，多方法、多途径相配合的综合疗法、全科疗法，对治疗小儿疳病的疗效比单纯使用任何一种治疗手段要好，因此，瞿稳庄提出了足部药浴、足部反射区按摩、点穴、捏脊、刺四缝、灯火灸、食疗以及中药辨证调治等 8 法综合治疗小儿疳病，痊愈率明显升高；麦锦辉除对疳病患儿除进行中药调治及适宜技术外，还进行 3 个月的行为干预，包括喂养指导，定期跟踪、随访，定期举办多种形式的健康宣教等全科治疗模式，不仅提高疗效，便于家长及患儿接受，更体现中医个性化治疗的特点，值得推广。

【主要参考文献】

1. 汪受传 . 中医儿科学・中医药学高级丛书［M］. 2 版 . 北京：人民卫生出版社，2011.

2. 瞿稳庄 . 综合调理治愈小儿疳积 42 例［J］. 双足与保健，2006，3：30-32.

3. 麦锦辉 . 小儿疳积的全科治疗模式研究［J］. 今日药学，2012，22（7）：440-441.

4. 汪受传 . 壮儿饮治疗疳气证的临床观察及实验研究［J］. 南京中医药大学学报，1995，（2）：53.

5. 张月萍. 壮儿饮口服液对大鼠胃液分泌影响的实验观察[J]. 南京中医药大学学报,1994(4):36.

6. 倪菊秀,徐秋琼,许莉. 董氏苏脾饮治疗小儿疳证(疳气型)临床研究[J]. 中国医药学报,2004,19(7):418-419.

7. 余勤,詹起荪. 生长灵治疗小儿疳证初期的临床研究[J]. 中西医结合杂志,1990,10(5):275-277.

8. 金普放. 巴豆外贴足三里治疗小儿脾疳32例[J]. 中医外治杂志,1997,3:39.

9. 黄向红,潘林平. 疳积贴敷贴神阙穴治疗小儿疳积的临床研究[J]. 新中医,2010,42(11):98-99.

10. 田菲. 疳积患儿血红蛋白与免疫功能变化临床分析[J]. 天津中医学院学报,1995(2):13.

第二节　维生素 D 缺乏性佝偻病

维生素 D 缺乏性佝偻病简称佝偻病,是由于儿童体内维生素 D 不足,致使钙、磷代谢失常的一种慢性营养性疾病,以正在生长的骨骺端软骨板不能正常钙化,造成骨骼病变为其特征。临床以非特异性的神经精神症状,如烦躁多汗、夜惊等以及骨骼改变为特征。本病起病缓慢,易被忽视,一旦症状明显,机体抵抗力下降,易并发肺炎、腹泻等疾病。因此,约有 1/3 的佝偻病患儿伴发反复呼吸道感染及胃肠疾病,对小儿健康危害较大。本病常发于冬春两季,3岁以内,尤以 6~12 月婴儿发病率较高。北方地区发病率高于南方地区,雨雾多的地方发病亦较多,工业城市高于农村,人工喂养的婴儿发病率高于母乳喂养者。本病轻者如治疗得当,预后良好;重者如失治、误治,易导致骨骼畸形,留有后遗症,影响儿童正常生长发育。

中医学并无"佝偻病"病名。但认识颇早,从本病特点来看,似中医学之中的"鸡胸、龟背","五软、五迟"以及部分"疳证"的见证,统属"小儿弱症"的范畴。1986 年 5 月卫生部发布了佝偻病的防治方案,将本病列为儿科重点防治的四大常见病之一。运用中医辨证论治原则或用专方专药治疗本病,较单纯补充维生素 D 配合钙剂治疗,具有疗效相当且症状改善快,无副作用等优点。显示中药整体调理的优势与辨证论治的特色,为本病发病机制的深入研究以及防治工作开辟了新的途径。

【病因病机】

一、中　医

小儿先天禀赋不足,后天护养失宜,脾肾两虚为本病主要发病原因。

1. 胎元失养　由于孕妇起居不常,少见阳光,营养失调,或疾病影响,导致孕妇体弱,胎儿养育失宜,而使胎元先天未充,肾气不足。

2. 乳食失调　婴幼儿生机蓬勃,发育迅速,如母乳喂养而未及时添加辅食,或每日摄入食物的质和量不足,致使脾之后天不足,日久脾肾两虚,促使本病发生。

3. 其他因素　日照不足,或体虚多病等,均可造成体质下降,脾肾不足,又可引起心肺肝等脏腑功能失调,出现多汗、夜惊、烦躁等症,并易感外邪,常罹患肺炎、泄泻等。

本病病机主要是脾肾两虚,常累及心肺肝。肾为先天之本,藏精,主骨生髓,齿为骨之余,髓之所养也。发为血之余,肾之苗;肾气通于督脉,脊骨为督脉所主。若先天肾气不足,则骨髓不充,骨骼发育障碍,出现颅骨软化、前囟晚闭、齿迟,甚至骨骼畸形。脾为后天之本,气血生化之源,如因饮食失调、喂养失宜,水谷精微输布无权,全身失于濡养,卫气不足,营卫失调,故可多汗;心气不足,心神不宁,脾虚失抑,肝木亢旺,因而夜惊、烦躁;肺气不足易罹外感,脾虚则肝旺。故脾肾不足实为本病发生之关键。

二、西　医

1. 本病病因主要有日照不足、维生素 D 摄入不足、生长过速、疾病因素、药物因素等。

2. **发病机制**　维生素 D 缺乏性佝偻病可以看成是机体为维持血钙水平而对骨骼造成的损害。长期严重维生素 D 缺乏造成肠道吸收钙、磷减少和低钙血症,以致甲状旁腺功能代偿性亢进,PTH 分泌增加以动员骨钙释出使血清钙浓度维持在正常或接近正常的水平;但 PTH 同时也抑制肾小管重吸收磷,继发机体严重钙、磷代谢失调,特别是严重低血磷的结果。细胞外液钙、磷浓度不足破坏了软骨细胞正常增殖、分化和凋亡的程序;钙化管排列紊乱,使长骨骺线失去正常的形态,成为参差不齐的阔带,钙化带消失;骨基质不能正常矿化,成骨细胞代偿增生,碱性磷酸酶分泌增加,骨样组织堆积于干骺端,骺端增厚,向两侧膨出形成"串珠""手足镯"。骨膜下骨矿化不全,成骨异常,骨皮质被骨样组织替代,骨膜增厚,骨质疏松;颅骨骨化障碍而颅骨软化,颅骨骨样组织堆积出现"方颅"。临床即出现一系列佝偻病症状和血生化改变。

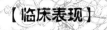
【临床表现】

一、症　　状

常有多汗、易惊、夜啼等症，并致枕部脱发而枕秃。但非特异性，维生素 D 过量、中毒也可有同样表现，不可据此诊断佝偻病。

二、体　　征

骨骼病变体征　主要由于骨骺变化及骨软化。

（1）头部：因颅骨外层变薄而见颅骨软化，用手压枕部或顶骨后方有乒乓球感。囟门较大且闭晚，顶骨与额骨可隆起成方颅、臀形颅。乳牙萌出迟，可有牙釉质缺损并易患龋齿，甚者可影响恒齿钙化。

（2）胸部：肋骨与软骨交接处膨大成串珠状，重者向内可压迫肺脏。因肋骨变软，膈肌附着处牵引致成肋软沟或郝氏沟及肋下缘外翻；胸骨及相邻软骨向前突出成鸡胸畸形，或胸骨下缘内陷成漏斗胸。

（3）脊柱：重症可有脊柱后弯或侧弯。

（4）骨盆：脊柱弯曲可伴骨盆畸形，入口变窄，前后径缩短，女孩长大可致难产。

（5）四肢：各骨骺膨大，腕、踝部最明显，成"手镯"及"脚镯"。因骨质软化，开始行走后，下肢骨不能支持体重而变弯，呈"O"形腿或"X"形腿。活动佝偻病可有肢体疼痛，并易骨折。脊柱、骨盆及下肢畸形可致身高变矮，开始坐、立、走的时间延迟，并可有异常步态。

【辅助检查】

1. **血清 25-(OH)D_3 和 1,25-(OH)$_2D_3$ 的浓度**　这两项指标是诊断佝偻病的敏感可靠指标，而且在佝偻病的早期，这两项指标已经下降，可以早期诊断佝偻病。

2. **血清骨碱性磷酸酶**　血清骨碱性磷酸酶是目前检查和诊断佝偻病的常用指标，灵敏特异简便快速，目前已经代替了传统的"佝偻病三项"（血钙、血磷和血碱性磷酸酶），成为早期诊断佝偻病主要辅助检查。虽然，骨碱性磷酸酶没有血清 25-(OH)D_3 和 1,25-(OH)$_2D_3$ 灵敏和特异，但基本可以满足临床诊断。骨碱性磷酸酶越高，说明"缺钙"越严重。

3. 左手腕 X 线检查　活动初期表现：临时钙化带模糊，变薄略凹，两边出现小侧刺，骨密度减低模糊，骨小梁稀疏；活动期表现为干骺端临时钙化带模糊或消失，呈毛刷样，并有杯口样改变，骨骺软骨明显增宽，骨骺和干骺端的距离加大，骨质普遍稀疏，骨密度减低，可有骨干弯曲和骨折。

【诊断与鉴别诊断】

一、诊 断 标 准

诊断要点

（1）有维生素 D 缺乏史。

（2）多见于婴幼儿，好发于冬春季。

（3）本病临床上分为以下 4 期：①初期：多汗、夜惊、烦躁等神经精神症状，或有发稀、枕秃等症。血生化轻度改变或正常。②激期：除上述表现外，以骨骼改变为主。骨骼改变以轻中度为多。X 线摄片见临时钙化带模糊，干骺端增宽，边缘呈毛刷状。血清钙、磷均降低，碱性磷酸酶增高。③恢复期：经治疗后症状改善，体征减轻，X 线片临时钙化带重现，血生化恢复正常，但可遗留骨骼畸形。④后遗症期：重症患儿残留不同程度的骨骼畸形，多见于 >2 岁的儿童。无其他临床症状，理化检查正常。

（4）按骨骼畸形分为：①轻度：方颅、轻度肋串珠和郝氏沟，轻度"O"形腿（站立、两足并拢，膝关节距离在 3cm 以下）。②中度：颅骨软化，明显串珠和"手镯"及郝氏沟，中度"O"形腿（膝关节距离在 3~6cm 以上），"X"形腿在中度以上（站立时两膝关节并拢，两踝距离在 3cm 以上）。③重度：影响生理功能和运动功能。如圆而钝的串珠、手镯，明显的郝氏沟和鸡胸，以及影响步态的"O"形腿和"X"形腿，或伴有病理性骨折。

（5）血生化：初期血钙正常或稍低，血磷明显下降，钙磷乘积小于 30，血清碱性磷酸酶增高。激期血钙降低，碱性磷酸酶明显增高。腕部 X 线片可见干骺端模糊，临时钙化带消失，呈毛刷状或杯口状改变。

二、鉴 别 诊 断

本病需要与同时具有骨骼改变的其他疾病进行鉴别，如先天性甲状腺功能低下、软骨营养不良、脑积水和抗维生素 D 缺乏性佝偻病。此外，各种肝脏疾病导致肝功能障碍可引起活性维生素 D 合成减少，从而继发佝偻病。药物如抗癫痫药物苯妥英钠、苯巴比妥等加速维生素 D 代谢，也可能发生或加重佝偻病。

【治疗】

一、一 般 措 施

1. 普及卫生预防知识,强调日照的重要性,多晒太阳,即使冬季也应坚持户外运动。户外活动时间随季节和婴儿年龄而定。

2. 按时进行体格检查,及早发现,及时预防。

3. 妊娠期和哺乳期妇女每月口服维生素 D 25~50μg(1 000~2 000IU),钙 1 000~1 200mg。饮食应含有丰富的维生素及钙、磷、蛋白质,可起预防作用。

4. 新生儿坚持母乳喂养,及时添加辅食如肝、蛋黄等。

5. 居室阳光充足,注意开启窗户、拉开窗帘,让阳光直射或折射到房间,使小儿(特别是婴儿)有充足的阳光照射。风和日丽之时可抱婴儿到阳台或室外接受日光照射,幼儿要注意有足够的户外运动,平均每日户外活动应在 1 小时以上。晒太阳时应注意日照的强度、时间及皮肤暴露的面积等。

6. 自生后 1 个月起开始补充维生素 D,每日 10μg(400IU)。早产儿、低体重儿自生后 2 周起开始补充维生素 D,每日 20μg(800IU),3 个月后减至 10μg(400IU),同时口服钙剂,每日不超过 0.5g,并随月龄增加,适当增加剂量。人工喂养儿或在冬春季节出生的新生儿,每日口服维生素 12.5~25μg(500~1 000IU)及钙剂 0.5~1.5g。

7. 防止受凉,注意避免呼吸道感染,防止跌跤及外伤。

8. 不要过早地让小儿站立或行走,以免骨骼变形而发生畸形。

二、中 医 治 疗

(一)辨证论治

1. 肺脾气虚

主症:初期多以非特异性神经精神症状为主,多汗夜惊,烦躁不安,发稀枕秃,囟门开大,伴有轻度骨骼改变,或形体虚胖,肌肉松软,大便不实,食欲不振,反复感冒,舌质淡,苔薄白,指纹淡,脉细软无力。

治法:健脾益气,补肺固表。

方药:人参五味子汤加减。黄芪 10g,党参 5g,白术 5g,茯苓 5g,五味子 5g,酸枣仁 5g,煅牡蛎 10g,陈皮 3g,神曲 3g,甘草 3g。湿重者,白术易苍术以燥湿助运;汗多者加浮小麦 10g,糯稻根 10g,敛表止汗;夜惊烦躁者,再酌加煅龙骨 10g,合欢皮 5g,首乌藤 10g,养心安神;大便不实加山药 10g,白扁豆 5g,以健脾助运。(以 1 岁为例)

2. 脾虚肝旺

主症:头部多汗,发稀枕秃,囟门迟闭,出牙延迟,坐立行走无力,夜啼不宁,易惊多惕,甚则抽搐,纳呆食少,舌淡苔薄,脉细弦。

治法:健脾助运,平肝熄风。

方药:益脾镇惊散加减。人参 3g,白术 5g,苍术 5g,茯苓 5g,煅龙骨 10g,灯心草 2g,煅牡蛎 10g,钩藤 10g,甘草 3g。汗出浸衣,加碧桃干 5g,五味子 5g,固表止汗;夜间哭吵者加蝉蜕 3g,淡竹叶 5g,清心降火;睡中惊惕者加珍珠母 10g,僵蚕 5g,熄风镇惊;抽搐者加全蝎 1.5g,熄风止痉。(以 1 岁为例)

3. 肾精亏损

主症:有明显的骨骼改变症状,如头颅方大,肋软骨沟,肋串珠,手镯,足镯,鸡胸,漏斗胸等,O 形或 X 形腿,出牙、坐立、行走迟缓,并有面白虚烦,多汗肢软,舌淡,苔少,脉细无力。

治法:补肾填精,佐以健脾。

方药:补肾地黄丸加减。紫河车 5g,熟地 5g,山茱萸 5g,枸杞子 5g,山药 10g,茯苓 5g,肉苁蓉 5g,巴戟天 5g,菟丝子 5g,远志 5g。烦躁夜惊加茯神 10g,酸枣仁 5g,养血安神;汗多者加黄芪 10g,煅龙骨 10g,煅牡蛎 10g,益气止汗;气虚乏力加黄芪 10g,党参 5g,健脾益气;纳少腹胀加苍术 5g,佛手 5g,砂仁(后下)3g,运脾理气;面白唇淡加当归 5g,白芍 5g,滋阴养血。(以 1 岁为例)

(二) 特色专方

1. **佝偻病方** 由怀山药、牡蛎、生龟板、黑芝麻各 15g,怀牛膝、熟地、茯苓各 9g,制何首乌 12g,山萸肉、生白术、西党参、全当归各 6g,益智仁 3g,大红枣 3 枚组成。水煎服,或将药研成细末,和匀,每日早晨、晚上用开水冲调 4.5g。同时用炙黄芪 9g,大红枣 5 枚浓煎,连汤带枣 1 次服完,每日 1 次。本方源于《中医临证摄要》,用于小儿佝偻病。

2. **益儿糖浆 I 号** 由生黄芪 9g,党参 9g,丁香 1.5g 组成。贫血明显者加黄精 10g。本方源自北京市友谊医院阎田玉,功能健脾益气暖肾,主治小儿佝偻病。

3. **利湿健脾方** 由苍术 6g,白术 6g,黄柏 6g,茯苓 5g,木瓜 5g,牛膝 5g,木通 5g,栀子 5g,茵陈 6g,藿香 3g,甘草 3g 组成,水煎服。本方源自成都中医药大学朱长义,主治小儿佝偻病伴肢肿、溲少、苔黄腻、脉濡等症。

4. **黄芪菟丝子方** 由黄芪 20g,菟丝子 20g,牡蛎 10g,苍术 10g,麦芽 10g,甘草 10g 组成。以上为 1 剂量。将 7 剂制成糖浆 200ml,3 个月内者每次服 5ml,3~18 个月者每次服 10ml,18 个月以上者每次服 15ml,1 日 3 次,连服 4 周为 1 疗程,一般服 1~2 疗程,激期患儿可增加 1 疗程。上方为虞坚尔经验方,用以治疗佝偻病脾肾两虚型。

5. **苍味龙牡散**　由苍术 15g,五味子 15g,龙骨 50g,牡蛎 50g组成,共研细末。每次服 1.5g,加白糖适量,温开水冲服,每日 3g,连服 15 个月。本方是苏忠国经验方,用于治疗佝偻病。

6. **补血壮骨颗粒**　由党参、黄芪、炒白术、麦冬、醋制龟板、山药、五味子、龙骨、牡蛎组成,婴幼儿 6 个月内每次 1g,2 次/天;6 个月~3 岁每次 3g,3 次/天,哺乳期母亲每次 9g,3 次/天。

7. **佝 1 方**:由黄芪、菟丝子、补骨脂各 20g,牡蛎、麦芽各 10g。**佝 2 方**:在上方基础上加苍术、甘草各 10g。两方均由岳阳医院制剂室配制成糖浆,每瓶 200ml。服法:<3 个月者 5ml/次,3~25 个月者 10ml/次,每日服 3 次,连服 1 个月。脾肾不足型服用"佝 1 方",脾肾不足夹湿型服用"佝 2 方"。

8. **疏肝补脾合剂**　由党参 10g,黄芪 10g,白术 10g,茯苓 10g,五味子 5g,柴胡 5g,郁金 5g,龙骨 20g,牡蛎 20g,菟丝子 30g,桂圆肉 10g,炙甘草 3g组成,制成水剂,分装 100ml/瓶。1 岁以下 10ml/次.每日 3 次,1 岁以上 15ml/次,每日 3 次。用于脾虚肝旺型(相当于佝偻病早期轻度)及脾肾亏损型(相当于佝偻病晚期重度)。

(三)中成药

1. **龙牡壮骨颗粒**　本品为黄芪、麦冬、龟板、白术、山药、龙骨、牡蛎、鸡内金、维生素 D_2 等药味经加工制成的颗粒。每服:<2 岁 5g(1 袋),2~7 岁 7g,>7 岁 10g,1 天 3 次。可用于各证型。

2. **玉屏风颗粒**　由黄芪、白术、防风组成,每服 1/2~1 袋,每日 3 次。用于肺脾气虚证以肺虚为主者。

3. **六味地黄丸**　由熟地、山萸肉、山药、茯苓、丹皮、泽泻组成。每服 3g,1 日 2~3 次。用于肾精亏损证。

4. **阿胶牡蛎口服液**　由阿胶和牡蛎组成,每瓶装 10ml(含钙 100mg)口服,每次 1 支,每日 2~3 次,补益肝肾。用于小儿佝偻病,症见毛发欠泽,枕秃,多汗,方颅鸡胸,夜惊或夜啼,烦躁不安。

(四)针灸疗法

1. **针刺**

(1)体针:取关元、气海、足三里,针后加灸。

(2)取印堂、神门、中冲穴,每日 1 次,不留针。适用于佝偻病初期夜啼不安。

2. **艾灸疗法**　灸肺俞、心俞、膈俞各 3~5 壮。适用于佝偻病出现龟背者。

(五)其他特色疗法

1. **火针疗法**　火针配置:用一根 4~6cm 的不锈钢针,取一根铅笔样大小,长 12~16cm 木质材作为针柄,把不锈钢针固定在针柄上,用硫黄等药研末,装入广口瓶备用,另准备一个小砂轮、一支蜡烛。操作方法:用打火机点燃蜡烛,医者右手持针,把针尖在砂轮上磨锋利,放在火上烧热,趁热到广口瓶里蘸上药末,再回到火上点燃药末,快速、准确地刺入患儿骨骼畸形部位(主要是鸡胸、漏斗胸、串珠、龟背等处)针刺深度为 1mm 左右,不留针,迅即出针,每间隔 4~5mm 1 针,每 10 天行针 1 次,每 3 次为 1 疗程,疗程间休息 2~3 天,再行下个疗程。治疗 2~3 个疗程。在治疗期间,忌服雄鸡、鲢鱼。

2. **耳针** 心、肾、脾、脑干、皮质下,隔日 1 次,适用于佝偻病肾虚,心神不宁,烦躁不安,夜卧不宁。或用王不留行粒贴压于上述耳穴,两侧交替进行。

3. **穴位注射** 活血注射液(当归、红花、川芎、丹参),选肾俞、足三里、内关,每穴注射 1~2ml,隔日 1 次,10 日为 1 个疗程。一般治疗 3~6 个疗程。适用于佝偻病立迟、行迟,腿软无力。

4. **敷贴法** ①石菖蒲 20g,艾叶 30g,川芎 12g,穿山甲 3g,茯苓 12g,五味子 12g。将上药共研细末,鸡蛋清或麻油调配,敷贴关元、囟门;继之可于方中加牡蛎 6g,并可加敷两足踝尖、涌泉;后期可于方中加乳香 12g,麝香 0.3g,加用命门、百会为配穴。②生蟹足骨(焙干)15g,白芨 15g,捣碎,用乳汁和匀,贴骨缝上,每日贴 1 次。

5. **推拿法** 推补肾水 15~20 分钟,揉小天心 5 分钟。配穴:推补脾土 5 分钟,推上三关 3 分钟。可结合做全身推拿 4~5 分钟。

6. **洗浴法** 草乌头、当归、地龙、木鳖子、紫草、椒目、葱须、荆芥各 30g,将上药煎汤,洗浴。

7. **人工紫外线疗法** 紫外线照射皮肤能使皮肤中 7- 脱氢胆固醇转化为维生素 D_3。常用水银石英灯或紫外线灯管进行照射,每周照射 3 次,每次 2~3 分钟,逐渐加到 20 分钟,每 1 个疗程为 4~6 周,距离自 80 厘米起逐渐减到 60 厘米,有皮肤反应者可暂停。有痉挛素质的患儿,应在光疗前给足量的钙剂,如患儿兼有进行性结核病一般不宜进行光疗。

三、西 医 治 疗

1. 口服或肌注维生素 D

(1) 口服法 活动早期每日口服维生素 D 125~250μg(0.5 万 ~1 万 IU),服完 1 月后改服预防量。活动激期每日口服维生素 D 250~500μg(1 万 ~2 万 IU),服完 1 月后,改为预防量。恢复期可用预防量维持。

(2) 突击疗法 活动早期或轻度可肌注维生素 D_2 10 000μg(40 万 IU),或 D_3 7 500μg(30 万 IU),一般 1 次即可。1 个月后随访如好转,以预防量口服维持,若好转不明显,可再肌注 1 次,活动激期或中度可按上述剂量肌注 2 次,重度可肌注 3 次,每次相隔时间为 2~4 周,1 个月后随访。按预防量维持,直至 2 岁。

2. **口服钙剂**　3 个月以内婴儿或有手足搐搦病史者,肌注维生素 D 时,宜先口服钙剂 2~3 日,然后继续服至 2 周。可用 10% 氯化钙或葡萄糖酸钙每日 1~3g,或活性钙每日 200~300mg。

3. **后遗症手术矫治**　严重下肢畸形至 4 岁后尚未自行纠正,影响行走者,可考虑手术矫治。

【特色疗法述评】

1. 维生素 D 缺乏性佝偻病常见于婴幼儿,是一种慢性营养缺乏性疾病。目前,我国佝偻病的发病率仍较高,是小儿常见病之一,也是防治科研工作的重要课题之一。随着西医学对佝偻病的研究进展,认识到佝偻病不仅仅是缺乏维生素 D 一种因素,目前认为环境因素,主要包括营养因素等是其主要致病原因,但遗传因素在其发生发展中的作用正逐渐受到重视,如维生素 D 受体(VDR)基因多态性与佝偻病遗传易感性之间的关系研究成为热门。现如今,西医治疗该病主要以补充维生素 D 和钙为主,而实践证明单纯维生素 D 和钙的补充治疗已不能完全解决问题,且维生素 D 有易中毒等缺点,故为中医药治疗小儿佝偻病提供广阔的空间。

2. 中医认为本病总由积弱而成,皆虚使然,故中药治疗以"虚则补之",多为补养之法。中医药在配合维生素 D 治疗小儿佝偻病、改善脾、肺、肾虚证候方面,的确有一定的特点。目前治疗小儿佝偻病的临床研究有两种方法,一种是结合分期,进行中医分证论治;还有一种就是采用目前中医界比较推崇的补益脾肾的方法,许多有关方剂采用的治则均以补益脾肾为主,甚至有些专方专药得到了广泛的应用,如龙牡壮骨颗粒就是其中典型的例子。

3. 近年来,国内运用中西医结合方法开展对佝偻病病因病理及防治方法等诸多方面均取得了一定的成果,并为中西医结合治疗本病提供了有力的依据。目前,单纯使用中药组与用维生素 D 组治疗佝偻病的对照观察日渐受到重视,中药综合调补法,在未使用维生素 D 和钙剂的情况下,不仅能达到与单纯使用维生素 D 及钙剂相同的效果,而且还能减少患儿感冒次数,并对厌食症、营养不良、贫血等症状有全面的治疗作用,说明中药不但能够调节和改善消化吸收功能,而且也能增加肝肾内分泌腺的功能。

4. 基础研究方面,中医学中"肾主骨"的理论,近年来在佝偻病的研究中有新的应用,实验证明无论是外源性和内源性维生素 D 均在肝细胞内经 25-羟化酶作用变化为 25- 维生素 D_3[25-(OH)D_3],然后再经肾脏细胞 1- 羟化酶作用变为 1,25- 维生素 D_3[1,25-(OH)D_3]。目前已确认 1,25-(OH)D_3 为维生素 D 代谢具有活性最强的终末产物,肯定为激素,它有肾脏分泌,作用于肠及骨,以调节血清钙磷水平,其合成又受血钙,磷的调节。可见中医学中"肾主骨"理论的客观依据。

5. 然而,由于维生素 D 和钙剂在临床的广泛应用,且价格低廉、有一定疗效,故单独采用中医药治疗小儿佝偻病的临床报道较少。目前,国内缺乏相关规范的中医临床研究方案;药理学研究中大多为复方,其中作用机制是多元多靶点的,缺乏对有效方药物质基础的深入研究。故中医药临床疗效的研究既要坚持中医辨证论治的特色,又要体现循证医学的原则,根据统计学家的建议,可采用中西医结合的方法,按随机区组设计、双盲、双模拟、对照设计,这样才可以客观地反映中医药辨证治疗佝偻病的疗效。

关于本病中药药效学研究,虽然也有些中药中含有一定量的维生素 D 和钙,但在本病辨证论治的原则指导下,其药效学研究设计应当建立在药物促进消化道对于相关营养物质的吸收和体内利用、药代动力学研究等方面,也即从脾(主运化)、肾(主骨)的基本理论出发,研究药物的药效学作用。

【主要参考文献】

1. 汪受传. 中医儿科学·中医药学高级丛书[M]. 2 版. 北京:人民卫生出版社,2011.
2. 吴胜虎,颜崇淮,沈晓明. 维生素 D 受体基因多态性与佝偻病易感性的研究进展[J]. 中国当代儿科杂志,2006,8(1):83-85.
3. 刘衍. 火针治疗佝偻病 76 例[J]. 江西中医药,2008,39(5):59.

第三节 肥 胖 症

肥胖症是营养过剩引起的一种营养紊乱性疾病,它的特点是机体脂肪含量过多而致体重过高。如果小儿体重过高而脂肪含量并不过多,则不能诊断为肥胖症。一般认为体重超过按身长计算的标准体重 20% 者即称为肥胖症。肥胖潜伏着许多疾病的危险,如糖尿病、动脉粥样硬化、高血压、冠心病、呼吸通气不良、骨关节炎等。同时,肥胖儿童还存在应激反应低下,抗感染能力降低,不能耐受麻醉和外科手术等。肥胖症的治疗和预防均需长期坚持。本病仍是目前儿科较为棘手的问题之一。国内发病率在儿童为 6%~9.5%,近年来,由于营养条件改善,以及各种营养保健食品面世,儿童单纯性肥胖症日益增多。

中医没有肥胖症这一病名,但对肥胖症早已论述,《灵枢·卫气失常》:"人有脂,有膏,有肉。"这里的脂膏形体则指肥胖,并认为脂质来源于津液。现代对小儿肥胖的研究取得了一定的进展,提出预防肥胖症要从妊娠、婴儿期开始,对中医辨证进行了深入研究,临床治疗方法多样化,研制出一批疗效好,副作用小的中草药减肥产品、易为小儿接受的减肥食品及外用保健品也不断问世。这些临床研究成果增加了肥胖症的治疗手段,提高了疗效。

【病因病机】

一、中　医

引起小儿肥胖的病因有外感因素、食伤因素、正虚因素。

1. **外感因素**　外感湿邪,入里内蕴于脾,复因脾虚,湿自内生,外内相合,化为痰浊,壅于肌肤,发为肥胖。

2. **食伤因素**　饮食不节,过食肥甘。《素问·通评虚实论》:"肥贵人则高粱之族也。"肥甘损伤脾气,脾弱胃强,胃强则消谷善饥,摄食过多,脾虚则内湿不运,日久躯脂满盈,发为肥胖。

3. **正虚因素**　先天禀赋不足,脾肾两虚,水湿不运,内停化痰,壅滞于中。先天遗传的影响,父母肥胖者,子女亦多肥胖。素体阴虚,发热病后耗伤阴津,肝阴不足,肝失所养,或肝阳亢盛,灼津为痰,壅于肌肤为肥胖。

本病病机属性为本虚标实,肥胖症的体质特点为"肥人形盛气衰""肥人气虚有痰",属本虚标实,脏腑虚弱,津液失常为本,痰湿、脂膏积于体内为标。

脾胃为后天之本,气血生化之源,小儿脾常不足,肾常虚,多食肥甘、少动等诱因,致使精微不归常化,水湿内停,聚湿生痰,痰从脂化,酿成脂膏积于体内则为肥胖虚浮之标实证,脾肾气虚,常感疲乏无力,肢体困倦,腹满气短之本虚证。

二、西　医

1. **单纯性肥胖**　95%~97% 肥胖症患儿不伴有明显的神经、内分泌及遗传代谢病,称之为单纯性肥胖,其发病与饮食因素、活动过少、遗传因素等有关。

2. **继发性肥胖**　由各种内分泌、遗传、代谢性疾病所致,其不仅体脂的分布不均,且常伴有智力障碍和特殊外表。

人体脂肪组织的增加包括脂肪细胞数目增加和每个脂肪细胞中的脂肪含量增多(即体积增大)。正常体重的新生儿脂肪细胞总数为成人的 1/4~1/5,在生长发育过程中,脂肪细胞数增加 4~5 倍。人体脂肪细胞数目在胎儿出生前 3 个月、生后第 1 年和青春期 3 个阶段增多最为显著。若在这 3 个时期内摄入营养素过多,即可引起脂肪细胞数目增多且体积增大,此时引起的肥胖为多细胞性肥胖。因增加的细胞数此后不会消失,仅脂肪细胞体积减小,因此治疗较困难且易复发;其他时期仅由脂肪细胞体积增大引起的肥胖,治疗较易奏效。超过均值体重 75% 的肥胖者几乎均有脂肪细胞数增加,而中等度肥胖者可能主要是细胞增大。

【临床表现】

1. 体重 / 体脂超过参照人群值的界值点。

2. 有氧能力损伤 最大耐受时间、最大氧消耗明显减低;最大心率,每分通气量、二氧化碳产量、做功量明显增高;无氧阈各项指标均低,呈现"无氧阈左移"现象。肥胖儿活动时心跳、气短易累的外部表现和不爱参加体力活动的行为习惯。

3. 心理上压抑和损伤个性、气质、性格、潜能发育以及日后的能力发育、人际交往都有消极的影响。对自己体型的压抑大,自我评价差。人际交流时易受奚落、被取外号,甚至受到歧视。沉重的精神压力和心理冲突,丧失自信心,变得孤僻。青春期苦恼于肥胖的体型或急于减肥造成许多激烈的心理冲突,有的甚至自杀。

4. 合并症 肥胖儿在婴儿期容易患呼吸道感染,重度肥胖儿童易患皮肤感染如疖、擦疹和黑色棘皮症等,在青春期易患股骨骨骺端滑脱等关节承重部位的损伤性疾病。在女童中有时可见胰腺炎,后期可发展为糖尿病。儿童期肥胖症的胰岛素代谢有特征性变化,在有些肥胖儿童可见糖尿病性糖耐量曲线,据此可将其与经常在肥胖者身上常见到的功能性高胰岛素血症相区别。在肥胖儿童中还见血浆免疫球蛋白、补体 C_3 和 C_4 及淋巴细胞 T 和 B 的数目均低于非肥胖儿童,同时可见血浆铜、锌水平处于亚临床水平缺乏,经用补充锌和铜的制剂后有所改善。月经初潮在肥胖女孩明显早于同龄非肥胖女孩。

【辅助检查】

血浆胰岛素基础水平高于正常,糖耐量常降低,血糖倾向增高,血总脂、胆固醇、甘油三酯及游离脂肪酸均常增高。

【诊断与鉴别诊断】

一、诊 断 标 准

参照 1999 年中华医学会儿科学分会儿童保健学组《儿童期单纯肥胖症防

治常规》和 2003 年国际生命科学学会中国肥胖问题工作组建议的诊断依据:

1. 有食物摄入量过多,主食及肉食过高,喜甜食及油脂类食品,暴饮暴食,进食过快,活动少等肥胖症的危险因素。

2. 四肢肥胖,以上臂及臀部为明显,并在腹部、乳部、肩部脂肪积聚。

3. 身高体重法评价儿童肥胖及分度,儿童生长发育数值按不同身高值列出相应标准体重值。超过该标准值 20% 者为肥胖。超过 20%~39% 为轻度肥胖,超过 40%~59% 为中度肥胖,超过 50% 为重度肥胖,超过正常 10%~19% 为超重。

学龄期以上儿童可参照体重指数(BMI)评价肥胖:体重指数 = 体重(kg)/身高 m^2,中国学龄儿童青少年超重、肥胖筛查 BMI 值分类标准见下表。

中国学龄儿童青少年超重、肥胖筛查 BMI 值分类标准

年龄	男超重	男肥胖	女超重	女肥胖
7	17.4	19.2	17.2	18.9
8	18.1	20.3	18.1	19.9
9	18.9	21.4	19.0	21.0
10	19.6	22.5	20.0	22.1
11	20.3	23.6	21.1	23.3
12	21.0	24.7	21.9	24.5
13	21.9	25.7	22.6	25.6
14	22.6	26.4	23.0	26.3
15	23.1	26.9	23.4	26.9
16	23.5	27.4	23.7	27.4
17	23.8	27.8	23.8	27.7
18	24.0	28.0	24.0	28.0

4. 实验室检查 血浆胰岛素基础水平高于正常,糖耐量常降低,血糖倾向增高,血总脂、胆固醇、甘油三酯及游离脂肪酸均常增高。

二、鉴 别 诊 断

本病应与单纯性肥胖、间脑性肥胖、库欣综合征相鉴别。

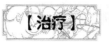【治疗】

一、一般措施

1. 防止小儿肥胖症,母亲是关键人物。母亲怀孕前便应培养良好膳食习惯,以减少肥胖儿的出生。

2. 鼓励母乳喂养,防止过早采用淀粉食物喂养婴儿。儿童采用平衡膳食,定期监测小儿生长发育状况,发现问题及时纠正。

3. 鼓励小儿多运动。

4. 不要经常指责患儿进食习惯,以免发生对抗心理。

5. 饮食以低脂、低糖、低热量食物为主,多食蔬菜,适量增加麦麸等粗纤维食物,多用素油,少吃动物脂肪、限制零食、干果。

二、中医治疗

(一)辨证论治

1. 脾虚湿阻

主症:虚胖浮肿,疲乏无力,肢体困重,尿少,纳差,腹满,舌质淡红,苔薄腻,脉沉缓。

治法:健脾益气,化湿消肿。

方药:平胃散加减。苍术、厚朴、陈皮、干姜、炙甘草、白术、山楂各5g,茯苓10g。若气短、乏力等气虚甚者,加黄芪5g,党参5g;腹满明显者,加槟榔5g,木香5g,香附5g;湿盛者,加薏苡仁10g,冬瓜仁5g;脾阳不足者,加干姜、附子各5g。(以5岁为例)

2. 胃热湿阻

主症:肥胖臃肿,头涨眩晕,消谷善饥,肢重困楚,怠惰懒动,口渴喜饮,舌红苔腻微黄,脉滑数。

治法:清胃泻热,除湿消肿。

方药:泻黄散加味。防风5g,藿香5g,栀子5g,石膏(先煎)10g,薏苡仁10g,泽泻5g,荷叶10g,夏枯草5g,厚朴5g。便秘加草决明5g;口渴多饮加麦冬、天花粉、石斛各5g,黄连3g;湿盛者,加藿香、佩兰、砂仁各5g。(以5岁为例)

3. 脾肾两虚

主症:肥胖虚浮,疲乏无力,腰酸腿软,畏寒肢冷,舌淡红,苔白,脉沉缓无力。

治法:补脾固肾,温阳化湿。

方药:六君子汤合五子衍宗丸。陈皮、半夏、党参、炙甘草、白术、菟丝子、覆盆子、车前子、仙茅各5g,茯苓10g。兼有形寒肢冷加肉桂(冲服)2g、制附片(先煎)5g;腰膝酸软甚者加杜仲、牛膝、女贞子各5g;肥胖浮肿较重而且有气短气虚甚者,重加黄芪10g;湿重者,加苍术、扁豆、泽泻各5g。(以5岁为例)

4. 阴虚内热

主症:形体肥胖,头昏眼花,头胀头痛,腰痛酸软,五心烦热,低热,舌尖红,苔薄,脉细数微弦。

治法:滋阴养血,减肥降脂。

方药:杞菊地黄丸加味。枸杞、菊花(后下)、生地、山茱萸、山药、泽泻、丹皮、制何首乌各5g。若头晕头痛甚兼急躁易怒等肝火旺者,加煅龟板10g,川楝子5g;兼有心胸闷痛,舌质紫黯或有瘀斑等瘀血症者,加丹参、檀香、红花、桃仁各5g;低热烦躁者,加知母、黄柏各5g。(以5岁为例)

(二)特色专方

1. 轻身消脂汤 由何首乌、生山楂、白术、泽泻、干荷叶、决明子、冬瓜皮、柴胡、红参、三七粉、生大黄、水蛭组成,每日1剂,水煎分2~3次服用。本方是徐涛经验方,适用于脾湿中阻、痰瘀互结型肥胖患儿。

2. 复方山荷降脂汤 由山楂、荷叶、泽泻、党参、茯苓、白术、大腹皮、草决明、桃仁、红花、赤芍、田七粉组成,水煎服,每日1剂,服用6周为1个疗程。适用于脾湿中阻、痰瘀互结型肥胖患儿。

3. 五苓散 由泽泻、猪苓、茯苓、白术、桂枝各5g组成,倦怠乏力,面目虚浮,动则短气,甚至全身虚肿者,加黄芪10g,党参5g;痰多而黏加竹茹5g,胆南星5g,枇杷叶10g;恶心者加荷叶10g,橘皮5g,每日1剂,服用8周为1个疗程。用于治疗脾虚痰湿型单纯性肥胖。

4. 苍附导痰汤 由半夏、苍术、陈皮、南星、枳壳、香附、甘草各5g,茯苓10g组成,水煎服,每日1剂。本方源自《叶氏女科》,用于痰湿较盛的肥胖症患儿。

5. 参苓白术散 由太子参、黄芪、茯苓、白术、扁豆、薏苡仁各10g,陈皮、砂仁各5g组成,水煎服,每日1剂。本方源于《太平惠民和剂局方》,用于脾虚湿阻型患儿。

6. 三甲参术汤 由三棱、莪术、炮穿山甲、丹参、生白术、郁金、香附各5g,生山药、生薏苡仁、焦山楂、泽泻、大腹皮各10g,水煎服,每日1剂。本方是冯晶远经验方,用于肥胖性脂肪肝。

(三)中成药

1. 防风通圣丸 由防风、麻黄、荆芥穗、薄荷、大黄、芒硝、滑石、生栀子、黄芩、连翘、生石膏、桔梗、川芎、白芍、当归、白术、甘草等17味药物组成。每次 6g,3 次 / 日,餐前 0.5~1 小时服用,2 个月为 1 个疗程,本方出自金代名医刘完素的《宣明论方》,用于胃热湿阻证。

2. **七消丸** 由熟地黄、地黄、北沙参、白术、白芍、乌梅(去核)、木瓜、香附(醋制)组成,口服,1 次 1 丸,1 日 2 次。用于脾肾阴虚,湿盛所致单纯性肥胖阴虚内热证。

3. **泻火解毒片** 由荷叶、车前草、绞股蓝、紫苏叶、紫苏梗、茶叶、番泻叶组成,开水泡服,1 次 3g,1 日 2~3 次;用 80~90℃水 200ml 浸泡 20 分钟,空腹服用。祛浊利湿,清热通便。用于高脂血症、单纯性肥胖症属湿浊阻滞证。

4. **轻身消胖丸** 由罗布麻叶、泽泻、白术、薏苡仁、芒硝、防己、海藻、当归、川芎、茶叶、大黄、麻黄、玫瑰花、茯苓、滑石组成。用法:口服。1 次 30 粒,1 日 3 次。益气、利湿,降脂、消胖,用于单纯性肥胖症。

5. **减肥降脂片** 由苍术、荷叶、大黄等多味中药加工精制片剂。饭前半小时,口服 4~6 片,每日 3 次,连服 2~3 月为 1 疗程。适用于治疗单纯性肥胖伴有高血脂者。对中医辨证属于脾虚湿阻型和胃热湿阻型的肥胖患者减肥效果尤佳。

6. **三花减肥茶** 由玫瑰花、茉莉花、玳玳花各 2g,川芎 6g,荷叶 7g 组成。每日口服"三花减肥茶"1 包,用热开水泡饮 2 次,一般在晚上饮,亦可早晚各饮 1 包,连服 3 个月。对于中医辨证为痰湿型(脾虚湿阻)疗效较理想。

7. **轻身降脂乐** 由何首乌、夏枯草、冬瓜皮、陈皮等 16 味中药组成。每日 2 次,早饭前及晚上临睡前空腹各 1 次,每次 25g,用温开水 200ml 溶化后一次服完。每 30 天为 1 疗程,每服完 1 个疗程停药两周。治疗胃热型单纯性肥胖症。

(四)针灸疗法

1. 体针

脾虚湿阻 取内关、水分、天枢、关元、丰隆、三阴交、列缺穴。

胃热湿阻 取曲池、支沟、四满、三阴交、内庭、腹结穴。

脾肾两虚 取内关、足三里、天枢、曲池、丰隆、梁丘、支沟。可以取四穴,快速进针,捻转提插,得气后,用平补平泻手法,中等刺激,或留针 20 分钟,脾肾两虚用补法。每日 1 次,10 次 1 个疗程。

2. 隔姜灸 取穴:阳池、三焦俞。备用穴:地机、命门、三阴空、大椎。每次取两穴用隔姜灸法,艾炷高 1cm,柱底直径 0.8cm,鲜姜片厚 2mm,待患儿感到施灸局部灼热难耐,易炷再灸。每穴灸 3~4 次,每日 1 次,30 天为 1 个疗程。

3. 皮肤针 取穴:膀胱经背俞穴,中下腹两侧脾经、胃经、带脉的腹前部位。常规消毒,用七星针作轻度叩刺,在每条经脉区间往返叩打 3 遍,以局部出现红晕为度。隔日 1 次,10 次为 1 个疗程。

（五）其他特色疗法

1. **耳穴埋针** 取穴：口、脾、肺、心、神门、内分泌。备用穴：耳迷根、交感、大肠、耳郭按常规消毒，以小号止血钳夹持揿针准确刺入耳穴，用小方形胶布固定，每次1侧，左右交替，3~4天换针1次，10次为1个疗程。

2. **耳穴压丸** 取穴：脾、肺。备用穴：神门、交感。耳穴按常规消毒，王不留行籽高压灭菌，阴干，用胶布贴压所选耳穴上，并予以按压，嘱其家长于每餐饭前代为按压穴位5分钟，按压时局部以有痛感为佳。每7天更换1次，4次为1个疗程。

3. **穴位埋线** 肠线的制备：把医用羊肠线剪成2cm长的线段，浸泡在75%酒精中备用。选取穴位：以脾俞、胃俞、大肠俞、天枢、足三里、水分、气海等为基本穴，脾虚湿盛型加丰隆、阴陵泉；胃肠实热型加中脘、曲池；肾虚型加肾俞。每次治疗均单侧取穴，左右交替使用。操作方法：局部严格常规消毒，将制备好的肠线放入穿刺针针管前端，对准所选穴位快速透皮，缓慢进针，得气后，缓缓推针芯同时退针管，将线留在穴内（注意肠线不能留在皮外）。出针后，用消毒干棉球按压针孔片刻以防出血，并用创可贴固定。每周埋线治疗1次，5次1个疗程。要求埋线针眼处2天内不要接触水，以防感染。

4. **穴位敷贴** 取中脘、天枢、水道、腹结、足三里为主穴，胃热湿阻型加内庭、曲池；脾虚湿阻型加阴陵泉、公孙。采用穴位敷贴治疗，每次敷贴12~18小时，每天治疗1次，30次为1个疗程，治疗2小时内禁食。

5. **拔罐治疗** 取中脘、关元、天枢、水道、外陵、大横、水分穴，留罐10分钟。背部走罐：以膀胱经背俞穴分布区为主，每次3~4分钟。皮肤有过敏、溃疡、水肿的部位避免使用，每日1次，10次为1个疗程。2个疗程后观察疗效。

6. **推拿疗法** 循肺、胃、脾经走向推拿，点中府、云门，提胃、腹结、气海穴。再推拿膀胱经，点脾俞、胃俞、肾俞。

7. **药膳治疗** 化痰祛脂减肥法：有杏仁苡米粥、荠菜饭、木耳汤、青椒饭、萝卜汤、雪羹汤；降脂消食减肥法，有玉米须粥、黑豆粥、苡米防风粥、丝瓜粥、泽泻膏、消脂健身饮、三仙饭（山楂、麦芽、谷芽等）；健脾利尿减肥法：有苡米粥、赤小豆粥、茯苓粉粥、芦根粥、扁豆粥、健脾粥（橘皮、荷叶、山楂、炒麦芽）、冬瓜粥；泻下通便减肥法：有大黄饭、番泻叶粥等。

8. **减肥降脂益寿带** 咸阳中医药研究所研制，茵陈、丹参、广木香、枳壳、荷叶、二丑、草决明、泽泻等组成。昼夜佩戴于脐部，2个月换1次。

9. **激光穴位照射治疗** 用 He-Ne 激光治疗仪光纤末端对准穴位照射，每个穴位3~5分钟。能量密度：12.9J/cm²。辨证取穴：脾运失健，气虚湿滞者，取曲池、列缺、水分、天枢、关元、三阴交等；阳明内热，湿浊瘀阻者，取曲池、支沟、腹结、三阴交、内庭等；冲任失调，带脉失约者，取曲池、关元、四满、带脉、三阴交。每日 1 次,12 次为 1 疗程,疗程间隔 7~10 天,一般治疗 3 个疗程。

三、西 医 治 疗

1. 由于肥胖小儿组织对胰岛素抵抗性增加,其血浆中胰岛素浓度常增加,造成脂肪分解减少而合成增加,以及摄入增多;当摄入碳水化合物时,可刺激胰岛素分泌量明显增多。适当的运动能促使脂肪分解,减少胰岛素分泌,使脂肪合成减少,加强蛋白质合成,促进肌肉发育。应鼓励儿童多参加活动,但要避免剧烈运动激增食欲。可选择既有效又易于坚持的运动如晨间跑步、散步、做操等,活动量以运动后轻松愉快,不感到疲劳为原则。

2. 心理治疗　应经常鼓励儿童坚持控制饮食及加强运动锻炼,增强减肥的信心。鼓励小儿多参加集体活动,改变其孤僻、自卑的心理,帮助小儿建立健康的生活方式,学会自我管理的能力。

3. 基因治疗　随着人类肥胖基因图日渐完善和确定,重组 Leptin 等基因治疗将会是一个很有前途的治疗方法。

4. 药物治疗　一般不主张儿童应用药物降低食欲或增加消耗,因该类药物疗效不持久且副作用大,必要时可选用苯丙胺类和马吲哚类等食欲抑制剂及甲状腺素等增加消耗类药物。外科手术治疗的并发症严重,更不宜用于儿童。

【特色疗法述评】

1. 现代研究提出肥胖与遗传、环境、膳食结构等多种因素有关,预防肥胖症应从妊娠、婴儿期开始,以运动处方为治疗基础,以行为矫正为关键技术,饮食调整和健康教育贯彻始终。目前西医治疗肥胖症的药物主要有食欲抑制剂(西布曲明)、抑制脂质吸收剂(奥利司他)两大类。这些药物治疗常伴有明显副作用,如一味地追求体重减轻,造成减肥太快,导致健康肌肉组织受损,皮肤松弛;或节食减肥,虽可使体重减轻,但控制不好,会造成严重的身体危害,轻则因营养不良导致体虚乏力,引起酸中毒,重则发生神经性厌食症,甚至出现心脑病变,因此药物减肥并非长久之计。

2. 肥胖症的日益增多,已逐渐成为一个社会问题,减肥的方法研究也受到普遍重视。中医治疗的方法已成为治疗单纯性肥胖病的重要手段之一,且具有疗效高、无副作用、无反弹的特点,是一种有益于健康的减肥方法。中医药以其整体观念及辨证论治的特色,在治疗小儿单纯性肥胖方面有着独到的优势,目前中医药在防治小儿肥胖症的研究方面,已经开展了不少药物、针灸、推拿临床治疗工作,以及对于降脂中药、方剂的多项实验研究,取得了不少进展。

最新研究显示,通过针刺的良性双向性的调节作用,可以使基础胃活动水平降低,饥餐后胃排空时间延长,能够抑制患者过亢的食欲,抑制亢进的消化吸收功能,从而减少能量的摄入;针刺耳穴胃点能提高交感神经功能,抑制亢进的副交感神经功能,抑制饥饿感,减少食物摄入量。针刺耳穴"肺点"可通过迷走神经抑制食欲,增强人体代谢而达到减肥效果。

针刺治疗肥胖症的机制主要是作用于神经—内分泌系统,通过增强肥胖者偏低的下丘脑—垂体—肾上腺皮质系统的功能以及降低饥饿中枢的兴奋性,减少摄食量,从而增加能量消耗,促进脂肪分解。火罐能温通经络、散寒祛湿、行气活血,使局部气血运行加速,组织代谢改善。推拿是通过按摩促动脂肪,促进毛细血管的再生,消除脂肪中的水分,加速脂肪组织的"液化"以及促进肠蠕动与腹肌收缩,使一些脂肪转化为热量而消耗。

3. 然而,到目前为止,对单纯性肥胖症尚无统一的中医辨证诊断标准;临床报道多,实验研究少,而药物作用机制研究更少;没有统一的检查方法和疗效标准,难以对实际疗效做出客观的评估;研究方法如统计学处理、对照组设计和远期疗效观察需科学化。由于其病因的复杂,预防和治疗单纯性肥胖症并不是一个简单的问题,往往需要全面的综合治疗,包括饮食管理、增加运动及体格锻炼、精神疗法等,如何制定一种合理的生活方式,对疗效将大有影响。因此,制定一种合理、持久、分阶段的综合治疗方法,是防治本病的发展方向。

【主要参考文献】

1. 汪受传. 中医儿科学·中医药学高级丛书[M]. 2 版. 北京:人民卫生出版社,2011.

2. 王晓燕. 综合疗法治疗单纯性肥胖症 212 例临床观察[J]. 新中医,2003,35(4):44.

3. 申安. 针灸减肥临床和实验研究进展[J]. 河南中医药学刊,1995,10(4):33.

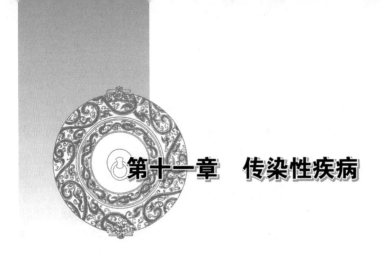

第十一章 传染性疾病

第一节 风 疹

　　风疹是以发热、咳嗽,全身出现细沙样玫瑰色红疹,伴见耳后、颈部及枕后淋巴结肿大为特征的一种急性出疹性传染病。因感染风疹病毒致病,一年四季均可发病,又以冬春季节发病者占多数。小儿卫外不足,易为风热时邪所侵,除1岁以内婴儿不易感染外,其余年龄越小,发病率越高。本病接触传染,临床经过良好,一般症状较轻,预后良好,可不经治疗而自愈。感染1次以后,不论症状轻重,大多可终身免疫,极少有再次发病者。

　　根据本病的临床表现,一般将其归类于中医学"风痧"范畴,中医医籍对风痧记述较少,多包括在其他出疹性疾病之中。现代对风疹的研究较多,在临床研究方面,中医辨证论治治疗本病取得了明显的疗效。流行病学研究表明,在我国风疹仍然是一种重要的传染性疾病,在小儿集体机构常可产生流行。另外,认识妊娠期预防本病,对于做好胎儿保健,保证优生优育,具有重要的意义。

【病因病机】

一、中 医

　　风疹的病因以感受风疹时邪为主。其主要病变在肺卫。肺主皮毛,开窍于鼻,属卫司表。时邪自口鼻而入,与气血相搏,正邪相争,外泄于肌肤。如《普济方·风瘙瘾疹》所指出:"夫小儿风瘙瘾疹者,由邪风客于腠理,搏于营卫,遂传而为热,熏散肌肉,溢于皮肤,变生瘾疹。"

　　风疹时邪毒轻病浅,一般只犯于肺卫,蕴于肌腠,邪毒外泄后能较快康复。若邪毒阻滞少阳经络,则耳后、枕部臀核肿胀,胁下可见痞块。只有很少患儿邪势较盛,可内犯气营,形成燔灼肺胃之证,但只要治疗及时,也能却邪而安。因此,多数病情不重,一般不会导致邪陷心肝或内闭外脱等严重变证。

二、西　　医

1. **病因**　感染风疹病毒。风疹病毒为 RNA 病毒,属于披盖病毒属。风疹病毒抗原结构相当稳定,只有一种抗原型,无亚型。只感染人类,能在兔肾、乳田鼠肾及绿猴肾细胞生长。外形呈粗糙球状,直径 50~70nm,由一单股 RNA 基因组及脂质外壳组成,内含一个电子致密核心,覆盖两层疏松外衣。病毒不耐热,在 37℃ 和室温中很快失去活力,耐寒,−20℃ 可短期保存,−60℃ 可相对稳定保存几个月。在人体外生活力较弱,对消毒剂敏感。出疹前及疹退后 5 天,在患儿的鼻咽部分泌物中可发现病毒。

2. **发病机制**　风疹病毒侵入上呼吸道黏膜及颈淋巴结,复制后进入血循环引起病毒血症。病毒通过白细胞到达单核吞噬细胞内复制后再次进入血流,引起第二次病毒血症,此时出现发热、呼吸道症状、淋巴结肿大等表现。出疹期病毒从血中消失,但从皮疹局部可分离出风疹病毒。目前多认为皮疹是由于风疹病毒所致的抗原抗体复合物引起真皮上层的毛细血管炎症所致。因本病病情轻微,病理检查发现极少。皮疹是真皮上层的毛细血管充血和轻微炎症渗出所致。淋巴结呈急性、非特异性炎症。风疹病毒脑炎时脑组织水肿,特异性血管周围浸润,神经细胞变性及轻微脑膜反应。

【临床表现】

1. **潜伏期**　长短不一,一般为 2~3 周。

2. **前驱期**　一般为 1~2 天,症状不严重。常见咳嗽、喷嚏、流涕、咽痛、嘶哑、头痛、眶后疼痛、结膜炎、食欲不振及发热等。部分病人可在软腭及咽部附近见到玫瑰色或出血性斑疹,大小如针头或稍大。

3. **发疹期**　于发病 1~2 日出现,迅速由面部、颈部、躯干波及四肢,但手掌、足趾大都无疹。皮疹呈浅红色,稍稍隆起,大小 2mm 左右,分布均匀,但比猩红热皮疹大,疹间有正常皮肤,躯干部皮疹稀疏,面部及四肢往往融合。颈、腕及指趾可见疏散之斑丘疹。

皮疹于 1~4 日隐退,无脱屑或有细小脱屑,出疹期可伴轻至中度发热及上呼吸道感染症状,随疹退而消退,体温持续不降或退而又升,应考虑并发症及继发感染。耳后、枕后及颈后淋巴结肿大,可有轻度压痛,不融合。皮疹出现后,淋巴结肿多数在 1 周内消退,也有持续数周者。脾脏常有轻度肿大。

出疹期白细胞数正常或略低,分类淋巴细胞在最初 1~4 天内减少,其后增多,得病 1 周内红细胞沉降率增快。

【辅助检查】

1. 血常规 外周血象白细胞计数减少,淋巴细胞相对增多,并出现异型淋巴细胞和浆细胞。

2. 血清特异性抗体测定 方法有血凝抑制试验、补体结合试验、免疫荧光试验及酶联免疫吸附试验等,其中以血凝抑制试验最常用,因其具有快速、简便、可靠的优点。特异性抗体 IgM 出现最早,但维持时间较短;IgG 抗体出疹后 2~3 天即可升高,2~4 周达高峰,以后逐渐下降,仍能保持一定水平达终生。因此,特异性 IgM 增高或双份血清 IgG 抗体滴度 4 倍以上升高可诊断风疹急性期。风疹特异性分泌型 IgA 抗体于鼻咽部可查得,有助诊断。也有用斑点杂交法测风疹病毒的 RNA 以诊断风疹感染,且持续时间较长。新生儿血清特异性抗体 IgM 阳性,可诊断先天性风疹。

3. 病毒分离 出疹前 1~2 日至出疹后 2 日内取鼻咽部分泌物作组织培养,可分离到风疹病毒。

依据流行病学史和临床表现临床诊断较易。但流行期间不典型患者较多,因此明确诊断必须做特异性 IgM 抗体检测。疑有宫内感染的婴儿及妊娠期疑患有风疹的妇女所生婴儿无论有无表现者均应行风疹 IgM 抗体检测,以明确是否为先天性风疹综合征。

【诊断与鉴别诊断】

一、诊 断 标 准

诊断要点

(1)本病流行期间,患儿有风疹接触史。

(2)初期类似感冒,发热 1 天左右,皮肤出现淡红色斑丘疹,再 1 天后皮疹布满全身,出疹 1~2 天后,发热渐退,皮疹逐渐隐没,皮疹消退后,可有皮肤脱屑,但无色素沉着为特点。

(3)一般全身症状较轻,但常伴耳后及枕部臖核肿大、左胁下痞块(脾脏)轻度肿大。

(4)血常规检查:白细胞总数减少,分类淋巴细胞相对增多。

(5)直接免疫荧光试验法:在咽部分泌物中可查见病毒抗原。

(6)血清学检测风疹病毒抗体:患儿在恢复期血清抗体增加 4 倍以上时

可确诊。

二、鉴 别 诊 断

1. **西医** 本病需与麻疹、幼儿急疹、猩红热鉴别。
2. **中医** 临床需与麻疹、奶麻、丹痧、荨麻疹等出疹性疾病进行鉴别。

【治疗】

一、一 般 措 施

1. 隔离患儿,隔离期从起病至出疹后 5 天。
2. 风疹流行期间,尽量不带易感儿到公共场所,避免与风疹患儿接触。
3. 预防注射,有已接触到风疹患儿者,应在接触后 5 天内注射胎盘球蛋白 20ml,或注射风疹高价免疫球蛋白 20~30ml。
4. 患儿应卧床休息,避免风寒侵袭。
5. 注意营养,饮食宜清淡易消化,忌吃煎炸油腻食物。
6. 防止搔抓损伤皮肤而引起感染。

二、中 医 治 疗

(一)辨证论治

风疹辨证,按温病卫气营血辨证为纲,主要分辨证候的轻重。邪犯肺卫属轻证,病在肺卫,以轻度发热,精神安宁,疹色淡红,分布均匀,其他症状轻为特征。邪犯气营属重证,以壮热烦渴,疹色鲜红或紫黯,分布密集为特点,临床较少见。

1. 邪犯肺卫

主症:发热恶风,喷嚏流涕,轻微咳嗽,精神疲倦,饮食欠佳,皮疹先起于头面、躯干,随即遍及四肢,分布均匀,疹点稀疏细小,疹色淡红,一般 2~3 日渐见消退,肌肤轻度瘙痒,耳后及枕部臖核肿大触痛,舌质偏红,舌苔薄白,或见薄黄,脉象浮数。

治法:疏解风邪,清热透疹。

方药:银翘散加减。金银花 10g,连翘 10g,竹叶 10g,牛蒡子 10g,桔梗 10g,荆芥 10g,薄荷(后下)5g,豆豉 10g,甘草 6g。耳后、枕部臖核肿胀疼痛者,加蒲公英 10g,夏枯草 10g,玄参 10g,以清热解毒散结;咽喉红肿疼痛者,加僵蚕 10g,木蝴蝶 10g,板蓝根 15g,清热解毒利咽;皮肤瘙痒不舒者,加蝉蜕 5g,白蒺藜 10g,祛风止痒;左胁下痞块(脾脏)肿大者,加牡丹皮 10g,郁金 10g,疏利

少阳。(以 3 岁为例)

2. 邪入气营

主症:壮热口渴,烦躁哭闹,疹色鲜红或紫黯,疹点稠密,甚至可见皮疹融合成片或成片皮肤猩红,耳后、颈部及枕后淋巴结肿大,压痛明显,小便短黄,大便秘结,舌质红赤,舌苔黄糙,脉象洪数。

治法:清热凉营,透疹解毒。

方药:透疹凉解汤加减。桑叶 10g,薄荷(后下)5g,牛蒡子 10g,蝉蜕 5g,连翘 10g,黄芩 5g,紫花地丁 10g,赤芍 10g,紫草 10g。壮热不退者加生石膏、寒水石各 10g;口渴多饮加天花粉 10g,鲜芦根 15g,清热生津;大便干结加大黄 5g,玄明粉 5g,泻火通腑;皮疹稠密,疹色紫黯加生地黄 12g,牡丹皮 10g,丹参 10g,清热凉血;烦躁不安者加黄连、淡竹叶各 5g。(以 3 岁为例)

3. 毒陷厥阴

主症:壮热不退,神志昏迷,四肢抽搐,皮疹稠密,疹色紫黯,耳后、颈旁及枕后淋巴结肿大,大便干结,小便短赤,舌质红绛,舌苔黄糙,脉数有力。

治法:治以清热开窍,凉血熄风。

方药:羚角钩藤汤加减。羚羊角粉(另服)3g、钩藤、桑叶、浙贝母、竹茹、茯神、菊花、丹皮、紫草各 10g。壮热抽搐者合用安宫牛黄丸。(以 3 岁为例)

(二)特色专方

1. **消疹汤** 由银柴胡 10g,防风 15g,五味子 10g,乌梅 10g,薏苡仁 15g,冬瓜仁 15g,刺蒺藜 15g,白鲜皮 15g,地肤子 15g,丹皮 10g,赤芍 15g 组成,内服,每天 3 次,均以 7 天为 1 个疗程。适用于邪犯肺卫证。

2. **止痒汤** 由白芍 15g,白鲜皮 15g,苦参 15g,生地 20g,牡丹皮 20g,地肤子 12g,蝉蜕 10g,车前子 12g,紫荆皮 15g,蒲公英 15g,黄柏 10g,苍术 10g,木通 10g 组成,水煎后分 3 次服,每日 1 剂。适用于邪入气营证。

3. **普济消毒饮** 由黄芩、象贝、丝瓜络、连翘各 15g,僵蚕 3g,桔梗 10g,陈皮、丹皮、赤芍各 12g,红花、莪术各 6g 组成。发热者加知母 15g,生石膏(先煎)20g,疹发不畅者加蝉衣 10g,薄荷(后下)5g,皮疹色深者加生地 10g,口渴心烦者加芦根 10g,小于 5 岁者取 1/3 量,5~15 岁者取 2/3 量。日 1 剂,水煎分 2 次服。本方出自《东垣试效方》,临床多用于治疗风疹淋巴结肿大。

4. **清热透痧汤** 由银花、连翘、紫花地丁、牛蒡子、绿豆衣各 10g,薄荷 5g,丹皮 6g,板蓝根 15g 组成,热盛加水牛角片 10g,生地 6g;烦躁加淡竹叶 6g,钩藤 10g;咳嗽加杏仁、前胡各 10g;透疹太早者加蝉衣 5g。每日 1 剂,水煎分 3 次温服。适用于邪犯肺卫证。

(三)中成药

1. **板蓝根颗粒** 主要成分为板蓝根,有含糖型和无糖型两种。每服 1 包,

1 日 3 次。用于邪犯肺卫证。

2. **小儿紫草丸** 由紫草、西河柳、升麻、羌活、菊花、金银花、地丁、青黛、雄黄、制乳香、制没药、牛黄、玄参、朱砂、琥珀、石决明、梅片、浙贝、核桃仁、甘草组成。每服 1 丸,1 日 2 次,周岁以内减半量。用于邪犯肺卫证。

3. **小儿羚羊散** 由羚羊角、天竺黄、朱砂、甘草、冰片、金银花、紫草、连翘、牛蒡子、浮萍、赤芍、西河柳、牛黄、黄连、葛根、川贝母、水牛角浓缩粉组成。每服:1 岁 0.3g,2 岁 0.375g,3 岁 0.5g,1 日 3 次。用于邪犯气营证。

4. **清开灵颗粒** 由胆酸、珍珠母、猪去氧胆酸、栀子、牛角、板蓝根、黄芩苷、金银花组成,每服 1 包,1 日 2~3 次。用于邪犯气营证。

5. **五粒回春丹** 由西河柳、金银花、连翘、牛蒡子(炒)、蝉蜕、薄荷、桑叶、防风、麻黄、羌活、僵蚕(麸炒)、胆南星(酒炙)、化橘红、苦杏仁(去皮炒)、川贝母、茯苓、赤芍、淡竹叶、甘草、羚羊角粉、麝香、牛黄、冰片组成,用于风痧壮热不退者,疹稠色黯,时时欲惊者。

6. **热毒宁注射液** 由青蒿、金银花、栀子组成。静脉滴注,3~5 岁最高剂量不超过 10ml,溶入 5% 葡萄糖注射液或 0.9% 氯化钠注射液 50~100ml 稀释,滴速为 30~40 滴 / 分钟,1 日 1 次。6~10 岁 1 次 10ml,以 5% 葡萄糖注射液或 0.9% 氯化钠注射液 100~200ml 稀释后使用,滴速为 30~60 滴 / 分钟,1 日 1 次。11~13 岁 1 次 15ml,以 5% 葡萄糖注射液或 0.9% 氯化钠注射液 200~250ml 稀释后静脉滴注,滴速为 30~60 滴 / 分钟,1 日 1 次。14~17 岁 1 次 20ml,以 5% 葡萄糖注射液或 0.9% 氯化钠注射液 250ml 稀释后静脉滴注,滴速为 30~60 滴 / 分钟,1 日 1 次。或遵医嘱。本品使用后需用 5% 葡萄糖注射液或 0.9% 氯化钠注射液冲洗输液管后,方可使用第 2 种药物。用于邪伤肺卫证、邪入气营证。1 次 / 天,疗程 5 天。

7. **喜炎平注射液** 要成分为穿心莲内酯磺化物。静脉滴注,每次 0.2~0.4ml/kg,加入 5% 葡萄糖注射液 100~250ml 使用,1 日 1 次,疗程 5 天。用于邪伤肺卫证、邪入气营证。

(四)针灸疗法

取穴:肺俞、合谷、少商、曲池、大椎、列缺。壮热不退加十宣、耳尖;咳嗽痰多加尺泽、丰隆;呕吐加内关、中脘;惊厥加百会、印堂;神疲倦怠加关元、足三里。

操作:一般取 2~4 个穴位,壮热不退者用强刺激泻法,持续捻针 2~3 分钟,不留针。根据病情每日 1~2 次,连续 1~2 日。

(五)其他特色疗法

1. **推拿疗法**

揉小天心 200 次,揉一窝风 200 次,推补肾水 300 次,推清板门 300 次,揉合谷穴 1~2 分钟,推清肺金 300 次,退下六腑 300 次,揉二人上马 200 次,推清天河水 100 次,少商穴针刺放血,新建穴先用三棱针刺,用捏挤法至皮肤色紫红。每日 1~2 次,连续 2~3 日。适用于风痧壮热不退,烦躁不安,疹密色黯者。

2. 单方验方

（1）大青叶、板蓝根、金银花、牡丹皮、连翘、地龙、淡竹叶、黄芩、栀子、重楼、柴胡、白薇。将诸药制成冲剂,每袋 10g。5 岁以下小儿每次 10g,5~10 岁小儿每次 20~30g,每日 3 次,白开水冲服。用于风痧热毒炽盛,壮热不退,咽喉肿痛者。

（2）银花 10g,甘草 3g,板蓝根 30g,僵蚕 10g,煎汤代茶。适用于风痧轻症。

（3）芦根 30~60g,竹叶心 30g,煎水代茶饮。适用于风痧轻症。

（4）板蓝根 15g,蝉蜕 6g,甘草 4g,煎水代茶饮。适用于风痧轻症,肌肤瘙痒不安者。

3. 药物外治

（1）紫背浮萍、地肤子、荆芥穗各 30g,将诸药用纱布袋装好,加水煎煮,取药液倒入盆内,用毛巾蘸药水温洗患处,每日 1 次,每次 15~20 分钟,痊愈为止。具有祛风、消疹、止痒作用,用于风痧轻症。

（2）地肤子、晚蚕砂、花椒叶、萹蓄叶各 50g,将上药加水煎煮去渣取药液,用毛巾蘸取药液洗患处,每日早晚各 1 次,每次 20~30 分钟,连续 2~3 日。用于皮疹透发,肌肤瘙痒者。

（3）药皂基本方药:菊花 120g,檀香 60g,藁本 120g,白芍 100g,山柰 120g,白术 120g,白及 100g,防风 100g,荆芥 100g,独活 60g,羌活 60g,僵蚕 60g,细辛 100g,天麻 80g,将药物研成细末,共熬成膏,制成块状每块约重 50g 阴干备用,每次取本药皂用开水浸泡一膏状,涂抹患处;如患处有搔痕,血痂累累时,先用双氧水处理局部再直接涂擦本品;或在洗浴时,涂抹本品抹擦蒸洗,效果则佳。在急症时每天抹涂 5~7 遍,慢性期不定抹涂次数,反复用本药皂抹擦涂于患处。

4. 食疗方药

（1）冬桑叶 10g,粳米 50g。先将冬桑叶加水煎煮去渣取药液,另将粳米煮成粥后再加冬桑叶药液,再煮数沸即可。每日趁温分食 2~3 次,直至痊愈,用于风痧轻症。

（2）苦楝皮 15g,粳米 50g。先将苦楝皮刮去外表粗皮,洗净加水煎煮,去渣取汁,入米煮粥,分早晚各食 1 次,趁温食,用于风痧兼见虫症者。

三、西医治疗

本病无特效治疗。主要是加强护理及对症治疗,在发热期间应卧床休息,给流食、半流食。

1. **控制高热** 对高热不退者,可选用安乃近等退热剂,以降低体温,防止高热所引起的惊厥。

2. **控制感染** 对并发细菌感染者,可选用抗生素治疗细菌感染。

【特色疗法述评】

1. 风疹好发于特定的季节,以小儿多见,但是,年龄偏大的在校生、成人、育龄期妇女临床上亦多见,其易造成广泛流行,而且很多时候会影响其他脏器、下一代健康,因此,风疹的预防和治疗必须引起高度重视。在治疗上,西医以抗病毒治疗为主,防止继发感染,注意及时缓解症状,减轻患者痛苦,同时加强支持疗法,避免并发症的发生,同时做好病人的隔离及消毒工作。西药主要用阿昔洛韦静点来抗风疹病毒,但该药副作用大,可引起白细胞减少、贫血、血清转氨酶和胆红素升高等。

2. 中医认为,风疹病机除风、火、毒、湿之外,尚有血虚、血瘀或血热。如《诸病源候论》:"风瘙痒者,是体虚受风,风入腠理,与气血相搏,而俱往来于皮肤之间,邪气微,不能冲击为痛,故但瘙痒也。"外感风热湿邪,由口鼻而入,郁于肺卫,蕴于肌腠,与气相搏,发于皮肤所致。应以疏风清热,养血活血为主。中医有治风先治血,血行风自灭之说。肺主皮毛,可以考虑运用宣肺药物。虫类药物可以搜风止痒。加用利湿药治疗,使邪从小便而走。后期还当调补中气,正所谓"正气存内,邪不可干"。方法上可以多元化,汤药可内服、外洗、敷脐,配合针灸、拔罐、刺络放血等以疏散风邪。

中医药治疗风疹疗效确切,价格低廉,不良反应少,值得在临床上推广,但关于本病的实验室研究目前较少,因此有必要对中医药治疗风疹在作用机制方面做进一步的研究。

【主要参考文献】

沈嫱,张娩. 消疹汤治疗病毒性风疹 56 例疗效观察[J]. 临床合理用药杂志,2009(22):52-53.

第二节 水 痘

水痘,是以皮肤出现斑疹、丘疹、疱疹、结痂为特征的一种急性出疹性传染病。因感染水痘病毒致病。一年四季均可发生,但冬春季节发病者占大多数。因小儿肺脏娇嫩,卫外不足,在冬春季节容易为时行风温湿热邪毒所袭,罹患水痘病证,尤以1~6岁小儿发病率高,其他年龄亦可有患病者。本病在儿童集体机构中容易引起流行。临床预后一般良好,发病后可获终身免疫,极少有再次发病者。

宋代《小儿卫生总微论方》中早就明确提出了水痘的病名。现代对水痘研究广泛,在临床研究方面,应用疏风清热解毒,佐以导湿、内外分消、清热凉营解毒等方法治疗水痘病证。有提出运用麻疹减毒活疫苗防治水痘,具有退热快、结痂早,缩短水痘病程的效果。在药效学研究方面,认为黄芪具有抑制水痘—带状疱疹病毒的作用;在流行病学研究方面,指出我国水痘的发病仍呈缓慢上升趋势,尤其是那些应用了免疫抑制剂的小儿一旦感染水痘,病情多较危重,因此在防治本病的感染,减轻病情方面仍值得研究。

【病因病机】

一、中 医

本病的发病原因既有内因,也有外因。内因则由于脏腑娇嫩,形气未充,抗病能力低下;外因则由于感受水痘时邪。肺为水之上源,外合皮毛,开窍于鼻;脾主运化水湿,外合肌腠,开窍于口。水痘时邪由口鼻或皮毛而入,内犯于肺脾,致肺气失宣,脾失健运,水湿内停,水湿与邪毒相搏,外泄肌肤时,则发为水痘。

1. **邪伤肺卫** 肺主宣发肃降,外合皮毛,职司卫外。若调护失宜,时行邪毒乘虚而入,由口鼻上犯于肺。邪轻正气不虚者,一般只犯于肺脾二经,水痘分布稀疏,点粒分明,全身症状较轻。肺卫失宣则发热,流涕,咳嗽;病邪深入,下郁于脾,脾失健运,水湿内停,时邪内湿相搏,蕴蒸于肌腠,外发肌表,则发为水痘。

2. **毒炽气营** 若禀赋不足,素体虚弱;或感邪较重,邪盛正衰,正邪交争剧烈,湿热邪毒炽于气营,发于肌表,表现为痘疹分布稠密,根盘红晕较著,疹色紫黯,疱浆混浊。气营两燔,则致壮热烦躁,口渴欲饮,口舌生疮,便干溲赤等证。甚至因邪炽正衰,正不胜邪,邪毒内犯,波及肺、心、肝等脏,出现邪毒闭肺、邪陷心肝、痘溃染秽等种种变证。

二、西 医

水痘最可能的传播途径是经呼吸道。病毒侵入后首先复制的部位可能是鼻咽部,从这里种植到网状内皮系统中,最终导致病毒血症。此时便出现弥漫性的和成簇的皮肤损害。皮肤损害累及真皮,气球样变、多核巨细胞和嗜酸性核内包涵体形成。感染可累及局部皮肤的血管,引起坏死和表皮出血。随着病情进展,水痘内的液体变浑浊,这是由多形核白细胞的渗出以及变性的细胞和纤维蛋白造成的。疱疹最终破裂并释放出其内的液体(其中具有传染性的病毒),或逐渐被吸收,形成结痂。

【临床表现】

任何年龄均可感染水痘,主要为儿童的多发性传染病,发病年龄以婴幼儿较多,0~6 个月以内婴儿具有母体来的抗体,发病率较低。2~6 岁为发病高峰。15 岁以前即有 90% 以上的人感染过水痘。而并发症的危险群为小于 5 岁、大于 20 岁者及免疫不全者。

(一)典型水痘

水痘常发生于婴幼儿时期,成人少见。潜伏期 10~21 日,一般为 14 日左右。成人于皮疹出现前 1~2 日可先有发热、头痛、咽痛、四肢酸痛、恶心、呕吐、腹痛等前驱症状,小儿则无前驱期症状,皮疹和全身症状多同时出现。发热 1~2 日后即进入发疹期。皮疹先见于躯干、头部,逐渐延及面部,最后达四肢。皮疹分布以躯干为多,面部及四肢较少,呈向心性分布。开始为粉红色帽针头大的斑疹,数小时内变为丘疹,再经数小时变为疱疹,多数疱疹数日后结痂。部分皮疹从斑疹→丘疹→疱疹→开始结痂,仅 6~8 小时,皮疹发展快是该病特征之一。疱疹稍呈椭圆形,2~5mm 大小,疱疹基部有一圈红晕,当疱疹开始干结时红晕亦消退,皮疹往往很痒。水痘初呈清澈水珠状,以后稍混浊,疱疹壁较薄易破。水痘皮损表浅,按之无坚实感,数日后从疱疹中心开始干结,最后成痂,经 1~2 周脱落。无继发感染者痂脱后不留瘢痕,痂刚脱落时留有浅粉色凹陷,而后成为白色。有的痂疹愈合后,在正常皮肤上又有新的皮疹出现,故在病程中可见各期皮疹同时存在。

口腔、咽部或外阴等黏膜也常见皮疹,早期为红色小丘疹,迅速变为水疱疹,随之破裂成小溃疡。有时眼结膜、喉部亦有同样皮疹。

多数典型水痘患者皮疹不多,平均出疱疹约 300 个,全身症状亦轻,较少发生严重并发症。重型者则皮疹密布全身,甚至累及内脏(如肺部),全身症状亦重,热度高,热程长。成人水痘常属重型。

(二)不典型水痘

不典型水痘少见,可有以下类型:

1. 出血性、进行性和播散性水痘。主要见于应用肾上腺皮质激素或其他免疫抑制药物治疗的病人。出血性水痘疱疹内有血性渗出,或在正常皮肤上有瘀点、瘀斑。进行性水痘病程长达 2 周以上,播散性水痘患者可全身遍布皮疹,全身中毒症状重。

2. 先天性水痘综合征或新生儿水痘。母亲于产前 4 日以内患水痘,新生儿出生后 5~10 日时发病者,易形成播散性水痘,甚至因此引起死亡。先天性水痘综合征表现为出生体重低、瘢痕性皮肤病变、肢体萎缩、视神经萎缩、白内障、智力低下等,易患继发性细菌性感染。

3. 大疱性水痘。疱疹融合成为大疱,皮疹处皮肤及皮下组织坏死而形成坏疽型水痘,患者病情重,高热,全身症状亦重。

【辅助检查】

1. **血常规**　白细胞总数正常或减少,淋巴细胞增高。

2. **病毒学检查**

(1)电子显微镜检查:取新鲜疱疹内液体直接在电镜下观察疱疹病毒颗粒。

(2)病毒分离:在起病 3 日内,取疱疹内液体接种人胚羊膜组织,病毒分离阳性率较高。

3. **免疫学检查**　常用的为补体结合试验。水痘患者于出疹后 1~4 日血清中即出现补体结合抗体,2~6 周达高峰,6~12 个月后逐渐下降。

4. **分子生物学检查**　PCR 方法检测 VZV-DNA,为敏感和快速的早期诊断手段。

【诊断与鉴别诊断】

一、诊 断 标 准

1. 本病多有潜伏期,常在发病 2~3 周前有水痘接触病史。

2. 疾病初起有发热、流涕、咳嗽、不思饮食等症,发热大多不高。

3. 皮疹常在 1~2 日内出现,于头、面、发际及全身其他部位出现红色斑丘疹,以躯干部较多,四肢部位较少。皮疹出现后,很快变成疱疹,大小不一,内含水液,疱液充盈,多为清亮,疱周可见红晕,肌肤瘙痒,继而结成痂盖,脱落后不留瘢痕。皮疹呈分批出现,此起彼落,丘疹、疱疹、干痂往往同时存在。

4. **血常规检查**　周围血白细胞总数正常或偏低。

5. **病原学检查**　使用单抗—免疫荧光法检测病毒抗原,敏感性较高,有助于病毒学诊断。用抗膜抗原荧光试验、免疫黏附血凝试验或酶联免疫吸附试验检测抗体,在出疹1~4天后即出现,2~3周后滴度增加4倍以上即可确诊。刮取新鲜水疱基底物,用瑞氏染色找到多核巨细胞和核内包涵体,可供快速诊断。

二、鉴 别 诊 断

本病需与脓疱疮、水疥(丘疹样荨麻疹)、手足口病相鉴别。

 【治疗】

一、一 般 措 施

1. 水痘的传染性很强,患儿应隔离直至全部皮疹结痂为止。

2. 水痘流行期间,易感儿应少去公共场所,减少传染机会。

3. 小儿接触水痘患儿后,应观察留检3个星期,对被患儿呼吸道分泌物或皮疹内容物污染的被服及用具,需要进行暴晒,或煮沸,或使用紫外线照射等方法消毒。

4. 水痘患儿应保持皮肤清洁,避免搔抓损伤皮肤,防止衣物摩伤,引起感染。

5. 水痘患儿内衣、被褥等用品,给予暴晒,或煮沸消毒;其脱落痂屑,须浸于石灰水中,或用火烧毁,以免飞扬传染。

6. 水痘疾病过程中,不宜洗浴或接触冷水,以防发生感染。

二、中 医 治 疗

(一)辨证论治

1. 邪伤肺卫

主症:发热轻微,或无发热,鼻塞流涕,伴有喷嚏及咳嗽,1~2日皮肤出疹,疹色红润,疱浆清亮,根盘红晕不明显,点粒稀疏,此起彼伏,以躯干为多,舌苔薄白,脉浮数。

治法:疏风清热,利湿解毒。

方药:银翘散加减。金银花10g,连翘10g,竹叶10g,薄荷(后下)5g,牛蒡子10g,桔梗10g,车前子10g,滑石(包)10g,甘草5g。疹密色红者加当归10g,赤芍10g,紫草10g,活血凉血;咳嗽有痰者,加杏仁10g,浙贝母10g,宣肺化痰;咽喉疼痛者,加板蓝根15g,僵蚕10g,清热解毒利咽;头痛者,加菊花10g,蔓荆子10g,疏风清热止痛;皮疹瘙痒者,加蝉蜕5g,地肤子10g,祛风止痒。(以5

岁为例）

2. 毒炽气营

主症：壮热不退，烦躁不安，口渴欲饮，面红目赤，水痘分布较密，根盘红晕显著，疹色紫黯，疱浆混浊，大便干结，小便黄赤。舌红或舌绛，苔黄糙而干，脉洪数。

治法：清热凉营，解毒渗湿。

方药：清胃解毒汤加减。升麻10g，石膏（先煎）20g，黄芩10g，黄连5g，丹皮10g，生地12g，紫草10g，山栀10g。唇燥口干，津液耗伤者，加麦冬10g，芦根15g，养阴生津；口舌生疮，大便干结者，加生大黄5g，全瓜蒌10g，泻火通腑。（以5岁为例）

在水痘发病过程中，如出现高热、咳嗽、气喘、鼻煽、紫绀等症，此为邪毒闭肺之变证，治当清热解毒、开肺化痰，可予麻杏石甘汤加减；若见壮热不退，神志模糊，口渴烦躁，甚则昏迷、抽搐等症，此为邪毒内陷心肝之变证，治当凉血泻火、熄风开窍，予清瘟败毒饮加减，并吞服紫雪丹或安宫牛黄丸。

（二）特色专方

1. **水痘饮**　由大青叶、银花、连翘、牛蒡子、紫草、茯苓、薏苡仁9g，防风、蝉蜕、莪术、鸡内金6g，黄芩、生甘草3g组成，高热者加柴胡、葛根、钩藤各9g；咳甚加杏仁、桔梗各9g；痒甚加僵蚕6g，每日1剂，水煎分3次服用。本方用以治疗水痘邪伤肺卫证，可明显减轻症状，并缩短病程。

2. **清热解毒疏表汤**　由荆芥穗6g，赤芍5g，栀子5g，薄荷（后下）3g，连翘6g，青蒿8g，黄芩6g，芦根15g，板蓝根10g，生甘草3g组成，每日1剂，水煎2次，每次取汁100ml，混匀早晚分2次服，连用5天。用以治疗水痘邪伤肺卫证。

3. **健脾除湿痘疹汤**　由藿香15g，半夏20g，茯苓20g，白蔻10g，甘草10g，白术20g，苡仁20g，陈皮10g，赤小豆25g，银花10g，黄芩10g，板蓝根15g，佩兰10g组成。依据年龄大小，用量酌情加减，1日1剂。本方是张国辉因地制宜根据四川当地水痘疫毒以湿或湿热夹杂为主所制定。

4. **五味消毒饮加减**　由金银花6g，连翘10g，大青叶10g，败酱草6g，甘草3g组成，每日1剂，水煎分3次服用。用以治疗水痘邪伤肺卫证。

5. **荆防败毒散**　由荆芥、防风各12g，羌活、独活、柴胡各10g，升麻6g，葛根12g，薄荷（后下）10g，甘草3g组成。1天1剂，煎汁分2次服，疗程1周。用以治疗水痘邪伤肺卫证。

6. **加味犹龙汤**　由连翘18g，生石膏（先煎）18g，蝉蜕10g，牛蒡子10g，板蓝根30g，蚤休10g，紫草10g，黄芩10g，川草薢15g，地肤子20g，生甘草6g组成。每日1剂，水煎分2次温服。1周为1个疗程。用以治疗水痘邪伤肺卫证。

（三）中成药

1. **板蓝根颗粒**　主要成分为板蓝根,有含糖型和无糖型两种。每服1包,1日3次。用于邪犯肺卫证。

2. **蓝芩口服液**　由板蓝根、黄芩、栀子、黄柏、胖大海组成,每次服用10~20ml,1日3次,连用7天,用于邪伤肺卫证。

3. **双黄连口服液**　由金银花、黄芩、连翘组成。成人剂量:每服20ml,1日3次,口服。儿童应在医师指导下使用。用于邪伤肺卫证。

4. **黄栀花口服液**　由黄芩、金银花、大黄、栀子组成,1岁以内每次3ml,2~3岁每次5ml,4~6岁每次10ml,均每日2次,饭后口服,疗程3天。用于邪伤肺卫、邪炽气营证。

5. **银翘解毒丸**　由金银花、连翘、薄荷、荆芥、淡豆豉、炒牛蒡子、桔梗、淡竹叶、甘草组成。每丸重3g。成人剂量:每服1丸,1日2~3次,芦根汤或温开水送服。儿童应在医师指导下使用。用于邪伤肺卫证。

6. **清瘟解毒丸**　由大青叶、连翘、玄参、天花粉、桔梗、牛蒡子、羌活、防风、葛根、柴胡、黄芩、白芷、川芎、赤芍、甘草、淡竹叶组成。每丸重9g。<3岁每服1/2丸,3~6岁1丸,>6岁2丸,1日2次,口服。用于邪伤肺卫证、邪炽气营证。

7. **热毒宁注射液**　由青蒿、金银花、栀子组成。静脉滴注,3~5岁最高剂量不超过10ml,溶入5%葡萄糖注射液或0.9%氯化钠注射液50~100ml稀释,滴速为30~40滴/分钟,1日1次。6~10岁1次10ml,以5%葡萄糖注射液或0.9%氯化钠注射液100~200ml稀释后使用,滴速为30~60滴/分钟,1日1次。11~13岁1次15ml,以5%葡萄糖注射液或0.9%氯化钠注射液200~250ml稀释后静脉滴注,滴速为30~60滴/分钟,1日1次。14~17岁1次20ml,以5%葡萄糖注射液或0.9%氯化钠注射液250ml稀释后静脉滴注,滴速为30~60滴/分钟,1日1次,或遵医嘱。本品使用后需用5%葡萄糖注射液或0.9%氯化钠注射液冲洗输液管后,方可使用第2种药物。用于邪伤肺卫证、邪炽气营证、毒染痘疹证。

8. **清开灵注射液**　由胆酸、珍珠母、猪去氧胆酸、栀子、水牛角片、板蓝根、黄芩苷、金银花组成。静脉滴注:1日20~40ml,以10%葡萄糖注射液200ml或0.9%氯化钠注射液100ml稀释后使用。输液速度:注意滴速勿快,儿童以20~40滴/分钟为宜。用于邪伤肺卫证、邪炽气营证、邪陷心肝证。

9. **痰热清注射液**　由黄芩、熊胆粉、山羊角、金银花、连翘组成。儿童按0.3~0.5ml/kg,最高剂量不超过20ml,溶入5%葡萄糖注射液或0.9%氯化钠注射液100~200ml,静脉滴注,控制滴速在30~60滴/分钟,1日1次,或遵医嘱。用于邪伤肺卫证、邪炽气营证、邪毒闭肺证。

10. 双黄连注射液　由金银花、黄芩、连翘组成。成人剂量:静脉滴注,每次 1ml/kg,溶入 0.9% 氯化钠注射或 5%~10% 葡萄糖注射液中。儿童应在医师指导下使用。用于邪伤肺卫证、邪炽气营证。

(四)其他特色疗法

1. 药物外治法

(1)苦参、芒硝各 30g,浮萍 15g 煎水外洗,1 日 2 次。用于水痘皮疹较密,瘙痒明显者。

(2)青黛散麻油调后外敷,1 日 1 次,用于疱疹破溃,焮红化脓者。

(3)青黛适量,扑撒疱疹局部,1 日 1~2 次,用于水痘肤痒,疱疹破溃者。

(4)银连外洗液:银花 40g,连翘 40g,野菊花 30g,蛇床子 30g,地肤子 30g,黄柏 20g,千里光 30g,苦参 30g,苍术 30g,板蓝根 30g,贯众 30g。每天 1 剂水煎外洗,每日洗 2 次,连用 3 天。

(5)取已出蚕蛾的蚕茧 20 个,每个蚕茧中纳入白矾 1g,放在炭火上煅烧,待矾汁浸后,取出研末备用。水痘疱疹破后,可直接将药粉撒于患处,每日 3 次。

(6)蛇硝散:蛇床子 30g,地肤子 30g,大黄 30g,黄柏 30g,苦参 30g,白鲜皮 30g,芒硝 20g,白矾 15g,冰片 10g。将前六味药液煎煮,去渣后,加水至 1 000ml,再把芒硝、白矾、冰片兑入药液中溶化,待水温为 40~50℃时擦浴。已破溃的疱疹擦浴后用消毒棉蘸干。

(7)洁尔阴洗液:原液直接外搽患处(口、眼除外),每隔 6 小时 1 次。使用 3 天。

(8)艾叶菊花煎浸浴:酌情取艾叶、菊花 50~100g 等量,放入大砂锅中,加水煎煮数分钟,将液体滤出,灌入保温水瓶中备用,再加水煎煮。两煎后,药液混合倒入浴盆(留取部分药液备用)。患者温水冲洗全身后,先用药液浸洗头面部,再入浴盆浸浴全身,根据情况可边浸浴边加入热的药液,以防受凉。每次浸浴 15~20 分钟,每日 1 次,3 天为 1 个疗程。水痘皮疹及皮肤感染严重处,用留取的药液湿敷患处,每日 3~4 次。

(9)苦参煎:苦参、地肤子、大黄、金银花、鱼腥草各 15g,蛇床子、白鲜皮、蝉蜕、黄柏各 10g,将上述药物加水 1 000ml 浸泡 30 分钟,武火急煎取汁放置 20℃左右外洗。

2. 紫外线治疗　采用 UV100L 紫外线皮肤病治疗仪(德国 Waldmann,波长 311nm,辐射强度为 8.63mW/cm²)。根据患者不同皮肤类型选择初始照射剂量,一般亚洲人种为 Ⅲ 型皮肤,儿童患者初次照射剂量为 0.2J/cm²,照射后若无红斑反应,逐渐增加照射剂量,一般每次增加初次照射剂量 20%,隔日照射 1 次,3 次为 1 个疗程。照射时注意保护眼睛。本法明显抑制表皮朗格汉斯细胞等抗原呈递细胞的活性,减轻炎症反应,改善局部血液循环、促进水疱吸收、加速皮损修复与愈合,对皮疹愈合有积极作用。

3. **穴位注射** 曲池、血海、足三里,均双取,每日 1 穴,依次选取,取小号针头 2ml 注射液,将维生素 B$_{12}$ 1ml,分别注入两侧穴位。连续治疗 3 天。

三、西 医 治 疗

1. 一般对合并有细菌感染者,可适当选用抗生素治疗。

2. 抗病毒治疗,选用无环鸟苷、阿糖腺苷。

3. 水痘减毒活疫苗,对易感儿接触水痘前后均可应用,具有保护作用,亦可注射静脉用人丙种球蛋白。

4. 在应用激素治疗期间,又接触水痘患儿后,可用人丙种球蛋白或胎盘球蛋白,或水痘瘢愈期血清作肌内注射,有增强患儿免疫功能的作用。

【特色疗法述评】

1. 西医学认为,本病的病原体为水痘—带状疱疹病毒,存在于患儿的呼吸道分泌物、血液及疱疹浆液中。易感儿初次感染后引起水痘,再次感染或患水痘后病毒未被清除,在神经节中潜伏,当机体抵抗力下降时,一旦毒力再现即表现带状疱疹。本病多为自限性疾病,10 天左右自愈,一般全身症状和皮疹均较轻,西医治疗本病以预防接种及抗病毒治疗为主,无其他特殊治疗方式。

2. 中医药治疗本病具有丰富的经验,除少数重症患儿需要中西医结合救治外,绝大多数患儿单纯中医药治疗即可获得良好的疗效,此外,中医治疗本病的特色之处在于有较多外洗方协助治疗,能大大提高本病的疗效。近年来,随着临床试验技术的不断开展,对中药疗效机制的阐释也不断深入。大量研究表明,中医药治疗本病不仅能显著地改善症状、缩短病程,而且能够直接抑制水痘 - 带状疱疹病毒,抑制其在细胞的吸附、穿入、增殖和复制,并且能使患儿的体液免疫功能和细胞免疫功能得到明显改善,提高机体抗病毒能力。

基础研究方面,张美芳等采用细胞培养技术,通过 5 种不同的给药途径,观察香菊流浸膏对水痘—带状疱疹病毒(VZV)的实验室抑制作用,结果证实香菊流浸膏除可直接抑制 VZV 外,对 VZV 的吸附、穿入、增殖、复制的过程也有抑制作用。王芃等用乙醇提取大黄的有效成分,观察其在 4 种细胞培养基上抗病毒作用,结果表明,大黄醇提液在体外有较明显的抗 VZV 作用,且随剂量增加抗病毒作用增强,并能对病毒颗粒产生直接破坏作用和阻断感染的作用。

3. 目前,中医药治疗水痘的基础及临床研究工作已取得了较大的进展,在改善症状、缩短病程及减少并发症等方面均优于单纯西药治疗。但也应看到仍缺乏深入的基础研究，许多治疗只停留在临床观察阶段，中医复方发挥疗效的有效成分、作用方式、途径和靶点尚不清楚，药效学研究开展不足，影响了对中医药疗效机制的深刻认识和药物的开发应用。今后应规范辨证分型，统一诊断、疗效标准，加强中医药疗效机制研究，阐明中医药治疗水痘的作用机制，寻求有效的单验方和特异性药物，探索不同给药途径。同时，对于本病变证的研究资料还很少，需要加强中医、中西医结合水痘变证治疗方案的研究。使中医药治疗水痘的水平跨上一个新台阶。今后的研究应集中在预防和抗病毒新药研究方面，水痘减毒活疫苗已开始使用，不良反应少，接种后可预防发病。水痘减毒活疫苗的普遍应用及抗病毒新药的面市，将大大减少发病率，提高临床疗效。

【主要参考文献】

1. 张国辉.自拟健脾除湿痘疹汤治疗小儿痘疹 54 例［J］.四川中医，2005，23（6）：82.

2. 楚华.自拟水痘饮治疗水痘［J］.四川中医，1999，17（6）：39-40.

3. 陈菊仙.加味犹龙汤合阿昔洛韦治疗成人水痘 46 例［J］.中国中医急症，2006，15（6）：666.

4. 陈朝霞，冯梅.热毒宁注射液治疗小儿水痘疗效观察［J］.广西中医学院学报，2007，10（3）：49-50.

5. 谢泽.痰热清注射液治疗小儿水痘临床观察［J］.现代中西医结合杂志，2007，16（26）：3819.

6. 史凤锦，王守珍，徐丽霞.痰热清注射液治疗水痘疗效观察［J］.中国中医急症，2006，15（2）：147.

7. 张美芳.徐汉卿.董晓慧.香菊流浸膏对水痘—带状疱疹病毒抑制作用的实验研究［J］.中国皮肤性病学杂志，1996，10（2）：70.

8. 王芃，解砚英，王元书，等.中药大黄抗病毒作用的实验研究［J］.山东医科大学学报，1996，34（2）：166.

第三节　手　足　口　病

手足口病是由肠道病毒引起的传染病，多发生于 5 岁以下儿童，可引起手、足、口腔等部位的疱疹，个别患者可引起心肌炎、肺水肿、无菌性脑膜脑炎等严重并发症，如果病情发展快，导致死亡。该病以手、足和口腔黏膜疱疹或破溃后形成溃疡为主要临床症状。西医学又称本病为手足口综合征,是由多种肠道病毒感染引起的急性传染病,病原体主要为柯萨奇病毒 A 组(5、9、10、16 型),亦可由 B 组(2、5 型)及新肠道病毒(71 型)引起。多为隐性感染,患儿及带毒者为传染源。病毒存在于感染者的咽部和粪便中,粪便带病毒率高,排毒时间也长。传染途径以消化道为主,但早期也可由呼吸道传播。感染后对同型病毒能产生较持久的免疫力,再次受同型病毒感染者极少。

根据本病的临床表现,一般将其归类于中医学范畴,本病属于中医"温病"范畴。中医学治疗本病的方法较多,采用解毒化湿为主,佐以疏风、清热、凉血,或益气养阴法治疗,可明显减轻症状,缩短病程,减少并发症的发生。中医药治疗手足口病的药理研究正在不断深入开展中。

【病因病机】

一、中　医

引起小儿手足口病的原因,包括外因和内因两个方面。外因责之于感受手足口病时邪;内因责之于小儿脏腑娇嫩,卫外功能低下。肺主气,司呼吸,外合皮毛,开窍于鼻。脾主四肢肌肉,司运化,外合肌腠,开窍于口。时邪疫毒由口鼻或皮毛而入,蕴郁肺脾。肺失通调,脾失健运,水湿内停,与毒相搏,外透肌肤,上熏口咽,出现手足肌肤、口腔黏膜部疱疹时,则发为手足口病。

1. **邪犯肺脾**　肺主通调,为水之上源。脾主运化,为水谷之海。时行邪毒由口鼻或皮毛而入,内犯肺脾。邪毒初犯,肺气失宣,卫阳被遏,脾失健运,胃失和降,故初起可见发热、咳嗽、流涕、恶心、呕吐、泄泻等症;邪毒蕴郁不解,水液输化障碍,则停滞为湿。湿与毒结,上蒸口咽,外泄肌肤,则见手足肌肤、口咽部疱疹等。本证症情轻浅,除手足肌肤、口咽部稀疏疱疹外,全身症状不著。若为高热,或身热持续,则易转为重证。

2. **湿热毒盛**　若邪毒初犯失治,或感邪较重,或素体虚弱,均可致邪毒炽盛而内传,邪毒蕴郁肺脾,肺失通调,脾失健运,水湿内停,水湿与邪毒相互搏结,内燔气营,外蒸肌肤,上熏口咽,则致手足、口咽及四肢、臀部疱疹,分布稠密,色泽紫黯,疱浆混浊;毒炽气营,津液耗伤,心神被扰,则见壮热口渴、面赤心烦、溲赤便结等。本证为手足口病重证,若失治、误治,极易出现邪陷心肝、邪毒留心等变证。

3. **邪陷心肝**　本证多因湿热毒盛所致。小儿心、肝有余,心为神明之府,肝为风木之脏,心肝同源。若邪毒炽盛,化火内陷,木火相煽,则可出现扰神动风之变证。症见壮热、烦躁、神昏、谵语、舌绛者,为热陷心包证;症见高热、头痛、项强、抽搐,甚或角弓反张者,为热极动风证。

4. 邪毒犯心 本证多见于手足口病的恢复期。心主血脉藏神,无论邪毒留滞不解,内舍于心,或邪毒灼伤营阴,心脏气阴耗损,均可影响心主血脉藏神的功能。若心脉瘀阻,气血运行不畅,则心胸痹痛、唇甲青紫、舌黯脉涩;若心神被扰,神不安舍,则心悸怔忡、烦躁不宁、夜寐不安;若病情进展,损伤心阳,心阳暴脱者,则可见面白多汗、唇紫息微、脉微肢厥等,甚或危及生命。

二、西　医

病毒侵入人体后在小肠、咽部的上皮细胞及附近淋巴细胞内复制,然后进入血循环形成第 1 次病毒血症,出现轻度症状。病毒随血液进入各种靶细胞,并继续复制导致组织细胞损害。同时另一些病毒再次进入血循环,使靶细胞再一次受到侵害,出现明显临床症状,之后随着机体抗病毒免疫力的增强,机体逐渐恢复。当患者体内产生具有抑制病毒复制的干扰素及特异性中和抗体时,病毒在血循环中消失。组织损伤主要通过病毒在细胞内复制产生抑制因子、抑制细胞核糖核酸和蛋白质合成而导致细胞破坏。

【临床表现】

患儿感染肠道病毒后,多以发热起病,一般为 38℃左右。口腔黏膜出现分散状疱疹,米粒大小,疼痛明显;手掌或脚掌部出现米粒大小疱疹,臀部可受累。疱疹周围有炎性红晕,疱内液体较少。

轻症患者早期有咳嗽流涕和流口水等类似上呼吸道感染的症状,有的孩子可能有恶心、呕吐等反应。发热 1~2 天后开始出现皮疹,通常在手足、臀部出现,或出现口腔黏膜疱疹。有的患儿不发热,只表现为手、足、臀部皮疹或疱疹性咽峡炎,病情较轻。大多数患儿在一周以内体温下降、皮疹消退,病情恢复。

重症患者病情进展迅速,在发病 1~5 天出现脑膜炎、脑炎、脑脊髓炎、肺水肿、循环障碍等,极少数病例病情危重,可致死亡,存活病例可留有后遗症。重症患者表现为精神差、嗜睡、易惊、头痛、呕吐甚至昏迷;肢体抖动,肌阵挛、眼球运动障碍;呼吸急促、呼吸困难,口唇紫绀,咳嗽、咳白色、粉红色或血性泡沫样痰液;面色苍灰、四肢发凉,指(趾)发绀;脉搏浅速或减弱甚至消失,血压升高或下降。

【辅助检查】

1. 血常规 白细胞计数正常或降低,病情危重者白细胞计数可明显升高。

2. 血生化检查 部分病例可有轻度谷丙转氨酶(ALT)、谷草转氨酶(AST)、肌酸激酶同工酶(CK-MB)升高,病情危重者可有肌钙蛋白(troponin)、血糖升高。C-反应蛋白(CRP)一般不升高。乳酸水平升高。

3. 血气分析 呼吸系统受累时可有动脉血氧分压降低、血氧饱和度下降,二氧化碳分压升高,酸中毒。

4. 脑脊液检查 神经系统受累时可表现为:外观清亮,压力增高,白细胞计数增多,多以单核细胞为主,蛋白正常或轻度增多,糖和氯化物正常。

5. 病原学检查 CoxA-16、EV71等肠道病毒特异性核酸阳性或分离到肠道病毒。咽、气道分泌物、疱疹液、粪便阳性率较高。

6. 血清学检查 急性期与恢复期血清CoxA-16、EV71等肠道病毒中和抗体有>4倍的升高。

7. 胸部X线检查 可表现为双肺纹理增多,网格状、斑片状阴影,部分病例以单侧为著。

8. 磁共振 神经系统受累者可有异常改变,以脑干、脊髓灰质损害为主。

9. 脑电图 可表现为弥漫性慢波,少数可出现棘(尖)慢波。

10. 心电图 无特异性改变。少数病例可见窦性心动过速或过缓,Q-T间期延长,ST-T改变。

【诊断与鉴别诊断】

一、诊断标准

1. 病前1~2周有手足口病接触史。

2. 潜伏期 2~7天,多数患儿突然起病,于发病前1~2天或发病的同时出现发热,多在38℃左右,可伴头痛、咳嗽、流涕、口痛、纳差、恶心、呕吐、泄泻等症状。一般体温越高,病程越长,则病情越重。

3. 主要表现 口腔及手足部发生疱疹。口腔疱疹多发生在硬腭、颊部、齿龈、唇内及舌部,破溃后形成小的溃疡,疼痛较剧,年幼儿常表现烦躁、哭闹、流涎、拒食等。在口腔疱疹后1~2天可见皮肤斑丘疹,呈离心性分布,以手足部多见,并很快变为疱疹,疱疹呈圆形或椭圆形扁平凸起,如米粒至豌豆大,质地较硬,多不破溃,内有混浊液体,周围绕以红晕,其数目少则几个,多则百余个。疱疹长轴与指、趾皮纹走向一致。少数患儿臂、腿、臀等部位也可出现,但躯干及颜面部极少。疱疹一般7~10天消退,疹退后无瘢痕及色素沉着。

4. 血常规检查 血白细胞计数正常,淋巴细胞和单核细胞比值相对增高。

二、鉴 别 诊 断

本病应与水痘、疱疹性咽峡炎、口蹄疫等病相鉴别。

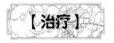【治疗】

一、一 般 措 施

1. 加强本病流行病学监测,本病流行期间,勿带孩子去公共场所,发现疑似病人,应及时进行隔离。对密切接触者应隔离观察 7~10 天,并给板蓝根颗粒冲服;体弱者接触患儿后,可予丙种球蛋白肌注,以作被动免疫。

2. 注意搞好个人卫生,养成饭前便后洗手的习惯。对被污染的日常用品、食具等应及时消毒处理,患儿粪便及其他排泄物可用 3% 漂白粉澄清液或 84 溶液浸泡,衣物置阳光下暴晒,室内保持通风换气。

3. 加强体育锻炼,增强体质。注意饮食起居,合理供给营养。保持充足睡眠,避免阳光暴晒,防止过度疲劳,降低机体抵抗力。

4. 患病期间,应注意卧床休息,房间空气流通,定期开窗透气,保持空气新鲜。

5. 给予清淡无刺激、富含维生素的流质或软食,温度适宜,多饮温开水。进食前后可用生理盐水或温开水漱口,清洁口腔,以减轻食物对口腔的刺激。

6. 注意保持皮肤清洁,对皮肤疱疹切勿挠抓,以防溃破感染。对已有破溃感染者,可用金黄散或青黛散麻油调后撒布患处,以收敛燥湿,助其痊愈。

7. 密切观察病情变化,及早发现邪毒内陷及邪毒犯心等并发症。

二、中 医 治 疗

(一)辨证论治

1. 普通型(卫气同病)

主症:发热、微恶风、咽痛、咳嗽、流涕等;口内疱疹、溃疡,手足掌心疱疹;舌红,苔薄黄腻,脉浮滑数。

治法:清热解毒,化湿透邪。

方药:银翘散合甘露消毒丹加减。银花 10g,连翘 10g,薄荷(后下)5g,荆芥 5g,淡竹叶 10g,黄芩 5g,藿香 5g,滑石 10g,焦山栀 5g,板蓝根 10g,玄参 10g,鲜芦根 15g。在普通型(卫气同病)证型中,高热不退加生石膏(先煎)15g;便秘加生大黄 5g。

2. 重型（气营两燔）

主症:高热不退,手掌、足底、指趾、臀部丘疹、疱疹密集,疱浆混浊,根盘红晕;口腔黏膜溃烂,咽痛拒食;舌红绛,苔黄腻,脉细滑数。

治法:清热解毒,凉营化湿。

方药:清瘟败毒饮加减。黄连 5g,黄芩 10g,栀子 10g,连翘 10g,水牛角 15g,玄参 10g,紫草 10g,大青叶 10g,白茅根 15g,鲜芦根 30g。高热持续不退加羚羊角粉 0.3~0.6g,1 日 1~2 次,冲服;咳嗽剧烈,加杏仁 10g,浙贝母 10g。

3. 危重型

（1）邪陷厥阴

主症:壮热持续,皮疹密集而色紫黯,嗜睡或烦躁,易激惹,甚则神昏、抽搐等;舌绛红,苔黄厚腻,脉细滑数。

治法:清热解毒,醒脑开窍。

方药:安宫牛黄丸:1 次 1/4~1/2 粒,温水烊化,每日 1~2 次,用滴管滴入口腔或用胃管注入。羚羊角粉（冲服）0.3~0.6g,用滴管滴入口腔或用胃管注入。痰热清注射液、醒脑静注射液等静脉滴注。

（2）内闭外脱

主症:高热、神昏,呼吸急促或呼吸困难,面色苍白、发绀,咯白色或粉红色泡沫样痰,多汗,四肢不温;舌紫黯,脉微细数。

治法:醒神开窍,回阳救逆。

方药:安宫牛黄丸:1 次 1/4~1/2 丸,温水烊化,每日 1~2 次,用滴管滴入口腔或胃管。参附注射液、参脉注射液静脉滴注。

4. 恢复期（气阴两伤）

主症:热退,手足皮肤、口咽部疱疹消退或未尽,神疲乏力,纳差,口渴等;舌红少津,脉细数。

治法:益气养阴。

方药:沙参麦冬汤加减。北沙参 10g,麦冬 10g,玉竹 10g,桑叶 10g,扁豆 10g,生薏苡仁 15g,茯苓 10g,生甘草 6g。

（二）特色专方

1. **银蒲黄菊汤**　由金银花、蒲公英、黄芩各 10g,野菊花 9g,连翘 6g,赤芍、大青叶各 15g,石膏 20g 组成,每日 1 剂,水煎分 2 次服。用于本病普通型的治疗。

2. **谷仁蝉藤汤**　由谷、麦芽各 10g,生薏苡仁 15g,蝉蜕 6g,钩藤、淡竹叶各 9g,甘草 3g 组成,用于恢复期余邪未尽的治疗。

3. **败毒饮**　由藿香、连翘、芦根、葛根各 6g,金银花 10g,荆芥、甘草各 3g 组成,水煎取汁 200ml,每日 1 剂,分次温服,小于 3 岁患儿用量逐减。用于本病普通型的治疗。

4. 解毒消痘汤 由金银花、连翘、竹叶、生地、知母、玄参各 10g,板蓝根、大青叶各 10~15g,薏苡仁、焦三仙、六一散各 15g 组成,每日 1 剂,2 煎混匀频服(一般取 150ml 左右),以 3 天为 1 疗程。用于本病普通型的治疗。

5. 清化透疹汤 由金银花、连翘、蝉衣、藿香、佩兰各 6g,生薏仁 10g,姜半夏、薄荷、瓜蒌皮、玄参各 4g 组成,上为 4 岁量,药量可随年龄、个体大小增减。每日 1 剂。水煎 2 次,共取汁 150ml,分 3 次温服。治疗 3 天为 1 疗程。用于本病普通型的治疗。

(三)中成药

1. 清热解毒口服液 由金银花、连翘、荆芥穗、淡豆豉、牛蒡子、桔梗、甘草、淡竹叶、薄荷脑、扑热息痛组成。每服 5~10ml,1 日 2~3 次。用于邪犯肺脾证。

2. 双黄连口服液 由金银花、黄芩、连翘组成。每服 5~10ml,1 日 2~3 次。用于邪犯肺脾证。

3. 小儿热速清口服液 由柴胡、黄芩、板蓝根、葛根、金银花、水牛角、连翘、大黄组成。每服 5~10ml,1 日 2~3 次。用于邪犯肺脾证。

4. 黄栀花口服液 由黄芩、金银花、大黄、栀子组成。每服 5~10ml,1 日 2~3 次。用于偏于热毒炽盛者。

5. 清胃黄连丸 由黄连、地黄、桔梗、玄参、生石膏、天花粉、赤芍组成。每服 1 丸,1 日 2 次。用于湿热蒸盛证。

6. 双黄连注射液 由金银花、黄芩、连翘组成。成人剂量:静脉滴注,每次 1ml/kg,溶入 0.9% 氯化钠注射或 5%~10% 葡萄糖注射液中。儿童应在医师指导下使用。用于普通型手足口病。

7. 热毒宁注射液 由青蒿、金银花、栀子组成。静脉滴注,3~5 岁最高剂量不超过 10ml,溶入 5% 葡萄糖注射液或 0.9% 氯化钠注射液 50~100ml 稀释,滴速为 30~40 滴 / 分钟,1 日 1 次。6~10 岁 1 次 10ml,以 5% 葡萄糖注射液或 0.9% 氯化钠注射液 100~200ml 稀释后使用,滴速为 30~60 滴 / 分钟,1 日 1 次。11~13 岁 1 次 15ml,以 5% 葡萄糖注射液或 0.9% 氯化钠注射液 200~250ml 稀释后静脉滴注,滴速为 30~60 滴 / 分钟,1 日 1 次。14~17 岁 1 次 20ml,以 5% 葡萄糖注射液或 0.9% 氯化钠注射液 250ml 稀释后静脉滴注,滴速为 30~60 滴 / 分钟,1 日 1 次,或遵医嘱。本品使用后需用 5% 葡萄糖注射液或 0.9% 氯化钠注射液冲洗输液管后,方可使用第 2 种药物。用于普通型和重型手足口病。

8. 痰热清注射液 由黄芩、熊胆粉、山羊角、金银花、连翘组成。儿童按 0.3~0.5ml/kg,最高剂量不超过 20ml,溶入 5% 葡萄糖注射液或 0.9% 氯化钠注射液 100~200ml,静脉滴注,控制滴速在 30~60 滴 / 分钟,1 日 1 次。或遵医嘱。

用于普通型和重型手足口病。

（四）其他特色疗法

1. 西瓜霜、冰硼散、珠黄散、喉风散、锡类散：任选 1 种，涂搽口腔患处，1日 3 次。

2. 金黄散、青黛散、紫金锭：任选 1 种，麻油调，敷于手足疱疹患处，1 日3 次。

3. 金银花 15g，板蓝根 15g，蒲公英 15g，车前草 15g，浮萍 15g，黄柏 10g。水煎外洗手足疱疹处。用于手足疱疹重者。

4. 煅石膏 30g，黄柏 15g，蛤壳粉 15g，白芷 10g，黄丹 3g。共为细粉，油调外敷手足疱疹处。用于疱疹多而瘙痒甚者。

三、西 医 治 疗

1. **对症治疗** 高热者给予物理降温，必要给予解热镇痛剂扑热息痛每次10~15mg/kg 口服；烦躁不安者，给予异丙嗪每次 1mg/kg 肌注；皮肤瘙痒重者，给予炉甘石洗剂外涂；疱疹破溃时，涂以 2% 龙胆紫或冰硼散、锡类散等，每日数次；继发感染者，应及时给予抗生素。口腔疱疹破溃者，用 1%~3% 双氧水或2% 碳酸氢钠溶液漱口，疼痛严重者，进食前可先涂 2% 地卡因或 1% 普鲁卡因溶液以止痛。重症患儿应加强支持疗法，适当补液，并补充维生素 B、C 族。

2. **抗病毒药物** 利巴韦林注射液每日 10~15mg/kg，分 2~3 次口服或肌注。重症可予阿昔洛韦每日 15~20mg/kg，静脉点滴，每日 1 次，连用 3 天。必要时，可延长用药。

【特色疗法述评】

1. 本病目前西医尚缺乏特效治疗药物，主要采取对症处理、抗病毒治疗及支持治疗等。发热时可以用温水擦浴等物理降温，也可以给予安乃近滴鼻或口服退热剂等。口腔疱疹可用盐水擦拭口腔，外用西瓜霜喷剂或双料喉风散。手足疱疹可以外涂龙胆紫，手足丘疹可以外涂炉甘石洗剂等。但有严重合并症病例，则应采用中西医结合方法积极治疗。

2. 中医药治疗本病普通型具有一定的优势，临床采用中医药辨证治疗，可明显减轻症状，缩短病程，减少并发，且无明显毒副作用，凸显中医治疗手足口病的特色和优势。实验研究显示，部分中药具有清热解毒、镇静安神功效，有良好的退热、抑菌和抑制病毒的作用。可通过抑制内生致热原（下丘脑白细胞介素）、中枢发热介质（下丘脑及脑脊液中环磷酸腺苷）的生成，促进解热物质（精氨酸加压素）的释放发挥体温调节作用，且能改善血液流变，激活单核—巨噬细胞系统,从而加速炎症吸收和组织修复。

3. 纵观近十年来的文献报道,对于本病的防治多限于临床研究,而动物实验研究报道匮乏,在有限的动物实验研究报道中,大多集中在对柯萨奇 B 组病毒的研究,致手足口病的柯萨奇 A16 病毒动物模型未见报道。学者们多从对本病病因病机的认识出发,探讨药物的作用机制。实验研究尚处于探索阶段,比较统一而规范的疾病模型有待于研制。而根据手足口病的临床表现,本病属于中医学中的"时疫""春温""温病""湿温"等范畴,因此对于本病的研究,目前大多借用温病动物模型。而实验研究结果显示甘露消毒丹等传统中药方剂能抑制柯萨奇病毒在培养细胞内的复制,对柯萨奇病毒(Cox-B2、B3、B4)在培养细胞中的增殖量有明显的抑制作用。

4. 近年来中医药对该病进行了许多临床研究,均取得了较满意的效果,积累了一定的经验,但多局限于临床疗效的总结,而缺乏对可能的作用机制和作用途方面的深入研究,并且疗效评价标准不够统一,故尚未对结论达成共识。其次,目前国内中医药治疗手足口病的研究,基本上是小样本、回顾性的临床总结,进一步开展前瞻性、大样本、多中心性的临床研究,进行更客观性的疗效评价以挖掘更为有效的、便于推广的中医治疗方法应成为今后研究的重要方向。第三,各家对手足口病核心病机的认识多是各执一词,缺乏具有临床指导意义的较为统一的认识。第四,对于手足口重症的治疗需要进一步发挥中医药的优势,以减少并发症的产生。第五,应充分发挥中医外用药的优势,重视并积极对口腔及手足等部位的疱疹与溃疡进行处理,以减轻患者不适,加快创面愈合,避免继发感染,减少病原传播途径。同时在"治未病"的思想指导下,不仅是内服药物,更多地采取小儿推拿、针灸等中医外治法以增强患儿的体质,提高抗病力也值得进一步研究与开发。

【主要参考文献】

1. 陈建平.辨证治疗小儿手足口病 22 例[J].浙江中医杂志,2001,36(7):301.

2. 程玉峰,袁如柏.败毒饮治疗小儿 EV71 感染 102 例疗效观察[J].中医药临床杂志,2009,21(4):290-291.

3. 王淑惠,甄玉珍,范顺心.解毒消痘汤治疗手足口病 56 例临床观察[J].河北中医药学报,2008,23(3):21-22.

4. 陈婉姬,朱奕豪,常宁.清化透疹汤治疗小儿手足口病 32 例临床观察[J].浙江中医杂志,2008,43(12):702-703.

5. 潘艳伶,盖国忠.中医药治疗手足口病临床研究概述[J].环球中医药,2012,5(6):477-479.

第四节　流行性腮腺炎

流行性腮腺炎是由感受腮腺炎时邪引起的一种急性传染病,临床以发热、耳下腮部漫肿疼痛为主要特征。本病一年四季均可发生,冬春季节发病率最高。任何年龄均可发病,但以学龄前及学龄期儿童为多见,2岁以下小儿很少罹患。本病传染性较强,易在儿童集体机构发生流行。一般预后良好,患病后可获终生免疫。少数重症患儿可出现邪陷心肝、毒窜睾腹之变证。

中医学称本病为"痄腮"。现代对痄腮的研究内容不断扩大,在临床研究方面,运用中医,中西医结合治疗痄腮,有助于病程的缩短和减少并发症的发生,尤其是中药外治的诸多总结报道,具有方便,有效,无毒副作用的特点。在流行病学研究方面,提出了流行性腮腺炎在我国仍然是广泛流行的一种传染性疾病。主张在儿童集体机构中有计划地接种我国已研制的流腮疫苗,以期达到控制本病流行的目标。

【病因病机】

一、中　医

引起本病的原因为感受腮腺炎时邪,其病变部位在足少阳胆经和足厥阴肝经。足少阳之脉起于目外眦,上抵头角,下耳后,绕耳而行,腮腺位于足少阳胆经循行所过之处。若风温邪毒蕴结少阳经脉,气血壅滞不散,则耳下腮部肿痛。

1. **邪犯少阳**　风温邪毒从口鼻而入,首犯肺卫。肺卫失宣,卫阳郁遏,故初起可见发热、恶寒、头痛、咽痛等肺卫表证;邪毒入里,内犯少阳经脉,循经上攻,与气血相搏,结于耳下腮部,则腮腺肿胀疼痛。诚如《诸病源候论·诸肿候》所言:"肿之生也,皆由风邪、寒热、毒气客于经络,使血涩不通,壅结皆成肿也。"

2. **热毒壅盛**　若感邪较重,或素体虚弱,正不胜邪,邪从火化。毒热炽盛,壅阻少阳经脉,气血凝滞,则致腮部胀甚疼痛,坚硬拒按,张口咀嚼不便;热毒炽盛,则高热不退;邪热扰心,则烦躁不安;热毒内扰脾胃,则致纳少,呕吐;热邪伤津,则致口渴欲饮,尿少而黄。

足少阳胆经与足厥阴肝经互为表里。热毒炽盛者,邪盛正衰,邪陷厥阴,扰动肝风,蒙蔽心包,可见高热、抽搐、昏迷等证,此为邪陷心肝之变证。足厥阴肝经循少腹络阴器,邪毒内传,引睾窜腹,可见睾丸肿胀、疼痛,或少腹疼痛等证,此为毒窜睾腹之变证。若邪毒循胸过肋,入脘腹,结阳明者,则可出现上腹疼痛剧烈、恶心呕吐等证。

由于受邪轻重不同,所以病情转归有异,受邪轻者,仅温毒在表,邪易外达。受邪重者,则温毒入里,热毒蕴结,若热毒炽盛,则内陷心肝;邪毒移于肝经,则引睾窜腹。

二、西　医

大多数学者认为,腮腺炎病毒首先侵入口腔黏膜和鼻腔黏膜,在上皮组织中大量繁殖后进入血液循环(第1次病毒血症),经血流累及腮腺及一些组织,并在其中繁殖,再次进入血液循环(第2次病毒血症),并侵犯上次未波及的一些脏器。病程早期时,从口腔、呼吸道分泌物、血、尿、乳汁、脑脊液及其他组织中,可分离到腮腺炎病毒。也有研究者从胎盘和胎儿体内分离出本病毒。根据本病患者在病程中可始终无腮腺肿胀,而脑膜脑炎、睾丸炎等可出现于腮腺肿胀之前等事实,也证明腮腺炎病毒首先侵入口鼻黏膜经血流累及各种器官组织的观点。也有人认为病毒对腮腺有特殊亲和性,因此进入口腔后即经腮腺导管而侵入腮腺,在腺体内繁殖后再进入血液循环,形成病毒血症,累及其他组织。

各种腺组织如颌下腺、睾丸、卵巢、胰腺、胸腺、甲状腺等均有受侵的机会。脑、脑膜、肝及心肌也可被累及,因此流行性腮腺炎的临床表现变化多端,脑膜脑炎是病毒直接侵犯中枢神经系统的后果,自脑脊液中有可能分离出病原体,双侧视神经也见累及。

【临床表现】

1. 发病前2~3周有流行性腮腺炎接触史。

2. 初期可有发热、乏力、肌肉疼痛、食欲不振、头痛、呕吐、咽痛等症状,但多数患儿症状不重或不明显。

3. 起病1~2天腮腺肿胀,一般先见于一侧,1~2天后对侧肿胀。腮腺肿胀以耳垂为中心,向周围蔓延,边缘不清楚,局部皮肤不红,表面灼热,有弹性感及触痛。腮腺管口可见红肿。患儿感到局部疼痛和感觉过敏,张口、咀嚼时更明显。部分患儿有颌下腺、舌下腺肿胀。同时伴中等度发热,少数高热。腮腺肿胀大多于1~3天到达高峰,持续4~5天逐渐消退而恢复正常,整个病程10~14天。

4. 血白细胞计数可正常,或稍降低,分类计数淋巴细胞相对增加。血及尿中淀粉酶增高。

5. 不典型病例可无腮腺肿胀而以单纯睾丸炎或脑膜脑炎的症状出现,也有仅见颌下腺或舌下腺肿胀者。

【辅助检查】

1. 血清和尿淀粉酶测定 90%患者的血清淀粉酶有轻度和中度增高,有助诊断。淀粉酶增高程度往往与腮腺肿胀程度成正比。

2. 对于无腮腺肿痛或再发病例及不典型可疑病例的确诊有赖于血清学及病毒方法。

3. 补体结合试验双份血清的效价4倍及其以上者可确诊,或一次血清效价达1:64者有诊断意义。必要时可同时测定S抗体和V抗体。S抗体增高表明新近感染,V抗体增高而S抗体不增高时表示以往曾受过感染。

4. 血凝抑制试验恢复期病人血清能抑制腮腺炎病毒对鸡的红细胞凝集作用,而早期血清的抑制作用较弱,如抑制效价递增4倍或以上即属阳性。

【诊断与鉴别诊断】

一、诊 断 标 准

1. 流行性腮腺炎流行期间,发病前2~3周有流行性腮腺炎接触史。

2. 初病时可有发热、头痛、咽痛。腮腺肿大以耳垂为中心,向前、后、下扩大,边缘不清,触之疼痛,有弹性感。常一侧先肿大,2~3天后对侧亦出现肿大。腮腺管口红肿,或同时有颌下腺肿大。

3. 可并发脑膜脑炎、睾丸炎、卵巢炎、胰腺炎等。

4. 血常规检查 血白细胞总数正常或偏低,淋巴细胞相对增高,继发细菌感染者血白细胞总数及中性粒细胞均增高。

5. 血清和尿淀粉酶测定 血清及尿中淀粉酶活性增高,与腮腺肿胀相平行,2周左右恢复至正常。

6. 病原学检查 从患儿唾液、脑脊液、尿或血中可分离出腮腺炎病毒。用补体结合试验或ELISA法检测抗V(Virus)和抗S(Soluble)两种抗体,S抗体在疾病早期的阳性率为75%,可作为近期感染的证据,6~12个月逐渐下降消失,病后2年达最低水平并持续存在。

二、鉴 别 诊 断

1. **西医** 本病应与化脓性腮腺炎、其他病毒性腮腺炎、急性淋巴结炎等鉴别。

2. **中医** 主要与发颐、痰毒等病相鉴别。

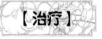【治疗】

一、一 般 措 施

1. 流行性腮腺炎流行期间,易感儿应少去公共场所,以避免传染。幼儿园及中、小学校等集体单位要经常体格检查,有接触史者应检疫 3 周,可疑患儿要及时进行隔离观察,并用板蓝根颗粒冲服,每次 1 包,1 日 3 次,或板蓝根 15~30g,煎汤口服,每日 1 次,连服 3~5 天,具有一定的预防作用。

2. 未曾患过本病的儿童,可给予腮腺炎免疫 γ 球蛋白,被动免疫。

3. 生后 14 个月可给予减毒腮腺炎活疫苗,或麻疹、流行性腮腺炎、风疹的三联疫苗进行预防。

4. 发病期间应隔离治疗,直至腮部肿胀完全消退后 3 天为止。患儿的居室应空气流通,衣被、用具等物品均应煮沸消毒。居室用食醋加水熏蒸,每次 30 分钟,每日 1 次,进行空气消毒。

5. 患儿应卧床休息,直至热退、腮肿消退为止。并发睾丸炎者适当延长卧床休息时间。

6. 给予易消化、清淡流质饮食或软食为宜,忌食酸、硬、辣、油腻等刺激性和难消化食物。每餐后用生理盐水或 4% 硼酸溶液漱口或清洗口腔,以保持口腔清洁。要多饮开水,保证充足的液体摄入。

7. 密切观察高热、头痛、嗜睡、呕吐者的病情,及时发现并发症,并给予必要的处置。睾丸肿大痛甚者,局部可给予冷湿敷,并用纱布做成吊带,将肿胀的阴囊托起。

二、中 医 治 疗

(一)辨证论治

1. 常证

(1)邪犯少阳

主症:轻微发热恶寒,一侧或两侧耳下腮部漫肿疼痛,触之痛甚,咀嚼不便,或有头痛、咽红疼痛、纳少,舌质红,苔薄白或薄黄,脉浮数。

治法:疏风清热,散结消肿。

方药:柴胡葛根汤加减。柴胡 10g,葛根 10g,黄芩 10g,连翘 10g,石膏 20g,牛蒡子 10g,桔梗 10g,升麻 10g,甘草 6g。热甚重用石膏,清热;咽喉肿痛加马勃 10g,玄参 10g,清热利咽;纳少呕吐加竹茹 10g,陈皮 6g,清热和胃;发热恶寒加白芷 10g,苏叶 10g,疏风解表;咳嗽加前胡 10g,浙贝母 10g,宣肺化痰止咳。(以 7 岁为例)

(2)热毒壅盛

主症:高热,一侧或两侧耳下腮部漫肿胀痛,范围大,坚硬拒按,张口咀嚼困难,或有烦躁不安,面赤唇红,口渴欲饮,头痛呕吐,咽红肿痛,颌下肿块胀痛,纳少,尿少而黄,大便秘结,舌质红,舌苔黄,脉滑数。

治法:清热解毒,软坚散结。

方药:普济消毒饮加减。黄芩 10g,黄连 5g,连翘 10g,板蓝根 15g,升麻 10g,柴胡 10g,牛蒡子 10g,马勃 10g,玄参 10g,桔梗 10g,僵蚕 10g,薄荷(后下)5g,陈皮 6g,甘草 6g。腮部胀疼痛甚者,加夏枯草 10g,海藻 10g,软坚散结;热甚者,加生石膏 30g,知母 10g,清热泻火;大便秘结者,加大黄 5g,芒硝 5g,通腑泄热。(以 7 岁为例)

2. 变证

(1)邪陷心肝

主症:高热不退,耳下腮部漫肿疼痛,坚硬拒按,头痛项强,烦躁,呕吐剧烈,神昏嗜睡,反复抽搐,舌红,苔黄,脉弦数。

治法:清热解毒,熄风开窍。

方药:清瘟败毒饮加减。栀子 10g,黄连 5g,连翘 10g,板蓝根 15g,水牛角 15g,生地 12g,生石膏 30g,牡丹皮 10g,赤芍 10g,竹叶 10g,玄参 10g,芦根 15g,钩藤 15g,全蝎 5g,僵蚕 10g。头痛剧烈者加用龙胆草 10g,石决明 10g,清肝泻火;恶心呕吐甚者加竹茹 10g,代赭石 15g,清热降逆止呕;神志昏迷者加服至宝丹清热镇惊开窍;抽搐频作者加服紫雪丹解毒平肝熄风。(以 7 岁为例)

(2)毒窜睾腹

主症:腮部肿胀同时或腮肿渐消时,一侧或双侧睾丸肿胀疼痛,或脘腹疼痛,少腹疼痛,痛时拒按,或伴发热、呕吐,溲赤便结,舌红,苔黄,脉数。

治法:清肝泻火,活血止痛。

方药:龙胆泻肝汤加减。龙胆草 10g,山栀 10g,黄芩 10g,黄连 5g,柴胡 10g,川楝子 10g,延胡索 10g,荔枝核 10g,桃仁 10g。睾丸肿大明显者,加青皮 10g,乌药 10g,莪术 10g,理气消肿;少腹痛甚,伴腹胀、便秘者,加大黄 5g,枳壳 10g,木香 5g,理气通腑。(以 7 岁为例)

若邪入胁肋脘腹,少阳、阳明同病,脘腹痛甚,胀满拒按,呕吐频繁,大便秘结者,选用大柴胡汤加减,外解少阳之热,内泻阳明热结。

（二）特色专方

1. **抗腮腺炎方**　由夏枯草、黄芩各9g,浙贝母、桔梗各6g,板蓝根、连翘、大青叶各10g,甘草3g组成。此为4至7岁小儿1日煎剂量,临床可根据年龄大小酌情增减。用于邪犯少阳证。

2. **柴消饮**　由柴胡12g,黄芩10g,半夏9g,金银花15g,连翘10g,板蓝根30g,海藻10g,昆布10g,夏枯草10g,玄参10g,浙贝母10g,生牡蛎30g组成。药量随年龄、病情变化。每日1剂,水煎分2~3次服用。本方是黄牲经验方,用于邪犯少阳证。

3. **银花解毒汤**　由银花10g,连翘10g,川连3g,夏枯草9g,甘草4g,茯苓9g,地丁9g,丹皮6g,赤芍6g,贝母6g,丝瓜络4g组成。上述剂量为5岁儿童用量,可随年龄大小增减。每日1剂,每剂药两煎后药汁混合分服,学龄前儿童取药汁100~150ml,少量频服,学龄儿童取药汁200~300ml分早、中、晚饭后1小时口服。本方源自《疡科心得》,用于热毒蕴结证。

4. **银翘龙骨消肿汤**　由银花15g,连翘12g,龙骨12g,葫芦茶10g,夏枯草10g,板蓝根15g,薄荷9g,甘草3g组成。水煎服,每天1剂。小儿用量根据年龄大小酌减。本方是游月春经验方,用于温毒在表型治疗,热毒蕴结型加柴胡10g,葛根15g,黄芩10g,并配合青黛调醋外敷局部。

（三）中成药

1. **腮腺炎片**　由蓼大青叶、板蓝根、连翘、蒲公英、夏枯草、牛黄（人工）组成。每服4~6片,1日3次。用于邪犯少阳证。

2. **五福化毒丹**　由桔梗、玄参、青黛、牙硝、人参、茯苓、甘草、银箔、麝香、金箔组成。每服1丸,1日2次。用于热毒壅盛证。

3. **赛金化毒散**　乳香、黄连、没药、甘草、川贝母、赤芍、雄黄、冰片、天花粉、牛黄、大黄、珍珠、大黄组成。每服0.25~0.5g,1日2次。用于热毒壅盛证。

4. **安宫牛黄丸**　由牛黄、水牛角浓缩粉、麝香、珍珠、朱砂、雄黄、黄连、黄芩、栀子、郁金、冰片组成。每服1~3g,1日2次。用于邪陷心肝变证。

5. **龙胆泻肝丸**　由柴胡、车前子、当归、地黄、木通、黄芩、龙胆、泽泻、栀子、炙甘草组成。每服3~6g,1日2次。用于毒窜睾腹变证。

6. **醒脑净注射液**　主要成分为天然麝香、冰片、栀子、郁金。每次2~4ml/kg,加入葡萄糖液中静脉点滴,1日2次。用于邪陷心肝变证。

（四）针灸疗法

体针:主穴:翳风、颊车、合谷、外关、关冲。随证加减:温毒郁表加风池、少商;热毒壅盛加商阳、曲池、大椎;睾丸肿痛加太冲、曲泉;惊厥神昏加人中、十宣;脘腹疼痛加中脘、足三里、阳陵泉。用泻法,强刺激,每日1次,每次留针30

分,或点刺放血。

(五)其他特色疗法

1. 药物外敷

(1)如意金黄散、青黛散、紫金锭(即玉枢丹)、玉露膏、大黄粉:任选1种,适量,以醋或茶水调,外敷患处。1日1~2次。用于腮部肿痛。已破溃者禁用。

(2)新鲜仙人掌:每次取1块,去刺,洗净后捣泥或切成薄片,贴敷患处。1日2次。用于腮部肿痛。

(3)鲜生地、鲜蒲公英、鲜芙蓉花叶、鲜败酱草、鲜马齿苋:任选1种,也可两种合用,适量,捣烂外敷患处。1日1~2次。用于腮部肿痛。

(4)鲜芙蓉叶、鲜败酱草各适量,捣烂;青黛10g,大黄10g,皂刺10g,荔枝核10g,研细末。将以上药物混合、调匀,敷睾丸肿痛部位,并用布带托起睾丸,药干则用清水调湿继用。每日1次。用于睾丸肿痛者。

2. 推拿疗法　清天河水200次,退六腑300次,揉阳池100次,揉小天心300次,揉一窝蜂200次。发热重加推天柱骨300次;恶心呕吐加揉板门、运八卦各100次、推天柱骨200次;头痛加开天门、推坎宫、运太阳、揉耳后高骨各50~100次;烦躁加清心经、平肝经各200次;腹痛加拿肚角50次;发热便秘加清大肠300次。1日1次,重者1日2次。

3. 激光疗法　用氦氖激光照射少商、合谷、阿是穴。每穴照射5~10分钟,1日1次,连用3~5天。用于腮部肿痛。

4. 灯火燋法　取角孙、阳溪。剪去头发,取一根火柴棒点燃,对准穴位迅速灼灸。1日1次,连用3~4日。用于腮部肿痛。

5. 扁桃穴点刺法　扁桃穴位于口腔内扁桃体部位,病人仰头张嘴,用压舌板将舌体往下压,将三棱针埋入筷头内,针尖露出约0.5cm。将暴露的扁桃体穴快速点刺出血,如单侧痄腮点刺患侧,双侧痄腮点刺双侧扁桃穴,点刺出血后让患者用力往外吸吮,吸吮后用凉开水漱口数次。用无菌2ml注射器抽地塞米松1ml(2mg),庆大霉素1ml(4万U),用6号针头局部刺入痄腮中央,回吸后,各注入1ml,回家后每日用盐温开水漱口多次。

6. 梅花针叩刺　首先叩打患侧的翳风、角孙、颊车,再自左上肢清冷渊穴向下沿手少阳三焦经叩打至液门穴,再自左上肢曲池穴向下沿手阳明大肠经叩打至三间穴,继而叩打右上肢、右侧同左。反复叩打5~6遍。以微微出血为好,每日治疗1次,连续3次。

7. 穴位注射　柴胡注射液2ml。取穴:曲池。常规消毒后,用5号针头刺入穴内,上下缓慢提插,得气后回抽无血,将药物缓慢注入。用于本病腮部肿胀者。

8. 耳针　取穴:耳尖、对屏尖、面颊、肾上腺。耳尖用三棱针点刺放血,余穴用毫针强刺激,每次留针 20~30 分,每日或隔日 1 次。用于腮部肿痛。

9. **耳穴贴压** 取穴:双侧腮腺、皮质下、肾上腺、面颊。用王不留行籽按压在穴位上,胶布固定,按压每个穴位,以耳郭发热为度。每日按 4~5 次,一般 3~4 日为 1 疗程。用于腮部肿痛。

三、西 医 治 疗

1. **对症治疗** 高热时给予物理降温,或口服阿司匹林等退热剂;烦躁时可给予苯巴比妥等镇静剂;呕吐频繁,不能进食应予输液,保证液体量和电解质平衡,口服灭吐灵以止吐。

2. **并发症治疗** ①脑膜(脑)炎:颅压高者,用 20% 的甘露醇每次 0.25~0.5g/kg,静脉推注,待症状改善后逐步停用;惊厥者,用苯巴比妥钠每次 5~8mg/kg,肌内注射,或地西泮(安定)每次 0.2~0.3mg/kg,肌内注射或静脉注射;短期应用肾上腺皮质激素可改善症状。②睾丸炎:应卧床休息,用棉花及 T 字条带托起阴囊,以减轻疼痛,局部冷湿敷或硫酸镁冷湿敷。肾上腺皮质激素可使睾丸肿痛在 24 小时后明显减轻,促进肿胀消退,如泼尼松每日 0.5~1mg/kg,口服;或地塞米松每日 0.5~1mg/kg,分 2 次静脉注射,肿痛消退后减量至停药。加用抗生素以预防局部继发细菌感染。③胰腺炎:应禁食,对症治疗,补充液体和能量,注意水、电解质平衡。呕吐及腹痛剧烈者,给予山莨菪碱每次 0.5~1mg/kg,静脉或肌内注射,每日 2~3 次。待症状缓解后,逐渐恢复流质或半流质饮食,同时加用抗生素预防继发感染。

3. **抗病毒治疗** 目前尚缺乏抗腮腺炎病毒的特效药。静脉应用利巴韦林和干扰素,可取得一定效果。

【特色疗法述评】

1. 流行性腮腺炎是一种急性传染病,由腮腺炎病毒引起,本病西医主要是对症治疗和抗病毒治疗,一般及时治疗预后良好。

2. 目前应用中医药或中西医结合治疗流行性腮腺炎的临床报道较多,证实了中医药对于本病的良好疗效。不少临床研究结果表明,在对于流行性腮腺炎的治疗方面,中医药有着明显的特色和优势。此外,治疗腮肿除选用内治法外,尚可配合外治法。外治法也是治疗本病的重要治法,有助于腮肿消失,如腮肿部位药物外敷治疗。本病尚可采用氦—氖激光穴位照射治疗。

3. 关于流行性腮腺炎病因病机的认识,在传统认识的基础上,现代明确疫邪的性质及邪壅少阳经络这一病机,为中医辨证论治提供了理论依据。

4. 关于中药药效学研究,如张培影等报道,用清开灵注射液治疗流行性腮腺炎脑炎取得满意疗效。现代实验研究证实：该药有促进脑水肿及坏死脑组织吸收的作用，能明显降低大鼠实验性脑组织中脂质过氧化物（TPO）的含量，有清除自由基的作用。研究还证实清开灵不仅明显抑制 ET 引起的发热反应，而且还明显抑制 ET 引起的 cAMP 含量的增多，当 ET 发热时，清开灵可直接作用于体温调节中枢，达到解热效应。邓文龙等对痄腮常用处方银翘散进行实验研究。结果表明：银翘散对大鼠蛋清性脚肿有显著的抗炎作用；对小鼠腹腔巨噬细胞吞噬异物的能力有显著的促进作用；对天花粉所致小鼠被动皮肤过敏有明显的抑制作用。说明银翘散具有较强的解热、抗炎、抗过敏功效，为该方治疗痄腮提供了实验依据。为该方治疗痄腮提供了实验依据。

5. 本病的中医药治疗已显示出较好的疗效，临床研究证明中医药治疗流行性腮腺炎是一种患者易于接受、易于推广的疗法。尤其是近年来外治法在本病的治疗中发挥着愈来愈重要的作用。但就目前本病的研究状态来看，仍存在着疗效标准不一、重临床、轻机制探讨的倾向。因此，如何采用多途径的研究方式，临床研究优化治疗方案，实验研究从深层次揭示中医治疗本病的机制，是今后一个阶段需要研究解决的课题。

【主要参考文献】

1. 卓彩凤，王秀兰．抗腮腺炎方治疗小儿痄腮［J］．四川中医，1994，5：38-39.

2. 牛章杰．黄甡教授运用"柴消饮"治疗小儿痄腮的临床经验［J］．中医研究，2008，21（1）：49-50.

3. 田家耐．梅花针叩打治疗痄腮 50 例［J］．实用中医药杂志，1997，6：23.

4. 周彦．银花解毒汤治疗流行性腮腺炎 80 例［J］．湖南中医杂志，1998，9：36.

5. 游月春．银翘龙骨消肿汤治疗痄腮 100 例［J］．时珍国药研究，1997，8（4）：299-300.

6. 张培影，徐侠，瞿慎全．清开灵治疗流行性腮腺炎脑炎 26 例［J］．中国中医急症，1997，6（4）：160.

7. 邓文龙，王文烈，刘家玉，等．银翘散的药理作用研究［J］．中医杂志，1986（3）：56.

第五节 流行性乙型脑炎

流行性乙型脑炎是由流行性乙型脑炎时邪引起的急性中枢神经系统传染病，临床以高热、抽搐、昏迷为主要特征。本病发病有明显季节性，以 7、8、9 三个月为多见，任何年龄均可发生，但以 10 岁以下，尤其是 2~6 岁小儿发病率最高。轻症患儿，若治疗及时，预后尚好；重症患儿，常发病急骤，传变迅速，易出现内闭外脱、呼吸障碍等危象,即使存活,也往往留有后遗症,甚或造成终身残疾。

本病属中医学"暑温"范畴,中医学对本病治疗有丰富的经验,特别是中西医结合疗法在控制病情,减轻症状,降低病死率,减少后遗症发生等方面较单一疗法的明显优势,已被公认。中医药治疗乙脑的基础研究也取得了显著的进展,为中医药治疗本病展现了广阔的前景。

【病因病机】

一、中 医

1. 病因

(1)感受流行性乙型脑炎时邪致病,属于暑温时邪范畴。

(2)神气怯弱,气血未充,脏腑未坚。

病理变化:本病急性期按照温病卫、气、营、血的规律发展变化,但传变迅速,卫、气、营、血的界限常不分明,多表现为卫气同病、气营同病、营血同病。从急性期到恢复期、后遗症期,又随热、痰、风的演变而转化。

主要病位:急性期在肺、胃、心、肝,恢复期及后遗症期在心、脾、肝、肾。

2. 卫气营血传变
小儿脏腑柔嫩,肌肤薄弱,易感暑温时邪而发病。暑为阳邪,病属温毒,最易传变。其发病之后,急性期病变不外卫、气、营、血的传变。暑温时邪由皮毛而入,病在卫分,首先犯肺,表热蒸盛,肌表不宣,见发热恶寒,头痛颈强。邪正相争,正不压邪,暑邪由表入里,传入气分,肺热燔炽、胃气上逆、肝火上炎,症见壮热无汗或少汗,头痛剧烈,项强不舒,呕吐频繁,嗜睡或烦躁不宁,四肢抽搐。邪势盛则暑邪进一步侵入营分,心肝俱病,暮热早凉,神志不清,四肢抽搐。邪入血分,伤津劫液,耗血动血,昏不知人,舌质绛干,吐衄出血,甚至出现呼吸不整,内闭外脱。暑温邪毒炽烈,伤人最速,感邪之后,传变迅速;卫、气、营、血传变并不严格按照"卫之后,方言气;营之后,方言血"的一般规律。往往卫表未解,气热已炽;气热方燔,营分已灼;营热正盛,血分已伤。

乙脑的病情及转归,与感邪轻重、体质强弱密切相关。急性期起病急骤,病多在肺胃而出现肺卫表证或卫气同病,若正气尚盛,感邪轻者,则邪可透出肌表或从气分而解,是为轻证;若正气虽盛,但感邪深重者,则邪毒迅速内传而出现气营两燔或邪陷心肝之证,此为重证;若病情进一步发展,邪毒内闭清窍,耗劫气津,正不胜邪,则可出现内闭外脱之危证。

3. 热痰风演变
流行性乙型脑炎病属暑温,常见惊风证候,其病变机制,自始至终,不离乎热、痰、风的演变。本病急性期以高热、抽搐、昏迷为主症,是热、痰、风的典型证候。热证,在本病初为卫表郁热,继而内犯为里热,循气、营、血分传变;痰证,因热炼津液而生,无形之痰蒙蔽心神、有形之痰壅于肺咽;风证,外风初郁于表,继则因邪热化火动风、邪陷心肝生风。急性期热、痰、风相合肆虐,如《幼科铁镜·阐明发惊之由兼详治惊之法》所说:"惊生于心,痰生于脾,风生之肝,热出于肺,此一定之理也。热盛生风,风盛生痰,痰盛生惊,此贼邪逆克必至之势。"

疾病进入恢复期、后遗症期,邪势虽减,而气阴耗伤,临床证候以虚为主,或虚实夹杂,但仍不离热证、痰证、风证之候。恢复期、后遗症期之热证,由热伤阴液而内生虚热,或卫阳亏损、营阴失藏、营卫不和而生热;痰证于急性期痰蕴未消,热郁未清,则痰火内扰;若热蕴痰盛,则痰浊内闭;风证因风窜络脉,则气血痹阻,或热伤气阴,则血燥风动。

暑为阳邪,其性峻烈,易从火化,耗气伤液。火热炽盛,热盛生风,风盛生痰,痰盛生惊,热、痰、风相互交织,互为因果,则高热、神昏、抽搐、痰鸣四证并见。若气液耗劫,正不胜邪,又可猝然出现呼吸不整,汗出肢冷,脉微欲绝等内闭外脱之险候。暑多夹湿,湿为阴邪,其性黏腻,夏季雨水较多,天暑下迫,地湿上蒸,暑湿相合,内困中阻,蒙蔽清阳,则可出现头痛如裹,胸闷呕恶,嗜睡昏迷等症。

二、西　　医

本病的病原体为流行性乙型脑炎(简称乙脑)病毒,属核糖核酸病毒科,主要侵犯中枢神经系统,传染性强。传染源主要为病猪,蚊虫是主要传播媒介,乙脑通过蚊虫在动物中传播。本病夏秋季流行,与蚊虫的滋生时间有关。蚊虫吸吮病猪血后,病毒在蚊体内繁殖,当人被带有乙脑病毒的蚊虫叮咬后,病毒经皮肤进入血循环,产生病毒血症。显性感染者病毒进入中枢神经系统,在细胞内繁殖引起广泛性炎症,出现相应症状体征;隐性感染者因机体产生免疫力而终止于病毒血症期,不出现中枢神经系统症状。潜伏期一般4~21天。

【临床表现】

人类普遍易感,成人多数呈隐性感染。发病多见于10岁以下儿童,以3~6岁儿童发病率最高。据不同报道,发病与隐性感染的比例为1:25~1 000。近年来由于儿童和青少年广泛接种乙脑疫苗,故成人和老人发病相对增多,病死率也高。男性较女性多。约在病后1周可出现中和抗体,它有抗病能力,并可持续存在4年或更久,故二次发病者罕见。

潜伏期 5~15 天。大多数患者症状较轻或呈无症状的隐性感染,仅少数出现中枢神经系统症状,表现为高热、意识障碍、惊厥等。典型病例的病程可分 4 个阶段。

（一）初期

起病急,体温急剧上升至 39~40℃,伴头痛、恶心和呕吐,部分病人有嗜睡或精神倦怠,并有颈项轻度强直,病程 1~3 天。

（二）极期

体温持续上升,可达 40℃ 以上。初期症状逐渐加重,意识明显障碍,由嗜睡、昏睡乃至昏迷,昏迷越深,持续时间越长,病情越严重。神志不清最早可发生在病程第 1~2 日,但多见于 3~8 日。重症患者可出现全身抽搐、强直性痉挛或强直性瘫痪,少数也可软瘫。严重患者可因脑实质（尤其是脑干）病变、缺氧、脑水肿及颅内高压、脑疝、低血钠性脑病等病变而出现中枢性呼吸衰竭,表现为呼吸节律不规则、双吸气、叹息样呼吸、呼吸暂停、潮式呼吸和下颌呼吸等,最后呼吸停止。体检可发现脑膜刺激征、瞳孔对光反应迟钝、消失或瞳孔散大,腹壁及提睾反射消失,深反射亢进,病理性锥体束征如巴氏征等可呈阳性。

（三）恢复期

极期过后体温逐渐下降,精神、神经系统症状逐日好转。重症病人仍可留在神志迟钝、痴呆、失语、吞咽困难、颜面瘫痪、四肢强直性痉挛或扭转痉挛等,少数病人也可有软瘫。经过积极治疗大多数症状可在半年内恢复。

（四）后遗症期

少数重症病人半年后仍有精神神经症状,称为后遗症,主要有意识障碍、痴呆、失语及肢体瘫痪、癫痫等。如予积极治疗可有不同程度的恢复。癫痫后遗症可持续终生。

【辅助检查】

1. **血常规检查** 白细胞总数多在 5 日内增高,一般在 $(10~20) \times 10^9$/L,中性粒细胞增至 80% 以上。

2. **脑脊液检查** 早期压力增高,白细胞计数多在 $(50~500) \times 10^6$/L,分类以淋巴细胞为主（早期以中性粒细胞为主）,蛋白轻度增高,糖与氯化物正常。

3. **补体结合试验** 乙型脑炎病后 2~5 周内阳性。

4. **血凝抑制试验** 发病 5 天后出现阳性,第 2 周达高峰。

【诊断与鉴别诊断】

一、诊 断 标 准

1. 有明显的季节性,发生于7、8、9三个月。

2. 发病大多急骤,初期发热无汗,头痛呕吐,嗜睡或烦躁不安,婴儿囟填,颈项抵抗感或强直,可见抽搐。

3. 多数患儿发病3天后进入极期,持续高热,嗜睡昏迷,频作抽搐。极重型患者还可出现邪毒内闭、气阳外脱的变证,产生脑疝、呼吸衰竭等危症。

4. 病程至10天后,多数进入恢复期,身热下降,神志渐清,抽搐由减轻至停止,逐渐痊愈。但是,部分患儿仍可有不规则发热,意识障碍,吞咽困难,四肢僵硬,失语,失明,耳聋等症状。

5. 少数患儿发病1年后仍有智力障碍,躁扰多动,肢体瘫痪,癫痫发作等,称为后遗症期。

6. 实验室检查 ①血常规检查:白细胞总数多在5日内增高,一般在$(10\sim 20)\times 10^9/L$,中性粒细胞增至80%以上。②脑脊液检查:早期压力增高,白细胞计数多在$(50\sim 500)\times 10^6/L$,分类以淋巴细胞为主(早期以中性粒细胞为主),蛋白轻度增高,糖与氯化物正常。③补体结合试验:乙型脑炎病后2~5周内阳性;血凝抑制试验发病5天后出现阳性,第2周达高峰。

7. 病情分型

(1)轻型:体温不超过39℃,可有轻度嗜睡、头痛、呕吐,神志始终清楚,无抽搐及呼吸困难,无颅内压增高及脑膜刺激症状。病程一般在1周左右,无后遗症。

(2)普通型:多数乙脑患儿发热39~40℃,有头痛、呕吐等颅内压增高的表现,有明显嗜睡或半昏迷,可有抽搐,脑膜刺激征明显,病理反射阳性。病程多在10天左右,一般无后遗症,部分病例在恢复期仍有轻度精神神经症状。

(3)重型:持续40℃以上高热,昏迷、抽搐伴持续性肢体强直,颅内压增高和脑膜刺激征明显,有明显的呼吸困难和缺氧表现。病程多在两周以上,多数病例有后遗症。

(4)极重型:持续发热40~41℃,持续或反复惊厥,深度昏迷,四肢强直,中枢性呼吸衰竭,多痰导致上呼吸道阻塞。病死率达50%以上,存活者均留有后遗症。

二、鉴 别 诊 断

1. **西医**　本病应与中毒性菌痢(疫毒痢)、结核性脑膜炎、化脓性脑膜炎、高热惊厥相鉴别。

2. **中医**　需与暑湿、湿温、中暑鉴别。

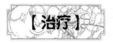

【治疗】

一、一 般 措 施

1. 搞好环境卫生,做好防蚊灭蚊工作,消灭孑孓。流行区内应管理好家禽家畜。

2. 控制传染源,做好疫情报告,对病人应早期发现,及时治疗,早期隔离(一般需隔离至体温正常)。

3. 作乙型脑炎灭活疫苗的预防接种。

4. 患儿居室应保持凉爽通风,室温宜保持在30℃以下,病室保持安静,配备抢救药品及氧气、吸痰器等。

二、中 医 治 疗

(一)辨证论治

1. 初期、极期(急性期)

(1)邪犯卫气

主症:急起发热,微恶风寒,或但热不寒,头痛不舒,颈项强硬,无汗或少汗,口渴引饮,常伴恶心呕吐,或见抽搐,神烦不宁或嗜睡,舌质偏红,舌苔薄白或黄,脉象浮数或洪数。

治法:辛凉解表,清暑化湿。

方药:偏卫分证用新加香薷饮加减。香薷10g,金银花10g,连翘10g,淡豆豉10g,扁豆花10g,厚朴10g。(以5岁为例)偏气分证用白虎汤加减。生石膏(先煎)20g,知母10g,大青叶10g,黄芩5g,玄参10g,钩藤15g,僵蚕10g,竹茹10g,藿香10g,生甘草6g。偏卫分者,胸闷作呕,舌苔白腻,加用白蔻仁10g,藿香10g,佩兰10g,化湿和胃;表证明显加荆芥10g,鲜荷叶15g,西瓜翠衣15g,菊花10g,解暑透热;颈项强直加葛根10g,僵蚕10g,蝉蜕5g,解痉祛风;如卫分证未除,气分热已盛,选用银翘白虎汤。偏气分者,汗出热不解,困倦纳呆,神昏嗜睡,加佩兰10g,滑石(包)10g,菖蒲10g,清暑化湿;腹部胀满,舌苔白腻加苍术10g,厚朴10g,燥湿除满;壮热不退,大便干结,加大黄5g,全瓜蒌10g,通

腑泄热,或用凉膈散表里双解。(以 5 岁为例)

(2) 邪炽气营

主症:壮热不解,头痛剧烈,呕吐频繁,口渴引饮,颈项强直,烦躁不安,或神昏谵语,四肢抽搐,喉间痰鸣,呼吸不利,大便干结,小便短赤,舌质红绛,舌苔黄腻,脉数有力。

治法:清气凉营,泻火涤痰。

方药:清瘟败毒饮加减。生石膏(先煎)20g,水牛角(先煎)15g,生地 12g,知母 10g,牡丹皮 10g,黄连 5g,黄芩 10g,石菖蒲 10g,大青叶 10g,甘草 6g。头项疼痛,哭闹不安,加菊花 10g,葛根 10g,僵蚕 10g,蔓荆子 10g,解热止痛;呕吐频繁加黄连 5g,生姜 9g,竹茹 10g,清热和胃止呕;抽搐频繁加羚羊角粉(另吞服)0.3g,钩藤 15g,合安宫牛黄丸清热镇惊;喉间痰鸣,烦躁谵语加天竺黄 10g,鲜竹沥 15g,合猴枣散化痰开窍;高热不退,腹胀便秘,加生大黄 5g,玄明粉 5g,泻火通腑;口干唇燥,小便短赤,加用生地 12g,灯心草 3g,清暑生津。面白肢厥,呼吸不利加独参汤益气固脱;汗出如珠,脉微欲绝者加参附龙牡救逆汤以回阳救逆。(以 5 岁为例)

(3) 邪入营血

主症:热势起伏不退,朝轻暮重,神识昏迷,两目上视,口噤项强,反复抽搐,四肢厥冷,胸腹灼热,二便失禁,或见吐衄,皮肤斑疹,舌质红绛,苔薄少津,脉沉细数。

治法:凉血清心,增液潜阳。

方药:犀角地黄汤合增液汤加减。水牛角(先煎)15g,牡丹皮 10g,赤芍 10g,板蓝根 15g,生地 12g,玄参 10g,麦冬 10g,竹叶 10g,连翘 10g。高热不退加龙胆草 10g,黄连 5g,清热泻火;频繁抽搐加羚羊角(另吞服)0.3g,钩藤熄风止痉;喉间痰鸣,神志模糊加天竺黄 10g,菖蒲 10g,郁金 10g,化痰开窍;昏迷不醒加服安宫牛黄丸清心开窍。四肢厥冷,加用参附注射液静脉滴注;脉微细欲绝,加用生脉注射液静脉滴注。(以 5 岁为例)

2. 恢复期、后遗症期

(1) 阴虚内热

主症:低热不退,或呈不规则发热,两颧潮红,手足心灼热,虚烦不宁,时有惊惕,咽干口渴,大便干结,小便短少,舌质红绛,舌苔光剥,脉象细数。

治法:养阴清热。

方药:青蒿鳖甲汤合清络饮加减。青蒿 15g,地骨皮 10g,鳖甲(先煎)10g,生地 10g,玄参 10g,鲜芦根 15g,丝瓜络 10g,西瓜翠衣 15g。大便秘结加瓜蒌仁 10g,火麻仁 10g,润肠通便;虚烦不宁加胡黄连 10g,莲子心 10g,清心除烦;惊惕不安加钩藤 15g,珍珠母 15g,安神除烦。(以 5 岁为例)

（2）营卫不和

主症：面色苍白，神疲乏力，多汗出而不温，四肢发凉，或有身热起伏，大便溏薄，小便清长，舌质胖嫩，舌淡苔白，脉象细数无力。

治法：调和营卫。

方药：黄芪桂枝五物汤加减。桂枝 10g，生姜 9g，白芍 12g，黄芪 15g，白术 12g，煅龙骨 15g，煅牡蛎 15g，浮小麦 15g，大枣 5 枚，甘草 6g。神疲乏力加太子参 10g，怀山药 10g，益气健脾；纳呆便溏加鸡内金 10g，焦山楂 10g，和胃消食；感寒流涕加苏叶 10g，防风 5g，解散表寒。（以 5 岁为例）

（3）痰蒙清窍

主症：神识不清，或见痴呆，语言不利，或见失语，吞咽困难，口角流涎，喉间痰鸣，舌质胖嫩，舌苔厚腻，脉象濡滑。

治法：豁痰开窍。

方药：涤痰汤加减。胆南星 10g，半夏 12g，天竺黄 10g，石菖蒲 10g，陈皮 6g，郁金 10g，枳壳 10g，瓜蒌皮 10g。四肢抽搐加全蝎 5g，蜈蚣 2 条，僵蚕 10g，镇惊熄风；痰涎壅盛，喉间痰鸣，可用礞石粉 2 份、月石粉 1 份、玄明粉 1 份，混匀，每服 1~3g，1 天 3 次，以泄浊化痰。（以 5 岁为例）

（4）痰火内扰

主症：嚎叫哭闹，狂躁不宁，烦闹少眠，手足躁动，神识不清，咽喉干燥，口渴欲饮，舌质红绛，舌苔黄腻，脉数有力。

治法：涤痰泻火。

方药：龙胆泻肝汤加减。龙胆草 10g，栀子 10g，黄芩 10g，天竺黄 10g，胆南星 10g，青礞石 15g，当归 10g，生地黄 10g，白芍 12g，甘草 6g。躁扰不眠，加生龙骨 15g，灵磁石 15g，远志 10g，安神定志；狂躁不宁加朱砂（水飞）0.1~0.2g，每日 3 次，以镇惊安神。（以 5 岁为例）

（5）气虚血瘀

主症：面色萎黄，肢体不用，僵硬强直，或震颤抖动，肌肉痿软无力，神疲倦怠，容易出汗，舌质偏淡，舌苔薄白，脉象细弱。

治法：益气养阴，活血通络。

方药：补阳还五汤加减。黄芪 15g，当归 10g，鸡血藤 15g，川芎 10g，红花 10g，赤芍 10g，桂枝 10g，桑枝 10g，地龙 10g。肢体强直，加白芍 12g，生地 10g，乌梢蛇 10g，养阴祛风；肢体震颤，加阿胶（烊化）10g，鳖甲（先煎）10g，鸡子黄 2 个，养血熄风；肌萎瘦削，加人参 10g，茯苓 15g，五加皮 10g，补气生肌。并结合中药外治、针灸、推拿等方法治疗。（以 5 岁为例）

（6）风邪留络

主症：肢体强直瘫痪，关节僵硬，或有角弓反张，或有癫痫发作，舌苔薄白，脉象细弦。

治法:搜风通络,养血舒筋。

方药:止痉散加减。乌梢蛇 10g,全蝎 5g,蜈蚣 2 条,僵蚕 10g,地龙 10g,当归 10g,生地 12g,白芍 12g,红花 10g,鸡血藤 15g。角弓反张,加葛根 10g,钩藤 15g,舒筋活络;癫痫发作者,加羚羊角粉(另吞服)0.3g,胆南星 10g,天麻 10g,钩藤 15g,熄风定痫。(以 5 岁为例)

(二)特色专方

1. 清热止痉汤 由金银花、连翘各 15g,葛根、菊花、牛蒡子、玄参、黄芩各 10g,大青叶、石膏各 20g,薄荷、石菖蒲、陈皮各 9g,甘草 6g 组成。每日 1 剂,水煎 2 遍,药液约 500ml,分 4 次经鼻饲缓慢注入。用于重型乙脑的治疗。

2. 鲜地龙汤 采集活地龙(蚯蚓)淡红色者(绿色而蜷曲者不宜用),以冷水洗净,不必剖开,每 100g 加水约 250ml,煎汤内服,重复煎 2 次,每次用 100~250g,30 天为一疗程。用以治疗乙型脑炎后遗症。

3. 瑞雪饮 由石膏 100g,生地、赤芍各 50g,黄芪 30g,僵蚕、大黄各 30g,五味子、酸枣仁各 15g,知母、菖蒲、钩藤、猪苓各 10g,黄连、甘草各 6g,西洋参 3g,水牛角 50g 组成,每日 1 剂,3 煎共 250ml,分 4 次饮用或鼻饲或灌肠。本方是陈书建经验方,用于乙脑的治疗。

4. 暑温合剂 由大青叶、生石膏、生地各 15g,知母、银花、赤芍、丹皮各 10g 组成。上药煎至 200ml,灌肠时患儿取左侧卧位,将暑温合剂 60~100ml 经注射器接塑料肛管直接插入肛门 5~10cm,缓慢推入药液,随即拔出,然后抬高臀部半小时,再保持平卧位至少 2 小时,每日 2 次,连用 5 天。该方对乙脑患儿神志恢复,抽搐等症状的改善以及发热、脑症状消失的时间,治疗组短于对照组,且后遗症、病死率明显低于对照组。

5. 乙脑合剂 由生石膏 300g,藿香 15g,鲜荷叶 1 张,犀角(用水牛角代)5g,大青叶 30g,玄参 30g,生大黄 20g 组成。中度以上昏迷者加安宫牛黄丸,每次 1 丸,1 日 2 次。治疗组在主要症状及体征消失时间及改善体温、止痉、神志、呼衰、病理反射症状方面较对照组优,同时病死率、后遗症较对照组少。

6. 乙脑汤 Ⅰ 号:由金银花 10g,连翘 10g,板蓝根 15g,蚤休 10g,黄芩 6g,生地黄 10g,钩藤 6g,僵蚕 10g,柴胡 4g,葛根 6g,鸡苏散 12g 组成;Ⅱ 号:由生石膏 15~20g,知母 6g,金银花 10g,生地黄 10g,黄连 2g,龙胆草 4g,生军 4g,石菖蒲 6g,郁金 6g 组成。临床使用,疾病早期邪在卫气使用 Ⅰ 号方,病入营血,症情笃重用 Ⅱ 号方。

7. 乙脑散 由麝香、冰片、牛黄、血竭、乳香、没药、田七、儿茶、雄黄、山慈菇、千金子霜、粉霜、西红花组成,日总量按 0.12~0.15g/kg 体重计算,分 3 次调服,疗程 3~5 天。治疗乙脑疗效可靠。

（三）中成药

1. **安宫牛黄丸** 由牛黄、水牛角浓缩粉、麝香、珍珠、朱砂、雄黄、黄连、黄芩、栀子、郁金、冰片组成。每服 1~3g，1 日 2~3 次。用于乙脑极期热毒炽盛者。

2. **紫雪丹** 由石膏、寒水石、磁石、滑石、犀角（用水牛角代）、羚羊角、木香、沉香、元参、升麻、甘草、丁香、朴硝、硝石、麝香、朱砂组成。每服：周岁小儿 0.3g，1~3 岁 0.3~0.5g，3~6 岁 0.5~1g，7~12 岁 1.5~3g，1 日 2 次。用于乙脑极期抽搐频繁者。

3. **至宝丹** 由水牛角浓缩粉、朱砂、雄黄、生玳瑁屑、琥珀、麝香、龙脑、金箔、银箔、牛黄、安息香组成，每服 1~3g，1 日 2 次。用于乙脑极期昏迷较重者。

4. **苏合香丸** 由苏合香油、安息香、沉香、麝香、丁香、白术、青木香、乌犀屑、香附子、朱砂、诃黎勒、白檀香、荜茇、龙脑、薰陆香组成，每服 1/3~1/2 丸，1 日 2 次。用于乙脑痰浊蒙窍，神昏不醒者。

5. **琥珀镇惊丸** 由胆南星、天竺黄、雄黄、辰砂、麝香、琥珀、全虫、僵虫、天麻、梅片组成，每服 1 丸，1 日 2~3 次，3 岁以下酌减。用于急性期痰热壅盛，神昏抽搐。

6. **清开灵注射液** 由胆酸、珍珠母、猪去氧胆酸、栀子、水牛角片、板蓝根、黄芩苷、金银花组成。肌内注射：1 日 2~4ml。静脉滴注：1 日 10~20ml，以 10% 葡萄糖注射液或 0.9% 氯化钠注射液稀释后使用，儿童以 20~40 滴 / 分钟为宜。用于急性期各证。

7. **醒脑净注射液** 主要成分为天然麝香、冰片、栀子、郁金。每次 2~4ml/kg，加入 10% 葡萄糖注射液 100~250ml 中静脉滴注，1 日 1~2 次。用于急性期高热、烦躁、神昏、抽搐者。

8. **参附注射液** 红参、附片。每次 10~40ml，加入 10% 葡萄糖注射液 100~250ml 中静脉滴注，1 日 1 次。用于阳气暴脱的厥脱证。

9. **参麦注射液** 红参、麦冬。每次 5~10ml，加入 10% 葡萄糖注射液 100~250ml 中静脉滴注，1 日 1 次。用于阳气虚衰，气阴两伤证。

（四）针灸疗法

1. **体针** 急性期取百会、风府、风池、大陵、后溪、涌泉、气海。用泻法，酌情可留针 20 分钟至 4 小时不等。高热加曲池、大椎、委中，委中以三棱针点刺出血，余穴用凉泻法，留针 20 分钟；昏迷加十宣、印堂，均刺血，气海以艾卷雀啄灸，直至神志清醒；抽搐加水沟、身柱、合谷、太冲，用泻法，持续运针至搐止，并留针 2~4 小时以防复发；尿潴留加关元、曲骨、三阴交，其中关元可透曲骨穴，反复施以泻法，亦可应用震颤法，取三阴交穴，平补平泻法，须针至有尿感后出针。治疗间隔视病情而定，轻者每日 2~3 次，重者 6 小时 1 次。原则上在第 1 次针刺体温下降后，再施第 2 次针灸治疗。

恢复期、后遗症期恢复期对于痰蒙清窍狂躁不宁者,取水沟、大椎、风府、内关、神门、丰隆;对于智力障碍、痴呆者,取心俞、肝俞、神门、丰隆、百会、风池、内关;对于吞咽困难者,取天突、廉泉、合谷、内庭;对于语言障碍者,取哑门、廉泉、风池、风府、下关、涌泉、照海;对于尿闭者,取中极、阴陵泉;对于二便失禁者,取关元、太溪;对于肢体震颤者,取大椎、手三里、间使、合谷、阳陵泉、悬钟;对于上肢瘫痪者,取曲池、肩髃、外关、大椎、合谷;对于下肢瘫痪者,取环跳、风市、足三里、委中、丘墟、昆仑、绝骨、阳陵泉。针用平补平泻,强刺激不留针,1日1次。

2. **头针** 运动区、舞蹈震颤区、语言区、感觉区。配合体针:失语加哑门、廉泉、通里;角弓反张加神门、筋缩、内关、大陵、肾俞;肌肉拘挛,肢体瘫痪,针刺曲池透少海,阳陵泉透阴陵泉;阴虚内热加三阴交、大钟、水泉。实证用泻法,虚证用补法。1日1次,7日为1疗程,间隔2~3日,再作第2个疗程。

(五)其他特色疗法

1. 推拿疗法

(1)急性期高热抽搐:掐天庭,掐人中,掐老龙,掐端正,掐二人上马,掐精宁,掐威灵,捣小天心,拿曲池,拿肩井,拿委中,拿昆仑。1日1~2次,连续1~2日。

(2)急性期神识昏迷:清心经,清肺经,清肝经,推上三关,退六腑,清天河水,按天突,推天柱,推脊,按丰隆。1日1次。

(3)恢复期面瘫:先以双手掌摩其前额、眼周、颊部,两侧同时进行,后以患侧为主;继以双手中指分别揉按两侧风池、头维、太阳穴;后以右拇指依次按揉患侧印堂、鱼腰、阳白、太阳、四白、下关、颊车、地仓、迎香等穴,至明显的酸胀得气感;再用拇、食指捏拿眼外角、口角3次。沿以上线路在面部反复施术2~3遍。最后双手推抹头部两侧,拿风池,捏提肩井,按揉双风池、合谷,点按背部风门、膈俞,结束治疗。1日1次,7~10日1疗程。

(4)恢复期肢体瘫痪:先由大椎开始,沿脊柱向下,用擦法反复操作5遍;后按揉肝俞、膈俞、胆俞、脾俞、肾俞至得气;再用擦法由上至下,至强烈热感;后由肩部开始,擦肩部、按揉上肢内外侧、点肩井、天宗、曲池、手三里、合谷;下肢用擦法由臀部向下行到膝上,点按环跳、风门、阳陵泉、昆仑穴;最后依次摇动肩、肘、腕关节,捻指并加以拔伸,摇髋、膝、踝关节。1日1次,7~10日1疗程。以舒筋通络,行气活血,促进肢体功能恢复。

(5)后遗症期对于关节强直、肢体瘫痪者,常用擦、揉、推、运、拿瘫痪肢体相关经穴和部位,每次20~30分钟。对于意识不清者,可清心经、清肝经、推上三关、退下六腑、大清天河水、按天突等;对于语言謇涩者,可拿风池、拿哑门;对于吞咽困难者,可按天突、拿风池、拿风府,每日1次。

2. **灌肠疗法** 大黄（后下）15g，枳实12g，桃仁12g，赤芍12g，石膏30g，知母12g，水牛角（先煎）30g，败酱草30g。上方加水600ml，煎取200ml，温度在30℃以下，成人用量150ml~200ml，小儿50ml~100ml，取左侧卧位，插肛管15~30cm，边灌注边外退，短时间保留或直接导泻，1天1次，病情严重者1天2次，使用不超过3天。在急需情况下，可用神威牌清开灵注射液40~100ml灌肠。

3. **穴位敷贴** 地龙蜈蚣荚萸散外敷（生地龙、蜈蚣、吴茱萸，用量3∶1∶1，共研细末，用食醋调成糊状，外敷双侧涌泉、气海和大椎穴，24小时换药1次）治疗乙脑高热抽搐症。

三、西 医 治 疗

1. 对症治疗

（1）退热：应用物理降温，可选空调、冰敷、酒精擦浴、冷盐水灌肠等，但应避免引起寒战。药物降温，可选扑热息痛等。超高热者，可行亚冬眠疗法，选用氯丙嗪、异丙嗪每次各0.5~1mg/kg，肌内注射，每4~6小时1次，宜将体温控制在39℃以下，防止高热引起抽搐。一般连续用3~5天，不可过长，以免引起呼吸道分泌物积聚。

（2）止惊：应以祛除病因为主。止痉药物常以慢作用的抗惊厥药物为基础定时用药，如苯巴比妥钠每次5~8mg/kg，肌内注射，6~8小时1次，发作时用速效止痉剂，如地西泮每次0.1~0.5mg/kg，肌注或静脉缓注；水合氯醛每次0.5ml/kg，保留灌肠。其他药物如复方氯丙嗪、阿米妥钠等，但均需注意其呼吸抑制作用。醒脑静注射液2~4ml，肌注或静脉注射，每日2~3次，有镇静及促苏醒作用。

（3）降低颅内压：可用冰帽持续降温，早期快速应用脱水剂抢救治疗，可选用20%的甘露醇每次0.5~1g/kg，25%山梨醇1~2g/kg静注或静滴，每4~6小时1次；利尿剂如速尿每次0.5~1mg/kg静注，可与甘露醇交替使用。可应用皮质激素如地塞米松每日0.5mg/kg，或氢化可的松每日2~8mg/kg，静注，疗程3~5天，对改善脑水肿，减轻中毒症状和降温有一定作用。

（4）纠正呼吸衰竭：持续给氧，保持呼吸道通畅，及时清除口鼻腔分泌物。痰液黏稠者，可选用糜蛋白酶、庆大霉素雾化吸入，必要时作气管切开以利吸痰。在积极治疗脑水肿和颅高压的同时，应用呼吸中枢兴奋剂，如洛贝林每次0.15~0.3mg/kg，可拉明每次5~12.5mg/kg，或回苏林每次2~6mg/kg，肌内注射或静脉滴注，每15~30分钟1次，必要每4~6小时重复1次。也可用氢溴酸东莨菪碱0.02~0.03mg/kg，加入等量葡萄糖液中静注，每15~30分钟1次，待病情好转后间隔时间延长，逐渐停药。或应用酚妥拉明静注，以改善微循环和减轻脑血流障碍。病情不能纠正时,行气管插管,使用呼吸机。

（5）保证液体和能量供给,必要时给予鼻饲,随时纠正水电和酸碱平衡紊乱。

2. 抗病毒治疗 目前仍缺乏有效抗病毒药物,可试用利巴韦林每日10~15mg/kg,静脉滴注,用 3~8 日;干扰素及干扰素诱导剂可抑制病毒繁殖,其临床实用价值有待进一步观察。

3. 免疫增强剂 转移因子、胸腺素、免疫核糖核酸,对症状有改善作用。

4. 改善脑营养代谢 应用能量合剂、胞二磷胆碱、脑活素、指纤维蛋白降解产物、氨酪酸等,均可促进脑代谢、改善脑功能,作为辅助治疗。高压氧治疗有利于脑功能的恢复。

【特色疗法述评】

1. 流行性乙型脑炎自 1954 年石家庄首用中医药治疗 34 例取得良好效果后,全国各地便广泛开展了应用中医理论和方法治疗本病的研究,积累了丰富的经验,有关报道甚多。除病因病机阐述外,主要是关于辨证分型和治疗经验的介绍。多数运用卫气营血辨证进行辨证分型,江育仁教授则进一步提出了从热、痰、风认识和治疗本病的系统观点。

2. 中医药在防治小儿乙脑方面积累有丰富的经验,中医药疗法治疗乙脑有简、便、廉、效的特点,急性期的中医治疗加西医对症处理显著提高了疗效,恢复期、后遗症期的中医药多种疗法配合使用更具优势。目前乙脑多为散发病例,轻症、不典型病例增多,开展中医防治乙脑的证治规律及临床特点研究,对本病的早期诊断、规范治疗,进一步提高治愈率、减少或减轻后遗症有着重要的意义。

3. 此外,灌肠疗法弥补了中医难以解决危重疾病抢救的不足之处,提高了中医中药对危重疾病的抢救参与治疗率,并且疗效显著,见效快。如中毒性痢疾直接灌肠导泻,清除内毒素,具有立竿见影的效果。本法操作简便,不受条件限制,适用范围广泛,疗效显著、可靠,无毒副作用,患者乐于接受,值得临床推广运用,但还需进一步研究、整理、完善、提高,更好地为人类健康服务。

【主要参考文献】

1. 李怀富 . 中药灌肠疗法在急危重病抢救中的临床应用［J］. 中医外治杂志,2008,17（1）: 35.

2. 王凤英,牛继庆 . 清热止痉汤治疗重型乙脑 12 例［J］. 吉林中医药,2000,2:12.

3. 王宗富. 鲜地龙汤治疗流行性乙型脑膜炎后遗症体会[J]. 实用中医药杂志,2005,21（3）:174.

4. 陈书建. 自拟瑞雪饮加减治疗乙脑 70 例临床研究[J]. 云南中医中药杂志,2010,31（6）:16-17.

5. 闫长征. 暑温合剂灌肠治疗小儿流行性乙型脑炎体会[J]. 新疆中医药,1997,15（4）:9-10.

6. 程宇清. 乙脑汤治疗乙型脑炎 60 例临床观察[J]. 中国实验方剂学杂志,1997,3（2）:41.

7. 袁茂章,邱小红. 应用活血化瘀药治疗流行性乙型脑炎 23 例体会[J]. 江西中医药,1992,23（1）:17.

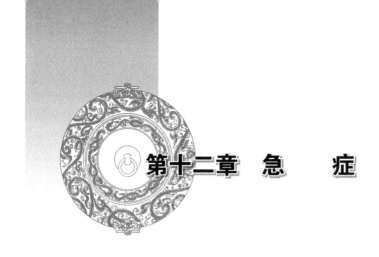

第十二章 急 症

第一节 高 热

高热是儿科多种疾病的常见症状,一般指腋温在 39.1~40.0℃之间,超过 41℃则称为超高热。小儿正常体温常以肛温 36.5~37.5℃,腋温 36~37℃衡量。通常情况下,腋温比口温(舌下)低 0.2~0.5℃,较肛温低 0.5℃左右。肛温虽比腋温准确,但因种种原因目前临床上常以腋温为准。发热的分度:低热:37.5~38.0℃;中度热:38.1~39.0℃;高热:39.1~40.0℃;超高热:41.0℃以上。高热是儿科临床常见症状,也属于临床危重症的范畴。

中医学一般称高热为"大热""壮热"等。早在《内经》对"高热"即有论述,并提出了"体若燔炭,汗出而散"的治疗大法,对目前临床仍有重要的指导价值。《伤寒论》记载了许多治疗发热的名方,沿用至今,如麻黄汤、小柴胡汤、白虎汤等。《小儿药证直诀》根据发热特点将发热分为温热、壮热、潮热 3 种证候,其病机归咎为风热,并首列胃气虚热、胃气实热两候,为后代辨邪正虚实奠定了基础。明清时期,名医辈出,基于临床实践提出了温病学说,对中医儿科学传染病的辨证论治开创了先河。清代叶天士《温热论》创立的卫气营血辨证和吴鞠通《温病条辨》创立的三焦辨证是中医儿科学临床辨治发热性疾病的重要辨证思维方法。

近年来,中医学界对发热性疾病进行了深入的理论研究,并开展了大量的临床和实验研究,在应对公共卫生问题方面,如新冠冠状病毒感染、严重急性呼吸综合征(SARS)、禽流感等作出了巨大贡献。同时,中医儿科学者依据儿科临床实践对"高热"进行了研究,不仅对辨证论治规律进行了总结,并且开展了专方专药、药物外治以及非药物治疗等临床研究,取得了巨大的成就。

【病因病机】

一、中 医

小儿高热病因主要包括外感和内伤两方面：外感病因包括六淫、疫疠；内伤病因当分乳食、惊恐、阴阳气血失调以及血瘀等，但儿科以外感因素引起的高热多见，其中又以风热外感者居多。

1. 外感因素

（1）六淫：小儿肌肤脆薄，形气未充，卫外不固，抗病能力低下，且寒暖不能自调，相对于成人而言，更易感受六淫之邪，此为小儿外感发热最常见的原因。六淫之邪虽可单独侵犯人体，但多合邪为患，六淫之中风为百病之长，多夹他邪而感人，临床以风寒、风热、暑热、湿热为常见。

感受风寒：天气骤变，或调护失宜，感受风寒，风寒之邪客于肌表，卫阳被遏，正盛邪实，正邪交争，故见恶寒发热。

感受风热：春夏之际，热邪偏盛，风夹热邪侵犯人体，邪在卫表，营卫失和，正邪交争，故见发热不恶寒，或微恶风寒。

感受暑热：夏季炎热，酷暑盛行，小儿不避烈日，感受暑热之邪。邪热蒸腾于外，熏灼肌肤，则高热不退。

感受湿邪：长夏季节，暑湿并存；或逢阴雨，或久坐湿地，感受湿邪，积湿化热，湿热壅阻气机，故身热不扬，或午后热重。

（2）疫疠之气：疫疠致病，相互传染，来势凶猛，直侵内脏，故多表现高热不退，神昏抽搐，甚则危及生命。具有起病急、进展快、体温高、病情重、症状相似、传染性强等特点。

2. 内伤因素

（1）乳食所伤：小儿脾胃薄弱，且饮食不能自节，若恣食生冷难化之物，损伤脾胃，运化失职，积滞内生，积而化热，胃肠积热，蒸发肌肤，故见肚腹热甚，日晡潮热。

（2）惊恐所伤：小儿肝常有余，心智未开，若突见异物，或耳闻异声，跌仆惊恐等意外刺激，使心气失和，或气郁引动肝火，而致发热。

（3）阴阳失调：阴阳失和，有所偏盛或偏虚，即可发生寒热的变化。阳盛则热，阴胜则寒，阳虚生外寒，阴虚生内热。临床以阳虚发热与阴虚发热较为常见。

阳虚发热：多因吐泻日久，或过用寒凉药物，致使脾胃阳气受损，日久及肾，致使肾阳亏虚，虚阳浮越而现发热，多伴两颧浮红，两足逆冷，小便清长，下利清谷。

阴虚发热：小儿体属稚阴，温热之病日久不愈，或滥用温燥之品，耗伤阴液，阴不制阳，阳气偏盛而发热。临床以潮热盗汗、五心烦热、口燥咽干为特征。

（4）气血虚损：脾胃气虚，气不和血，浮越于外而发热；或素体虚弱，脾失健运，运化无源，或吐、衄、便血致使阴血亏损，虚热内盛而发热。

（5）气滞血瘀：血属阴，气属阳，全身气血阴阳相依相承，气滞血瘀则积热内生。瘀血滞于机体不同部位，则出现不同特点的发热。

由于小儿特殊的生理特点，外感和内伤相互影响，从而出现高热。如内有积热，外感风热，内外相蒸，出现高热不退之证。

二、西　　医

1. 病因

（1）感染：其中以呼吸道感染占首位，包括病毒、支原体、化脓性细菌及结核杆菌等；其他感染有肠道感染、泌尿道感染、中枢神经系统感染（脑炎、脑膜炎）、心血管系统感染（感染性心内膜炎、心包炎）、肝胆系统感染（肝炎、胆管炎、肝脓肿）、全身性感染（败血症、结核病、伤寒、副伤寒、斑疹伤寒、布氏杆菌病、EB病毒感染、巨细胞包涵体病毒感染、莱姆病、钩端螺旋体病、疟疾、黑热病、血吸虫病以及真菌感染），其他还有脓肿或局限性感染（骨髓炎、肾周围脓肿、膈下脓肿、阑尾脓肿、肛周脓肿）。

（2）免疫系统疾病：以幼年型类风湿性关节炎最常见。另引起发热的免疫系统疾病包括系统性红斑狼疮、结节性多动脉炎、川崎病、血清病、皮肌炎、结节性非化脓性脂膜炎、韦格氏恶性肉芽肿以及血管性免疫母细胞淋巴结病。

（3）恶性肿瘤：以白血病最常见，其他尚有恶性淋巴瘤（包括霍奇金及非霍奇金淋巴瘤）、成神经母细胞瘤、恶性组织细胞病、朗格汉斯组织细胞增生症及尤文肉瘤等。

（4）累及下丘脑体温调节中枢的疾病：如颅脑损伤、大脑发育不全、中毒性脑病、脑炎后遗症及间脑病变等。

（5）机体散热障碍：中暑、无汗性外胚层发育不良、新生儿捂热综合征及暑热症。

（6）其他：药物热、药物中毒（如水杨酸、阿托品）、输血或输液反应、高钠血症（垂体性或肾性尿崩症、医源性）、创伤、内出血、栓塞与血栓形成、炎性肠病及免疫缺陷病等。

2. 发病机制

（1）致热原发热：致热原发热是临床最常见的发热机制，感染性发热都是由各种病原体及其代谢产物(脂多糖或毒素),疫苗等外源性致热物质,统称为外源性致热原所致,后者可诱导宿主细胞(包括巨噬细胞、网状内皮细胞、淋巴细胞、上皮细胞及成纤维等细胞)产生能引起发热的介质,称之为内源性致热原,目前经研究证实至少有 3 种细胞介质具有内源性致热原的作用,它们是白细胞介素 1,白细胞介素 6 以及肿瘤坏死因子。内源性致热原可能经前列腺素 E 的作用,可调高下丘脑体温中枢的调定点,使体温上升至发热的水平。一些非感染性疾病,如恶性肿瘤(如白血病、淋巴瘤等)、创伤、手术、免疫性疾病、肺栓塞等所引起的发热,是由于被损伤的细胞,组织坏死及异常细胞均可产生内源性致热原,而引发发热。

(2)机体产热过多:产热过多可引起发热,如剧烈运动、惊厥、哭闹等。小婴儿摄入蛋白质过高,长时间摄入高能量饮食及甲状腺功能亢进等代谢增高的病人均可引起长期低热。

(3)散热障碍:广泛性皮炎、烧伤、外胚层发育不良致汗腺缺乏,环境温度、湿度过高(如中暑),新生儿衣被过厚,均可引起发热。

(4)体温调节功能异常:见于下丘脑体温中枢受累,如大脑发育不全、脑性瘫痪、颅脑损伤、出血、高钠血症、新生儿脱水热、安眠药中毒、暑热症等。这类发热有时可达超高热程度,退热药常无效。

【诊断与鉴别诊断】

一、病　史

详细而完整的病史对高热的诊断与鉴别诊断起着重要作用,如发病季节及流行区,对诊断传染性疾病和寄生虫病极为重要。年龄因素也是需要考虑的重要线索,如胎儿生后 1~2 天内出现高热者,要注意新生儿脱水热;6 个月以内者较少患麻疹。详细了解患儿近期有无接受活毒疫苗与异类血清而引起的特异性全身免疫病,以及服用广谱抗生素、肾上腺皮质激素及抗肿瘤药物等引起的感染而致发热。要询问有关疾病的接触史,并了解家族中患病的情况,这些对儿童疾病的诊断有较大的帮助。中毒性痢疾、食物中毒的病儿发病前多有进食不洁食物史。对新生儿高热,还需要了解产妇的生产史以及新生儿生后状态。对于年长儿要了解其既往健康状况以及患病情况。

二、热　型

患儿热型对临床明确诊断与鉴别诊断具有重要的参考价值,常见热型如下:

1. **稽留热**　高热持续于 39~40℃上下,达数天或数周之久,24 小时内体温波动在1℃以内,可见于大叶性肺炎、伤寒、副伤寒、流行性脑脊髓膜炎、斑疹伤寒等急性传染病的极期。

2. **弛张热** 高热在24小时内波动达2℃或更多,多见于结核病、败血症、局灶性化脓性感染、支气管肺炎、渗出性胸膜炎、感染性心内膜炎、类风湿病、朗格汉斯细胞组织细胞增生症等。

3. **双峰热** 高热曲线在24小时内有两次小波动,形成双峰。可见于铜绿假单胞菌败血症、大肠杆菌败血症、黑热病、恶性疟疾等。

4. **间歇热** 体温突然上升达39℃以上,往往有恶寒或寒战,历时数小时后下降至正常,大汗淋漓,经一天至数天以后又再突然升高,如此反复反应。可见于间日疟和三日疟。也可见于化脓性局灶性感染。反复呼吸道感染亦可有间歇发热。

5. **波状热** 体温在数天内逐渐上升至高峰,然后逐渐下降至常温或微热状态,不久又再发热,呈波浪或起伏,可见布氏杆菌病、恶性淋巴瘤、脂膜炎、周期热等。

6. **再发热** 高热期和无热期各持续若干天,周期性相互交替;可见于回归热、鼠咬热。

7. **双相热** 即第一天热程持续数天,然后经一至数天的解热期,又突然发生第二次热程,持续数天后完全解热。可见于某些病毒感染,如脊髓灰质炎、麻疹、病毒性肝炎、天花、淋巴脉络丛脑膜炎、登革热等。

8. **不规则热** 发热持续不定,变动并无规律。可见于流行性感冒、支气管肺炎、渗出性胸膜炎、结核病、感染性心内膜炎、恶性疟、风湿热、类风湿等。

三、体 格 检 查

1. **面色、表情** 面色苍白多见于白血病、肿瘤、风湿热、结核等;表情呆板淡漠常见于颅脑疾病及全身重症疾病的中毒症状。

2. **皮疹** 皮疹的形态、分布以及出现顺序有助于鉴别出疹性疾病、血液病、药物性发热、结缔组织病、风湿热与朗格汉斯组织细胞增生症等;出血性皮疹可见于败血症、感染性心内膜炎、钩端螺旋体病、白血病、流行性脑脊髓膜炎。

3. **淋巴结** 淋巴结质地、大小、分布、有无压痛及粘连,可鉴别急慢性感染、结核、肿瘤、白血病、传染性单核细胞增多症、免疫母细胞淋巴结病、亚急性坏死性淋巴结病等。

4. **腹痛** 可见于腹腔结核、细菌性腹膜炎、腹型霍奇金病、全身型类风湿关节炎、结节性多动脉炎等;右上腹疼痛应考虑肝脓肿与胆囊炎;肋脊角压痛或饱满见于肾周围脓肿。

5. **黄疸** 多提示肝胆道疾病、巨细胞包涵体病、系统性红斑狼疮、儿童类风湿、钩端螺旋体病等。

6. **肝、脾肿大** 多见于伤寒、疟疾、黑热病、血吸虫病、结缔组织病、白血病；肝表面不平或伴压痛者，需注意肝癌与肝脓肿。

7. **关节痛** 多见于风湿热、儿童类风湿、败血症、布氏杆菌病、血清病、结核性关节炎、化脓性关节炎等。

8. **骨痛、肌肉痛** 多提示骨髓炎、白血病、肿瘤细胞浸润、深部肌肉脓肿；四肢肌肉有压痛者，见于结核性多动脉炎。

9. **膀胱刺激征（尿频、尿急、尿痛）** 须注意泌尿系感染。

10. **寒战** 常见于败血症、大叶性肺炎、感染性心内膜炎、流行性脑脊髓膜炎、急性胆道感染、急性肾盂肾炎、丹毒、钩端螺旋体病等。

【辅助检查】

一、实验室检查

1. 血常规检查

（1）白细胞总数增高：多见于急性全身或局部细菌感染。极度的白细胞增高多见于白血病或类白血病反应。

（2）白细胞总数减少：多见于病毒性感染，也可见于某些细菌感染（如伤寒、副伤寒、结核病的某些种类）、某些寄生虫病（黑热病、疟疾）、贫血、再生障碍性贫血、粒细胞缺乏症、粒细胞减少性白血病、恶性组织细胞病、药物中毒（如安乃近、磺胺制剂、环磷酰胺等）、营养不良等。

（3）中性粒细胞核左移：中性粒细胞核左移包括两个现象：一是由于骨髓抑制，白细胞总数减少，并有杆状核中性粒细胞增多的左移（变质性左移），可见于伤寒、副伤寒、波状热、流行性感冒等；一是白细胞总数增多，并有各阶段未成熟的中性粒细胞增多的左移（再生性左移），多见于各种化脓性感染、白喉、钩端螺旋体病、乙型脑炎等。

（4）中性粒细胞中毒性变化：主要表现为：细胞核固缩、变形，胞质颗粒变粗、染色较深（中毒颗粒），胞质内出现嗜碱包涵体所谓多尔小体。中毒性变化主要是中毒性颗粒，多见于严重细菌性感染发病 2~3 天之后，也可见于外因性中毒和恶性肿瘤等。

（5）嗜酸性粒细胞计数：嗜酸性粒细胞明显增多，多见于寄生虫病、嗜酸性粒细胞增多症、过敏性疾病、淋巴网状细胞肉瘤、先天性再生障碍性贫血、慢性粒细胞性白血病、嗜酸性粒细胞性白血、家族性嗜酸性粒细胞增多症、天疱疮、结节性多动脉炎、多形性红斑、肿瘤、脾切除后等。嗜酸性粒细胞消失或明显减少,是诊断伤寒的重要指标,也是区别于其他感染性疾病的重要指标。

(6)淋巴细胞计数:绝对淋巴细胞增多可见于百日咳、风疹、幼儿急疹、传染性单核细胞增多症、传染性淋巴细胞增多症、淋巴细胞性白血病、淋巴细胞型类白血病反应、淋巴瘤等;相对淋巴细胞增多,见于某些病毒性感染(急性病毒性肝炎、急性淋巴细胞脉络丛脑膜炎等)、伤寒、副伤寒、布氏杆菌病、恶性组织细胞病、粒细胞缺乏症、再生障碍性贫血等。

(7)单核细胞计数增多:在感染过程中出现单核细胞增多时,如合并中性粒细胞增多,提示炎症尚在活动,如合并淋巴细胞增多,多提示炎症正在消退。轻度或中度单核细胞增多,可见于活动性结核病、感染性心内膜炎、黑热病、疟疾等。在单核细胞性白血病时,有特别显著的单核细胞增多,且出现大量形态不正常,幼稚的和原始的单核细胞。

2. **红细胞沉降率** 病理性红细胞沉降率加速,最常见于炎症、结缔组织病、恶性肿瘤、中毒、严重的肝病以及贫血等。

3. **尿常规和尿培养检查** 对泌尿系疾病的诊断和鉴别诊断有重要意义。对于长期发热患儿必须进行连续多次尿培养。

4. **大便常规和培养检查** 检查虫卵以及阿米巴原虫有助于发现寄生虫病,细胞成分的发现有助于肠炎、细菌性痢疾的诊断。大便培养检查是明确肠道感染性疾病诊断的重要方法。

5. **血或骨髓培养检查** 原因未明的发热并伴有感染性血象,是血或骨髓培养的重要指征。长期应用广谱抗生素、抗癌药物或免疫抑制药物等治疗的患儿,如出现不明原因的高热,要注意真菌感染或某些条件致病菌感染的可能性,此时血或骨髓培养是诊断的重要手段。

6. **血清学检查** 血清学检查对发热的诊断有一定价值,如肥大反应、外斐反应、钩端螺旋体病的凝集溶解试验、流行性乙型脑炎的补体结合试验、风湿病的抗链球菌溶血素"O"试验、系统性红斑狼疮的抗核抗体试验、传染性单核细胞增多症的嗜异凝集试验等。病毒、支原体感染,采用急性期与恢复期双份血清标本,如血清中抗体效价呈 4 倍以上增长者均有诊断价值。

7. **特异性快速诊断** 某些感染性疾病,如病毒感染,包括呼吸道合胞病毒、腺病毒、副流感病毒、支原体感染等,可采取直接免疫荧光法、间接免疫荧光法、酶联免疫吸附试验等进行快速特异性诊断,这对流行病学调查及治疗观察均有重要价值。

二、器 械 检 查

1. **X 线检查** X 线检查对发热诊断有重要价值。长期发热患儿应常规进行胸部 X 线透视或摄片。近年来 CT、磁共振在临床上的应用,显示它对腹腔内及胸部病变的诊断有重要价值,尤其对膈下、腹腔深部隐蔽性脓肿,腹膜后病灶如淋巴瘤、脓肿等。放射性核素亦可用于长期不明原因的诊断与追踪。

2. 超声检查　肝胆、心脏、心包的超声检查比 CT、磁共振成像简便易行、无辐射、检查费用低廉。

3. 活组织检查　活体组织检查是有效诊断方法之一。如肝穿刺活组织检查,淋巴结核及皮损及皮下结节组织检查均较安全。骨髓检查简单易行,对白血病、恶性组织细胞病等具有决定诊断价值。

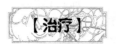

【治疗】

一、一 般 措 施

1. 高热患儿应卧床休息,保持环境安静,饮食以清淡易消化为主,多饮水,以防耗伤阴液。

2. 患儿高热时,除药物治疗外,可以采用温水擦浴,水温不能过低,擦拭时以患儿皮肤潮红为度,以助散热。

3. 服用解热发汗药物后,应进服热饮,如热粥,并盖衣被,以助汗出,但取微汗为最宜,不可过汗。

二、中 医 治 疗

本病临床应首辨外感与内伤,外感者当别伤寒与温病,伤寒者当据六经以辨治,温病者当据卫气营血与三焦辨证以辨治;内伤则当分气血阴阳之虚实寒热。外感发热主为外邪侵袭,治疗当以祛邪为主;内上发热多为正气虚损,阴阳失调,治疗当以扶正固本、调和阴阳。

(一)辨证论治

1. 外感发热

(1)外感风寒

主症:发热恶寒,恶寒,头痛身痛,鼻塞喷嚏,流清涕,咳嗽痰清,口不渴,二便自调,脉浮,指纹红。

治法:辛温解表。

方药:荆防败毒饮加减。荆芥 10g,防风 10g,羌活 10g,薄荷(后下)6g、前胡 10g,柴胡 10g,桔梗 6g,枳壳 6g,甘草 6g,生姜 3 片。婴幼儿寒邪不甚、头不痛,去羌活;咳嗽甚者,加杏仁 10g;舌尖红有化热趋势者,加黄芩 10g;食欲减退者,加炒谷芽 10g,炒麦芽 10g,焦神曲 10g,焦山楂 10g;素体阳气不足者,加

党参 10g;素体阴虚者,可用加减葳蕤汤以育阴解表。(以 6 岁为例)

（2）外感风热

主症:发热有汗,鼻流浊涕,面红目赤,口干微渴,咳嗽,或咽喉肿痛,唇红,舌红,苔薄黄,脉浮数,指纹浮紫。

治法:辛凉解表。

方药:银翘散加减。金银花 10g,连翘 10g,竹叶 10g,牛蒡子 10g,薄荷(后下)6g、淡豆豉 10g,生甘草 3g。口渴甚者,加天花粉 10g;鼻衄者,去荆芥、豆豉,加侧柏叶 10g,白茅根 10g,栀子 10g;咽喉肿痛者,加马勃 10g,玄参 10g;咳甚者,加杏仁 10g,或改用桑菊饮;大便秘结者,加生大黄(后下)3~6g。(以 6 岁为例)

（3）感受暑热

主症:壮热心烦,蒸蒸自汗,口渴引饮,头昏,躁扰不寐,或面垢喘咳,或大便秘结,小便短少,面赤唇红,舌红少津,脉浮洪数,指纹青紫。

治法:清热解暑。

方药:清凉涤暑汤加减。连翘 10g,青蒿 10g,扁豆 10g,茯苓 10g,滑石 10g,甘草 3g,通草 10g,西瓜翠衣 10g。热盛渴甚者,加生石膏(先煎)15g,人参 10g;呕吐者,加薏苡仁 10g,佩兰 10g;纳呆者,加炒谷芽 10g,炒麦芽 10g,焦山楂 10g,焦神曲 10g。(以 6 岁为例)

（4）感受湿热

主症:身热不扬,日晡潮热,胸痞纳呆,口渴不欲饮,困倦思睡,大便黏稠,小便短赤,舌淡红,苔厚腻,脉濡数,指纹沉滞。

治法:清热祛湿,芳香化浊。

方药:甘露消毒丹加减。白豆蔻 10g,藿香 10g,茵陈 6g,滑石 10g,石菖蒲 10g,连翘 10g。热重于湿者,去石菖蒲,加黄连 3g;湿重于热者,用达原饮加减。(以 6 岁为例)

（5）少阳经热

主症:寒热往来,口苦胁痛,心烦喜呕,咽干目眩,舌淡红,脉弦。

治法:和解少阳。

方药:小柴胡汤加减。柴胡 10g,黄芩 10g,半夏 10g,党参 6g,炙甘草 6g,生姜 3 片、大枣 10 枚。发热重者,加青蒿 10g;呕吐重者,加藿香 10g,竹茹 10g。(以 6 岁为例)

（6）瘟疫发热

①邪在卫分

主症:身热微恶风寒,头痛,无汗或少汗,口渴,或兼咳嗽,舌边尖红,苔薄白,脉浮数。

治法:辛凉发汗解表。

方药:银翘散加减。金银花 10g,连翘 10g,竹叶 10g,荆芥 10g,牛蒡子 10g,薄荷(后下)6g,芦根 10g,蒲公英 10g,板蓝根 10g,生甘草 6g。口渴甚者,加天花粉 10g;咽喉肿痛者,加马勃 10g,玄参 10g;咳嗽重者,加杏仁 10g。(以 6 岁为例)

②邪在气分

1)邪热犯肺

主症:发热汗出,咳嗽喘促,痰稠胸痛,舌红,苔薄黄,脉数。

治法:清泻肺热,涤痰平喘。

方药:麻杏石甘汤加减。炙麻黄 3~5g,杏仁 10g,生石膏 15g,炙甘草 6g,桑白皮 10g,鱼腥草 15g。(以 6 岁为例)

2)邪热犯胃

主症:壮热汗多,口渴引饮,面赤心烦,舌红,苔黄燥,脉洪大而滑数。

治法:清胃解热。

方药:白虎汤加减。生石膏(先煎)15~30g,炙甘草 6g,知母 10g,粳米 10g。壮热不已者,加羚羊角粉(吞服)3g,或人工牛黄酌量吞服。(以 6 岁为例)

3)热结胃肠

主症:发热烦躁,或日晡潮热,时有谵语,肚腹胀满,便秘或热结旁流,口干,舌红或有芒刺,苔黄燥或灰黑,脉数沉有力。

治法:通腑泻热。

方药:大承气汤加减。生大黄(先煎)5~10g、枳实 10g,厚朴 10g,芒硝(后入融化)10g。(以 6 岁为例)

4)邪在营分

主症:发热夜甚,口干唇燥,但不欲饮,心烦不寐,或神昏谵语,舌红绛而干,无苔,脉细数。

治法:清营透热。

方药:清营汤加减。水牛角(先煎)10g,生地黄 10g,玄参 10g,竹叶 10g,金银花 10g,连翘 10g,黄连 3g,丹参 10g,麦冬 10g。神昏谵语,热入心包者,改用清宫汤加减;神昏惊厥者,加服紫雪;舌绛苔黄者,为气分之邪未罢,邪热又入营分,改用玉女煎加减;斑疹隐隐者,改用化斑汤。(以 6 岁为例)

5)热入血分

主症:高热不退,昼静夜躁,神昏谵语,斑疹透露,舌紫绛,甚则紫黯而干,或痉挛抽搐,吐血,衄血,便血。

治法:清热凉血解毒。

方药:犀角地黄汤加减。水牛角(先煎)15g、生地黄 10g,玄参 10g,丹参

10g,赤芍 10g,大青叶 15g,紫草 10g,生甘草 6g。斑疹透露者,加化斑汤;神昏谵语者,加至宝丹;抽搐痉挛者,加钩藤 10g,地龙 10g,羚羊角粉(吞)10g,另服紫雪。(以 6 岁为例)

2. 内伤发热

(1)伤食发热

主症:发热以夜暮为甚,腹壁、手心发热,两颧红赤,夜卧不安,纳呆,嗳腐吞酸,胸腹胀满,疼痛拒按,便秘,或泻下臭秽,唇红,苔白腻或黄腻,脉沉滑,指纹紫滞。

治法:消食导滞清热。

方药:保和丸加减。焦山楂 10g,神曲 10g,法半夏 10g,茯苓 10g,陈皮 6g,莱菔子 10g,青蒿 10g,胡黄连 10g,银柴胡 10g。呕吐者,加藿香 10g,竹茹 10g;泄泻者,去莱菔子,加炮姜 6g;胸腹胀满疼痛甚者,加厚朴、木香;大便秘结者,可合用小承气汤。(以 6 岁为例)

(2)惊恐发热

主症:发热,昼轻夜重,伴有面色青黄,心悸,睡梦虚惊,甚则睡卧中手足痉挛,骤然啼哭,舌红,苔黄或黄腻,脉弦数,指纹青紫。

治法:镇惊安神,平肝清热。

方药:镇惊醒脾散加减。钩藤(后下)10g、连翘 10g、石菖蒲 10g、茯神 10g、白芍 10g、川贝母 6g、酒黄芩 10g、炒栀子 10g、炒鸡内金 10g、党参 10g、炒枣仁 10g、龙齿(先煎)15g、炒麦芽 10g、焦神曲 10g、焦山楂 10g。(以 6 岁为例)

(3)气虚发热

主症:发热,恶风自汗,短气神疲,乏力,便溏,面色萎黄,舌淡而胖嫩,苔薄白,脉虚无力,指纹淡红。

治法:健脾益气,甘温除热。

方药:补中益气汤加减。党参 10g,白术 10g,陈皮 3g,黄芪 15g,炙甘草 6g,升麻 5g,柴胡 5g,当归 10g。汗多者,加煅龙骨(先煎)20g、煅牡蛎(先煎)20g。(以 6 岁为例)

(4)阳虚发热

主症:身热畏寒,四肢厥冷,面色㿠白,两颧发赤,蜷卧神疲,口不渴或喜热饮,唇舌淡白,苔白滑,脉沉细无力,指纹青红。

治法:温振阳气,引火归元。

方药:桂附理中丸加减。党参 10g,干姜 10g,白术 10g,炙甘草 6g,肉桂 6g,制附子(先煎)10g。神疲乏力者,党参易人参;多汗者,加五味子 10g;若病情进一步发展,出现呼吸短促,大汗如珠,脉细欲绝,甚则抽搐惊厥者,宜回阳救逆,益气固脱,用参附汤加龙骨、牡蛎、五味子。(以 6 岁为例)

（5）血虚发热

主症:发热夜重,头昏眼花,甚则心悸,口渴咽干,面色苍白,眼睑爪甲淡白,大便燥结,苔薄白,脉虚无力,指纹淡红。

治法:养血益气清热。

方药:圣愈汤加减。熟地黄 10g,当归 10g,川芎 10g,白芍 10g,黄芪 15g,党参 10g,枳壳 6g。（以 6 岁为例）

（6）阴虚发热

主症:午后发热,五心烦热,两颧潮红,盗汗消瘦,心悸失眠,咽干口燥,舌红,苔少或无苔,脉细数。

治法:养阴清热。

方药:秦艽鳖甲汤加减。秦艽 10g、鳖甲（先煎）15g、当归 10g,银柴胡 10g,地骨皮 10g,乌梅 15g,知母 6g,青蒿 10g,白芍 10g,炙甘草 10g。咽喉干燥者,加玄参 10g,麦冬 10g,桔梗 6g;汗多者,加浮小麦 15g。（以 6 岁为例）

（7）瘀血发热

主症:入暮发热或自觉发热,头或胸胁刺痛,咽燥而漱水不欲咽,皮肤甲错,面色晦黯,或脱发,舌紫黯边有瘀点,脉涩,指纹紫滞。

治法:活血化瘀清热。

方药:血府逐瘀汤加减。当归 10g,赤芍 10g,川芎 10g,红花 10g,桃仁 10g,牛膝 12g,柴胡 6g,枳壳 6g,丹参 10g,炙甘草 6g。因寒致瘀者,加桂枝 6g,羌活 10g;伴有气虚者,加党参 10g,白术 10g。（以 6 岁为例）

（二）特色专方

1. **蒿柴微丹汤** 由青蒿、银柴胡、丹皮、白薇组成。兼有咳嗽者,加黄芩、桑白皮、苏子、杏仁;若咽喉红肿者,加野菊花、大青叶。功效:祛邪退热护阴。适用于急性高热阳盛阴耗者。

2. **清宣导滞汤** 由柴胡 6~9g,荆芥 9g,黄连 3~6g,青蒿 9~18g,白薇 30g,桑叶 9~12g,赤芍 6~9g,花粉 9~15g,石膏 15~60g,板蓝根 15~30g,山楂、神曲各 9~15g,槟榔 6~9g 组成。上方日服 1 剂,文火煮沸 5~10 分钟,去滓取汁,视患儿年龄适量频服。服药后勿外出,宜休息,取其微汗。加减:年龄不满周岁者,石膏减半;高热引动肝风者,选加羚羊角、水牛角、钩藤、蝉衣以平肝熄风;热入营血者,加丹皮、玄参、生地、玄参、麦冬以清营凉血;鼻衄者,加荷叶、茅根、焦山栀以清热止血;因温热致高热者,加黄芩、六一散;如病情较重,高热不退,有热极生风昏痉趋势者,配服紫雪丹或牛黄清心丸。功用:清热宣泄,消食导滞。适用于小儿外感发热诸证。

3. **退热灵** 由犀角 3g（由较大剂量的水牛角代用）,黄连、栀子、滑石各 6g 组成,使用时将上药共研细面,过细罗。使用剂量:6 个月以下,每次 0.15~0.3g,

日 3 次;6 个月 ~1 岁,每次 0.3~0.5g,日 3 次;1~3 岁,每次 0.5~0.9g,日 3 次; 3~6 岁,每次 0.6~1.2g,日 3 次;6~12 岁,每次 1.5g,日 3 次。功用:清热泻火,凉血解毒。用于外感风热,或风寒化热所致高热者。

4. **小青武汤** 由倒扣草、红条紫草、地骨皮、三丫苦、青蒿、白芍、火炭母组成。加减:高热伴咳嗽、痰黄黏稠者,配用黄芩、桑白皮、款冬花、北杏仁等以清肺平喘止咳;若午后热盛、大便秘结者,配莱菔子、川楝子、锦地罗、银花等以清肠泄热,利湿导滞;若伴见小便短赤,烦躁不安,口渴口疮者,配用黄连、淡竹叶、木通、金丝草等以清心利尿;若高热不退,伴见口渴欲饮,汗多,脉数者,配用山芝麻、水牛角、生石膏、大青叶或羚羊角以防高热惊厥;若晨起热退,入暮热盛,有规律性者,加用常山 3~6g,逐湿、消滞、除痰;若热入阴分,而见热退无汗,手足心热,加何首乌 9g 或加鳖甲、秦艽、白薇等以滋阴透邪。功效:解表清热,凉血解毒,利湿消滞,柔肝养阴。用于温热表证或里证者。

5. **解毒退热汤** 由柴胡 10g,石膏 20g,黄芩 10g,射干 10g,重楼 10g,紫草 5g 组成。加减:目赤者,加菊花;咽赤者,加紫荆皮;唇干者,加生地黄;烦躁不宁者,加钩藤、蝉蜕;便干者,加大黄。功用:清热解毒退热。用于各类时行性疾病之极期。

(三)中成药

1. **清开灵颗粒** 由胆酸、珍珠母、猪去氧胆酸、栀子、水牛角、板蓝根、黄芩苷、金银花组成。开水冲服,每服 1~3g,1 日 2~3 次。用于风热或时疫所致高热。

2. **热毒宁注射液** 由青蒿、金银花、栀子组成。静脉滴注,3~5 岁最高剂量不超过 10ml,加入 5% 葡萄糖注射液或 0.9% 氯化钠注射液 50~100ml 稀释后,滴速为每分钟 30~40 滴,1 日 1 次。6~10 岁 1 次 10ml,以 5% 葡萄糖注射液或 0.9% 氯化钠注射液 100~200ml 稀释后使用,滴速为每分钟 30~60 滴, 1 日 1 次。11~13 岁 1 次 15ml,以 5% 葡萄糖注射液或 0.9% 氯化钠注射液 200~250ml 稀释后静脉滴注,滴速为每分钟 30~60 滴,1 日 1 次。14~17 岁 1 次 20ml,以 5% 葡萄糖注射液或 0.9% 氯化钠注射液 250ml 稀释后静脉滴注,滴速为每分钟 30~60 滴,1 日 1 次,或遵医嘱。本品使用后需用 5% 葡萄糖注射液或 0.9% 氯化钠注射液冲洗输液管后,方可使用第 2 种药物。用于外感所致高热者。

3. **清开灵注射液** 由胆酸、珍珠母、猪去氧胆酸、栀子、水牛角片、板蓝根、黄芩苷、金银花组成。肌内注射:1 日 2~4ml。静脉滴注:1 日 10~20ml,以 10% 葡萄糖注射液或 0.9% 氯化钠注射液稀释后使用,儿童以 20~40 滴 / 分钟为宜。用于外感所致高热者。

4. **炎琥宁注射液** 主要成分为穿心莲提取物。肌内注射:每次 40~80mg,

1日1~2次。静脉滴注:1日0.08~0.16g,用5%葡萄糖注射液或5%葡萄糖氯化钠注射液稀释后滴注,1日1~2次。用于外感所致高热者。

5. **喜炎平注射液** 主要成分为穿心莲内酯磺化物。静脉滴注,每次0.2~0.4ml/kg,加入5%葡萄糖注射液100~250ml使用,1日1次。用于外感所致高热者。

6. **紫雪丹** 由石膏、寒水石、滑石、磁石、玄参、木香、丁香、沉香、升麻、水牛角浓缩粉、羚羊角、麝香、硝石精制、芒硝制、朱砂组成。口服,每服:周岁小儿0.3g,5岁以内每增1岁递增0.3g,1日1次;5岁以上小儿1.5~3g,1日2次。用于外感高热病所致的高热、神昏、抽搐者。

(四)针灸治疗

取穴:大椎、合谷、曲池透少海、三阴交、太冲、少商、商阳、后溪。每次选取2~3穴,先以28号1寸毫针,取大椎穴疾进疾出,不留针。其余穴以30号1.5寸毫针速刺进针,行捻转提插泻法2~3分钟。实热者可在少商、商阳穴上行三棱针点刺,出血2~3滴。

(五)其他特色疗法

1. 中药洗浴疗法

(1)药物:羌活30g,独活30g,细辛15g,防风30g,苏叶30g,白芷30g,桂枝20g,葱白30g,淡豆豉30g。以上药物加水4 000~5 000ml,浸泡30分钟,煎煮20分钟,最终滤出药液3 000ml,候温沐浴,1日1~2次。用于外感风寒所致发热者。

(2)药物:金银花30g,连翘30g,柴胡30g,桑叶30g,大青叶30g,薄荷20g,蝉蜕30g,栀子30g。以上药物加水4 000ml,浸泡30分钟,煎煮15分钟,最后下薄荷,再煎煮3分钟后,滤出药液3 000ml,候温沐浴,1日1~2次。用于外感风热所致发热者。

(3)药物:香薷30g,金银花50g,连翘50g,柴胡30g,防风30g,淡豆豉30g,扁豆花30g,生石膏50g,鸡苏散50g,板蓝根50g。先煮石膏30分钟,其余药物浸泡30分钟,加入其他药物再煎煮20分钟,滤出药液3 000ml,候温沐浴,1日1~2次。用于外感暑邪所致发热者。

(4)方药:柴胡30g,荆芥30g,紫苏30g,薄荷30g。先将前3味药物加水1 000~1 500ml,浸泡30分钟,煎煮20分钟,将薄荷放入再煎煮5分钟,将药液滤出后,候温反复擦洗周身,每次擦洗10~15分钟,每隔3~6小时洗浴1次。适用于高热诸证。

2. 推拿疗法 开天门50次,推坎宫50次,揉太阳50次,捏印堂100次,揉外劳宫100次,推上三关200次,推下六腑50次,清肺经100次。热盛者,加清天河水100次,推下六腑200次;高热惊厥者,加清心经100次,清肝经

100 次,掐人中 5~7 次;高热昏迷者,加冷水点内劳宫 50 次,打马过天河 100 次。用于高热诸证。

3. **三棱针放血疗法**　取穴:大椎、印堂、十宣、耳尖、耳背静脉,咽痛配少商,咳嗽配天突穴,呕吐配内关,腮腺炎配角孙。辨证选穴,每次 2~3 穴。常规消毒后,取小号三棱针,或 8 号注射针头迅速直刺所选穴位,每穴挤血 4~5 滴,然后以消毒干棉球压迫针孔。临床对于经服退热药物后仍高热不退患儿,亦可单独取耳尖针刺出血,每日 1 次,一般 1 次即可退热。

4. **穴位注射疗法**　患儿取坐位屈肘,在肘横纹桡侧端凹陷处取曲池穴。用注射器抽取柴胡注射液,婴幼儿 0.3ml,较大儿童 0.5ml,用 4 号针头垂直刺入穴位,待有得气感后,回抽无血,迅速将药液推入穴位,每日 1 次,3 次为 1 疗程。

5. **贴敷疗法**

(1) 取涌泉、内关穴。取生山栀子 9g,研细末后,倒入少许 50 度烧酒浸泡 0.5~1 小时,取浸泡液和入适量面粉,制成 4 个小饼,大小与 5 分硬币同。嘱患儿仰卧,暴露穴位,将上述药饼分别贴于双侧涌泉和内关穴,外加纱布,并以绷带固定,12~24 小时取下,以贴敷处皮肤呈黄色为佳,每日 1 次,3 次为 1 疗程。

(2) 药物:朱砂 9g,延胡索粉 30g,老生姜 30g。将前 2 味共研细末,再将生姜捣烂取汁,加青壳鸭蛋清 1 个与药末调和成糊状,涂敷于鸠尾穴处。

6. **中药灌肠疗法**

(1) 药物:柴胡 15g,金银花 15g,蒲公英 20g,生石膏 30g,板蓝根 15g,牛蒡子 15g,白薇 12g,牡丹皮 20g,连翘 9g,麦冬 15g,生地黄 10g,大枣 5g。水煎成 200ml 药液,装入灌肠袋内,封口密封消毒备用。灌肠液用量:2 岁以下每次 50ml,2~4 岁每次 80ml,4 岁以上每次 100m,每日 2 次保留灌肠。取 50m 注射器抽吸药液,将头皮针去掉针头与注射器连接,用石蜡油棉球润滑头皮针前段 6~10cm 插入患儿肛门,缓慢推注药液,如药液不足则将头皮针反折用止血钳夹住,把 50m 注射器取下,抽取足量药液后再次推注,推注毕将管拔出,用纱布堵住肛门并抬高患儿臀部 10~20cm,保留时间 1 小时以上。如遇灌肠后 15 分钟内需要排便的患儿,则便后稍等片刻再灌注。适用于外感引起的高热者。

(2) 药物:大黄 5~10g,加水 150~250ml 沸水中煎煮约 1 分钟,待药液温度降至 36~37℃时,用灌肠器连接导尿管缓慢注入直肠内,保留 10~30 分钟排出,每日 1~2 次,热退即停。

三、西 医 治 疗

1. **病因治疗**　在明确诊断的基础,针对病因予以相应治疗,具体治疗措施参考相应章节。

2. 对症治疗

（1）解热镇痛抗炎药　对于高热患儿，可予布洛芬混悬液（美林），或对乙酰氨基酚口服，也可采用安乃近注射液滴鼻。

（2）糖皮质激素　原则上在高热病因未查明的之前不能使用，但患儿伴有严重的中毒症状、过敏性休克时可考虑使用。

（3）患儿有高热惊厥病史，给予退热药的同时加用抗惊厥类药物，苯巴比妥，每次 5mg/kg，肌注或静滴；或地西泮，每次 0.3mg/kg，肌注或静滴。

【特色疗法述评】

1. 小儿高热辨治规律研究　小儿高热临床以外感因素所致的高热较为多见，中医药在治疗小儿高热方面具有显著优势。目前中医药对小儿高热辨证规律的进行了系统研究，外感发热主要根据六经辨证、卫气营血辨证以及三焦辨证理论予以临床辨证论治，内伤发热主要根据脏腑气血阴阳辨证论治为主。

2. 小儿高热的药物治疗研究

（1）辨证论治：临床目前多采用辨证选方化裁，一般多选用经方古方，如外感风热所致发热选用银翘散化裁，外感暑邪者多选新加香薷饮化裁等。

（2）专方验方研究：近年来，有许多学者依据临床实践和经验，针对本地区儿童常见发热原因以及相关病因病机，制定出退热专方验方，并开展临床研究，如龙氏自拟柴黄汤（药物组成：柴胡、荆芥、黄芩、黄连、天花粉、赤芍、青蒿、大青叶、连翘、芦根、山楂、神曲、石膏）治疗小儿外感高热 120 例，效果显著；李氏自拟清热解毒汤（药物组成：金银花、黄芩、连翘、菊花、桑叶、大青叶、板蓝根、知母、生石膏）治疗急性高热 97 例，总有效率 97.94%。

（3）中成药：目前随着中成药的开发研究，临床治疗小儿高热的中成药不断增加，如清开灵颗粒、小儿双清颗粒、热毒宁注射液等药物广泛应用于临床，取得了显著的疗效。

3. 小儿高热外治方法研究　由于小儿服药打针困难，家长惧怕药物的毒副作用，近年来中医传统外治方法的优势不断显现。目前中医药学者开展了一系列治疗小儿高热的临床研究。

（1）药物外治疗法：主要包括药物洗浴或擦浴、药物敷贴、药物灌肠等。侯氏采用药浴（药物组成：柴胡 20g，青蒿 20g，薄荷 20g，连翘 20g，荆芥 20g，炒牛蒡子 10g，川芎 10g），合用炎琥宁静滴治疗小儿外感发热 336 例，与西药组泰诺林相比，具有明显提高退热率、缩短退热时间。李氏采用药棉蘸取藿香正气水从上到下反复擦洗大椎、至阳以及旁开 1.5 寸处 5~10 分钟，治疗小儿高热

240 例,总有效率 96.25%;汪氏采用大黄煎剂灌肠治疗小儿外感高热 50 例,全部有效;刁氏采用经验方退热滴鼻方(青蒿、金银花、黄芩、辛夷花、板蓝根),每次取药液滴鼻,治疗小儿外感高热 106 例,总有效率 94.34%。

(2)非药物外治疗法:治疗小儿高热常用的非药物外治疗法包括针刺疗法、推拿疗法、放血疗法等。杨氏采用耳尖放血疗法治疗小儿高热 50 例,总有效率 76%。郑氏采用针刺配合放血治疗小儿高热 100 例,疗效显著。小儿高热的外治疗法具有简便效廉,作用迅速等优点,受到了患儿家长的普遍欢迎,具有重要的临床研究价值。但是目前治疗方法缺乏共识,临床研究设计不规范,因此在以后研究中应依据临床研究规范制定科学的实验设计方案,通过专家共识方法制定有效的治疗措施,以便更好地应用于临床。

【主要参考文献】

1. 殷胜华.辨证推拿治疗小儿高热初探[J].按摩与导引,1991,5:32-33.

2. 陶凤芹,乔秀英,王晓芳,等.柴银蒲解毒汤保留灌肠治疗小儿高热 100 例临床观察[J].中国中医急症,2012,21(8):1326-1327.

3. 汪洋.大黄煎剂灌肠治疗小儿高热 50 例观察[J].实用中医药杂志,2003,19(3):119.

4. 刘伟,刁本恕.刁本恕老师中药外洗为主治疗小儿高热经验[J].中国中西医结合儿科学,2009,1(5):457-458.

5. 王福德,余节山.白虎加桂枝汤加味治疗小儿高热临床验案[J].中国现代医生,2010,48(18):60.

6. 寇轩粉,马君蓉.中医治疗小儿高热研究进展[J].中国中医急症,2008,17(9):1281-1282.

7. 陈慧萍.殷子正治疗小儿高热经验[J].时珍国医国药,2000,11(3):269.

8. 午英俊.午雪峤诊治小儿高热经验[J].吉林中医药,1994,1:3-4.

第二节　惊　厥

惊厥,俗称惊风、抽风,是小儿时期常见的紧急症状。惊厥是痫性发作的常见形式,是指全身性或身体某一局部肌肉运动性抽搐,是由骨骼肌不自主地强烈收缩而引起的;发作时的脑电图可以正常或异常。小儿时期急性疾病中惊厥发作有以下特征:①惊厥是儿科临床常见急症。儿童期发生率 4%~6%,较成人高 10~15 倍。年龄愈小发生率愈高。②有频繁或严重发作,甚至惊厥持续状态。③新生儿及婴儿常有不典型惊厥发作,如表现为面部、肢体局灶或多灶性抽动、局部或全身性肌阵挛,或表现为特发瞪眼、咀嚼、流涎、呼吸暂停、青紫等不显性发作。④引起惊厥的病因众多复杂。

本病与中医学中"惊风"相应,又称为"抽风",与惊风相关的病名还包括天吊、客忤、中恶、瘛疭、抽搐、发搐、搐搦、痉病、惊厥等。惊风是古代儿科四大证之一,自新生儿至各个年龄小儿均可发生,可危及生命,或留下痫、呆、瘫、哑等后遗症,尤其是慢惊风的预后更差。惊风一般分为急惊风、慢惊风两大类。凡起病急暴、属阳属实者,称为急惊风;凡病久中虚、属阴属虚者,称为慢惊风;慢惊风中若出现纯阴无阳的危重证候,称为慢脾风。近年来,中医和中西医结合专家对该病进行了系统的研究,主要总结了惊风的发生发展和辨证论治规律,特别是在预防惊风发作方面,中医学具有显著优势,在惊风未发之时,通过内服药对小儿进行体质调养从而预防惊风的发作。

【病因病机】

一、中　医

惊风的病因极为复杂,其病位主要与心、肝关系最为密切。由于小儿脏腑娇嫩,肌腠疏松,抗病能力差,不论外感六淫或内伤乳食之积,在病理状态时易于传变,易陷心肝,扰乱神明而至神昏抽搐。又因小儿肝常有余,肾常虚,真阴不足,柔不济刚,则肝风易动而抽搐。此外,又因小儿阳常有余,患病后易从阳化热,热极生风,风盛则搐;小儿脾常不足,则肝阳易亢,土虚木亢而搐。此为小儿易患惊风之由。

1. 急惊风

(1)外感时邪:时邪包括六淫之邪和疫疠之气。小儿肌肤薄弱,卫外不固,若冬春之季,寒温不调,气候骤变,感受风寒或风热之邪,邪袭肌表或从口鼻而入,易于传变,郁而化热,热极生风;小儿元气薄弱,真阴不足,易受暑邪,暑为阳邪,化火最速,传变急骤,内陷厥阴,引动肝风;暑多夹湿,湿蕴热蒸,化为痰浊,蒙蔽心窍,痰动则风生;若感受疫疠之气,则起病急骤,化热化火,逆传心包,火极动风。

(2)内蕴湿热:饮食不洁,误食污秽或毒物,湿热疫毒蕴结肠腑,内陷心肝,扰乱神明,而致痢下秽浊,高热昏厥,抽风不止。甚者肢冷脉伏,口鼻气凉,皮肤花斑。

(3)暴受惊恐:小儿元气未充,神气怯弱,若猝见异物,乍闻异声,或不慎跌仆,暴受惊恐,惊则气乱,恐则气下,致使心舍失守舍,神无所依,轻者神志不宁,惊惕不安;重者心神失主,痰涎上壅,引动肝风,发为惊厥。

2. 慢惊风

（1）脾胃虚弱：由于暴吐暴泻，或他病妄用汗、下之法，导致中焦受损，脾胃虚弱。脾土既虚，则脾虚肝旺，肝亢化风，致成慢惊之证。

（2）脾肾阳衰：若胎禀不足，脾胃素虚，复因吐泻日久，或误服寒凉，伐伤阳气，以致脾阳式微，阴寒内盛，不能温煦筋脉，而致时时搐动之慢脾风证。

（3）阴虚风动：急惊风迁延失治，或温热病后期，阴液亏耗，肝肾精血不足，阴虚内热，灼烁筋脉，以致虚风内动而成慢惊。

二、西　　医

1. 病因

（1）感染性病因

1）颅内感染：如由细菌、病毒、寄生虫、真菌引起的脑膜炎或脑炎。常表现为反复而严重的惊厥发作，大多出现在疾病初期或极期。伴有不同程度意识障碍和颅压增高表现。脑脊液检查对诊断和鉴别诊断有较大帮助。

2）颅外感染：非颅内感染性疾病引起的惊厥发作包括：①热性惊厥是儿科最常见的急性惊厥。②感染中毒性脑病：大多数并发于败血症、重症肺炎、菌痢、百日咳等严重细菌性感染疾病中。与感染和细菌毒素导致急性脑水肿有关。通常于原发病极期出现反复惊厥、意识障碍与颅内压增高症状。检查脑脊液除发现压力增高外，常规、生化均正常。

（2）非感染性病因

1）颅内疾病：①颅脑损伤与出血：如产伤、颅脑外伤和脑血管畸形等各种原因引起的颅内出血。伤后立即起病，反复惊厥伴意识障碍和颅压增高，颅脑CT 对诊断有重要价值。②先天发育畸形：如颅脑发育异常、脑积水、神经皮肤综合征等。大多表现为反复发作，常伴有智力和运动发育落后。③颅内占位性病变：如天幕上、大脑半球的肿瘤、囊肿或血肿等。除反复惊厥发作外，伴颅内压增高和定位体征，病情进行性加重，头颅影像学检查对诊断起决定作用。

2）颅外（全身性）疾病：①缺氧缺血性脑病：如分娩或生后窒息、溺水、心肺严重疾病等。窒息后立即起病，反复惊厥伴意识障碍和颅压增高，头颅影像学对诊断起重要作用。②代谢性疾病：包括：水和电解质紊乱，如重度脱水、水中毒、低血钙、低血镁、低血钠、高血钠和低血糖症均可引起惊厥。患儿均有相应临床表现及其基础病因。血渗透压、电解质和血糖测定有助诊断，病因治疗能迅速控制惊厥发作。肝肾衰竭和 Reye 综合征：顽固惊厥伴严重肝、肾功能异常及电解质紊乱。遗传代谢性疾病：常见如苯丙酮尿症、半乳糖血症等，表现为进行性加重的惊厥或癫痫发作，有异常代谢相关的特异体征，血、尿中代谢不全产物含量增高。中毒：如杀毒药、农药和中枢神经兴奋药中毒。大多有顽固惊厥发作伴意识障碍及肝、肾功能损伤。

2. 发病机制 惊厥发生的根本基础,是脑内兴奋与抑制过程失去平衡,大脑神经细胞异常放电。

(1)正常的脑电活动:神经解剖、神经生理、神经生化是脑正常电活动的物质基础。神经元有轴突和树突,轴突末梢一般反复分支而形成许多突触小体,与神经元的树突或胞体构成突触。神经元之间靠突触进行兴奋和抑制信息的传递,突触处的信息的传递是通过递质和电变化两个过程来完成的,递质经过突触间隙,与突触后膜上的特殊受体结合,引起突触后膜的膜电位变化,产生兴奋或抑制效应。正常状态下神经细胞处于兴奋性和抑制性突触影响之下,维持相对平衡状态。

(2)大脑神经元异常放电是惊厥发生的本质:凡能造成神经元异常过度放电的因素均可导致惊厥。惊厥病灶的产生机制有以下几个方面:①兴奋性突触活动大幅度增强、抑制性突触活动显著减弱或完全消失的结果。②轴突末梢产生放电使神经细胞的活动增加。③细胞外离子浓度的改变,从而使神经细胞的兴奋性发生改变。

(3)神经元异常放电的扩散有以下 3 种方式:①异常放电局限于该神经元群之内,临床表现为局限性发作。②通过短的皮层间联合纤维传导至附近皮层,导致临床上的局限性发作。③通过长纤维传导到全脑,波及两半球及皮层下联系,可产生意识丧失等。异常放电波及脑的不同部位可产生不同的临床表现。

(4)影响痫性放电的因素

1)遗传因素。

2)生化因素:①神经递质紊乱:神经递质中兴奋和抑制递质失衡导致大脑癫痫性放电,产生惊厥。②电解质紊乱:血清钙离子、钾离子、镁离子等对神经肌肉的兴奋和传导性有重要意义。当钠离子、钾离子浓度上升或钙离子、镁离子浓度下降,均可引起惊厥。其中游离钙离子下降最易引起惊厥。③代谢紊乱:缺氧、缺血、CO 中毒等可影响神经元的能量供应,糖有氧代谢下降,ATP生成减少,钠泵做工差,形成脑细胞内水肿,导致脑肿胀,于是发生惊厥。

3)微量元素:多种微量元素是脑发育和维持脑正常功能所必需的,也是许多酶的必要成分。它们可能在惊厥发作中起一定作用。

4)其他:脑肿瘤、血肿、瘢痕组织等,能对神经细胞起直接机械性刺激作用而发生惊厥。

(5)小儿特点:小儿神经系统发育不完善,对皮层下的抑制作用较差,神经髓鞘形成不良,一个较弱的刺激也能在大脑引起强烈的兴奋与扩散,导致神经细胞突然异常放电,因而发生惊厥。如:在发热因素作用下,就易于产生惊厥。

【诊断与鉴别诊断】

小儿惊厥是儿科急症,在尽快控制抽搐的同时应积极明确诊断。一般情况下,惊厥伴发热者,多表示惊厥是感染性的;反之为非感染性惊厥。感染可以发生在颅内或颅外;无发热惊厥者则多提示癫痫、代谢异常、脑肿瘤、脑病后遗症、药物中毒等。但癫痫持续状态,核黄疸等也可发热;新生儿和早产儿感染可无发热。值得指出的是,高热惊厥的诊断应伴有原发病的诊断。

一、病 史

1. **过去病史** 有无抽搐及可能发生惊厥的病因,如发热、脑疾病、外伤及用药等,并详细询问惊厥的整个过程。

2. **出生史** 对新生儿和婴幼儿更重要。因为围产期异常易导致神经系统的损伤。

3. **家族史** 主要了解有无遗传性和代谢性疾病史。

二、年 龄

1. **新生儿期** 生后 1~3 天常见病因是产伤窒息、缺氧缺血性脑病、颅内出血、低血糖等。以后病因有颅内感染、颅脑畸形、低钙血症、低镁血症、低钠血症、败血症、新生儿破伤风等。在此年龄段,先天性风疹综合征、巨细胞包涵体病等也要考虑。

2. **婴幼儿期** 高热惊厥,急性感染如中毒性菌痢、败血症所致中毒性脑病,颅内感染,低钙血症,癫痫(包括婴儿痉挛症),颅脑外伤,先天性代谢病如苯丙酮尿症,维生素 B_6 依赖症等。

3. **学龄前期** 癫痫、中毒性脑病、颅内感染、低血糖、颅脑外伤等。

4. **儿童期** 常见于癫痫和颅内各种感染,较少见于颅内肿瘤、脑脓肿、颅内血肿、脑血管栓塞、头部外伤、肾性高血压脑病、食物或药物中毒、心律不齐导致的心脑综合征等。

三、季 节

传染病引起的惊厥常有流行季节,如春季常见的惊厥是流行脑脊髓膜炎;夏季常见的惊厥多由流行性乙型脑炎、中毒性痢疾引起;夏秋季节的原因有肠道病毒感染及消化道传染病;冬季常见的惊厥见于肺炎以及低钙血症;高热惊厥、癫痫和中毒引起的惊厥终年可见。

四、体 检

惊厥发作时主要检查生命体征,包括呼吸、心跳、瞳孔等,并注意观察惊厥发作的全过程,包括惊厥开始的部位,是全身性或局限性,痉挛性或强直性。惊厥停止后检查必须全面,重点检查神经系统,特别是反复观察患儿的神志变化,有热惊厥病儿如嗜睡常提示病情较重,应除外颅内感染等;此外应仔细寻找有无皮疹、瘀点、脑膜刺激征、病理反射或颅内压增高征。要注意心率、心脏节律有无异常。

【辅助检查】

1. **血、尿、粪常规检查** 对诊断感染、菌痢等有辅助作用。夏秋季节不明原因的有热惊厥必须进行便常规检查或肛拭取粪便检查以除外中毒性菌痢。血中嗜酸性粒细胞显著增高则提示脑寄生虫病可能。

2. **血生化检查** 应针对性选择血钙、血糖等血生化检查,包括肝、肾功能。

3. **脑脊液检查** 凡原因不明的惊厥,特别有神经系统体征或怀疑有颅内感染时,应争取腰椎穿刺进行脑脊液检查。颅内感染时脑脊液化验多不正常,高热惊厥及中毒性脑病时正常。

4. **脑电图** 脑细胞阵发性过度放电称为痫性放电,在脑电图上表现为阵发性棘波,尖波,棘慢波和多棘慢波以及阵发性高幅慢波。脑电图主要应用于癫痫的诊断,脑电图对癫痫诊断的阳性率约60%,诱发后的阳性率可提高到70%~80%,但结果阴性不能排除癫痫的诊断。脑电图对判断高热惊厥患儿的预后以及鉴别弥漫性和局灶性脑部病变时也有帮助。

5. **B超** 在头颅囟门未闭的婴儿有推断病变部位的价值。

6. **CT、MRI** 此种无创性检查对脑室大小,脑实质形态,各种颅内占位性病变及某些进行性神经系统疾病的诊断很有价值。

【治疗】

一、一 般 措 施

1. 保持呼吸道通畅,及时清除鼻咽部的分泌物。病儿头应转向一侧,以防误吸引起窒息,防治舌咬伤和关节损伤。

2. 常规给氧,以减少缺氧性脑损伤。

3. 保持安静,禁止一切不必要的刺激。

二、中　医　治　疗

本病临床首辨急惊风和慢惊风,急惊风当审惊、风、痰、热孰轻孰重;慢惊风多属虚证,当辨脾、肝、肾及阴、阳。临床治疗,急性风应以清热、豁痰、镇惊、熄风为基本法则,慢惊风应以补虚扶正为治疗大法。

(一)辨证论治

1. 急性风

(1)风热动风

主症:起病急骤,发热,头痛,鼻塞,流涕,咳嗽,咽痛,随即出现烦躁、神昏、惊风,舌苔薄白或薄黄,脉浮数。

治法:疏风清热,熄风定惊。

方药:银翘散加减。金银花 10g、连翘 10g、薄荷(后下)6g、荆芥穗 10g、防风 6g、牛蒡子 10g、钩藤 10g、僵蚕 6g、蝉蜕 6g。高热不退者加生石膏(先煎)20g、羚羊角粉(冲服)3g;喉间痰鸣者,加天竺黄 10g、瓜蒌皮 10g;咽喉肿痛,大便秘结者,加生大黄(后下)5g、黄芩 10g;神昏抽搐较重者,加服小儿回春丹。(以 6 岁为例)

(2)气营两燔

主症:多见于盛夏之季,起病较急,壮热多汗,头痛项强,恶心呕吐,烦躁嗜睡,抽搐,口渴便秘,舌红苔黄,脉弦数。病情严重者高热不退,反复抽搐,神志昏迷,舌红苔黄腻,脉滑数。

治法:清气凉营,熄风开窍。

方药:清瘟败毒饮加减。生石膏(先煎)20g、知母 10g、连翘 10g、黄连 3g、栀子 10g、黄芩 10g、赤芍 10g、玄参 10g、生地 10g、水牛角(先煎)15g、牡丹皮10g、羚羊角粉(冲服)3g、钩藤(后下)10g、僵蚕 6g。昏迷较深者,可选用牛黄清心丸或紫雪丹;大便秘结加大黄 5g,玄明粉(冲服)10g;呕吐加半夏 10g,玉枢丹 1 丸。(以 6 岁为例)

(3)邪陷心肝

主症:起病急骤,高热不退,烦躁口渴,谵语,神志昏迷,反复抽搐,两目上视,舌质红,苔黄腻,脉数。

治法:清心开窍,平肝熄风。

方药:羚角钩藤汤加减。羚羊角粉(冲服)5g、钩藤(后下)10g、僵蚕 10g、菊花 10g、石菖蒲 10g、川贝母 6g、广郁金 10g、龙骨(先煎)20g、胆南星 6g、栀子10g、黄芩 10g。神昏抽搐较甚者,加服安宫牛黄丸;便秘者,加大黄(后下)5g、芦荟 10g;头痛剧烈加石决明(先煎)15g、龙胆草 6g。(以 6 岁为例)

（4）湿热疫毒

主症：持续高热，频繁抽搐，神志昏迷，谵语，腹痛呕吐，大便黏腻或夹脓血，舌质红，苔黄腻，脉滑数。

治法：清热化湿，解毒熄风。

方药：黄连解毒汤合白头翁汤加减。黄连3g，黄柏10g，栀子10g，黄芩10g，白头翁10g，秦皮10g，马齿苋10g，羚羊角粉3g（冲服）、钩藤（后下）10g。呕吐腹痛明显者，加用玉枢丹；大便脓血较重者，可用生大黄15g，水煎灌肠，清肠泄毒。本证若出现内闭外脱，症见面色苍白，精神淡漠，呼吸浅促，四肢厥冷，脉微细欲绝者，改用参附龙牡救逆汤灌服或参附注射液静脉滴注，回阳固脱急救。（以6岁为例）

（5）惊恐惊风

主症：暴受惊恐后惊惕不安，身体战栗，喜投母怀，夜间惊啼，甚至惊厥、抽搐，神志不清，大便色青，脉律不整，指纹紫滞。

治法：镇惊安神，平肝熄风。

方药：琥珀抱龙丸加减。琥珀粉（冲服）3g、远志10g，石菖蒲10g，胆南星6g，天竺黄10g，人参10g，茯苓10g，全蝎10g，钩藤（后下）10g、石决明（先煎）15g。呕吐者加竹茹10g，姜半夏10g；寐中肢体颤动，惊啼不安者，加用磁朱丸；气虚血少者，加黄芪10g，当归10g，炒枣仁12g。（以6岁为例）

2. 慢惊风

（1）脾虚肝亢

主症：精神萎靡，嗜睡露睛，面色萎黄，不欲饮食，大便稀溏，色带青绿，时有肠鸣，四肢不温，抽搐无力，时作时止，舌淡苔白，脉沉弱。

治法：温中益气，缓肝理脾。

方药：缓肝理脾汤加减。人参10g，白术10g，茯苓10g，炙甘草6g，白芍10g，钩藤10g，干姜6g，肉桂6g。抽搐频发者，加天麻10g，蜈蚣1条；腹泻日久，将干姜改为煨姜，加山楂炭15g，葛根10g；纳呆食少者，加焦神曲10g，焦山楂10g，砂仁（后下）6g；四肢不温，大便稀溏者，改用附子理中汤。（以6岁为例）

（2）脾肾阳衰

主症：精神萎顿，昏睡露睛，面白无华或灰滞，口鼻气冷，额汗不温，四肢厥冷，溲清便溏，手足蠕动震颤，舌质淡，苔薄白，脉沉微。

治法：温补脾肾，回阳救逆。

方药：固真汤合逐寒荡惊汤加减。人参10g，白术10g，山药15g，茯苓10g，黄芪10g，炙甘草6g，炮附子（先煎）10g、肉桂6g，炮姜10g，丁香（后下）6g。汗多者加龙骨（先煎）15g、牡蛎（先煎）15g、五味子6g；恶心呕吐者，加吴茱萸10g，胡椒6g，半夏10g。（以6岁为例）

（3）阴虚风动

主症:精神疲惫,形容憔悴,面色萎黄或时有潮红,虚烦低热,手足心热,易出汗,大便干结,肢体拘挛或强直,抽搐时轻时重,舌绛少津,苔少或无苔,脉细数。

治法:育阴潜阳,滋肾养肝。

方药:大定风珠加减。生白芍 10g,生地黄 15g,麻仁 10g,五味子 6g,当归10g、龟板(先煎)10g、鳖甲(先煎)10g、生龙骨(先煎)15g、生牡蛎(先煎)15g。日晡潮热者,加地骨皮 10g,银柴胡 10g,青蒿 10g;抽搐不止者,加天麻 10g,乌梢蛇 10g;汗出较多者,加黄芪 15g,浮小麦 10g;肢体麻木,活动障碍者,加赤芍10g,川芎 10g,地龙 10g;筋脉拘急,屈伸不利者,加黄芪 10g,党参 10g,鸡血藤15g,桑枝 10g。(以 6 岁为例)

（二）特色专方

1. 祛风石膏汤 由生石膏(先煎)30g、生大黄(后下)10g、玄明粉(分两次冲服)10g、姜黄连 3g,法半夏 8g,干姜 3g,全蝎 5g,白僵蚕 10g,蜈蚣 2 条组成。水煎服,每日 1 剂。本方是中医儿科著名专家江育仁教授经验方。功用:解毒搜风,苦辛通降。用于急惊风之邪毒化火,热结阳明,夹风内陷厥阴。(流行性腮腺炎合并脑膜炎者)。

2. 截风定搐汤 由葛根 10g,连翘 8g,蝉蜕 10g,白僵蚕 10g,天花粉 10g,石膏 8g,金银花 12g,淡竹叶 12g,黄芩 6g,地龙 6g,栀子 6g,大青叶 12g,水牛角 15g,钩藤 12g,甘草 3g 组成。水煎服,每日 1 剂,早晚分服。功效:清热解毒,镇肝熄风。适用于急惊风诸证。

3. 加味理中地黄汤 由熟地黄、焦白术、党参、当归、炙黄芪、山萸肉、炙甘草、肉桂、枸杞子、破故纸、生姜、炮姜、大枣、胡桃、灶心土、附子组成。加减:咳嗽不止加罂粟壳、金樱子;大热不退加白芍;泄泻不止加丁香。以上处方和加减是一般情况,根据病的轻重,年龄大小,体质强弱,酌情增减。煎法:用水三盅半先煎灶心土,澄清取汁两盅半,以半盅灶心土汁先煎附子,取 1/2 盅,再以两盅灶心土液纳其余药,煮取八分听用。服法:将煎好的两种药液,兑在一起,根据小儿年龄大小,病情轻重,酌情数次服下。一般来说,病轻者,半剂药1 日可分 3 次灌下;病重者,1 剂药,1 日可分 6 次灌下。用于慢惊风脾肾阳虚者。

4. 三石急惊方 由生石膏 50g,代赭石 25g,朱砂 23g,巴豆霜 2g 组成。共为极细末备用。初生 ~6 个月,每次服 0.2g;6 个月 ~1 周岁,每次服 0.25g;1~3周岁,每次服 0.3g;3~5 周岁,每次服 0.5g;5~7 周岁,每次服 1g。白开水或乳汁冲服。用于急惊风属风热动风或气营两燔证。

5. 钩藤定风汤 由钩藤、首乌藤、连翘各 10g,地龙、天竺黄、蝉衣、川楝子、甘草各 6g,全蝎 3g 组成。若发热者,加生石膏 20g;泄泻者,加地锦草 10g。药煎 3 次,分 9 次缓缓喂入,婴儿进药少者,剩余药液其乳母代服。另配合外敷退热散,将青蒿、燕子泥、石膏各 50g,滑石 30g,茶叶、冰片各 20g,共研细末,加甘油和蛋清适量调成浆糊状,外敷于神阙穴,上盖以纱布,每日换 1 次。功效:开窍、醒神、熄风。适用于小儿急性风诸证。

6. **加味清热镇惊汤** 由柴胡 5g,薄荷 3g,麦冬 4g,栀子 4g,黄连 2g,龙胆草 3g,茯苓 5g,蝉蜕 4g,生甘草 3g,木通 3g,金银花 4g,钩藤 3g,僵蚕 4g 组成。水煎服,日服 4 次。功效:清热解毒,化痰平喘。用于重症肺炎欲作惊风者。

7. **一藤二花汤** 由钩藤 3g,金银花 3g,蝉花 1 对组成。心虚面白加朱砂拌柏子仁 3g,酸枣仁 3g;热重面赤唇青加黄芩 3g,黄连 1g;惊重面青加白芍 3g,琥珀(研细末分送服)1g。用于小儿急惊风诸证。

8. **镇惊醒脾散** 由钩藤、连翘、石菖蒲、茯神各 4.5g,炒枣仁 6g,白芍、生龙齿、川贝母、瓜蒌皮各 4.5g,焦楂、神曲、麦芽各 6g,炒山栀子 4.5g,生龟板 6g,鸡内金 4.5g,羚羊角 3g,人参、白术各 4.5g,珍珠粉 1g,琥珀末 2g,朱砂 1.5g 组成。上药共为极细末,瓶贮密封保存,勿令泄气。6 个月以内小儿,每服 0.1~0.3g,日服 3 次,钩藤、淡竹叶、灯心草为引(即用上三味药煮水冲药末)。1~3 岁小儿,每次服 0.3~1g,日服 3 次。如患儿面色黯黄,毛发枯燥,兼脾虚者,用胡桃 1 个,连皮带仁砸碎煮水送服。用于慢惊初期,并用作预防。

9. **止惊煎** 由天竺黄、蝉蜕、白僵蚕、山栀仁、玉京子各 10g,老陈艾 3g,生南楂、双钩藤、生白芍各 10g,石决明 15g 组成。上方加水适量,武火煮开后,以文火煎熬 20 分钟,过滤药液,反复 3 次,将所得药液浓缩至 250ml,口服,每日 4~5 次。新生儿每次 10~20ml;1~6 个月每次 30~40ml;6 个月以上 50~70ml。7~10 日为 1 疗程。用于小儿惊风属肝风内热者。

10. **防惊汤** 由蝉蜕 6g,钩藤 8g,珍珠母、炒枣仁各 10g,龙胆草 3g,栀子 4g,黄连、防风各 3g,白芍 8g,青黛 3g 组成。(3~5 岁量)水煎 20 分钟,共得 100ml。每剂 3 次服完,第 1 周每日 1 剂,第 2、3、4 周隔日 1 剂,连用 4 周。用于高热惊厥反复发作。

(三)中成药

1. **安宫牛黄丸** 由牛黄、郁金、水牛角片、黄芩、黄连、雄黄、栀子、朱砂、冰片、麝香、珍珠、金箔组成。口服,每服:小于 1 岁 1/5 丸或 0.3g,1~5 岁 1/4~1/2 丸或 0.4~0.8g,6~14 岁 1/2~1 丸或 0.8~1.6g,1 日 1 次,温开水送服。用于邪陷心肝证。

2. **回春丹** 由麝香、牛黄、天麻(制)、全蝎(制)、僵蚕(制)、川贝母、半夏(制)、钩藤、胆南星、木香、豆蔻、檀香、陈皮、沉香、枳壳、甘草、天竺黄、清宁、朱砂组成。口服,每服:周岁以内小儿 1 丸,2 岁 2 丸,3~4 岁 3 丸,5 岁以上 4~6 丸;

1日2次。用于风热动风证。

3. **抱龙丸** 由茯苓、赤石脂、广藿香、法半夏、陈皮、厚朴、薄荷、紫苏叶、僵蚕(姜制)、山药、天竺黄、檀香、白芷、砂仁、防风、荆芥、白附子、独活、白芍、诃子(去核)、荜茇、白术(炒)、川芎(酒蒸)、木香、朱砂、天麻、香附组成。口服,每服:1岁以内1丸、1~2岁2丸,1日2~3次。用于急惊风兼有脾虚积滞。

4. **紫雪丹** 由石膏、寒水石、滑石、磁石、玄参、木香、丁香、沉香、升麻、水牛角浓缩粉、羚羊角、麝香、硝石、芒硝、朱砂组成。口服,每服:周岁小儿0.3g,5岁以内每增1岁递增0.3g,1日1次;5岁以上小儿1.5~3g,1日2次。用于急惊风抽搐较甚。

5. **牛黄镇惊丸** 由牛黄、全蝎、僵蚕(炒)、珍珠、麝香、朱砂、雄黄、天麻、钩藤、防风、琥珀、胆南星、白附子(制)、半夏(制)、天竺黄、冰片、薄荷、甘草组成。口服,每服水蜜丸1g,小蜜丸1.5g,大蜜丸1丸,1日1~3次,3岁以内小儿酌减。用于惊恐惊风证。

6. **牛黄清心丸** 由牛黄、当归、川芎、甘草、山药、黄芩、苦杏仁(炒)、大豆黄卷、大枣(去核)、白术(炒)、茯苓、桔梗、防风、柴胡、阿胶、干姜、白芍、人参、六神曲(炒)、肉桂、麦冬、白蔹、蒲黄(炒)、麝香、冰片、水牛角、羚羊角、朱砂、雄黄组成。口服,每服大蜜丸1丸,或水丸1.5g,1日1次。本方出自《太平惠民和剂局方》,用于高热,嗜睡或烦躁不安。

7. **小儿至宝丸** 由紫苏叶、广藿香、薄荷、羌活、陈皮、白附子炒、胆南星、白芥子(炒)、川贝母、槟榔、山楂(炒)、茯苓、六神曲(炒)、麦芽(炒)、琥珀、冰片、天麻、钩藤、僵蚕(炒)、蝉蜕、全蝎、牛黄、雄黄、滑石、朱砂组成。口服,每服1丸,1日2~3次。用于外感风寒夹滞惊风者。

(四)针灸治疗

1. **急惊风** 急惊风中的外感惊风,取穴人中、合谷、太冲、手十二井(少商、商阳、中冲、关冲、少冲、少泽),或十宣、大椎。以上各穴均施行捻转泻法,强刺激。人中穴向上斜刺,用雀啄法。手十二井或十宣点刺放血。湿热惊风,取穴人中、中脘、丰隆、合谷、内关、神门、太冲、曲池。上穴施以提插捻转泻法,留针20~30分钟,留针期间3~5分钟施术1次。

2. **慢惊风**

(1)取穴脾俞、胃俞、中脘、天枢、气海、足三里、太冲,其中太冲穴施捻转泻法,余穴皆用补法,用于脾虚肝亢证。取穴脾俞、肾俞、章门、关元、印堂、三阴交,诸穴均用补法,用于脾肾阳虚证。取穴关元、百会、肝俞、肾俞、曲泉、三阴交、太溪、太冲,诸穴均用补法,用于阴虚风动证。

(2)艾灸:取穴大椎、脾俞、命门、关元、气海、百会、足三里。用于脾虚肝亢证,脾肾阳虚证。

（五）其他特色疗法

1. 推拿疗法

（1）急惊风:急惊风欲作时,大敦穴上拿之,或鞋带穴拿之。惊风发作时,身向前曲者,将委中穴掐住;身向后仰者,掐膝眼穴。牙关不利,神昏窍闭,掐合谷穴。

（2）慢惊风:运五经,推脾土,揉脾土,揉五指节,运内八卦,分阴阳,推上三关,揉涌泉,掐足三里。

（3）掐人中、十五、老龙、端正、精宁、威灵,揉捣小天心,拿曲池、肩井、委中、昆仑。用上法时不一定全部用上,患儿惊厥已止即可。急惊风者加清心经,清肝经,推上三关,推下六腑,大清天河水,按天突,推天柱,推脊。慢惊风者加揉百会,补脾胃,清肝经,揉小天心,揉中脘,摩腹,捏脊,揉足三里。

2. 耳针疗法　取穴神门、脑(皮质下)、心、脑点、交感、缘中。每次取穴2~3个,施强刺激,每隔10分钟捻转1次,留针60分钟。适用于小儿急惊风者。

3. 穴位注射　取穴:耳门、听宫、听会、肝俞、大杼。鲁米那50mg/0.5ml、维生素B_1 100mg/0.5ml。先由耳门穴刺入,一针透三耳区穴,得气后注入鲁米那0.5ml。肝俞、大杼各注入维生素B_1 0.3ml。

4. 放血疗法　取穴:人中、商阳、少商、外关、阳陵泉。操作:用三棱针在人中、商阳、少商穴点刺,出血少许,使抽搐渐止,继则在外关、阳陵泉针刺,施泻法,使上冲之火下降,则热退搐止。

5. 洗浴疗法

（1）方药:金银花20g,薄荷15g。以上2味加水煎浓汁,去渣,全身擦浴,重点擦曲池、大椎、风池、风府穴及腋下。

（2）方药:蜂房30g。加水1 000ml煎煮去渣,温洗全身。

6. 针刺刮痧法　取穴:人中、合谷、印堂、涌泉;第7颈椎前后左右,手足心等。操作:发病急者可先针刺人中、合谷、印堂、涌泉。病情稳定后用刮痧法。刮第7颈椎前后左右,脊椎两旁,胸背肋间隙,双肘窝,双腘窝,手足心处。刮痧时用力要轻柔渗透,出痧为度。一般1~3次见效。适用于小儿惊风。

7. 针挑疗法　针具:三棱针。部位:①手阳明大肠经的食指桡侧边到虎口处;②上唇鼻下部;③头前额两发际之间;④背部督脉以及两旁的足太阳膀胱经循行部位。第7颈椎与两髂结节连线之间;⑤两腿腘横纹处。操作方法:针挑以上部位,45°进针,迅速挑破皮下组织,以少量出血为佳。根据病情轻重,确定每个部位针挑的针数。如患儿神志不清,先用大拇指掐其人中穴催醒,严重者可配合针刺十宣、昆仑、太溪等。适用于小儿惊风诸证。

三、西 医 治 疗

1. 病因治疗 尽快明确诊断,根据病因进行相对治疗。

2. 止痉治疗 可选用止痉药物,如地西泮(安定),每次 0.2~0.3mg/kg,1 次极量婴儿 <5mg,儿童 <10mg,静脉推注,必要时重复给药 1 次,也可联合应用苯巴比妥。苯巴比妥,每次 6~10mg/kg,肌内注射或静脉推注。10% 水合氯醛,每次 0.2ml/kg,保留灌肠。若惊厥不易控制往往提示颅内器质性病变或严重中毒,应进行病因治疗,同时给予脱水剂防治脑水肿。

【特色疗法述评】

1. 惊厥是儿科常见的临床急症,是多种疾病严重状态的临床表现。因此,临证时要注意辨病与辨证相结合,同时重视中西医结合治疗该病。该病治疗当以止痉为首要任务,可采用中医中药、针灸或西药,或相合而用,终止惊厥发作以减轻对神经系统的损伤;其次,明确病因,从而对因治疗,此为本病治疗关键。

2. 中医对该病的认识比较统一,一般将其分为急惊风和慢惊风辨证论治,对于反复发作的惊厥发作,并且脑电图显示为明显的痫性波则按照癫痫辨证论治。近年来,中医儿科学界专家依据自身临床实践提出了对该病的新认识,如有些学者结合西医学认识,将感染性因素引起的惊厥归属于急惊风,对于非感染性因素引起的惊厥归属于慢惊风;也有学者从卫气营血辨证体系出发,按照卫气营血理论对惊厥进行辨证论治;也有学者认为小儿惊风常与血分病变息息相关,而血热、血瘀、血虚为其主要的病理变化,因此急惊风宜在祛风清热豁痰的基础上加清心凉血开窍之剂治疗,痰热惊风宜早用逐瘀消导之品,慢惊风宜在滋阴养血的基础上,早期益气活血通络之品。也有学者根据脏腑进行辨证论治,认为急惊风属热、属实、属阳,病位主要在心、肝,热、痰、惊、风为其病理演变的表现;慢惊风病位主要在肝、脾、肾,以虚为主,或虚实夹杂,临床根据患儿临床表现偏于何脏何腑,给予补虚泻实治疗。

对于小儿惊风反复发作者,也有学者提出了预防治法,认为反复发作之因多为痰饮内伏所致,因此健脾化痰为治疗该病的治疗大法,一般在六君子汤的基础上加入石菖蒲、胆南星、远志、矾郁金等。

治疗该病的中医特色疗法主要包括针刺、推拿、药浴等,主要通过针刺相关穴位起到平肝熄风、止痉醒神的作用。

【主要参考文献】

1. 江育仁,张奇文.实用中医儿科学[M].上海:上海科学技术出版社,2005.

2. 汪受传,俞景茂.中医儿科临床研究进展[M].北京:人民卫生出版社,2005.

3. 陈勇毅.民间针挑疗法治疗小儿惊风简介[J].中国民族民间医药,2008,1:52-53.

4. 刘进录.略论小儿惊风从血论治[J].河南中医学院学报,2007,22(132):10-11.

5. 李建,叶明,宋文芳,等.孔伯华治疗惊风抽搐的经验[J].中国临床医生,2008,36(9): 63-64.

6. 孔祥鹏.孔庆武老中医治疗慢惊风经验[J].新疆中医药,2001,19(1):48-49.

12检